# ACIDENTE VASCULAR CEREBRAL

**Prevenção, Tratamento Agudo e Reabilitação**

# Cardiologia — Outros Livros de Interesse

A Neurologia que Todo Médico Deve Saber 2ª ed. – Nitrini
A Saúde Brasileira Pode Dar Certo – Lottenberg
Acessos Vasculares para Quimioterapia e Hemodiálise – Wolosker
Atualização em Hipertensão Arterial – Clínica, Diagnóstico e Terapêutica – Beltrame Ribeiro
A Vida por um Fio e por Inteiro – Elias Knobel
Bases Moleculares das Doenças Cardiovasculares – Krieger
Cardiologia Clínica 2ª – Celso Ferreira e Rui Povoa
Cardiologia Prática – Miguel Antônio Moretti
Cardiologia Pediátrica – Carvalho
Cardiologia Preventiva - Prevenção Primária e Secundária – Giannini
Cardiopatias Congênitas no Recém-nascido 2ª ed. Revisada e Ampliada – Virgínia Santana
Chefs do Coração – Ramires
Cirurgia Cardiovascular – Oliveira
Climatério e Doenças Cardiovasculares na Mulher – Aldrighi
Clínicas Brasileiras de Cirurgia – CBC (Colégio Brasileiro de Cirurgiões) Vol. 2/5 - Cirurgia Cardiovascular – Oliveira
Como Cuidar de seu Coração – Mitsue Isosaki e Adriana Lúcia Van-Erven Ávila
Condutas em Terapia Intensiva Cardiológica – Knobel
Coração e Sepse – Constantino José Fernandes Junior, Cristiano Freitas de Souza e Antonio Carlos Carvalho
Desfibrilação Precoce - Reforçando a Corrente de Sobrevivência – Timerman
Dinâmica Cardiovascular - Do Miócito à Maratona – Gottschal
Doença Cardiovascular, Gravidez e Planejamento Familiar – Andrade e Ávila
Doença Coronária – Lopes Palandri
Eletrocardiograma – Cirenza
Eletrocardiologia Atual 2ª ed. – Pastore
Eletrofisiologia Cardíaca na Prática Clínica vol. 3 – SOBRAC
Emergências em Cardiopatia Pediátrica – Lopes e Tanaka
Endotélio e Doenças Cardiovasculares – Protásio, Chagas e Laurindo
Enfermagem em Cardiologia – Cardoso
Enfermaria Cardiológica – Ana Paula Quilici, André Moreira Bento, Fátima Gil Ferreira, Luiz Francisco Cardoso, Renato Scotti Bagnatori, Rita Simone Lopes Moreira e Sandra Cristine da Silva
Hipertensão Arterial na Prática Clínica – Póvoa
ICFEN - Insuficiência Cardíaca com Fração de Ejeção Normal – Evandro Tinoco Mesquista
Insuficiência Cardíaca – Lopes Buffolo
Intervenções Cardiovasculares – SOLACI
Lesões das Valvas Cardíacas - Diagnóstico e Tratamento – Meneghelo e Ramos
Manual de Cardiologia da SOCESP – SOCESP (Soc. Card. Est. SP)
Manual do Clínico para o Médico Residente – Atala – UNIFESP
Medicina Nuclear em Cardiologia - Da Metodologia à Clínica – Thom Smanio
Medicina: Olhando para o Futuro – Protásio Lemos da Luz
Medicina, Saúde e Sociedade – Jatene
Os Chefs do Coração – InCor
Parada Cardiorrespiratória – Lopes Guimarães
Prescrição de Medicamentos em Enfermaria – Brandão Neto
Prevenção das Doenças do Coração - Fatores de Risco – Soc. Bras. Card. (SBC) – FUNCOR
Problemas e Soluções em Ecocardiografia Abordagem Prática – José Maria Del Castillo e Nathan Herzkowicz
Psicologia e Cardiologia - Um Desafio que Deu Certo - SOCESP – Ana Lucia Alves Ribeiro
Ressuscitação Cardiopulmonar – Hélio Penna Guimarães
Riscos e Prevenção da Obesidade – De Angelis
Rotinas de Emergência – Pró-cardíaco
Rotinas Ilustradas da Unidade Clínica de Emergência do Incor – Mansur
Semiologia Cardiovascular – Tinoco
Série Clínica Médica - Dislipidemias – Lopes e Martinez
Série Clínica Médica Ciência e Arte – Soc. Bras. Clínica Médica
Doença Coronária – Lopes Palandri
Insuficiência Cardíaca – Lopes Buffolo
Série Fisiopatologia Clínica – Carvalho
    Vol. 3 - Fisiopatologia Respiratória
Série Fisiopatologia Clínica (com CD-ROM) – Rocha e Silva
    Vol. 1 - Fisiopatologia Cardiovascular – Rocha e Silva
    Vol. 2 - Fisiopatologia Renal – Zatz
    Vol. 3 - Fisiopatologia Respiratória – Carvalho
    Vol. 4 - Fisiopatologia Digestiva – Laudana
    Vol. 5 - Fisiopatologia Neurológica – Yasuda
Série Livros de Cardiologia de Bolso (Coleção Completa 6 vols.) – Tinoco
    Vol. 1 - Atividade Física em Cardiologia – Nóbrega
    Vol. 2 - Avaliação do Risco Cirúrgico e Cuidados Perioperatórios – Martins
    Vol. 3 - Cardiomiopatias: Dilatada e Hipertrófica – Mady, Arteaga e Ianni
    Vol. 4 - Medicina Nuclear Aplicada à Cardiologia – Tinoco e Fonseca
    Vol. 5 - Anticoagulação em Cardiologia – Vilanova
    Vol. 6 - Cardiogeriatria – Bruno
Série SOBRAC – vol. 2 – Papel dos Métodos não Invasivos em Arritmias Cardíacas – Martinelli e Zimerman
Série Terapia Intensiva – Knobel
    Vol. 1 - Pneumologia e Fisioterapia Respiratória 2ª ed.
    Vol. 3 - Hemodinâmica
Síndrome Metabólica - Uma Abordagem Multidisciplinar – Ferreira e Lopes
Síndromes Hipertensivas na Gravidez – Zugaib e Kahhale
Síndromes Isquêmicas Miocárdicas Instáveis – Nicolau e Marin
Sociedade de Medicina do Esporte e do Exercício - Manual de Medicina do Esporte: Do Paciente ao Diagnóstico – Antônio Claudio Lucas da Nóbrega
Stent Coronário - Aplicações Clínicas – Sousa e Sousa
Tabagismo: Do Diagnóstico à Saúde Pública – Viegas
Terapias Avançadas - Células-tronco – Morales
Transradial - Diagnóstico e Intervenção Coronária e Extracardíaca 2ª ed. – Raimundo Furtado
Tratado de Cardiologia do Exercício e do Esporte – Ghorayeb
Tratamento Cirúrgico da Insuficiência Coronária – Stolf e Jatene
Um Guia para o Leitor de Artigos Científicos na Área da Saúde – Marcopito Santos

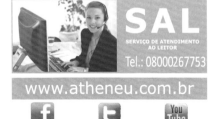

facebook.com/editoraatheneu    Twitter.com/editoraatheneu    Youtube.com/atheneueditora

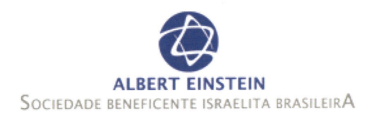

# ACIDENTE VASCULAR CEREBRAL
## Prevenção, Tratamento Agudo e Reabilitação

Editores

Gisele Sampaio Silva

Renata Carolina Acri Nunes Miranda

Rodrigo Meirelles Massaud

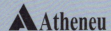

EDITORA ATHENEU

São Paulo — Rua Jesuíno Pascoal, 30
Tel.: (11) 2858-8750
Fax: (11) 2858-8766
E-mail: atheneu@atheneu.com.br

Rio de Janeiro — Rua Bambina, 74
Tel.: (21)3094-1295
Fax: (21)3094-1284
E-mail: atheneu@atheneu.com.br

Belo Horizonte — Rua Domingos Vieira, 319 — conj. 1.104

PRODUÇÃO EDITORIAL/CAPA: Equipe Atheneu
PROJETO GRÁFICO/DIAGRAMAÇÃO: Triall Composição Editorial Ltda.

**Dados Internacionais de Catalogação na Publicação (CIP)**
**(Câmara Brasileira do Livro, SP, Brasil)**

Acidente vascular cerebral : prevenção, tratamento agudo e reabilitação / editores Gisele Sampaio Silva, Renata Carolina Acri Nunes Miranda, Rodrigo Meirelles Massaud. -- São Paulo : Editora Atheneu, 2015.

Vários colaboradores.
Bibliografia.
ISBN 978-85-388-0672-1

1. Acidente vascular cerebral 2. Acidente vascular cerebral - Pacientes - Cuidados e tratamento I. Silva, Gisele Sampaio. II. Miranda, Renata Carolina Acri Nunes. III. Massaud, Rodrigo Meirelles.

15-07941

CDD-616.81
NLM-WL 355

**Índice para catálogo sistemático:**

1. Acidente vascular cerebral : Tratamento : Medicina 616.81

SILVA, G.S.; MIRANDA, R. C. A. N.; MASSAUD, R. M.
Acidente Vascular Cerebral – Prevenção, Tratamento Agudo e Reabilitação

© EDITORA ATHENEU
São Paulo, Rio de Janeiro, Belo Horizonte, 2015

# Sobre os Editores

### Gisele Sampaio Silva

- Gerente Médica do Programa Integrado de Neurologia do Hospital Israelita Albert Einstein;
- Professora Adjunta da Disciplina de Neurologia da Universidade Federal de São Paulo (Unifesp);
- Doutora em Neurociências pela Unifesp;
- Mestre em Saúde Pública pela Harvard School of Public Health.

### Renata Carolina Acri Nunes Miranda

- Analista de Práticas Assistenciais Sênior do Programa Integrado de Neurologia do Centro de Atendimento ao Paciente com Acidente Vascular Cerebral (AVC) do Hospital Israelita Albert Einstein;
- Enfermeira Graduada pela Faculdade de Medicina de Marília (Famema). Pós-graduação em Terapia Intensiva Geral pela Pontifícia Universidade Católica de Campinas (PUC-Campinas).

### Rodrigo Meirelles Massaud

- Neurologista da Semi-intensiva Neurológica do Hospital Israelita Albert Einstein;
- Membro Efetivo da Academia Brasileira de Neurologia;
- MBA em Gestão de Saúde pelo INSPER Instituto de Ensino e Pesquisa;
- Coordenador Médico do Protocolo de Acidente Vascular Cerebral (AVC) do Hospital Israelita Albert Einstein.

# Sobre os Colaboradores

### Adriana B. Conforto

Professora Livre-docente, Colaboradora e Orientadora Permanente de Pós-graduação do Departamento de Neurologia do Hospital das Clínicas da Faculdade de Medicina da Universidade de São Paulo (HC-FMUSP). Chefe do Grupo de Doenças Cerebrovasculares e do Laboratório de Neuroestimulação do HC-FMUSP. Pesquisadora do Instituto de Ensino e Pesquisa do Hospital Israelita Albert Einstein.

### Ana Carolina Marcos Vaz

Médica Assistente do Hospital das Clínicas da Universidade Estadual de Campinas (Unicamp), com Formação Médica e Especialização em Radiologia e Diagnóstico por Imagem pela Unicamp. Especialização em Neurorradiologia Diagnóstica pelo Hospital Israelita Albert Einstein.

### Ana Claudia Ferraz de Almeida

Médica do Centro de Terapia Intensiva do Hospital Israelita Albert Einstein. Coordenadora da Unidade de Acidente Vascular Cerebral (AVC) do Hospital Santa Marcelina.

### Ana Paula Hitomi Yokoyama

Médica Hematologista e Hemoterapeuta do Departamento de Hemoterapia e Terapia Celular do Hospital Israelita Albert Einstein. Especialista em Clínica Médica e em Hematologia e Hemoterapia pela Faculdade de Ciências Médicas da Universidade Estadual de Campinas (Unicamp).

### André Felix Gentil

Médico Neurocirurgião do Hospital Israelita Albert Einstein.

### André G. Machado

Diretor, Membro do Centro de Restauração Neurológica, Membro do Departamento de Neurocirurgia, Membro do Departamento de Neurociência e Membro do Departamento de Engenharia Biomédica da Cleveland Clinic.

### Andreia Heins Vacari

Graduada em Enfermagem pela Faculdade de Enfermagem do Hospital Israelita Albert Einstein (FEHIAE). Especialista em Enfermagem e Terapia Intensiva pela FEHIAE. Atuou como Enfermeira Júnior, depois como Pleno no Centro de Terapia Intensiva do Hospital Israelita Albert Einstein. Atualmente é Analista de Práticas Assistenciais pelo Programa de Neurologia do Hospital Israelita Albert Einstein.

### Andrew M. Bauer

Neurocirurgião em Cleveland, Ohio, associado a vários hospitais regionais, incluindo Cleveland Clinic e Fairview Hospital. Formado pela University of Missouri-Columbia School of Medicine. Especialização em Cirurgia Neurológica.

### Aneesh Singhal

Professor-associado de Neurologia da Harvard Medical School. Vice-titular de Neurologia - Qualidade e Segurança do Massachusetts General Hospital.

### Antônio Capone Neto

Médico do Centro de Terapia Intensiva do Hospital Israelita Albert Einstein.

### Bruno Funchal

Mestrando em Neurologia com Ênfase em Neurologia Vascular pela Escola Paulista de Medicina da Universidade Federal de São Paulo (EPM-Unifesp). Neurologista pela EPM-Unifesp. Graduado em Medicina pela EPM-Unifesp.

### Camila Catherine Henriques de Aquino

Neurologista e Mestre pela Universidade Federal de São Paulo (Unifesp). Neurologista no Hospital Israelita Albert Einstein e *Clinical Fellow* na University of Toronto.

### Carlos Eduardo Baccin

Médico Assistente do Setor de Neurorradiologia Intervencionista do Hospital Israelita Albert Einstein.

### Christiano da Cunha Tanuri

Neurologista pela Santa Casa de São Paulo (SCSP). Médico do Corpo Clínico do Hospital Israelita Albert Einstein.

### Cicero Vaz

Graduação em Medicina pela Universidade Federal de Minas Gerais (UFMG). Especialista em Medicina Física e de Reabilitação pela Sociedade Brasileira de Medicina Física e de Reabilitação (ABMFR). Especialista em Neurofisiologia Clínica pela Sociedade Brasileira de Neurofisiologia Clínica (SBNC). Médico Fisiatra do Hospital das Clínicas da Faculdade de Medicina da Universidade de São Paulo (HC-FMUSP). Médico Fisiatra do Hospital Israelita Albert Einstein. Docente da Pós-graduação em Dor do Instituto Israelita de Ensino e Pesquisa (IIEP). Docente da Pós-graduação em Neurologia IIEP.

### Cláudio Henrique Fischer

Doutor em Medicina pela Universidade Federal de São Paulo (Unifesp). Coordenador Médico do Setor de Ecocardiografia do Hospital Albert Einstein. Médico do Setor de Ecocardiografia da Unifesp. Responsável pela Área de Ecocardiografia Transesofágica.

### Daniela Laranja Gomes Rodrigues

Neurologista Vascular. Pós-graduação em Neurologia Vascular pela Universidade Federal de São Paulo (Unifesp). Especialista em Neurosonologia pela Associação Brasileira de Neurologia (ABN). Coordenadora do Serviço de Doppler Transcraniano da Unifesp.

### Edson Amaro Jr.

Médico Neurorradiologista do Hospital Israelita Albert Einstein. Coordenador Científico do Instituto do Cérebro do Hospital Israelita Albert Einstein. Professor-associado Livre-docente do Departamento de Radiologia da Faculdade de Medicina da Universidade de São Paulo. Coordenador do Grupo de Neuroimagem Funcional – LIM-44 do Hospital das Clínicas da Faculdade de Medicina da Universidade de São Paulo (HC-FMUSP).

### Edson Bor-Seng-Shu

Professor Livre-docente pela Disciplina de Neurocirurgia da Faculdade de Medicina da Universidade de São Paulo. Responsável pelo Serviço de Doppler Transcraniano do Hospital Israelita Albert Einstein e do Hospital Sírio-Libanês.

## Eduardo Santamaria Carvalhal Ribas

Professor Livre-docente pela Faculdade de Medicina da Universidade de São Paulo (FMUSP).

## Fabrício Oliveira Lima

Neurologista. Mestre em Saúde Pública pela Universidade de Harvard. Médico do Grupo de Neurologia Vascular do Hospital de Clínicas da Universidade Estadual de Campinas (Unicamp).

## Flávio Augusto de Carvalho

Médico Graduado pela Faculdade de Medicina de Botucatu (Unesp). Residência Médica em Neurologia Clínica pela Universidade Federal de São Paulo (Unifesp). Especialização em Neurologia Vascular e Neurointensivismo pela Unifesp. Colaborador do Serviço de Neurologia Vascular e Neurointensivismo da Unifesp. Médico da Unidade Semi-intensiva Neurológica do Hospital Israelita Albert Einstein.

## Gabriela Grinberg Dias

Médica Neurorradiologista do Hospital Israelita Albert Einstein com Formação Médica e Residência em Radiologia e Diagnóstico por Imagem na Faculdade de Medicina da Universidade de São Paulo (FMUSP). Especialização em Neurorradiologia pela University of Toronto, Canada.

## Guilherme Carvalhal Ribas

Doutor em Ciências pela Faculdade de Medicina da Universidade de São Paulo (FMUSP).

## Guilherme Sciascia de Olival

Neurologista pela Santa Casa de São Paulo. Médico do Corpo Clínico do Hospital Israelita Albert Einstein.

## Hsu Po Chiang

Médico do Setor de Ecocardiografia e da Unidade de Pronto-atendimento do Hospital Israelita Albert Einstein. Médico Assistente do Setor de Ecocardiografia da Escola Paulista de Medicina da Universidade Federal de São Paulo (EPM-Unifesp). Especialista em Cardiologia e Ecocardiografia pela Sociedade Brasileira de Cardiologia (SBC).

## Hugo Almeida Chaves de Resende

Médico pela Universidade Federal de Minas Gerais (UFMG). Neurologista pela Universidade Federal de Juiz de Fora (UFJF). Neurologia Vascular pela Universidade Federal de São Paulo (Unifesp). Certificação em Doppler Transcraniano pelo Departamento de Neurossonologia da Academia Brasileira de Neurologia. *Fellow* em Movimentos Anormais na UFMG.

## Irapuá Ferreira Ricarte

Residência em Neurologia pela Universidade Federal de São Paulo (Unifesp). Pós-graduando do Setor de Neurologia Vascular do Departamento de Neurologia da Unifesp.

## Ivan Hideyo Okamoto

Doutor em Medicina pela Universidade Federal de São Paulo (Unifesp). Núcleo de Excelência em Memória do Hospital Israelita Albert Einstein (NEMO-HIAE).

## Jorge Murilo Barbosa de Sousa

Membro Titular da Academia Brasileira de Neurologia. Mestre em Cuidados Intensivos pela Universidade Federal de Santa Catarina (UFSC). Atualmente R4 do Setor de Neurologia Vascular e Neurointensivismo da Universidade Federal de São Paulo (Unifesp).

### José Luiz Pedroso

Professor Afiliado do Departamento de Neurologia e Neurocirurgia da Escola Paulista de Medicina da Universidade Federal de São Paulo (EPM-Unifesp). Médico Assistente e Pesquisador do Setor de Neurologia Geral e Ataxias da EPM-Unifesp. Responsável pela Interconsulta da Neurologia do Hospital São Paulo da Escola Paulista de Medicina, da Universidade Federal de São Paulo (EPM-Unifesp).

### José Mauro Kutner

Gerente Médico de Hemoterapia e Terapia Celular do Hospital Israelita Albert Einstein. Doutor em Hematologia pela Faculdade de Medicina da Universidade de São Paulo (FMUSP).

### Kelson James de Almeida

Neurologista pelo Hospital das Clínicas da Faculdade de Medicina da Universidade de São Paulo (USP). Doutorando e Pesquisador do Laboratório de Neurossonologia, Hemodinâmica Encefálica e Cuidados Neurocríticos do Hospital das Clínicas da Faculdade de Medicina da Universidade de São Paulo (HC-FMUSP). Título em Neurossonologia pela Academia Brasileira de Neurologia e World Federation of Neurology.

### Leonardo Ierardi Goulart

Médico Neurologista, Neurofisiologista Clínico, Especialista em Transtornos do Sono do Hospital Israelita Albert Einstein.

### Lionel Fernel Gamarra

Possui Graduação em Bacharel em Física pela Universidad Nacional Federico Villarreal. Mestrado em Física pela Universidade de São Paulo (USP). Doutorado em Física pela USP e Pós-doutorando no Instituto Israelita de Ensino e Pesquisa Albert Einstein (2006-2008). Atualmente é Pesquisador do Instituto Israelita de Ensino e Pesquisa Albert Einstein.

### Lívia Almeida Dutra

Neurologista, Doutora em Ciências pela Universidade Federal de São Paulo (Unifesp). Professora Afiliada do Departamento de Neurologia e Neurocirurgia da Unifesp.

### Maramélia Miranda Alves

Mestre em Neurociências, Neurologista Vascular da Disciplina de Neurologia da Universidade Federal de São Paulo.

### Marcelo de Lima Oliveira

Assistente do grupo de Neurossonologia do Hospital das Clínicas da Faculdade de Medicina da Universidade de São Paulo (USP). Assistente do Serviço de Neurossonologia do Hospital Albert Einstein e do Hospital Sirio Libanes.

### Marcelo Marinho de Figueiredo

Professor da Disciplina de Neurologia da Universidade Federal do Rio Grande do Norte. Neurologista e Especialista em Doenças Cerebrovasculares pela Universidade Federal de São Paulo (Unifesp).

### Marcos Augusto Stávale Joaquim

Neurocirurgião, Doutor em Neurocirurgia pela Universidade de São Paulo (USP). Coordenador dos Cursos de Pós-graduação em Neuro Intensivismo nos Institutos de Ensino e Pesquisa dos Hospitais Sírio-libanês e Albert Einstein de São Paulo.

### Marcos Knobel

Coordenador da Unidade Coronaria do Hospital Albert Einstein. Cardiologista do Hospital Albert Einstein

Sobre os Colaboradores

## Mario Fernando Prietro Peres

Pesquisador do Instituto do Cérebro do Hospital Israelita Albert Einstein e Professor do Curso de Pós-graduação em Neurologia e Neurociência pela Universidade Federal de São Paulo (Unifesp).

## Monique Bueno Alves

Enfermeira, Pós-graduada em Enfermagem e Emergências pela Universidade Federal de São Paulo (Unifesp). Mestre em Enfermagem pela Unifesp.

## Nelson Wolosker

Professor-associado da Faculdade de Medicina da Universidade de São Paulo (USP) e Vice-presidente do Hospital Israelita Albert Einstein.

## Octávio Marques Pontes Neto

Neurologista e Membro Titular da Academia Brasileira de Neurologia. Docente da Faculdade de Medicina de Ribeirão Preto (FMRP). Coordenador da Rede Nacional de Pesquisa em Acidente Vascular Cerebral (AVC) do Conselho Nacional de Desenvolvimento Científico e Tecnológico (CNPq).

## Peter Rasmussen

Diretor do Cerebrovascular Center, Cleveland Clinic. Professor-associado no Cleveland Clinic Lerner College of Medicine, do Case Western Reserve University

## Polyana Vulcano de Toledo Piza

Neurologista pela Beneficiência Portuguesa de São Paulo. Neurointensivista pelo Hospital Israelita Albert Einstein.

## Raul Alberto Valiente

Doutorando em Neurologia e Neurociências pela Universidade Federal de São Paulo (Unifesp).

## Reynaldo André Brandt

Neurocirurgião do Hospital Israelita Albert Einstein. Membro Titular da Sociedade Brasileira de Neurocirurgia (SBN) e da American Association of Neurological Surgeons. *Fellow* – Lahey Clinic, Boston, Massachussetts. Presidente do Conselho Deliberativo e da Mesa Diretora da Sociedade Beneficente Israelita Brasileira Hospital Albert Einstein.

## Rodrigo Massaud

Médico Neurologista pela Escola Paulista de Medicina da Universidade Federal de São Paulo (EPM-Unifesp). Membro Efetivo da Academia Brasileira de Neurologia (ABN). Médico Coordenador do Programa Integrado de Neurologia do Hospital Israelita Albert Einstein.

## Ronie Leo Piske

Chefe do Setor de Neurorradiologia Intervencionista do Hospital Israelita Albert Einstein.

## Sheila Cristina Ouriques Martins

Chefe do Serviço de Neurologia e Neurocirurgia do Hospital Moinhos de Vento. Neurologista Vascular do Hospital de Clínicas Porto Alegre. Mestre em Ciências Médicas pela Universidade Federal do Rio Grande do Sul (UFRGS). Doutora em Neurologia Vascular pela Universidade Federal de São Paulo (Unifesp). Presidente da Sociedade Brasileira de Doenças Cerebrovasculares. Consultora Técnica do Ministério da Saúde. Representante do Brasil na World Stroke Organization.

## Suzete N. F. da Guarda

Professora Adjunta da Disciplina de Neurologia da Universidade Federal da Bahia (UFBA). Supervisora da Residência de Clínica Médica do Hospital São Rafael, Monte Tabor. Doutora em Neurologia pela Universidade de São Paulo (USP). Aprimoramento em Doenças Cerebrovasculares pelo Hospital das Clínicas da Faculdade de Medicina da USP.

## Thiago Giansante Abud

Médico Assistente do Setor de Neurorradiologia Intervencionista do Hospital Israelita Albert Einstein.

## Viviane Flumignan Zétola

Professora Adjunta da Universidade Federal do Paraná (UFPR). Mestre em Medicina Interna pela UFPR. Doutora em Neurologia pela Universidade de São Paulo (USP). Ex-*Fellow* em Neurossonologia pela Universidade Sackler de TelAviv, Israel. Coordenadora do Serviço de Doenças Cerebrovasculares e Laboratório de Neurossonologia do Hospital de Clínicas da UFPR. Atual Presidende da Sociedade Paranaense de Ciências Neurológicas (SPCN).

# Prefácio

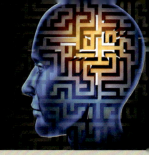

O Acidente Vascular Cerebral infelizmente ainda é grande causa de morbimortalidade no Brasil. A prevenção e o tratamento adequados da doença cerebrovascular constituem importantes ferramentas no combate às consequências devastadoras do Acidente Vascular Cerebral. Recentemente, avançamos muito na construção de evidências científicas sólidas de como melhor manejar pacientes com Acidente Vascular Cerebral. Com estudos científicos rigorosamente conduzidos, as recomendações nacionais e internacionais de como lidar com as doenças cerebrovasculares ficaram consistentes e reprodutíveis.

Sem dúvida, uma maneira importante de combater a doença cerebrovascular e suas consequências é a difusão de conhecimento sobre o tema. Portanto, iniciativas que trazem para o cenário nacional, na forma de livros e artigos científicos, as evidências construídas nacional e internacionalmente, são sempre muito bem vindas. A tradução do conhecimento científico para a realidade nacional pela opinião de especialistas na área é um modo eficaz de difundir conhecimento e pavimentar a construção de protocolos de atendimento que beneficiem pacientes com Acidente Vascular Cerebral em todo o país. Assim, o livro *Acidente Vascular Cerebral: prevenção, tratamento agudo e reabilitação* reúne em seu conteúdo uma importante compilação das condutas importantes no manejo do paciente com doença cerebrovascular, desde a prevenção até a reabilitação. Ao longo dos capítulos, os autores não só discorrem sobre as evidências científicas existentes, como também opinam sobre condutas na falta de evidências e discutem perspectivas futuras.

O Hospital Israelita Albert Einstein tem sido um dos serviços pioneiros no Brasil em estruturar protocolos de atendimento ao paciente com Acidente Vascular Cerebral. Assim, foi o primeiro serviço na Améria Latina a receber a certificação como *Primary Stroke Center* pela *Joint Commission International*. O papel da Sociedade Brasileira Israelita Beneficente Albert Einstein na contribuição para o adequado manejo e prevenção das doenças cerebrovasculares deve extrapolar os muros da instituição. Portanto, os editores deste livro decidiram compilar as principais evidências científicas acerca do Acidente Vascular Cerebral contando com a colaboração de vários especialistas nacionais e internacionais em doenças cerebrovasculares e suas áreas correlatas. O resultado é uma obra sólida que certamente contribuirá para a educação em Acidente Vascular Cerebral no país.

Raul G. Nogueira, MD
*Diretor do Serviço de Neurointervenção Vascular*
*Marcus Stroke & Neuroscience Center Grady Memorial Hospital*
*Professor Associado de Neurologia, Neurocirurgia e Radiologia*
*Emory University School of Medicine*

# Sumário

## SEÇÃO 1

EPIDEMIOLOGIA, FISIOPATOLOGIA E PREVENÇÃO PRIMÁRIA DO ACIDENTE VASCULAR CEREBRAL ........... 1

**Capítulo 1** **Epidemiologia do Acidente Vascular Cerebral** ..................................................................... 3

- Hugo Almeida Chaves de Resende
- Gisele Sampaio Silva

**Capítulo 2** **Fisiopatologia: Fluxo Sanguíneo Cerebral e Metabolismo na Doença Cerebrovascular** ......... 7

- Lionel Fernel Gamarra
- Marcos Augusto Stávale Joaquim

**Capítulo 3** **Prevenção Primária do Acidente Vascular Cerebral** ............................................................. 27

- Irapuá Ferreira Ricarte
- José Luiz Pedroso

## SEÇÃO 2

MÉTODOS DIAGNÓSTICOS NA DOENÇA CEREBROVASCULAR ................................................................. 35

**Capítulo 4** **Doppler Transcraniano na Avaliação do Paciente com Doença Cerebrovascular** ............... 37

- Viviane Flumignan Zétola
- Marcelo de Lima Oliveira
- Kelson James de Almeida
- Edson Bor-Seng-Shu

**Capítulo 5** **Neuroimagem no Acidente Vascular Cerebral** ..................................................................... 45

- Gabriela Grinberg Dias
- Ana Carolina Marcos Vaz
- Edson Amaro Jr.

**Capítulo 6** **Ecocardiografia no Paciente com Acidente Vascular Cerebral** ............................................. 69

- Hsu Po Chiang
- Cláudio Henrique Fischer

Acidente Vascular Cerebral Prevenção, Tratamento Agudo e Reabilitação

## SEÇÃO 3

MANEJO DA FASE AGUDA DO ACIDENTE VASCULAR CEREBRAL ............................................................. 77

**Capítulo 7  Escalas Clínicas na Avaliação do Paciente com Acidente Vascular Cerebral** ...................... 79

- Polyana Vulcano de Toledo Piza

**Capítulo 8  Manejo da Fase Aguda do Acidente Vascular Cerebral Isquêmico** ................................... 91

- Sheila Cristina Ouriques Martins
- Gisele Sampaio Silva

**Capítulo 9  Tratamento Intra-arterial do Acidente Vascular Cerebral Isquêmico** ............................... 105

- Carlos Eduardo Baccin
- Thiago Giansante Abud
- Ronie Leo Piske

**Capítulo 10  Acidente Vascular Cerebral Maligno da Artéria Cerebral Média** ................................... 123

- Guilherme Carvalhal Ribas
- Bruno Funchal
- Eduardo Santamaria Carvalhal Ribas
- André Felix Gentil

**Capítulo 11  Acidente Vascular Cerebral Hemorrágico** ....................................................................... 129

- Raul Alberto Valiente
- Octávio Marques Pontes Neto
- Reynaldo André Brandt

**Capítulo 12  Hemorragia Subaracnóidea** ............................................................................................. 137

- Andrew M. Bauer
- Flávio Augusto de Carvalho
- Peter Rasmussen

**Capítulo 13  Ataque Isquêmico Transitório** ......................................................................................... 147

- Marcelo Marinho de Figueiredo
- Renata Carolina Acri Nunes Miranda

**Capítulo 14  Terapia Intensiva Neurológica no Paciente com Acidente Vascular Cerebral** .................... 155

- Ana Claudia Ferraz de Almeida
- Antônio Capone Neto

Sumário

## SEÇÃO 4

ETIOLOGIA DA DOENÇA CEREBROVASCULAR ......................................................................................... 165

**Capítulo 15 Prevenção Secundária Pós-acidente Vascular Cerebral** ..................................................... 167

- Camila Catherine Henriques de Aquino
- Daniela Laranja Gomes Rodrigues

**Capítulo 16 Doenças Cardíacas e Acidente Vascular Cerebral** .......................................................... 177

- Marcos Knobel
- Flávio Augusto de Carvalho

**Capítulo 17 Aterosclerose Intracraniana** ....................................................................................... 183

- Maramélia Miranda Alves

**Capítulo 18 Doença de Pequenas Artérias Intracranianas** ................................................................ 189

- Jorge Murilo Barbosa de Sousa
- Daniela Laranja Gomes Rodrigues

**Capítulo 19 Doença Aterosclerótica de Carótidas** .......................................................................... 193

- Rodrigo Meirelles Massaud
- Nelson Wolosker

**Capítulo 20 Acidentes Vasculares Cerebrais da Circulação Vertebrobasilar** ...................................... 211

- Rodrigo Meirelles Massaud

**Capítulo 21 Alterações da Coagulação e Acidente Vascular Cerebral** ................................................ 223

- José Mauro Kutner
- Ana Paula Hitomi Yokoyama

**Capítulo 22 Enxaqueca e Acidente Vascular Cerebral** .................................................................... 235

- Guilherme Sciascia de Olival
- Christiano da Cunha Tanuri
- Mario Fernando Prietro Peres

**Capítulo 23 Dissecções Arteriais** ................................................................................................. 239

- Fabrício Oliveira Lima

xvii

Acidente Vascular Cerebral | Prevenção, Tratamento Agudo e Reabilitação

**Capítulo 24 Vasculite como Causa de Acidente Vascular Cerebral e Seus Diagnósticos Diferenciais** ...................................................................................... **247**

- Aneesh Singhal
- Lívia Almeida Dutra
- Gabriela Grinberg Dias

**Capítulo 25 Comprometimento Cognitivo Vascular** ...................................................... **257**

- Ivan Hideyo Okamoto

**Capítulo 26 Sono e Acidente Vascular Cerebral** .......................................................... **265**

- Leonardo Ierardi Goulart

## SEÇÃO 5

ATUAÇÃO MULTIPROFISSIONAL EM ACIDENTE VASCULAR CEREBRAL ...................................... 273

**Capítulo 27 Enfermagem no Manejo do Paciente com Acidente Vascular Cerebral** ............................. **275**

- Andreia Heins Vacari
- Monique Bueno Alves
- Renata Carolina Acri Nunes Miranda

**Capítulo 28 Recuperação do Paciente Pós-acidente Vascular Cerebral** ............................................. **289**

- Suzete N. F. da Guarda
- André G. Machado
- Adriana B. Conforto

**Capítulo 29 Reabilitação do Paciente com Acidente Vascular Cerebral** ............................................. **297**

- Cicero Vaz

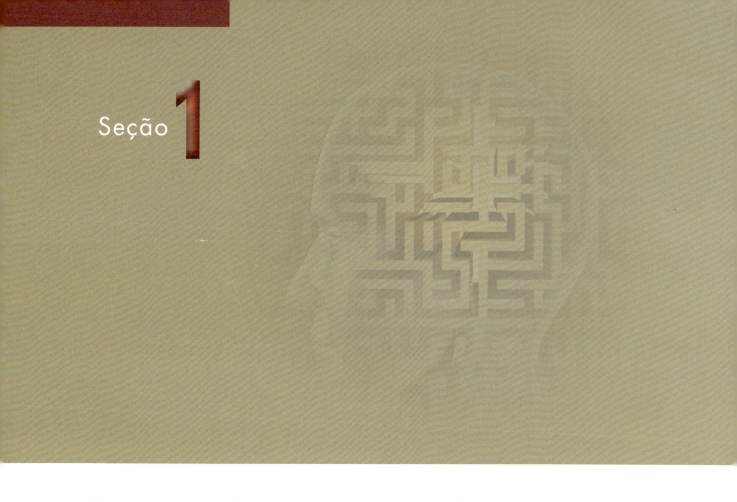

# Seção 1

## Epidemiologia, Fisiopatologia e Prevenção Primária do Acidente Vascular Cerebral

- Hugo Almeida Chaves de Resende
- Gisele Sampaio Silva

# Epidemiologia do Acidente Vascular Cerebral

### PONTOS-CHAVE

- Fatores que fazem do acidente vascular cerebral (AVC) um sério problema de saúde pública são suas elevadas incidência e prevalência, a importante morbidade e os altos custos por ele gerados.
- Segundo a Organização Mundial de Saúde (OMS), em 2014, o AVC esteve entre as três primeiras causas de morte prematura, ocorrendo um evento cerebrovascular a cada cinco segundos no mundo.
- O estudo *Global Burden of Diseases* (GBD) mostrou que, entre 1990 e 2010, a incidência de AVC (ajustada para idade) caiu em 12% em países desenvolvidos e aumentou em 12% em países de média e baixa renda, enquanto a mortalidade caiu de maneira significativa tanto em países de alta quanto de baixa renda.
- O estudo *Interstroke* sugere que dez fatores de risco explicam 90% dos AVCs: hipertensão arterial, tabagismo atual, obesidade abdominal (relação cintura-quadril elevada), dieta pobre em vegetais e grãos e rica em carne, ovos e frituras, inatividade física, diabetes *mellitus*, uso de álcool, estresse psicossocial e depressão, doenças cardíacas e níveis de apolipoproteína.
- Atualmente, o AVC é a principal causa de morte no Brasil. Sua taxa de mortalidade é considerada a mais alta das Américas, principalmente nas regiões mais pobres e na população negra.
- Em junho de 2008, o departamento de urgência e emergência do Ministério da Saúde brasileiro iniciou um importante projeto com o objetivo de melhorar o atendimento ao AVC e ao infarto agudo do miocárdio no país, que já se reflete em melhoras no atendimento à doença em todo o território nacional.

## INTRODUÇÃO

Alguns dos fatores que fazem do acidente vascular cerebral (AVC) um sério problema de saúde pública são suas elevadas incidência e prevalência, a importante morbidade e os altos custos por ele gerados. Entender sua epidemiologia é essencial para desenvolver, implementar e avaliar políticas de prevenção e tratamento eficazes.

Segundo a Organização Mundial de Saúde (OMS), em 2014, o AVC esteve entre as três primeiras causas de morte prematura, ocorrendo um evento cerebrovascular a cada cinco segundos no mundo. O conceito DALY (*Disability Adjusted Life Years* – anos de vida ajustados pela deficiência) refina o conceito de sobrevida na medida em que penaliza os anos vividos após a doença de acordo com a deficiência causada por ela. Dessa forma, o DALY leva em conta não apenas o impacto que a doença tem na sobrevida, mas também na qualidade de vida. Estima-se que, em 2030, a incapacidade secundária a eventos cerebrovasculares em sociedades ocidentais será a quarta mais importante causa de perda de DALYs.

O AVC pode ser classificado em isquêmico (acontecendo por oclusão de um vaso sanguíneo) ou hemorrágico (ocorrendo por ruptura de uma vaso sanguíneo). O AVC hemorrágico é ainda subclassificado em hemorragia intracerebral e subaracnoide (sangramento ocorrendo para dentro do espaço subaracnóideo). Entre os subtipos, são mais frequentes os de etiologia isquêmica que os hemorrágicos, correspondendo aproximadamente a 68% e 32%, respectivamente. Nos

Estados Unidos da América (EUA), observa-se a mesma tendência mundial, sendo 87% dos casos isquêmicos e 13% hemorrágicos (destes, 10% devido a sangramento intraparenquimatoso e 3% subaracnóideo).

O alto custo relaciona-se, em especial, à longa permanência em enfermarias e morbidade causada pelo AVC. No Reino Unido, em qualquer época, 1 em cada 5 leitos para tratamento de enfermidades agudas e 1 em cada 4 leitos de pacientes crônicos são ocupados por pacientes com AVC. Geralmente, 50% dos pacientes acometidos tornam-se dependentes de cuidadores após o evento agudo.

No Brasil, a doença representa a primeira causa de morte e incapacidade no país, o que gera grande impacto econômico e social. Infelizmente, os dados epidemiológicos nacionais disponíveis não retratam a realidade de todo o território brasileiro, já que são frutos de poucos estudos prospectivos realizados em cidades isoladas.

## FATORES DE RISCO PARA DOENÇA CEREBROVASCULAR

O manejo dos fatores de risco para doença cerebrovascular será abordado detalhadamente nos capítulos sobre prevenção primária e secundária do AVC. Tais fatores de risco são classificados em modificáveis ou não modificáveis. Idade avançada, raça, baixo nível socioeconômico, história familiar de eventos cerebrovasculares, hipertensão arterial sistêmica (HAS), diabetes *mellitus* (DM), cardiopatias, dislipidemia, tabagismo, etilismo, obesidade e sedentarismo compõem a extensa lista de fatores de risco para o AVC.

Em geral, os fatores de risco tradicionais explicam em grande parte a incidência do AVC nas comunidades. Estudos que descrevem a prevalência de fatores de risco para AVC estratificados de acordo com nível socioeconômico sugerem diferenças importantes de acordo com a população avaliada. Por exemplo, nos EUA, tabagismo, inatividade física, doenças cardíacas e hipertensão sistólica foram mais comuns numa população de homens caucasianos de baixo nível socioeconômico com AVC. Mulheres caucasianas, assim como homens e mulheres afro-americanos, todos de baixo nível socioeconômico apresentaram mais frequentemente inatividade física, diabetes e hipertensão sistólica quando comparados a uma população de alta renda.

O estudo *Interstroke* sugere que dez fatores de risco explicam 90% dos AVCs: hipertensão arterial, tabagismo atual, obesidade abdominal (relação cintura-quadril elevada), dieta pobre em vegetais e grãos e rica em carne, ovos e frituras, inatividade física, diabetes *mellitus*, uso de álcool, estresse psicossocial e depressão, doenças cardíacas e níveis de apolipoproteína. Para o AVC hemorrágico, foram fatores de risco no mesmo estudo hipertensão arterial, tabagismo, obesidade abdominal (relação cintura-quadril elevada), padrão dietético (dieta pobre em vegetais e grãos e rica em carne, ovos e frituras) e uso de álcool. Tais achados sugerem que intervenções com foco em redução da hipertensão arterial, tabagismo e da inatividade física, além de promoção de uma dieta saudável, têm um grande potencial de reduzir a incidência de doenças cerebrovasculares.

## INCIDÊNCIA E PREVALÊNCIA

A incidência é por definição a proporção de um grupo de indivíduos sob risco que apresenta um AVC em determinado período; normalmente expressa em números de novos casos de AVC por milhão de habitantes anualmente. A prevalência é expressa pelo número de casos de AVC por milhão de habitantes em certo período.

Nos EUA, o AVC é atualmente a quarta causa de morte, de modo que cerca de 129 mil mortes acontecem por ano pela doença. Em uma revisão de estudos, a maioria realizada na Europa e nos EUA, Feigin *et al.* observaram uma proporção de 67,3%-80,5% de AVC isquêmico, 6,5%-19,6% de AVC hemorrágico intraparenquimatoso, 0,8%-7,0% de hemorragia subaracnóidea e 2%-14,5% de AVC de etiologia indeterminada. A incidência anual observada pelos mesmos autores, de todos os tipos de AVC e ajustada para a população mundial (por 1.000 pessoas-ano), variou de 4,2 a 6,5. A incidência do AVC isquêmico variou de 3,4 a 5,2, a de hemorragia intracerebral, de 0,3 a 1,2, e a de hemorragia subaracnóidea, de 0,03 a 0,2.

Em meados da década de 1980, foi observada diminuição na incidência de AVC em cinco de oito estudos sobre tendências temporais da incidência de AVC. No final da década de 80 e início dos anos 90, houve aumento dessas taxas. Essas mudanças foram mais acentuadas em idosos, inclusive no Japão (país com a maior queda na incidência de AVC em 1977-1986), onde houve um aumento na incidência de AVC em mulheres e em pessoas com idade superior a 85 anos. Apenas um estudo mostrou diminuição na incidência de AVC em meados dos anos 1990, na Austrália. A mudança no padrão de incidência do AVC ao longo do tempo pode ser atribuída a fatores como mudança nos padrões de exposição ou controle dos fatores de risco do AVC (incluindo fatores socioeconômicos e ambientais), melhora técnica da identificação de pequenos infartos à neuroimagem ou todos esses fatores em conjunto.

Dados atuais do estudo *Monitoring Trends and Determinants in Cardiovascular Disease* (MONICA) evidenciaram a tendência geral de queda da mortalidade e incidência de AVC em pessoas de 35 a 64 anos. Com relação à letalidade especificamente, a maioria dos estudos têm encontrado uma diminuição ou nenhuma alteração em seu curso nos últimos 20-30 anos. Dados oficiais de mortalidade de mais de 25 países mostraram que, em geral, esses números diminuíram ao longo de várias décadas, especialmente no Japão, na América do Norte e na Europa Ocidental. Em muitos países desenvolvidos, a mortalidade por AVC vem caindo. As contribuições específicas das mudanças na incidência e da queda da letalidade para a tendência de queda na mortalidade causada por AVC usualmente não têm sido quantificadas adequadamente, principalmente por causa das dificuldades envolvidas na mensuração exata da incidência do AVC, sobretudo em países menos desenvolvidos. No entanto, a diminuição da letalidade e da mortalidade causada pelos eventos cerebrovasculares explica, em parte, o aumento do número absoluto de sobreviventes ao AVC. O estudo *Global Burden of Diseases* (GBD) mostrou que, entre 1990 e 2010, a incidência de AVC (ajustada para idade) caiu em 12% em países desenvolvidos e aumentou em 12% em países de média e baixa renda, enquanto a mortalidade caiu de maneira significativa tanto em países de alta quanto de baixa renda.

## EPIDEMIOLOGIA DO ACIDENTE VASCULAR CEREBRAL NO BRASIL

Entre os anos de 1960 e 1980, foram divulgadas as primeiras informações sobre a mortalidade por AVC no Brasil. As diferenças metodológicas entre os estudos, entretanto, não permitiram o diagnóstico preciso do comportamento das taxas de mortalidade por AVC no país e ainda dificultaram comparações. As diferenças metodológicas eram principalmente a faixa etária estudada, o período de estudo e as cidades envolvidas na pesquisa (com diferentes padrões socioeconômicos e qualidade de oferta de serviços médicos). Na década de 90, as taxas ajustadas de mortalidade por AVC em capitais brasileiras foram comparadas com as de outros países. As taxas brasileiras situavam-se entre as 4ª e 7ª mais elevadas já publicadas.

Nas últimas duas décadas, a taxa de mortalidade padronizada por idade tem diminuído em todas as regiões do Brasil. Vale ressaltar que os dados epidemiológicos nacionais disponíveis não retratam a realidade de todo o território brasileiro, já que são frutos de poucos estudos prospectivos realizados em cidades isoladas. Atualmente, o AVC é a principal causa de morte no Brasil. Sua taxa

de mortalidade é considerada a mais alta das Américas, principalmente nas regiões mais pobres e na população negra. Em 2009, foram registradas 160.621 internações por doenças cerebrovasculares, segundo o Ministério da Saúde (Datasus). A taxa de mortalidade foi de 51,8 por 100.000 habitantes. O grupo acima de 80 anos representou quase 35% dos óbitos.

No Brasil, o perfil de fatores de risco cardiovasculares pode ser considerado típico de países em desenvolvimento, conforme estudos transversais demonstraram. Num dos estudos, o sedentarismo esteve presente em 80,7% dos adultos assintomáticos com menos de 70 anos de idade. Percebeu-se, entre 1989 e 2003, redução do número de tabagistas ativos. A prevalência do tabagismo diminuiu em 35%, caindo para 22,4%. A prevalência de hipertensão arterial não tratada variou de 24,9% para 33%. Em capitais brasileiras, a proporção de indivíduos com mais de 15 anos de idade diagnosticados com hipercolesterolemia aumentou de 33% para 40% entre 1995 e 2002. A incidência de diabetes, ajustada para a idade, aumentou da de 2,4% para 7,6%. A OMS prevê que a prevalência da obesidade vai aumentar no Brasil, estimando-se que, em 2015, 12,4% dos homens e 24,5% das mulheres brasileiras serão obesos.

Em junho de 2008, o departamento de urgência e emergência do Ministério da Saúde brasileiro iniciou um importante projeto com o objetivo de melhorar o atendimento ao AVC e infarto agudo do miocárdio no país. O projeto nacional de atendimento ao AVC inclui uma força tarefa de neurologistas especializados em AVC e tem como objetivo estruturar um alicerce científico de uma rede nacional com fim de promover melhora na educação, no tratamento e na pesquisa em AVC no país. Atualmente o reflexo desse projeto já se faz visível através da melhora do reembolso para pacientes internados em unidades de AVC reconhecidas, criação de suporte via telemedicina para tratamento agudo das doenças cerebrovasculares em localidades sem suporte de neurologistas, criação da linha de cuidado em AVC incluindo prevenção primária e secundária, atendimento pré-hospitalar, atendimento agudo e reabilitação, além de treinamento de profissionais envolvidos no atendimento de doenças cerebrovasculares e educação da população.

## REFERÊNCIAS CONSULTADAS

1. Cabral NL, Goncalves AR, Longo AL et al. Trends in stroke incidence, mortality and case fatality rates in Joinville, Brazil: 1995–2006. J Neurol Neurosurg Psychiatry 2009; 80:749–54.

2. Cabral NL, Moro C, Silva GR, Scola RH, Werneck LC. Study compar-ing the stroke unit outcome and conventional ward treatment: a ran-domized study in Joinville, Brazil. Arq Neuropsiquiatr 2003; 61:188–93.

3. Casper ML, Wing S, Anda RF et al. The shifting stroke belt. Changes in the geographic pattern of stroke mortality in the United States, 1962 to 1988. Stroke 1995; 26:755.

4. Centers for Disease Control and Prevention (CDC). Disparities in deaths from stroke among persons aged <75 years-United States, 2002. MMWR Morb Mortal Wkly Rep 2005; 54:477.

5. de Carvalho JJ, Alves MB, Viana GA et al. Stroke epidemiology, patterns of management, and outcomes in fortaleza, brazil: A hospital-based multicenter prospective study. Stroke. 2011;42:3341-3346.

6. Feigin VL, Forouzanfar MH, Krishnamurthi R et al. Global and regional burden of stroke during 1990-2010: findings from the Global Burden of Disease Study 2010. Lancet 2014; 383:245.

7. Feigin VL, Lawes CM, Bennett DA et al. Stroke epidemiology: a review of population based studies in the late 20th century. Lancet Neurol 2003;2:43–53.

8. Glymour MM, Kosheleva A, Boden-Albala B. Birth and adult residence in the Stroke Belt independently predict stroke mortality. Neurology 2009; 73:1858.

9. Lanska DJ. Geographic distribution of stroke mortality in the United States: 1939-1941 to 1979-1981. Neurology 1993; 43:1839.

10. Lopez AD, Mathers CD, Ezzati M, Jamison DT, Murray CJ. Global and regional burden of disease and risk factors, 2001: systematic analysis of population health data. Lancet 2006; 367:1747–57.

11 Lotufo PA, Goulart AC, Fernandes TG, Bensenor IM. A reappraisal of stroke mortality trends in Brazil (1979–2009). Int J Stroke 2012. doi: 10.1111/j.1747--4949.2011.00757.x.

12. Lotufo PA. StrokeinBrazil:aneglecteddisease. Sao Paulo Med J 2005; 123:3–4.

13. Mansur AD, Favarato D. Mortality due to cardiovascular diseases in Brazil and in the metropolitan region of Sao Paulo: a 2011 update. Arq Bras Cardiol 2012; 99:755–61.

14. Massaro AR. Strokein Brazil: a South America perspective. Int J Stroke 2006; 1:113–5.

15. Morgenstern LB, Smith MA, Lisabeth LD et al. Excess stroke in Mexican Americans compared with non-Hispanic Whites: the Brain Attack Surveillance in Corpus Christi Project. Am J Epidemiol 2004; 160:376.

16. Pontes-Neto OM, Silva GS, Feitosa MR et al. Stroke awareness in Brazil: alarming results in a community-based study. Stroke 2008; 39:292–6.

17. Rich DQ, Gaziano JM, Kurth T. Geographic patterns in overall and specific cardiovascular disease incidence in apparently healthy men in the United States. Stroke 2007; 38:2221.

18. Schmidt MI, Duncan BB, Azevedo e Silva G et al. Chronic non- communicable diseases in Brazil: burden and current challenges. Lancet 2011; 377:1949–61.

19. Schneider AT, Kissela B, Woo D et al. Ischemic stroke subtypes: a population-based study of incidence rates among blacks and whites. Stroke 2004; 35:1552.

20. White H, Boden-Albala B, Wang C et al. Ischemic stroke subtype incidence among whites, blacks, and Hispanics: the Northern Manhattan Study. Circulation 2005; 111:1327.

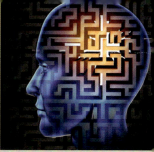

- Lionel Fernel Gamarra
- Marcos Augusto Stávale Joaquim

# Fisiopatologia: Fluxo Sanguíneo Cerebral e Metabolismo na Doença Cerebrovascular

**PONTOS-CHAVE**

- O conceito de isquemia não é determinado somente pela queda do fluxo sanguíneo em valores absolutos, ocorre também quando não há oferta de oxigênio suficiente para suprir a atividade metabólica, demanda ou consumo tecidual. O fluxo sanguíneo encefálico (FSE) varia nas diferentes regiões do cérebro, sendo maior na substância cinzenta, que contém os corpos neuronais, e menor na substância branca, que contém axônios. O FSE pode decrescer até 20 mL/100 g de tecido nervoso/minuto sem causar sintomas. Abaixo dessa cifra (*limiar superior do fluxo*), a atividade elétrica neuronal desaparece, mas o neurônio continua viável, numa situação denominada de *penumbra* isquêmica.
- Os fatores determinantes da intensidade da lesão e da classificação das lesões isquêmicas relacionam-se à intensidade e ao tempo de duração da queda regional ou global da pressão de perfusão encefálica (PPE), às oclusões vasculares focais e à circulação colateral de cada encéfalo (relacionada à anatomia vascular, à viscosidade sanguínea, às questões pressóricas hidrodinâmicas no sistema vascular tubular influenciadas pelos gradientes pressóricos inter e intracompartimentais intracranianos, e ao fenômeno da vulnerabilidade seletiva).
- A curva de autorregulação deve ser encarada sob o ponto de vista da dinâmica dos fluidos intracranianos. Essa curva relaciona a pressão arterial média e a pressão de perfusão encefálica com o fluxo sanguíneo encefálico e, indiretamente, com o volume sanguíneo encefálico.

## CONCEITO: ISQUEMIA, LIMIARES DE FLUXO E PENUMBRA

O cérebro adulto pesa cerca de 1.200 g (2% do peso corporal total), porém sua elevada demanda metabólica consome 15% a 20% do débito cardíaco em repouso. Para ele estão destinados 20% do consumo total de oxigênio e 25% do consumo de glicose corporal. O fluxo sanguíneo encefálico (FSE) normal é de aproximadamente 53,5 mL de sangue/100 g de tecido cerebral/minuto. Entretanto, o FSE varia nas diferentes regiões do cérebro, sendo maior na substância cinzenta (74,5 mL/100 g/min), que contém os corpos neuronais, do que na substância branca (24,8 mL/100 g/min), que contém os axônios.

*Isquemia* é um conceito relativo e não determinado apenas pela queda do fluxo em valores absolutos. Ocorre quando não há oferta de oxigênio suficiente para suprir a atividade metabólica ou demanda tecidual ou consumo tecidual. Assim, estabelecido o sofrimento isquêmico, enquanto a célula estiver viva, ela retirará do sangue todo o oxigênio ofertado, porém, como o fornecimento é menor do que a necessidade, o consumo cai em valores absolutos, não por incompetência celular, mas por oferta insuficiente. A isquemia (anóxico-isquêmica) não diz respeito apenas à queda do FSE, mas à queda do consumo regional de oxigênio ($CMRO_2$) por insuficiência de oferta, levando a uma alteração da relação fluxo/consumo (oferta/consumo) suficiente para produzir metabolismo anaeróbico e acidose láctica.

O FSE pode decrescer até 20 mL/100 g de tecido nervoso/minuto sem causar sintomas. Abaixo dessa cifra (*limiar superior do fluxo*), a atividade elétrica neuronal desaparece, mas o neurônio continua viável, numa situação denominada de *penumbra* isquêmica.

Na penumbra existem neurônios vivos; então há baixo fluxo, alta extração e baixo consumo por oferta insuficiente. Em situação de penumbra já começa o desenvolvimento do metabolismo anaeróbico e da acidose. Se o fluxo decresce a valores menores do que 12 mL/100 g de tecido nervoso/minuto, o metabolismo basal sofre, a anaerobiose se acelera, há grande acidose tecidual e o neurônio morre (*limiar inferior do fluxo*).

Há pouco armazenamento de energia no cérebro, tornando necessário um adequado acoplamento entre o FSE, o consumo (*cerebral metabolic rate of oxygen –* $CMRO_2$) e a extração de oxigênio (*arteriovenous difference of oxygen –* $AVDO_2$, ou diferença arteriovenosa jugular de oxigênio – $DAVJO_2$, em português). Essa relação é expressa pela equação de Fick: $CMRO_2 = FSE \times AVDO_2$, onde o $CMRO_2$ corresponde ao consumo cerebral de oxigênio, e a $AVDO_2$ à diferença arteriovenosa jugular de oxigênio.

Nessa equação, o $CMRO_2$, cujos valores normais variam em torno de 3,2 mL/100 g de cérebro/minuto, é dado pelo produto entre o FSE, com valores normais de 53,5 mL/100 g de cérebro/minuto, e a $DAVJO_2$, com valores normais em torno de 6,3 mL/dL e que reflete a extração cerebral de $O_2$ pelo encéfalo. O sofrimento isquêmico é estabelecido quando o $CMRO_2$ cai em virtude da queda do fluxo não mais compensada pelo aumento da extração. Nessa situação, o encéfalo passa por um "limiar superior do fluxo", a partir do que é abolida a função elétrica celular, e depois por um "limiar inferior do fluxo", a partir do qual há insuficiência metabólica basal da membrana e morte celular. Esses limiares de fluxo apresentam variações de acordo com a atividade metabólica do tecido em sofrimento.

Esses fenômenos são heterogêneos na isquemia cerebral difusa, também chamada de isquemia *global*, pois os neurônios das diferentes topografias têm diferentes demandas metabólicas e, portanto, respondem de maneiras diferentes à queda do fluxo. Essa sensibilidade diferente à anoxia é chamada de fenômeno da *vulnerabilidade seletiva*. Assim, o cérebro em anoxia difusa ou isquemia global é composto de ilhas de sofrimento em diferentes idades evolutivas, padecendo antes os neurônios de maior consumo basal de $O_2$, como a terceira, quinta e sexta camadas corticais, as células piramidais das camadas CA1 e CA4 do hipocampo e as células de Purkinje do cerebelo. Há importância clínica na maior sensibilidade do lobo frontal nessa situação. Mesmo em isquemias globais, o sofrimento do tecido encefálico é heterogêneo. Neurônios metabolicamente mais ativos sofrem antes dos menos ativos. Os primeiros provavelmente são, em geral, mais recentemente formados na escala ontofilogenética. Possivelmente as alterações hemodinâmicas locais acompanham as alterações metabólicas, o que pode sugerir heterogeneidade de fluxo regional.

## FATORES DETERMINANTES DA INTENSIDADE DA LESÃO E CLASSIFICAÇÃO DAS LESÕES ISQUÊMICAS

A intensidade da isquemia relaciona-se a intensidade e ao tempo de duração da queda regional ou global da pressão de perfusão encefálica (PPE), às oclusões vasculares focais e à circulação colateral de cada encéfalo (relacionada à anatomia vascular, à viscosidade sanguínea, às questões pressóricas hidrodinâmicas no sistema vascular tubular influenciadas pelos gradientes pressóricos inter e intracompartimentais intracranianos, e ao fenômeno da vulnerabilidade seletiva).

A isquemia pode ser classificada em *focal* ou *global*, *completa* ou *incompleta*, ou seja com ausência total ou parcial do fornecimento de oxigênio, e em *reperfundida* ou *não reperfundida*. Lesões isquêmicas focais podem adquirir efeito de massa significativo e lesões globais frequentemente evoluem com o aumento da pressão intracraniana (PIC).

A única isquemia global, completa e definitiva é a parada cardiorrespiratória não reanimada. De maneira geral, as isquemias são incompletas e há um mínimo de fornecimento de $O_2$ tecidual. Em laboratório, o modelo experimental utilizado para estudar as isquemias incompletas é o modelo da reperfusão pós-isquêmica, que serviu como base para o estudo da cascata bioquímica de sofrimento neuronal, como veremos a seguir. Essa particularidade laboratorial originou o título "*síndrome da reperfusão*," amplamente utilizado, mas cuja repercussão bioquímica é a mesma das isquemias graves com um fornecimento parcial mas insuficiente de oxigênio.

## CONTROLE FISIOLÓGICO DA CONTRATILIDADE ARTERIOLAR DO SISTEMA NERVOSO CENTRAL

Em resposta a modificações no metabolismo, PPE ou viscosidade sanguínea, o cérebro é capaz de modificar o calibre dos vasos sanguíneos, alterando a resistência ao fluxo e mantendo constante o FSE, dentro de limites. Esse fenômeno corresponde à *autorregulação* fisiológica do FSE.

## ACOPLAMENTO E DESACOPLAMENTO

Numa conceituação simplista e inicial, ressalva-se que o aumento da atividade neuronal localizada ou global implica maior consumo de $O_2$ e de glicose, o que gera vasodilatação da área em atividade. De forma oposta, a diminuição da atividade elétrica e do consumo gera vasoconstrição. Esta é a variação fisiológica normal que ocorre quando a contratilidade da arteríola pré-capilar está íntegra e o sistema fluxo/consumo está *acoplado*.

Se houver intensa acidose tecidual (principal vasodilatador arteriolar encefálico) inicial, a vasodilatação se mantém intensa por tempo indeterminado a despeito de variações do consumo. Na reperfusão o FSE e o VSE ficam aumentados a princípio (hiperemia), mas o FSE diminui depois se o VSE alto gera hipertensão intracraniana e queda da PPE em seguida (oligoemia). Existe desintegração na relação entre a oferta (fluxo) e o consumo e o sistema está *desacoplado*.

## FISIOLOGIA DA AUTORREGULAÇÃO

O cérebro é capaz de manter o FSE constante, mecanismo conhecido como *autorregulação* ou *mecanismo de autorregulação da circulação cerebral* (MARCC). Dessa forma ele garante aporte de oxigênio ao tecido nervoso, apesar das variações da pressão arterial, ou, mais precisamente, das alterações da PPE. A PPE representa a diferença entre a PAM e a PIC, conforme a equação: PPE = PAM − PIC.

O FSE é inversamente proporcional à resistência vascular cerebral (RVC),dada pela capacidade contrátil da arteríola pré-capilar, conforme a equação: FSE = PPE/RVC. Assim, quando há queda na PPE, é necessário que a RVC seja reduzida, para manter-se o fluxo constante. O cérebro modifica a resistência vascular em resposta às alterações na PPE, promovendo vasodilatação quando há queda na PPE e vasoconstrição quando a PPE aumenta. A natureza precisa da autorregulação ainda não está totalmente elucidada, mas algumas explicações foram propostas.

1. **Teoria do mecanismo miogênico:** Aparentemente a musculatura lisa arteriolar responde ao aumento da pressão intravascular com contração. Isso significa que, em resposta ao aumento da pressão dentro do vaso, a arteríola sofre redução de seu calibre de forma reflexa, o que ocorre em 15 a 30 segundos. A rapidez da resposta vascular às variações de pressão de perfusão cerebral sugere um mecanismo reflexo em sua origem.

2. **Teoria do mecanismo metabólico:** O acoplamento entre demanda metabólica e o FSE sugere um mecanismo metabólico de autorregulação. As variações de pressão parcial de $CO_2$ exercem forte influência sobre o FSE, pois para $PaCO_2$ entre 25 mmHg e 100 mmHg, cada aumento de 1 mmHg aumenta em 4% o FSE. Outros elementos que alteram o FSE são a pressão parcial de $O_2$ e a temperatura. Valores de $PaO_2$ normais não afetam o FSE, porém a queda da $PaO_2$ para valores inferiores a 50 mmHg produz vasodilatação e aumento dramático do fluxo e do volume sanguíneo encefálicos. A temperatura exerce efeito sobre o consumo de oxigênio encefálico ($CRMO_2$), e a cada 1 °C de aumento na temperatura corporal, o consumo do oxigênio cerebral aumenta em 6% a 7%. Outras moléculas têm sido responsabilizadas pelo acoplamento entre atividade neuronal e FSE. São elas: potássio, cálcio, adenosina, hidrogênio iônico e nucleotídeos de adenina. O papel exato de cada uma dessas substâncias no mecanismo de autorregulação ainda não está totalmente definido, mas a acidose é extremamente importante.

3. **Teoria neurogênica:** Aparentemente esse mecanismo tem importância menor na autorregulação do FSE. Há evidências de um extenso suprimento nervoso para vasos intracranianos e extracranianos. Descargas simpáticas, parassimpáticas e sensoriais têm origem nos gânglios cervical superior, esfenopalatino e trigeminal, sendo a densidade da inervação maior nos grandes vasos da base do crânio, e menor nos vasos intraparenquimatosos. Recentemente, o núcleo fastigial cerebelar, o núcleo do trato solitário e o lócus *ceruleus* têm sido identificados como responsáveis por regular o fluxo sanguíneo, promovendo inervação intrínseca da vasculatura encefálica. Estudos experimentais sugerem que a inervação simpática exerça uma modulação importante sobre o FSE durante episódios hipertensivos, promovendo vasoconstrição da vasculatura cerebral. Além disso, ela desloca o limite superior da curva da autorregulação para valores mais elevados.

## LIMITES OU LIMIARES DA AUTORREGULAÇÃO

O cérebro mantém o FSE constante, porém há limites pressóricos para o funcionamento da autorregulação que são efetivos para manter o FSE quando a PAM está entre 60 mmHg e 150 mmHg.

Quando há queda da PAM, os vasos sanguíneos cerebrais sofrem vasodilatação progressiva, diminuindo a resistência vascular e mantendo o fluxo sanguíneo. Com o aumento da PAM, há vasoconstrição progressiva, e o fluxo permanece constante.

Diante de hipotensões discretas, o FSE ainda pode ser aumentado pela hipercapnia ou com o uso de drogas vasodilatadoras cerebrais, como os anestésicos halogenados. Entretanto, valores muito reduzidos de pressão de perfusão (PPE crítica entre 35 mmHg e 40 mmHg) ultrapassam a capacidade máxima de vasodilatação arteriolar; começando então a ocorrer colapso vascular e ausência de fluxo suficiente para manter o aporte nutricional mínimo aos neurônios. Portanto não é possível aumentar o FSE através da elevação da $PaCO_2$ para reverter isquemias causadas por hipotensão arterial profunda. Além disso, esse conceito fisiopatológico é discutível à luz dos conhecimentos vigentes, pois na isquemia a dilatação arteriolar já é máxima e a hipercarbia não teria influência significativa. A acidose carbônica tecidual só produz vasodilatação na parte tecidual onde não há acidose significativa e ainda há alguma capacidade contrátil da arteríola pré-capilar.

Quando a pressão arterial aumenta, os vasos cerebrais reduzem seu calibre, de forma a manter constante o fluxo. Porém, aumentos da PAM acima de 150 mmHg a 160 mmHg ultrapassam a capacidade vasoconstrictora máxima arteriolar, promovendo vasodilatação forçada e danificando a barreira hematoencefálica. É a encefalopatia hipertensiva.

## CONDIÇÕES QUE MODIFICAM A AUTORREGULAÇÃO

### Hipertensão arterial crônica

A hipertensão arterial crônica causa mudanças estruturais e hemodinâmicas na resistência vascular. Nas artérias encefálicas, a camada média fica espessada e fibrótica, havendo também espessamento da camada íntima. A hipertrofia e a hiperplasia das células musculares, com posterior deposição de fibrina e material hialino, causam o espessamento arteriolar.

A autorregulação do FSE está preservada em hipertensos crônicos não complicados, porém os limites inferior e superior da curva estão aumentados, em proporção à severidade da hipertensão. As mudanças vasculares reduzem a tolerância à hipotensão aguda e aumentam a tolerância a episódios hipertensivos. Consequentemente, a redução farmacológica da pressão arterial deve ser gradual, de forma a evitar a queda da PPE abaixo do limite inferior da autorregulação.

Essas mudanças adaptativas são parcialmente reversíveis após tratamento crônico da hipertensão arterial. Nos pacientes hipertensos tratados, com bom controle pressórico há mais de 20 ou 30 dias, consideramos que a curva de autorregulação já retornou para valores menores, tornando-os mais tolerantes a reduções da PPE.

### Viscosidade sanguínea ou reologia

A viscosidade sanguínea é determinada por vários fatores, incluindo hematócrito, agregação e flexibilidade dos eritrócitos, agregação plaquetária e viscosidade do plasma. O principal determinante da viscosidade sanguínea é o hematócrito.

A redução da viscosidade sanguínea aumenta o FSE, e o aumento da viscosidade o reduz. Entretanto, quanto maior é o FSE, menor a influência da viscosidade sobre ele. Para um valor normal de PPE, uma queda de 35% no hematócrito aumenta o FSE em 30%. Por outro lado, estudos demonstraram o comprometimento grave da oferta de oxigênio e com hematócritos abaixo de 19% gerando acidose.

Se o hematócrito cai e a viscosidade diminui, há aumento do fluxo no sistema tubular e pode haver vasoconstrição reativa. Se a queda é maior, pode haver deficiência de transporte e oxigenação teciduais e vasodilatação reativa.

O gradiente de velocidade do fluxo sanguíneo é definido como a diferença da velocidade entre dois pontos distintos dentro do mesmo vaso. Para um determinado valor de hematócrito, quanto maior for a viscosidade sanguínea determinada por outros fatores menor será o gradiente de viscosidade. Quanto mais o gradiente de velocidade aumenta, maior a desagregação entre os eritrócitos e melhor o transporte de oxigênio para o cérebro.

No encéfalo normal, os maiores determinantes do fluxo sanguíneo são o gradiente de pressão e o raio do vaso de condução. Em áreas isquêmicas com perda da autorregulação, a viscosidade do sangue pode exercer maior influência na determinação do fluxo sanguíneo, pois nessas regiões o aumento da agregação eritrocitária eleva a viscosidade e reduz o fluxo sanguíneo.

### Concentração de $CO_2$

O FSE é diretamente proporcional à $PaCO_2$. Como o fluxo aumenta em consequência da vasodilatação cerebral, o volume sanguíneo do cérebro também aumenta com a hipercarbia. Para valores normais de $PaCO_2$, o FSE varia de 3% a 4% para cada 1% de variação na $PaCO_2$.

Acredita-se que a resposta arteriolar à $PACO_2$ do ácido carbônico gerado pela anidrase carbônica é mediada pelo efeito local do H+, ou seja, pelas variações do pH do líquido extracelular que envolve os vasos de resistência do cérebro. Quando a hipocapnia é mantida por muito tempo, a sua capacidade vasoconstrictora se reduz, pois se restaura o pH liquórico através do equilíbrio metabólico. No encéfalo normal, o pH alcalino consequente à hipocapnia normaliza-se em 4 a 6 horas, com compensação total em 24 a 36 horas.

A curva do FSE em função da $PaCO_2$ é uma sigmoide. Para uma $PaCO_2$ de 25 mmHg, o FSE se reduz em 40%, sendo que atinge aproximadamente 30 mL/100 g/min. Com a $PaCO_2$ em 20 mmHg, o FSE estará entre 20 mL e 25 mL/100 g/min, valor no qual a hipocapnia começa a produzir um achatamento do traçado no EEG. A $PaCO_2$ entre 80 mmHg e 100 mmHg produz vasodilatação máxima, que praticamente dobra o FSE se não houver hipertensão intracraniana hipervolêmica que comprometa a PPE.

Durante hipotensão profunda, a hipocapnia não aumenta o FSE, pois a reatividade vascular tem eficácia reduzida. Portanto não é possível aumentar o FSE através da elevação da $PaCO_2$ para reverter a isquemia causada pela hipotensão arterial.

### Concentração de $O_2$

A hiperóxia altera pouco o FSE. Quando a $PaO_2$ está ao redor de 200 mmHg a 300 mmHg, o FSE se reduz em apenas 10% por vasoconstrição. Aparentemente existe a necessidade de o encéfalo proteger-se contra o excesso de oxigênio, pois, quando há falência desses mecanismos, surgem alterações eletroencefalográficas sugestivas de atividade epileptiforme. A reatividade vascular à hipóxia está reduzida nos pacientes idosos que possuem doença vascular cerebral, o que os torna mais sensíveis. A hipóxia, com $PaO_2$ inferior a 50 mmHg, causa vasodilatação intensa, aumentando o VSE e o FSE na tentativa de aumentar a oferta de oxigênio ao cérebro. Quando a $PaO_2$ se reduz para 30 mmHg, mesmo que o FSE dobre, não é mais possível manter-se a oferta de oxigênio em quantidade suficiente. Nesse momento, a glicose é utilizada pela via anaeróbia, produzindo acidose láctica progressiva nos neurônios.

Nos casos de isquemia encefálica, o uso anaeróbio da glicose, produzindo ácido láctico e consequente aumento da concentração de hidrogênio livre no liquor perivascular leva à vasoparesia e depois à vasoplegia, juntamente com alterações no FSE causadas pelas modificações de potássio e cálcio, o que faz com que o neurônio não tolere a hipóxia prolongada, mesmo que se restabeleça o aporte de oxigênio. Nesses casos, a reatividade vascular não se restabelece com a mesma velocidade e a vasoplegia causa aumento do VSE, inchaço por vasodilatação e hipertensão intracraniana, reduzindo a PPE e agravando a isquemia.

## Drogas vasoconstritoras e vasodilatadoras encefálicas

As drogas vasodilatadoras cerebrais, como nitroprussiato de sódio e agentes anestésicos halogenados, deslocam a curva da $PaCO_2$ para a esquerda. Nessa situação, para um igual valor de $PaCO_2$, o FSE é maior, e para manter o FSE é preciso reduzir mais o $CO_2$ arterial.

Por outro lado, as drogas vasoconstritoras cerebrais, como barbitúricos, lidocaína, benzodiazepínicos e etomidato, deslocam a curva para a direita. Nesse caso, para um dado e igual valor de $PaCO_2$, o FSE é menor. Esse efeito é causado pela redução do metabolismo basal cerebral.

## Condições patológicas e fluxo e volume sanguíneos encefálicos

### Traumatismo craniencefálico (TCE)

Os fatores tardios associados ao TCE que levam à lesão cerebral são o inchaço e o edema encefálicos e a hipertensão intracraniana com a isquemia secundária e adicional. Para determinar o tratamento adequado é imprescindível que se determine primeiramente o padrão do FSE em cada caso de TCE.

Nas primeiras horas após o TCE, 50% a 60% dos pacientes apresentam uma queda no FSE sem representar isquemia, ou seja, o fluxo é suficiente para a demanda metabólica cerebral que está diminuída naquele momento, mas em cerca de 30% dos pacientes com FSE menor do que 18 mL/100 g/min o fluxo não é suficiente.

A hipervolemia encefálica hiperêmica, ou *fluxo ou perfusão de luxo*, geralmente é tardia, após os primeiros dias de TCE, e é um mecanismo importante para o aumento da PIC. Dos pacientes com PIC maior do que 20 mmHg sustentada, 77% têm hipervolemia encefálica hiperêmica e 23% oligoêmica. Manter a PPE em pacientes com TCE é imprescindível, mesmo com os mecanismos de autorregulação intactos, visto que, nesses casos, a queda do FSE resulta em vasodilatação e consequente aumento da PIC e diminuição da complacência intracraniana.

### Hemorragia subaracnóidea por aneurismas (HSA)

A hemorragia aguda pode gerar hipertensão intracraniana (HIC) e isquemia encefálica graves. Existe inchaço por vasodilatação isquêmica e edema associados. O quadro pode se acentuar com a ocorrência do vasoespasmo, que piora a isquemia e provoca deficiência distal na PPE da microcirculação gerando mais inchaço e agravando a HIC. O vasoespasmo continua sendo a maior complicação associada à HSA não traumática e se manifesta como déficits isquêmicos tardios em 2% a 52% dos casos. A queda no FSE se inicia cerca de dois dias após a HSA, cai progressivamente durante as duas primeiras semanas e se mantém baixo durante a terceira semana. A queda no FSE parece ser global, e não depende de fatores como idade, pressão arterial, $PaCO_2$, localização do aneurisma ou medicações.

### Isquemia

No cérebro normal, o FSE e o consumo de oxigênio têm uma relação linear, fazendo com que a taxa de extração de oxigênio cerebral seja similar em todo encéfalo.

Quatro tipos de alterações no FSE são descritas durante períodos de isquemia:

1. **Com autorregulação normal:** aumento no volume sanguíneo cerebral para manter o FSE. A extração e o consumo são normais.
2. **Com oligoemia:** aumento da taxa de extração de oxigênio cerebral para manter o consumo de oxigênio normal em regiões de baixo fluxo e autorregulação parética.
3. **Com isquemia reversível:** aumento da taxa de extração em regiões com baixo fluxo e baixo consumo de oxigênio.

**4. Com lesão isquêmica irreversível:** FSE e consumo muito baixos com pouca extração de oxigênio, pois há morte neuronal.

Há forte evidência na literatura sobre a existência de uma área de penumbra ao redor do tecido infartado, que persiste por um tempo maior do que originalmente imaginado. Estudos mostraram que a autorregulação nessa região é preservada principalmente mais a distância do foco acidótico de necrose central, mantendo uma relação linear entre a PAM e o FSE, indicando que um aumento da pressão arterial sistêmica inicialmente pode ser benéfico por aumentar o FSE nessa topografia. Essa hipertensão deveria hipoteticamente ser cuidadosamente titulada. Entretanto, deve-se lembrar que, a longo prazo, esse aumento da pressão arterial pode levar a inchaço e edema e aumentar o risco de transformação hemorrágica.

### Hemorragia intracraniana aguda

A pressão arterial costuma estar elevada nos pacientes com hemorragia intracraniana. Estudos recente demonstram a presença de uma zona de oligoemia benigna peri-hematoma, mas não de isquemia. Portanto, estudos clínicos controlados já determinaram a eficácia de abaixar os níveis pressóricos de pacientes com hemorragia intraparenquimatosa para que se evite a expansão do hematoma. Obviamente em pacientes com hipertensão intracraniana, os níveis pressóricos devem ser guiados pela PPE.

### Convulsões

Durante episódios convulsivos há um aumento do fluxo sanguíneo e do metabolismo, nos casos de crises parciais e nas crises generalizadas, seguindo-se uma depressão metabólica no período pós-ictal. Apesar das alterações no FSE e no metabolismo, há evidência de que estes estão acoplados à demanda cerebral em cada momento, não sendo necessária qualquer intervenção no sentido de adequar a oferta de oxigênio cerebral nesses casos, exceto pela manutenção da boa oxigenação sistêmica. Entretanto doentes com hipertensão intracraniana de qualquer tipo não deverão ter convulsões ou um desbalanço adicional da relação entre a oferta e o consumo gerará acidose e vasodilatação adicionais, elevando a PIC de maneira perigosa.

## HEMODINÂMICA DA CURVA DE AUTORREGULAÇÃO DA CIRCULAÇÃO ENCEFÁLICA

A curva de autorregulação deve ser encarada sob o ponto de vista da dinâmica dos fluidos intracranianos. Essa curva relaciona a pressão arterial média e a pressão de perfusão encefálica com o fluxo sanguíneo encefálico e, indiretamente, com o volume sanguíneo encefálico. Ela é constituída de três fases. A primeira é uma fase central horizontal, a segunda fase está localizada à esquerda, descendente, e a terceira fase está localizada à direita, ascendente.

A *primeira fase*, horizontal, mostra que o fluxo sanguíneo encefálico se mantém constante a despeito de alterações da pressão de perfusão, dentro de certos limites de variações desta pressão de perfusão. Nessa fase o mecanismo de autorregulação, ou seja, a capacidade contrátil da arteríola pré-capilar, está absolutamente mantido. Quando a pressão de perfusão encefálica aumenta, as arteríolas se contraem mantendo o fluxo sanguíneo cerebral constante e um volume sanguíneo cerebral também constante. Quando a pressão de perfusão encefálica diminui, as arteríolas se abrem diminuindo a resistência à circulação cerebral (resistência cerebrovascular), mantendo também o fluxo sanguíneo encefálico constante. Nessa fase há alterações da pressão de perfusão encefálica sem haver modificações do fluxo e do volume sanguíneo encefálicos.

Na *segunda fase*, situada à direita da primeira fase, que tem uma característica ascendente, nota-se que o aumento da pressão arterial, e indiretamente da pressão de perfusão encefálica, vence a capacidade contrátil reguladora da arteríola pré-capilar à custa do aumento da pressão hidrostática. Como o aumento da pressão de perfusão venceu tal capacidade restritiva, o fluxo sanguíneo encefálico passa a aumentar juntamente com o aumento da pressão de perfusão encefálica. Obviamente o volume sanguíneo encefálico também passa a apresentar um aumento progressivo. Ocorre hipertensão hidrostática na microcirculação e nos sistemas venular e venoso de capacitância. Esta é a fisiopatologia da encefalopatia hipertensiva, onde ocorre hipervolemia encefálica e eventualmente edema vasogênico por extravasamento de plasma da luz do vaso em direção ao interstício, à custa da sobrecarga pressórica intravascular. Temos então uma situação de fluxo sanguíneo elevado associada a uma situação de volume sanguíneo elevado.

Na *terceira fase*, situada à esquerda da fase horizontal, a característica da curva é descendente. Nessa fase a pressão de perfusão encefálica que continuou caindo não é mais compensada pela dilatação da arteríola pré-capilar e pela secundária diminuição da resistência vascular encefálica. Ocorre, então, apesar da vasodilatação arteriolar, uma queda progressiva do fluxo sanguíneo encefálico. Paradoxalmente, como as arteríolas pré-capilares estão dilatadas, o volume sanguíneo encefálico está aumentado, embora o fluxo esteja diminuído. Nessa fase existe uma suposição hipotética de que posteriormente a microcirculação e o sistema vênulo-venoso possam apresentar uma diminuição da sua volemia intrínseca à custa do colabamento passivo, ou seja, uma pressão hidrostática intravascular tão baixa que o volume sanguíneo encefálico passaria a diminuir.

Essa especulação hipotética não é confirmada, pois isquemias importantes mais frequentemente se associam a um aumento progressivo do volume encefálico.

Várias alterações hidrodinâmicas e metabólicas interferem com a curva de autorregulação, conforme citado em parágrafos anteriores, deslocando-a para a direita ou para a esquerda. O deslocamento para a direita significa que o cérebro suporta pressões hidrostáticas maiores em termos de perfusão sem desenvolver hiperfluxo e hipervolemia. Essas situações ocorrem nos hipertensos crônicos em que a capacidade contrátil na arteríola pré-capilar está adaptada a um regime prolongado de hipertensão hidrostática. Por outro lado, esses hipertensos também suportam menos a isquemia, visto que em alterações menores e da pressão de perfusão encefálica já existe queda do fluxo, pois há também uma incapacidade de abertura da arteríola pré-capilar para compensar diminuições de pressão de perfusão.

Alterações metabólicas que interferem com o transporte de oxigênio para o tecido nervoso e também com o pH tecidual, que regula principalmente a capacidade contrátil da arteríola pré-capilar, também interferem no mecanismo de autorregulação. As diversas formas de hipoxia tecidual abrem a arteríola pré-capilar e deslocam a curva de autorregulação para a esquerda. Assim, é necessário um aumento da pressão de perfusão não tão importante para já se produzir aumento de fluxo e aumento de volume sanguíneo encefálicos.

Alterações da viscosidade sanguínea também exercem influência. É interessante notar que, se há uma hemodiluição progressiva, como o fluxo sanguíneo está facilitado, existe uma tendência à contração da arteríola pré-capilar. Entretanto, se a hemodiminuição for tão importante a ponto de diminuir a capacidade de transporte de oxigênio para o tecido, a arteríola pré-capilar abre, diminuindo a resistência cerebrovascular e facilitando a oxigenação tecidual. Este é um exemplo de alterações hemodinâmicas e metabólicas exercendo a influência em conjunto.

Baseados nos princípios fisiopatológicos citados acima, uma série de raciocínios fisiopatológicos pode ser exercitada em relação a esses mecanismos na prática clínica diária relacionados a questões metabólicas, nutricionais, de transporte e de fornecimento de oxigênio, e assim por diante.

## MECANISMO DE AUTORREGULAÇÃO DA CIRCULAÇÃO CEREBRAL NA ISQUEMIA

O mecanismo de autorregulação de circulação cerebral (MARCC) ou sistema de resistência é representado pela capacidade contrátil da arteríola pré-capilar. Basicamente, sua função é a de manter o FSE constante a despeito das variações da PPE, dilatando-se nas quedas e contraindo-se nas elevações, dentro, obviamente, dos limites funcionais. Essas variações de diâmetro modificam a resistência ao fluxo no sistema tubular. O MARCC também sofre influência da viscosidade sanguínea e das várias alterações metabólicas teciduais, principalmente da acidose, potente vasodilatadora. Note-se o conceito de que o cérebro isquêmico tem baixo fluxo mas alto volume sanguíneo encefálico, pela dilatação vascular reativa e a princípio compensatória, mas que, se exagerada, pode provocar grande aumento do VSE, inchaço cerebral (tumefação; *swelling*) e mesmo aumentar a pressão intracraniana.

O MARCC deve ser encarado como um sistema dinâmico. Por exemplo, uma diminuição anêmica da viscosidade sanguínea a princípio causa vasoconstrição encefálica, pois houve facilitação do fluxo. Entretanto, na anemia progressiva, a insuficiência do transporte de oxigênio volta a dilatar o MARCC pela insuficiente oxigenação tecidual.

Em relação às variações da pressão de perfusão, se esta se eleva muito, a arteríola pré-capilar se contrai e impede a transmissão pressórica hidrostática ao leito da microcirculação e o inchaço encefálico. Entretanto, se a PPE se eleva muito ela vence o MARCC (sistema de resistência) e ultrapassa o *limiar superior da autorregulação* inundando e inchando o encéfalo. De maneira inversa, se a PPE cai muito, a arteríola pré-capilar se dilata diminuindo a resistência e facilitando o fluxo. Entretanto, se a PPE cai muito e ultrapassa o *limiar inferior da autorregulação*, o fluxo passa a cair junto com a PPE. Interessante notar que tanto na situação acima do limiar superior como naquela abaixo do limiar inferior há hipervolemia encefálica, na primeira com hiperfluxo e na segunda com hipofluxo encefálico.

O principal controlador da capacidade contrátil da arteríola pré-capilar é o pH tecidual. A acidose é o principal vasodilatador arteriolar encefálico e compromete a capacidade contrátil da arteríola pré-capilar e o MARCC.

## INCHAÇO E EDEMA DO CÉREBRO

O inchaço encefálico (hipervolemia) é diferente do edema cerebral (aumento da água intersticial e intracelular). O primeiro deve-se ao aumento do VSE e o último deve-se ao extravasamento de plasma pelas alterações anóxicas da barreira hematoencefálica em direção ao interstício cerebral (edema vasogênico) ou à falência anóxica da bomba $Na^+/K^+$ com aumento de $Na^+$ e da água intracelular (edema citotóxico). Todos esses fenômenos ocorrem na isquemia cerebral e seu entendimento é à base da fisiopatologia do suporte intensivo dos pacientes. A maior gravidade do inchaço e do edema isquêmicos ocorre do terceiro ao quinto dias após a lesão isquêmica inicial. A sua extensão pode gerar hipertensão intracraniana e mais isquemia.

Na evolução da queda da PPE, a princípio a vasodilatação a compensa por diminuir a resistência cerebrovascular, mantendo o FSE. Quando o FSE cai, o aumento da extração cerebral de $O_2$ (extração de maior número de unidades de volume de oxigênio por unidade de volume de sangue que trafega pelo tecido) compensa o sistema mantendo o consumo ($CMRO_2$) constante. Quando a extração máxima é vencida, o consumo cai por insuficiência de oferta, gerando isquemia. Um consumo baixo com fluxo baixo e extração alta refletem isquemia. Um consumo baixo com fluxo e extração baixos refletem baixo metabolismo (potenciais causas incluem: uso de barbitúricos, hipotermia e morte encefálica).

Assim, a causa da descompensação da HIC é uma vasodilatação em resposta à isquemia pela queda da PPE (PAM – PIC), eventualmente acelerada pela hipóxia hipóxica (insuficiência respiratória) ou isquêmica (choque), pela hipercapnia vasodilatadora (acidose carbônica tecidual encefálica) ou por um aumento do consumo encefálico de oxigênio e glicose (hipertermia e convulsões).

## HEMOMETABOLISMO EM LESÕES FOCAIS ISQUÊMICAS, EXPANSIVAS E FISTULOSAS

Lesões focais ou localizadas do encéfalo têm uma origem etiopatogênica diferente, mas sua evolução fisiopatológica tardia pode tornar-se comum sob diversos pontos de vista. Por exemplo, uma lesão primariamente isquêmica pode adquirir efeitos de massa e sua fisiopatologia evolutiva associar-se à das lesões expansivas sólidas. Assim podem ser desenvolvidas hipóteses fisiopatológicas hemometabólicas relativas a cada mecanismo de lesão e sua evolução. Tais hipóteses podem ser transportadas para a clínica e seu conhecimento pode propiciar associações de raciocínio extremamente interessantes na tomada de decisões terapêuticas. Embora todos tenham relação direta com situações isquêmicas e progridam para uma situação razoavelmente comum em sua fisiopatologia, sua origem etiopatogênica demonstra, a princípio, fenômenos completamente diferentes. Sabe-se que, independentemente da causa inicial, a falência metabólica tecidual é a mesma nas diferentes situações de sofrimento neuronal.

Estudaremos primeiramente as lesões isquêmicas focais, depois as lesões focais sólidas expansivas e suas repercussões, e, finalmente, as lesões fistulosas localizadas.

## LESÕES ISQUÊMICAS FOCAIS E PENUMBRA

Um foco isquêmico pode dever-se a uma obstrução vascular localizada ou ao aparecimento de isquemias localizadas que seguem o fenômeno de vulnerabilidade seletiva em situações de isquemias globais.

Cada foco isquêmico em sofrimento evolutivo (foco de necrose) é composto de um centro necrótico circundado por um anel de penumbra isquêmica. A necrose central pode não ocorrer em situações menos graves, porém, quando ocorre, tem suas margens separadas da área de "penumbra" por um anel constituído por necrose neural que poupa as células gliais, pouco mais resistentes. A penumbra, por sua vez, é circundada por um anel de hiperemia ou região de *perfusão de luxo*, com vasos dilatados pela acidose tecidual, originária e difundida das áreas centrais e que promove a abertura metabólica da arteríola pré-capilar perilesional. A acidose é um potente dilatador da arteríola pré-capilar e o principal controlador da capacidade contrátil dessa estrutura, que também é chamada de sistema de resistência ou de MARCC. Nas áreas centrais existe vasoplegia acidótica da microcirculação e nas áreas adjacentes há apenas vasoparesia, até que a acidose seja tão grave que a arteríola pré-capilar perca definitivamente a capacidade contrátil. Quando a arteríola pré-capilar estiver dilatada e plégica, regional ou globalmente, dizemos que o MARCC está abolido.

Assim, a oclusão da nutrição sanguínea localizada gera uma área de falha no metabolismo oxidativo, que, na sua composição, apresenta uma região "central", ou seja, de maior sofrimento, onde as células passam rapidamente da situação de penumbra para a necrose. Uma persistência no tecido circunjacente de circulação colateral com fornecimento suficiente de oxigênio para a manutenção do metabolismo celular basal permite a ocorrência de uma margem de penumbra onde os neurônios podem permanecer vivos por longo período. Tanto na área de necrose como na área de penumbra há vasodilatação em virtude da acidose láctica tecidual, máxima no local de menor fluxo e de menor oxigenação. Possivelmente no centro da lesão o mecanismo de autorregulação estará paralisado e as arteríolas estarão plégicas e dilatadas e, à medida que nos distanciamos das áreas de maior sofrimento, a acidose pode ser menos intensa e o mecanismo de autorregulação se mostrará parético e as arteríolas poderão ter ainda alguma capacidade contrátil em atividade ou recuperável na reperfusão. Assim, a paresia pré-capilar será menos intensa a distâncias maiores do "centro".

Conforme nos afastamos do foco de necrose, o fluxo é melhor e a viabilidade celular também. As afastarmo-nos de uma área de necrose densa passamos por uma área de necrose esparsa, que, provavelmente, segue o fenômeno de vulnerabilidade seletiva, por uma área que poupa a glia, e depois alcançamos o tecido normal. A área de "penumbra" pode ser recrutada pela área de infarto por coalescência de focos adjacentes ou por expansão da necrose central.

Na região da "penumbra" o fluxo sanguíneo relativamente baixo produz diminuição da função elétrica celular, mas não compromete suas funções basais, portanto as células são hipoteticamente viáveis. Períodos de supressão eletrofisiológica alternam-se com períodos de condutância iônica anormal manifestada por despolarizações

Fisiopatologia: Fluxo Sanguíneo Cerebral e Metabolismo na Doença Cerebrovascular

e repolarizações, fenômeno denominado de despolarização anóxica recorrente e que pode gerar convulsões. As dimensões da "penumbra" são variáveis e provavelmente proporcionais ao gradiente isquêmico entre o encéfalo normalmente perfundido e o severamente isquêmico. A queda do fluxo na "penumbra" ocorre pela liberação de tromboxano A2 e pela insuficiência da circulação colateral. A "penumbra", portanto, encontra-se em um limiar entre o da ausência de sinais elétricos (limiar superior do fluxo) e o da perda da homeostase iônica (limiar inferior do fluxo) e compõe-se de células viáveis e inativas.

Ao redor da "penumbra" há uma área de hiperemia, nutrida pela circulação colateral e vasodilatada pela presença de H+ e da adenosina liberados pelas regiões centrolesionais em sofrimento e que são potentes dilatadores da arteríola pré-capilar. Entretanto essa área não tem sofrimento celular associado à hipóxia. Esta área hiperêmica periférica é heterogênea e será tanto mais intensa na sua hiperemia (hiperperfusão ou perfusão de luxo) nas topografias mais próximas à lesão central, e tanto menos intensa quanto maior a distância do centro da lesão e menor a difusão ácida. Tal área recebe mais perfusão do que o necessário e constitui a real expressão do que se convencionou chamar de "perfusão de luxo". O mecanismo de autorregulação é preservado, mas lentificado nesta área.

O que se convencionou chamar de "resposta à hiperventilação" nada mais é do que a quantificação da resposta à alcalose respiratória gerada pela hiperventilação, ou seja, uma maneira de se tentar saber o quanto há de preservação da capacidade contrátil da arteríola pré-capilar. Assim, onde há acidose extrema ou a necrose no centro da lesão, o mecanismo de autorregulação é abolido e a arteríola pré-capilar estará plégica (vasoplegia). Entretanto, a capacidade contrátil da arteríola pré-capilar será tanto melhor quanto maior a distância do vaso do centro da lesão, pois nessas regiões mais longínquas há menos acidose. Nessa região haverá resposta à hiperventilação, embora reduzida. A resposta à hiperventilação, ou seja, a indução à capacidade contrátil da arteríola pré-capilar pela alcalose, será menos intensa na região hiperêmica perilesional marginal ao foco e mais intensa na região hiperêmica perilesional mais periférica (menor vasoparesia). No passado, baseado nesses preceitos fisiopatológicos, tentou-se achar que, se esses doentes com lesões isquêmicas focais fossem hiperventilados, a vasoconstrição da área hiperêmica poderia desviar sangue em direção à área de penumbra, e assim melhorar a perfusão do tecido em sofrimento. Entretanto, a hiperventilação apenas fechará a circulação colateral em direção à área isquêmica, e tal tipo de conceito foi absolutamente abandonado.

A *extração* regional de oxigênio será nula no centro ácido e necrótico e máxima na área de penumbra, onde começa a haver acidose tecidual, na tentativa de se manter o consumo regional de oxigênio ("alimento oxidativo") suficiente para a produção energética. A extração de oxigênio é proporcionalmente baixa na área hiperêmica ("perfusão de luxo"), pois a perfusão é maior do que a necessária e o consumo continua o mesmo, visto que na área hiperêmica não há sofrimento celular e a vasodilatação deve-se exclusivamente à difusão do hidrogênio iônico (acidose) proveniente das áreas em sofrimento. O *consumo* regional de oxigênio é nulo no centro necrótico, diminuído por insuficiência de oferta na área de penumbra e normal na área hiperêmica. Não se está considerando o uso de medidas depressoras no metabolismo nessas situações hipotéticas.

A área central necrótica é isquêmica (isquemia absoluta), a área de penumbra é oligoêmica e a região em volta da área de penumbra é hiperêmica. Nas duas primeiras áreas há edema citotóxico e vasogênico, e na terceira e última apenas inchaço.

Se a área isquêmica adquirir um efeito expansivo à custa dos edemas citotóxicos e vasogênico e à custa do inchaço por vasodilatação com aumento da volemia localizada, essa área passará a se comportar como uma massa sólida, associando-se um segundo processo fisiopatológico, que será discutido à frente no item relacionado à hemodinâmica das massas expansivas sólidas intracranianas.

A terapêutica do ambiente isquêmico focal dirige-se basicamente à região de "penumbra", para impedir que ela se transforme em necrose.

## LESÕES FOCAIS SÓLIDAS EXPANSIVAS E ISQUEMIA CIRCUNJACENTE

Lesões focais sólidas expansivas geram isquemia adjacente por compressão. A pressão tecidual aumentada pode ser maior que a pressão intravascular e a compressão mecânica dos vasos adjacentes pode gerar lesão isquêmica tecidual. A elevação primária da pressão venosa por compressão gera estase retrógrada localizada e a compressão arterial, mais tardia, provoca ainda maior sofrimento. Há vasodilatação da arteríola pré-capilar e passa a valer a hipótese do foco isquêmico, com o centro inerte e aqui muito maior, constituído não só pelo núcleo necrótico como pelo processo expansivo compressivo inicial constituído pela massa que cresceu. Ao redor da massa expansiva a pressão tecidual decresce progressivamente, exercendo cada vez menor influência sobre a circulação. Assim a isquemia é menor à medida que nos distanciamos da lesão expansiva.

Assim, também, o *consumo* regional de oxigênio será tanto menor (por insuficiência de oferta) quanto mais próximos estivermos da massa, e tanto mais normal quanto mais distantes topográfica e funcionalmente estivermos dessa massa. A *extração* regional proporcional de oxigênio será nula na área de necrose perinuclear, aumentada na área de penumbra perine-

CAPÍTULO 2      15

crótica e diminuída na área de hiperemia (perfusão de luxo). Ao redor da penumbra e ao redor da área hiperêmica, ou seja, mais externamente, a extração será normal, numa área em que o metabolismo e o fluxo estão preservados e não há repercussões metabólicas advindas da difusão iônica proveniente das áreas em sofrimento. Obviamente não há limites definidos entre as regiões, sendo as transições progressivas do ponto de vista hemometabólico.

## LESÕES FISTULOSAS E ISQUEMIA CIRCUNJACENTE

As lesões fistulosas clássicas são constituídas pelos *nidus* dos angiomas.

A menor resistência vascular ou circulatória dos canais fistulosos desvia fluxo do tecido adjacente, dando vazão mais fácil à pressão da perfusão regional e roubando a perfusão tecidual adjacente. Esse fato gera isquemia de fisiopatologia sobreposta à hipótese do foco isquêmico, exceto por não haver, em geral, um centro necrótico.

A transferência da pressão hidrostática arterial para a pressão hidrostática venosa, através da fístula, eleva a pressão venosa em veias e seios que recebem veias tributárias do tecido cerebral normal, dificultando a drenagem por diminuírem o gradiente pressórico arteriovenoso, gerando isquemia adicional, associada ao fenômeno do roubo circulatório.

Assim, há dois motivos para ocorrência de isquemia tecidual adjacente, ou seja, a diminuição da pressão de perfusão arterial, desviada para a fístula, e o aumento da pressão venosa, que dificulta a drenagem encefálica, induzida pela fístula.

A retirada ou a oclusão da fístula pode gerar hiperperfusão reperfusional no tecido adjacente ou tromboses e mais hipertensão venosa por estase e colabamento venoso. Os *nidus* dos angiomas não são considerados lesões com efeito de massa (compressivos) a não ser quando produzem hematomas.

A área isquêmica ao redor da fístula tem consumo diminuído por insuficiência de oferta e extração regional de oxigênio aumentada pela isquemia, ou seja, extrai-se um maior número de unidades de volume de oxigênio por unidade de volume de sangue que passa, de maneira insuficiente, pelo tecido isquêmico.

### Extração de oxigênio em lesões fistulosas: estudo fisiopatológico

Quando se estuda a extração de oxigênio pelo tecido nervoso na presença de lesões fistulosas há duas situações possíveis relacionadas a alterações que são diferentes.

Na *primeira*, sob o ponto de vista *local*, considera-se que há isquemia ao redor da lesão por roubo de fluxo e de pressão de perfusão e, como há isquemia, existe aumento na extração regional de oxigênio, ou seja, na utilização de unidades de oxigênio, proporcional ao número de unidades de sangue que passa pelo tecido. Assim, a diferença arteriovenosa de oxigênio ($DAVO_2$), ou extração, está *aumentada*.

Na *segunda* situação, sob o ponto de vista do fluxo encefálico *global*, a fístula coloca sangue arterializado e rico em oxigênio diretamente na circulação jugular, elevando o conteúdo venoso de oxigênio. Assim, a medida técnica da extração cerebral global de oxigênio ($DAVJO_2$ – diferença arteriovenosa jugular de oxigênio) estará diminuída pelo aumento do conteúdo venoso de oxigênio, que reflete a competência funcional da fístula.

Assim, é completamente diferente estudar a extração de oxigênio ou a diferença arteriovenosa de oxigênio no tecido isquêmico ao redor da fístula e no cérebro como um todo, onde existe um *shunt* semelhante à circulação placentária.

Cabe lembrar que, no período pós-operatório, se tivermos uma complicação global hiperêmica (dilatação arteriolar com alto fluxo), o fluxo e o volume sanguíneos serão altos, a extração será baixa (perfusão de luxo) e o consumo será normal, a prinícipio. Se tivermos uma complicação oigoemica obstrutiva (oclusão venosa) com repercussões globais, o volume sanguíneo será alto, o fluxo será baixo, a extração será alta e o consumo tenderá a ser baixo por insuficiência de oferta. Ambos são fenômenos predominantemente globais e não focais e podem evoluir para a HIC e suas consequências hemometabólicas.

A maior gravidade do inchaço e do edema isquêmicos ocorre do terceiro ao quinto dias após a lesão isquêmica inicial.

## SISTEMATIZAÇÃO FISIOPATOLÓGICA DAS TRÊS CASCATAS ISQUÊMICAS ENCEFÁLICAS

A partir dos conceitos de isquemia encefálica focal, podemos entender a isquemia global que acontece na síndrome de hipertensão intracraniana quando a pressão de perfusão e o fluxo sanguíneo encefálico decrescem. Didaticamente podemos dividir então as consequências globais da isquemia em três situações fisiopatológicas arbitrariamente denominadas *cascatas*. As três *cascatas* são: a cascata despolarizadora, a cascata vasodilatadora e a cascata bioquímica. A cascata bioquímica possui outras subcascatas, denominadas subcascata inflamatória e subcascata dos radicais livres. Elas acontecem pelo déficit energético tecidual e pela acidose láctica secundária, e são interdependentes entre si e facilitadoras umas das outras.

### Primeira cascata: a cascata despolarizadora

O potencial de ação da membrana neuronal é mantido pela atividade da bomba de sódio e potássio. Essa atividade, por sua vez, depende da presença do oxigênio na produção energética. Na deficiência energética, a bomba de sódio e potássio funciona com dificuldade e o potencial de ação da membrana neuronal diminui tornando o neurônio facilmente despolarizável. Essa despolarização acontece em muitas situações espontaneamente e é denominada *despolarização anóxica*. Essa despolarização pode ser assintomática a princípio ou pode ter tradução clínica, caracterizada por crises convulsivas parciais ou generalizadas, ou pode ter tradução eletroencefalográfica apenas, o que acontece nos doentes internados na terapia intensiva e que têm o exame clínico dificultado em virtude de sedação e/ou curarização.

Quando o neurônio sofre a despolarização anóxica, o potencial de ação caminha até a extremidade do axônio onde existem as vesículas sinápticas carregadas de neurotransmissores excitatórios. Os mais conhecidos e estudados são o glutamato e o aspartato. Ao chegar ao potencial de ação nessa extremidade axonal, as vesículas se abrem na fenda sináptica estimulando o neurônio que vem em seguida. Esse neurônio provavelmente estará também mais facilmente despolarizável em virtude da queda anóxica do seu potencial de ação e a carga de aminoácidos neurotransmissores excitatórios provocará sua imediata despolarização. O fenômeno é sequencial, passando de uma célula para outra e aumentando o consumo energético de glicose em um ambiente anóxico. Para extração de energia da glicólise será utilizado, então, não o ciclo de Krebs, mas o metabolismo anaeróbico, produzindo-se acidose tecidual láctica que gera vasodilatação e aumento o inchaço e a PIC. Certamente esse fenômeno acontecerá primeiramente nas regiões do cérebro de maior atividade metabólica, seguindo o fenômeno da *vulnerabilidade seletiva*. A acidose tecidual secundária é um gatilho acidificante importante para o desencadeamento das cascatas que serão citadas a seguir (Figura 2.1).

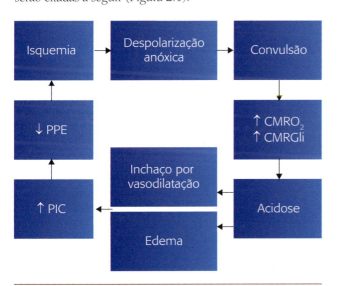

**Figura 2.1** Cascata despolarizadora e HIC.
CMRGli: Cerebral metabolic rate for glucose utilization (taxa metabólica de utilização de glicose); CMRO2: Cerebral metabolic rate for oxygen utilization (consumo de oxigênio encefálico); PIC: pressão intracraniana; PPE: pressão de perfusão encefálica.

É possível que o fenômeno da despolarização anóxica seja inibido por medicações antiepilépticas, além de medidas terapêuticas como a hipotermia. Entretanto a reoxigenação precoce do cérebro é que inibe definitivamente esse fenômeno evitando a lesão tecidual secundária. Experimentalmente existe a tentativa de bloquear-se os receptores dos aminoácidos excitatórios. Essas substâncias bloqueiam os receptores NMDA (n-metil-D-aspartato) e não NMDA, além do receptor AMP (ácido metil-propiônico). Entretanto o uso desses bloqueadores dos receptores dos neurotransmissores excitatórios com o intuito neuroprotetor ainda é experimental.

## Segunda cascata: a cascata vasodilatadora

Sabendo que o principal controlador da capacidade contrátil da arteríola pré-capilar é o pH periarteriolar e que o pH ácido dilata essa arteríola aumentando o volume sanguíneo cerebral, pode-se entender que a acidose láctica causa uma vasodilatação e uma hipervolemia intrínseca do encéfalo. Trinta por cento do volume sanguíneo encefálico situa-se dentro do sistema artério-arteriolar e setenta por cento desse volume situa-se na microcirculação, vênulas e veias. A circulação arteriolar é chamada de sistema de resistência e é passível de manipulação dentro da unidade de terapia intensiva. A circulação venosa é chamada de sistema de capacitância e não é em geral diretamente manipulável, sendo o volume que ela contém dependente do volume que o sistema arteriolar permite passar. O aumento da volemia intraencefálica causa hipertensão intracraniana pelo chamado *inchaço encefálico* (Figura 2.2).

Assim, a anoxia isquêmica cerebral global pode produzir acidose láctica e vasodilatação encefálica difusa. A hipertensão intracraniana resultante causará decréscimo adicional da pressão de perfusão e do fluxo sanguíneo encefálicos, aumentando a intensidade da anoxia isquêmica tecidual. Haverá então maior acidose e maior vasodilatação, maior inchaço e maior hipertensão intracraniana, desenvolvendo-se um círculo vicioso vasodilatador que coloca o indivíduo na fase ascendente da curva de Langfitt.

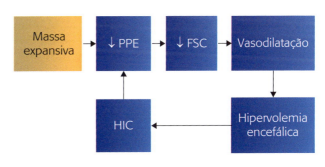

**Figura 2.2** Cascata vasodilatadora.
PPE: pressão de perfusão encefálica; HIC: hipertensão intracraniana; FSC: fluxo sanguíneo cerebral.

É interessante notar que, na isquemia progressiva não tratada e não reperfundida, a dilatação vascular e o inchaço serão progressivos sempre de maneira associada a baixo fluxo (inchaço oligoêmico). Entretanto, se houve uma isquemia inicial posteriormente reperfundida, a devolução da pressão de perfusão encefálica encontrará o leito capilar acidótico dilatado, promovendo a principio um fluxo sanguíneo e um volume sanguíneo elevados, com circulação rápida (inchaço hiperêmico). À medida que a pressão intracraniana sobe pelo inchaço, a pressão de perfusão e o fluxo sanguíneo encefálico começam a diminuir e o inchaço passa a ser um inchaço de baixo fluxo (inchaço oligoêmico). A isquemia volta então a ocorrer.

A cascata vasodilatadora é bloqueável, principalmente nas fases iniciais, com as medidas que reduzem a pressão intracraniana, reperfundem o encéfalo e reduzem acidose tecidual. Essas medidas rotineiras de tratamento da hipertensão intracraniana grave na unidade de terapia intensiva em geral interferem no sistema de resistência arteriolar, exceto a elevação do decúbito, que interfere a princípio no sistema de capacitância venosa. Reoferecer sangue oxigenado para o encéfalo implica o bloqueio do metabolismo anaeróbico reduzindo a acidose tecidual e a vasodilatação. A reperfusão deve ser rigorosa e a mais precoce possível, e, na ocorrência de inchaços secundários, estes devem ser tratados com as medidas habituais.

## Terceira cascata: a cascata bioquímica

A cascata bioquímica também é desencadeada pela acidose tecidual. A acidose tecidual promove a saída do íon potássio da célula e, num ambiente tecidual acidótico e rico em potássio, o cálcio iônico penetra nas células. A penetração do cálcio iônico ativa o sistema enzimático das fosfolipases que digerem os fosfolipídeos das membranas celulares, liberando ácidos graxos poli-insaturados, entre eles o ácido araquidônico. O ácido araquidônico, sob a ação da enzima ciclo-oxigenase, produz prostaglandinas, e, nessa cadeia, num de seus braços, haverá a síntese de trombaxane A2 e de prostacíclina, sendo a síntese do primeiro desproporcionalmente intensa em relação ao segundo. O trombaxane A2 causará vasoconstrição e agregação plaquetária ocluindo mais rapidamente a microcirculação e acelerando o sofrimento isquêmico. Para que a ciclo-oxigenase trabalhe é necessária alguma quantidade de oxigênio, que pode ser residual da área isquêmica ou proveniente da reperfusão, e por isso a denominação "síndrome da reperfusão". Esse oxigênio que entra na cadeia das prostaglandinas para permitir a ação da ciclo-oxigenase sai carregando elétrons sem par na sua órbita externa e constituindo o íon superóxido. O superóxido é um radical livre de oxigênio que normalmente seria captado e neutralizado pelas mitocôndrias, entretanto a função mitocondrial estará bloqueada pela deficiência energética. O acúmulo de superóxido produzirá o íon hidroxila (OH-), que é um radical livre de oxigênio mais potente. Esta é a reação de Haber-Weiss, catalisada pelo ferro da hemoglobina ou do líquido cefalorraquidiano. Os radicais livres de oxigênio oxidam as membranas celulares num mecanismo denominado peroxidação lipídica, além de oxidarem outras moléculas regionais. Os radicais livres de

oxigênio, portanto, destroem as funções bioquímicas celulares da barreira hematoencefálica, permitindo a formação dos edemas citotóxico e vasogênico, e neutralizam a função da musculatura lisa das arteríolas pré-capilares, impedindo a recuperação da sua capacidade contrátil e aumentando, assim, o fenômeno do inchaço encefálico hipervolêmico.

As medidas terapêuticas bioquímicas bloqueadores dessa cascata ainda são experimentais. Substâncias que minimizam a acidose tecidual ou bloqueadores dos canais de potássio têm sido tentados no laboratório. Bloqueadores dos canais de cálcio como a nimodipina, a nicardipina, a nifedipina e a isradipina ainda são experimentais e não parecem conferir um real papel neuroprotetor bioquímico na prática médica, mesmo porque existem vários canais através dos quais o cálcio pode entrar na célula e os bloqueadores frequentemente são canal-específicos. Bloqueadores das fosfolipases como os corticoesteroides também foram estudados, com resultados duvidosos. Bloqueadores da ciclo-oxigenase como a indometacina foram experimentados. Bloqueadores dos radicais livres como vitamina E e outros fármacos, assim como a própria enzima superóxido-dismutase estabilizada com o uso de poliglicóis, também foram experimentados. Todas essas substâncias neuroprotetoras bioquímicas ainda têm seu uso controverso. Entretanto, modulando os mediadores bioquímicos teciduais, sabe-se que a hipotermia claramente bloqueia a cascata bioquímica e por isso ela é utilizada em períodos pós-isquêmicos encefálicos com o intuito de neuroproteção.

## A subcascata inflamatória

A cascata bioquímica apresenta uma subcascata denominada de subcascata inflamatória. Essa cascata inflamatória relaciona-se à cascata das prostaglandinas, que atrai leucócitos para o sítio isquêmico. Os leucócitos produzem intensa reação inflamatória local pela liberação de mediadores inflamatórios, conforme veremos a seguir.

A quimiotaxia leucocitária e a hiperatividade local associada à liberação de mediadores inflamatórios aumentam a permeabilidade capilar e o edema vasogênico. Substâncias vasodilatadoras também são liberadas tornando o tecido inchado. Os leucócitos utilizam-se da enzima lipo-oxigenase, que também é dependente de algum resíduo de oxigênio para sua função, e também produzem íons superóxido que aumentam a concentração tecidual de radicais livres de oxigênio, conforme citado anteriormente. A cascata inflamatória é objeto de muitos estudos na atualidade e parece ser bloqueada pela hipotermia. Substâncias anti-inflamatórias como os corticoesteroides têm seu uso controverso na prática médica, entretanto talvez apresentem alguma função in vitro.

## A subcascata dos radicais livres

Radicais livres são íons ou moléculas com elétrons não pareados na sua órbita mais externa e são oxidantes (peroxidação lipídica). Lesam as membranas celulares, gerando o edema citotóxico, e a barreira hematoencefálica, acentuando o edema vasogênico. Além da cadeia das prostaglandinas, há várias outras fontes de radicais livres no encéfalo isquêmico, como a peroxidase dos neutrófilos acumulados pela inflamação secundária; os radicais provenientes da alteração do metabolismo do óxido nítrico (peroxinitritos); a oxidação das catecolaminas liberadas; a transformação da oxi em meta-hemoglobina e a aceleração da atividade da xantina-oxidase como via metabólica alternativa para a adenosina acumulada e que não pode ser recaptada para formar ATP em ambiente anóxico. Os radicais livres ou "elementos reativos" também lesam o músculo liso arteriolar promovendo vasodilação e inchaço adicionais. A disfunção mitocondrial anóxica impede a neutralização dos elementos reativos.

Existem várias fontes de radicais livres no encéfalo que são conhecidas e podem trazer benefícios às pesquisas de neuroproteção farmacológica. A grande destruição de ATP num ambiente em falência energética libera grande quantidade de adenosina no tecido. Adenosina em excesso é parcialmente metabolizada na cadeia da xantina-oxidase, produzindo ácido úrico. Assim alguns autores tentam propiciar a neuroproteção utilizando-se de bloqueadores da xantina-oxidase, grande produtora de superóxido, como o alopurinol.

Radicais livres também podem vir da insuficiência da função mitocondrial pela carência energética na sua recaptação e neutralização. Advém também da degradação da oxi-hemoglobina em meta-hemoglobina, do metabolismo da grande quantidade de catecolaminas liberadas no tecido isquêmico, dos leucócitos atraídos pela cascata inflamatória, do metabolismo alterado do óxido nítrico produzindo peroxinitritos, e de outras fontes, talvez menos importantes. A subcascata dos radicais livres, produtora de inchaço e edema, é objeto de muitos estudos na medicina moderna, todos ainda de resultados controversos.

Os radicais livres ou "elementos reativos" também lesam o músculo liso arteriolar promovendo vasodilação e inchaço adicionais. A disfunção mitocondrial anóxica impede a neutralização dos elementos reativos. O modelo experimental para se estudar a cascata bioquímica na isquemia parcial é o fenômeno de reperfusão pós isquêmica. Isquemias leves reperfundidas geram uma hiperemia reativa transitória e não deletéria (efeito Pasteur). Isquemias graves não são passíveis de reperfusão pela oclusão edematosa e trombótica da microcirculação. Isquemias moderadas desencadeiam a cascata bioquímica e permitem o estudo de drogas neutralizadoras, ainda experimentais. A única forma de bloquear a cascata bioquímica é a hipotermia, que reduz a PIC por diminuir o edema cerebral e por ser vasoconstritora, diminuindo também o inchaço.

## A INTEGRAÇÃO DOS FENÔMENOS

A vasodilatação e o edema, interligados fisiopatologicamente e produzidos, principal e respectivamente, pelas cascatas vasodilatadora e bioquímica, introduzem o doente na curva de Langfitt. Todos esses fenômenos são acelerados pela insuficiência respiratória (anoxia anóxica) e por graves deficiências de hemoglobina que impedem o transporte de $O_2$. Desbalanços adicionais da relação oferta/consumo de $O_2$ também ocorrem em situações de aumento de consumo como convulsões e hipertermia, que acentuam o sofrimento isquêmico. Nota-se que o cérebro isquêmico é hipermetabólico, e hipertérmico, o que pode ser constatado pela monitorização da temperatura cerebral.

## EVOLUÇÃO DA ISQUEMIA PARA HIPERTENSÃO INTRACRANIANA SEM E COM REPERFUSÃO

Após o aparecimento da vasodilatação cerebral isquêmica associada ao aumento do VSE pode haver aumento progressivo da pressão intracraniana e queda associada da pressão de perfusão encefálica. Assim teremos um cérebro com hipofluxo mas com hipervolemia intrínseca. Se não houver reperfusão, a pressão intracraniana, que é igual à pressão venosa encefálica, atingirá os níveis da pressão arterial média e o fluxo será nulo. Nessa fase as veias estão dilatadas e o fluxo parou, pois o gradiente pressórico arteriovenoso tornou-se zero.

Se houver reperfusão numa fase em que já existe grande acidose tecidual, a devolução de uma pressão de perfusão normal a um leito vascular dilatado produzirá uma fase hiperêmica (*inchaço hiperêmico*) com aumento do fluxo e do volume sanguíneo encefálicos. Posteriormente, o aumento do volume sanguíneo encefálico elevará novamente a PIC e o fluxo tenderá a diminuir, embora o VSE continue aumentando. Assim teremos uma fase oligoêmica posterior (*inchaço oligoêmico*), até a parada circulatória.

Portanto, no inchaço progressivo sem reperfusão não ocorre a fase hiperêmica, diferentemente do inchaço que passou por uma fase de reperfusão. A reperfusão poderia ser associada à drenagem de um hematoma ou à reanimação de uma parada cardiorrespiratória.

## SÍNDROME DA REPERFUSÃO ENCEFÁLICA E AS HIPÓTESES FISIOPATOLÓGICAS BIOQUÍMICA E HEMODINÂMICA DO FENÔMENO DA HIPOPERFUSÃO PÓS-HIPEREMIA

A reperfusão do tecido isquêmico pode ocasionar três tipos de fenômenos. No primeiro, a *hiperemia reativa transitória* ocorre se a isquemia foi leve, pelo acúmulo de substâncias vasodilatadoras teciduais que incluem o hidrogênio iônico e a adenosina. É um fenômeno fisiológico autolimitado e não eleva a PIC mesmo que grandes áreas sejam acometidas. No segundo, o *fenômeno da não reperfusão (no-reflow)* ocorre se a isquemia foi intensa e há edema e formação de vilosidades no endotélio, e tromboses e oclusão da microcirculação. No terceiro, uma situação intermediária, o *fenômeno da hipoperfusão pós-hiperemia* ocorre após isquemias moderadas. O fenômeno da hipoperfusão pós-hiperemia se constitui de uma isquemia tardia que ocorre após uma fase de hiperemia.

Diversas publicações diferenciam os inchaços cerebrais hipervolêmicos (*swelling*) em hiperêmicos e oligoêmicos. Embora ambos devam-se ao aumento do VSE, associam-se, respectivamente, FSE e PPE altos no primeiro tipo e baixos no segundo tipo. Tais situações são fases evolutivas de um mesmo processo hemodinâmico que ocorre na HIC progressiva e são particularmente relacionados à síndrome da reperfusão.

Ao se aliviar a hipertensão intracraniana como na retirada de um hematoma, a PPE é devolvida ao encéfalo pela queda da PIC e o sangue reperfunde um cérebro acidótico e vasodilatado gerando alta velocidade de FSE enquanto a PIC estiver menos alta (*hiperemia*). Depois, se a vasodilatação acidótica progride, a PIC sobe e a PPE cai, decrescendo o FSE (*oligoemia*).

## Bases fisiopatológicas

A isquemia gera ácido láctico tecidual. O hidrogênio iônico ativa as cascatas vasodilatadora e bioquímica no tecido encefálico em sofrimento.

A *cascata vasodilatadora* diz respeito a uma hipervolemia encefálica progressiva. Como o pH periarteriolar é o principal controlador da capacidade contrátil da arteríola pré-capilar, a acidose causa vasodilatação do sistema de resistência arteriolar (também chamado de mecanismo de autorregulação da circulação cerebral – MARCC) e preenchimento secundário do sistema vascular de capacitância (microcirculação, vênulas e veias, que contém 70% do VSE). Há aumento progressivo do VSE que pode gerar inchaço cerebral a ponto de produzir HIC. Se esta ocorrer, há diminuição secundária da PPE e mais isquemia, que provoca mais vasodilatação, aumento adicional do VSE e da HIC e queda subsequente da PPE. Desencadeia-se um círculo vicioso vasodilatador que leva à HIC refratária ao tratamento. Esse processo desenvolve a fase ascendente exponencial da PIC na curva de Langfitt.

A *cascata bioquímica* diz respeito à série de alterações metabólicas e iônicas que desencadeiam a morte celular. Tais alterações também são desencadeadas pela acidose tecidual e parte delas foi conhecida estudando-se experimentalmente a síndrome da reperfusão, que é uma maneira de se estudar isquemias moderadas com fornecimento parcial de oxigênio aos tecidos, pois produzem as mesmas sequências de alterações bioquímicas.

## A hipoperfusão pós-hiperemia sob o ponto de vista hemodinâmico: 1ª hipótese

Na relação entre reperfusão e hemodinâmica intracraniana, o processo de inchaço acentua-se após a devolução da PPE a um leito vascular dilatado pela acidose secundária à isquemia que ocorreu primariamente. Tal isquemia geralmente deve-se à elevação inicial da PIC por hematomas espontâneos ou traumáticos que alcançam um volume suficiente para diminuir a PPE e depois são drenados (a drenagem imediata é obrigatória no tratamento se há elevação da PIC). Tal reperfusão também ocorre após a parada cardiorrespiratória reanimada.

A devolução da PPE à microcirculação dilatada causa aumento do FSE e do VSE, que variam de maneira diretamente proporcional no início, enquanto a PIC não sobe novamente pela hipervolemia encefálica em progressão. Mais tarde, se o VSE continua aumentando, instala-se a HIC que causa nova e secundária diminuição da PPE e do FSE.

Na fase inicial o FSE é rápido (hiperemia), pois há PPE adequada num leito capilar dilatado e de baixa resistência (inchaço hiperêmico). O consumo cerebral de oxigênio ($CMRO_2$) é normal, a extração de oxigênio ($DAVO_2$) é baixa e estamos em "perfusão de luxo". Mais tarde, se o VSE continua aumentando, a PIC começa a subir pela hipervolemia encefálica. Com a intensa vasodilatação, aumento do VSE, inchaço e HIC, associados à nova queda da PPE, o FSE diminui (inchaço oligoêmico). O $CMRO_2$ estará a princípio normal e a extração ($DAVO_2$) aumentada. Mais tarde o $CMRO_2$ cairá por insuficiência de oferta. Ocorreu, assim, uma hipoperfusão pós-hiperemia.

## A hipoperfusão pós-hiperemia sob o ponto de vista bioquímico: 2ª hipótese

No terceiro tipo de isquemia, conforme relatado na introdução deste texto, uma situação intermediária, o fenômeno da hipoperfusão pós-hiperemia, ocorre após isquemias moderadas.

Nessa situação a acidose tecidual isquêmica associa-se à entrada de sódio na célula e à saída de potássio (falência anóxica da bomba iônica). Tal distúrbio permite a entrada celular de cálcio iônico que ativa fosfolipases que degradam os fosfolipídios das membranas celulares liberando ácidos graxos poli-insaturados, entre eles o ácido aracdônico, que, sob ação da ciclo-oxigenase, dispara a cadeia das prostaglandinas. Num de seus braços a cadeia oferece uma síntese intensa e de tromboxane A2 (TXA2), vasoconstritor e agregante plaquetário, desproporcionalmente grande em relação à síntese de prostaciclina. Assim ocorrem vasoconstrição e agregação plaquetária, que provocam uma diminuição da perfusão tecidual após uma hiperemia que vinha ocorrendo na reperfusão do leito vascular dilatado pela acidose. Ocorrem assim, também, uma hipoperfusão pós-hiperemia.

## Relação da reperfusão pós-isquêmica com as isquemias de moderada intensidade

Isquemias encefálicas globais completas e definitivas são raras na prática clínica e ocorrem apenas na parada cardiorrespiratória não revertida. Na clínica diária geralmente ocorrem isquemias parciais de diferentes intensidades, cujo fluxo residual depende da persistência da PPE e do FSE regionais dentro dos próprios vasos em sofrimento ou através da circulação colateral. A "lesão por reperfusão" nada mais é do que um modelo laboratorial para se estudar as repercussões bioquímicas das isquemias parciais.

A importância bioquímica das isquemias parciais ou reperfundidas baseia-se no fato de que um oferecimento de oxigênio insuficiente ou tardio, mas presente, deixará funcionar a ciclo-oxigenase da cadeia das prostaglandinas propiciando grande síntese de TXA2. Adicionalmente, o oxigênio molecular ganha um elétron e transforma-se em superóxido, um radical livre de oxigênio (ou elemento reativo) que, pela reação Haber-Weiss catalisada pelo ferro iônico, pode originar a hidroxila (OH-), fortemente oxidativa. Outras fontes de radicais livres incluem a degradação da hemoglobina, o metabolismo da adenosina pela xantina-oxidase, o metabolismo do óxido nítrico e a degradação das catecolaminas. O fenômeno se intensifica pela impossibilidade de captação dos elementos reativos pelas mitocôndrias sob anaerobiose.

Esses fatos obviamente não indicam que não se deva reoxigenar o tecido, mas sim que neuroprotetores bioquímicos devem ser pesquisados. Esses fenômenos também são a base do que se chama "inflamação" do tecido isquêmico.

## HEMODINÂMICA DA CURVA DE LANGFITT E DAS ONDAS PATOLÓGICAS INTERPRETADAS COMO FENÔMENOS ISQUÊMICOS

A curva de Langfitt compreende o traçado que relaciona o eixo da *pressão intracraniana* na vertical, com o eixo do *volume* que é acrescido à caixa craniana, na horizontal. Nota-se que, a princípio, o aumento da massa não implica aumento de pressão intracraniana, mas a partir de uma fase intermediária, chamada de *fase de descompensação*, a curva assume um caráter exponencial rapidamente ascendente, e pequenas variações de volume acrescidas à caixa craniana implicam grande aumento de sua pressão interna. Essa curva tem a relação clínica com o fato de que doentes que vêm piorando, a princípio de maneira lenta, apresentam, repentinamente, rápido aumento da pressão intracraniana se não tratados, associado à grave deterioração do quadro clínico.

As modificações da hemodinâmica encefálica que conferem à curva de Langfitt o aspecto exponencial que se relaciona com a rápida piora da hipertensão intracraniana sugerem que a *cascata vasodilatadora* pode ser importante no desenvolvimento desse fenômeno (Figura 2.3).

À medida que uma massa cresce dentro do espaço craniano, uma proporcional quantidade de líquido cefalorraquidiano é retirada dessa caixa. Nesse período, enquanto o volume da massa que cresce é igual ao volume de liquor desviado, a pressão intracraniana não se eleva, a pressão de perfusão encefálica não diminui e não há is-

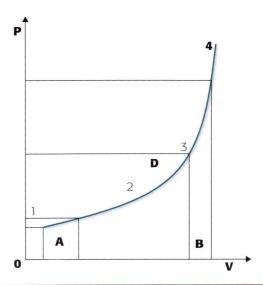

**Figura 2.3** Curva de Langfitt. Fase 1: aumento da massa é acompanhado do desvio proporcional de volume liquórico intracraniano. Fase 2: fase de descompensação ou das ondas patológicas, todo o liquor intracraniano já foi desviado e o aumento de volume da massa começa a elevar a pressão intracraniana. Fases 3 e 4: fases ascendentes da curva de Langfitt.

quemia ou vasodilatação isquêmica. Deveríamos esperar que, quando todo compartimento liquórico fosse desviado de dentro do crânio, a curva que determina a relação entre a pressão intracraniana e o volume acrescido ao espaço intracraniano (curva pressão/volume de Langfitt) assumisse um caráter retilíneo e a pressão intracraniana fosse aumentando linearmente à medida que a massa adicionada continuasse crescendo. Entretanto, tal curva assume um traçado gráfico exponencial e positivo denotando uma rápida ascensão PIC após a fase em que todo o liquor foi expulso do compartimento em questão. Nessa fase de ascensão rápida, pequenos acréscimos de volume sanguíneo intravascular ou de uma massa sólida causam grandes variações positivas da PIC, estas cada vez maiores para um mesmo volume acrescentado, conforme a patologia progride. No caso dos inchaços, reperfusionais ou não, esses acréscimos de volume intracraniano são volêmicos, ou seja, sanguíneos e intravasculares.

Muito provavelmente tal ascensão exponencial relaciona-se a um acúmulo progressivo de volume sanguíneo por vasodilatação isquêmica intracraniana desproporcionalmente grande em relação ao aumento da massa que vem crescendo. E se o aumento de volume sanguíneo é que proporciona o aparecimento da fase exponencial ascendente da curva de Langfitt, certamente está relacionado ao desencadeamento e à persistência da cascata vasodilatadora.

### As fases da curva

Na curva de Langfitt a **primeira fase** diz respeito ao fato de que o aumento da massa é acompanhado do desvio proporcional de volume liquórico intracraniano.

Nesta fase a PIC não aumenta e também não aumenta o VSE, a não ser que a patologia desencadeante e inicial tenha provocado por si um aumento inicial da volemia encefálica, o que, mesmo assim, ainda funcionará como um processo expansivo com o crescimento compensado pela saída liquórica, sob o ponto de vista pressórico.

Na **segunda fase**, a *fase de descompensação ou das ondas patológicas*, todo o liquor intracraniano já foi desviado e o aumento de volume da massa começa a elevar a pressão intracraniana. No momento em que essa elevação da PIC implica uma queda mais significativa da PPE, ocorre isquemia e a sua consequência natural, que é a vasodilatação encefálica, que tem o intuito de manter o FSE à custa de uma diminuição da resistência vascular. Nessa fase, o volume sanguíneo intracraniano intravascular começa a se elevar. Como não há mais liquor dentro do crânio, as variações da pressão intracraniana serão associadas às variações do VSE. Variações positivas do volume sanguíneo devem-se à vasodilatação isquêmica, e variações negativas, à reversão da vasodilatação isquêmica quando ocorre a reperfusão, se em tempo adequado, pelo reflexo de Cushing. Se pequenas variações de volume sanguíneo encefálico, desencadeadas pela vasodilatação isquêmica e pela vasoconstrição reperfusional, já causam grandes oscilações da pressão intracraniana, nota-se que a complacência tende a zero e o doente está entrando na fase ascendente da curva de Langfitt, ou seja, a um pequeno acréscimo de volume intravascular associa-se uma importante elevação da pressão intracraniana. O doente já está no início da curva ascendente, mas o MARCC ainda está preservado. Esse fato é a princípio mostrado nas ondas patológicas, e mais tarde mostrado pela ascensão definitiva da PIC na fase exponencial ascendente da curva de Langfitt.

## As ondas patológicas

Na fase inicial da curva ascendente, assim chamada de *fase de descompensação*, aparecem no traçado de monitorização da pressão intracraniana as ondas *patológicas do tipo A*, ou seja, aumentos espontâneos e graves da pressão intracraniana que atingem uma plataforma e também espontaneamente retornam à linha de base. Com a evolução do processo, essas ondas se tornam mais duradouras, mais amplas e mais frequentes, até que poderiam praticamente unir-se desencadeando a fase ascendente exponencial da curva.

Variações alternadas de VSE são responsáveis pelo aparecimento das ondas patológicas, que se devem a surtos de vasodilatação isquêmica revertidos por aumentos reflexos e consecutivos da pressão arterial sistêmica que aumentam a pressão de perfusão encefálica (reflexos de Cushing), reperfundindo o cérebro isquêmico numa fase em que o MARCC ainda está preservado e ainda existe capacidade contrátil da arteríola pré-capilar, pois a acidose tecidual não é tão intensa. Há reversão da vasodilatação isquêmica que causou a onda e diminuição do VSE e da PIC, revertendo a onda. O aparecimento dessas ondas mostra que a complacência intracraniana já tende a zero, mas ainda há capacidade contrátil da arteríola pré-capilar (Figura 2.4).

As ondas patológicas à monitoração da PIC aparecem nas fases avançadas de vasodilatação, quando se inicia a cascata vasodilatadora e aumentos pequenos do VSE elevam de maneira desproporcional a PIC, num compartimento intracraniano sem espaços liquóricos para compensação volumétrica. Essas ondas se desfazem em virtude do aumento da pressão arterial média (PAM) sistêmica pelo reflexo de Cushing, que aumenta a PPE, reverte a vasodilatação isquêmica e diminui o VSE, de-

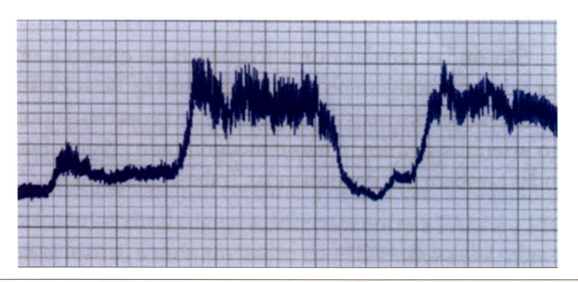

**Figura 2.4** Onda patológica.

Fisiopatologia: Fluxo Sanguíneo Cerebral e Metabolismo na Doença Cerebrovascular

crescendo a PIC espontaneamente numa fase em que ainda há capacidade contrátil da arteríola pré-capilar. Essas ondas demonstram a exaustão da capacitância do sistema e predizem o aumento exponencial da PIC, indicando tratamento imediato do inchaço.

Nessa fase a complacência do compartimento é quase nula e os exames de imagem demonstram apagamento dos sulcos, das cisternas e dos ventrículos, ou seja, deslocamento do compartimento liquórico do crânio, que vinha compensando o aumento do VSE. Cada *onda patológica* corresponde a um surto de *isquemia reperfundida* e suas consequências metabólicas são cumulativas.

A **terceira fase** é notada como a fase exponencial ascendente da curva acima descrita. O volume sanguíneo encefálico passa a aumentar de maneira exponencial ou logarítmica certamente em virtude do desencadeamento da cascata vasodilatadora. O reflexo de Cushing não desfaz a hipervolemia encefálica, o MARCC está progressivamente parético e o VSE apenas aumenta. A isquemia inicial gerou uma vasodilatação isquêmica com aumento hipovolêmico da pressão intracraniana, que gerará maior decréscimo da pressão de perfusão, isquemia adicional, vasodilatação adicional, e assim por diante, ocorrendo um aumento em aceleração do volume sanguíneo intracraniano que eleva a pressão do compartimento até que esta se iguale à pressão arterial média, tendendo então o fluxo sanguíneo encefálico a zero. Se o doente segue na fase exponencial da curva de Langfitt, a PAM e a PPE tendem a se encontrar em valores absolutos, a despeito do reflexo de Cushing, e a circulação cerebral para, gerando a morte encefálica (PPE = 0). Em seguida ocorre a hipotensão arterial sistêmica e a PIC, a PPE e a PAM caem simultaneamente até a parada cardiovascular sistêmica. Essa fase final seria a **quarta fase** hemodinâmica da curva acima citada.

Na **4ª fase**, ao final da curva exponencial, o volume sanguíneo encefálico é máximo, a pressão intracraniana é igual à pressão arterial média, e a pressão de perfusão e o fluxo sanguíneo encefálicos valem zero. É a morte encefálica. No início dessa fase o *Doppler transcraniano* mostra penetração do sangue no crânio apenas na sístole, e depois nem mesmo na sístole, quando a pressão intracraniana ultrapassou a pressão sistólica.

Como se pode notar, na primeira fase não há variação do VSE, na segunda o VSE aumenta e diminui alternadamente e na terceira o VSE apenas aumenta. Na quarta fase o VSE é máximo.

Nesse entendimento a curva pode ser interpretada puramente com bases hemodinâmicas. Sob o ponto de vista fisiopatológico, na fase inicial, em que não há elevação da pressão intracraniana ou queda da pressão da perfusão encefálica, não há isquemia ou variações do calibre vascular, portanto não há vasodilatação e deslocamento liquórico compensa o volume adicional intracraniano. Não há modificações hemodinâmicas. Na fase subsequente há queda da PPE com o acréscimo da massa que vinha crescendo

inicialmente, vasodilatação isquêmica e aumento do VSE. A cada onda patológica que se forma teremos um novo surto de isquemia e reperfusão, associado a uma "acidose" tecidual progressiva, cada vez mais difícil de ser tamponada, o que causará a dilatação progressiva arteriolar pré-capilar (o sistema de resistência é controlado pelo pH periarteriolar e o mecanismo de autorregulação vai se perdendo) que inundará o sistema de capacitância constituído por microcirculação, vênulas e veias e que contém 70% do volume sanguíneo encefálico. Existe alternância entre a vasodilatação isquêmica e a vasoconstrição repefusional, que gera as ondas patológicas.

Na terceira fase, ascendente exponencial, não há mais surtos de isquemia e reperfusão. Existe apenas uma vasodilatação e uma ascensão progressiva da PIC e uma queda progressiva da PPE associadas à isquemia progressiva, sem vasoconstrição reperfusional, *exceto se o tratamento surtir efeito*. Haverá mais acidose tecidual com mais vasodilatação e aumento progressivo da volemia intracraniana. Nessa fase retoma-se o conceito de que o cérebro isquêmico é um cérebro que possui baixo fluxo associado a alto volume sanguíneo intrínseco.

Essa vasodilatação progressiva associa-se ao aumento progressivo do volume sanguíneo encefálico que eleva exponencialmente a pressão intracraniana à custa do desencadeamento da **cascata vasodilatadora**. Nessa terceira fase, a arteríola pré-capilar encefálica estará progressivamente parética mas ainda não plégica, ou seja, o mecanismo de autorregulação da circulação cerebral estará funcionando de maneira deficiente em virtude da acidose progressiva, mas ainda há capacidade contrátil da arteríola pré-capilar, que se encontra cada vez mais dilatada, mas ainda funcionante.

Na quarta fase a pressão de perfusão intracraniana encefálica tornou-se nula, pois a pressão intracraniana atingiu os níveis da pressão arterial média. Essa fase corresponde à morte encefálica. Existe plegia da arteríola pré-capilar e inundação da microcirculação. Não há respostas da musculatura lisa da arteríola pré-capilar às manobras terapêuticas que possam interferir com sua capacidade contrátil. Como o sistema está completamente vasodilatado na quarta fase e a pressão intracraniana está equivalente à pressão arterial média, a pressão de perfusão tenderá a zero e o fluxo sanguíneo cerebral cessa. É interessante notar que o fluxo sanguíneo cerebral está parado porque a pressão arterial média se transferiu à pressão intracraniana que é igual à pressão venosa encefálica. Assim, a pressão arterial média torna-se igual à pressão venosa encefálica e o gradiente pressórico no sistema tubular tende a zero. Este é o real motivo da parada da circulação cerebral, e não a teoria antiga de que um aumento da pressão intracraniana comprimiria primeiramente as veias, de parede mais fina, e apenas depois as artérias, de parede mais larga e mais forte, o que implicaria o aparecimento de um período em que o sangue continuaria entrando no crânio, mas não conseguiria mais sair. Esta foi durante muito tempo

**CAPÍTULO 2**

23

a explicação dada para a existência da fase ascendente da curva de Langfitt. Tal explicação simplista já não mais procede, pois na fase de vasoplegia completa toda circulação intracraniana está dilatada, sem gradiente pressórico.

Tendo em vista o raciocínio hemodinâmico, torna-se clara a importância de preconizar-se que os doentes tenham a pressão intracraniana monitorizada para que a ascensão de seus valores possa ser prevista já durante a fase de aparecimento das ondas patológicas ao monitor. Essas ondas mostram surtos de vasodilatação e vasoconstrição alternados e associados à nulidade da complacência intracraniana e exigem que o doente seja agressivamente tratado a partir dessa fase e não apenas quando ele já tiver atingido a fase exponencial ascendente. No fenômeno da parada circulatória intracraniana, após o estabelecimento de grave HIC, a pressão venosa de drenagem assume o valor da PIC e da PAM. Embora não haja especificamente uma compressão obstrutiva do sistema venoso de capacitância, a pressão venosa aumentada, equiparando-se à pressão arterial de entrada, neutraliza o gradiente pressórico arteriovenoso, e o fluxo sanguíneo no sistema vascular tubular, dependente desse gradiente, para.

Finalmente, portanto, nota-se que na primeira fase não existem variações patológicas do calibre vascular e da volemia intracraniana. Na segunda fase existe uma alternância entre vasodilatação isquêmica e vasoconstrição reperfusional associadas ao aparecimento das ondas patológicas. Na terceira fase existe apenas uma dilatação vascular progressiva sem associação com a vasoconstrição reperfusional, exceto se o tratamento surtir efeito. Na quarta fase não há gradiente pressórico arteriovenoso e não há mais fluxo.

## IMPLICAÇÕES TERAPÊUTICAS

A reperfusão tecidual deve ser precoce para que alterações metabólicas sejam minimizadas. Ondas patológicas ao traçado de monitorização da PIC já indicam tratamento agressivo da HIC. O equilíbrio da relação entre a oferta e o consumo deve ser obtido pela normalização do primeiro ou pela diminuição do segundo, reduzindo assim a acidose e suas consequências desencadeadoras das cascatas vasodilatadora e bioquímica.

Situações de isquemias reperfundidas ou parciais ocorrem após a ressuscitação de um paciente que apresentou parada cardiorrespiratória ou após a remoção de um hematoma intracraniano de qualquer etiologia, ou como consequência de repetidos surtos de HIC que podem ocorrer dentro da UTI. A precocidade da ação médica gera a principal neuroproteção, por diminuir a acidose tecidual.

O tratamento da isquemia cerebral é a reperfusão precoce e o equilíbrio da relação oferta-consumo, normalizando-se a PPE (oferta) ou diminuindo-se o consumo ($CMRO_2$). Interferências bioquímicas diretas ainda são experimentais. A melhora da lesão em evolução é conseguida através de medidas hemodinâmicas para a reoxigenação (decúbito elevado, hiperventilação, manitol,

hipertensão arterial induzida) e de medidas de diminuição de consumo (hipotermia e barbitúricos). Essas medidas regulam a PPE e a PIC para reperfundir o cérebro isquêmico e impedir o sofrimento adicional, mas não bloqueiam a lesão isquêmica bioquímica inicial.

A elevação do decúbito esvazia parcialmente o sistema de capacitância venosa e reduz a PIC. Não se deve elevar o decúbito de pacientes hipotensos ou poderá ocorrer isquemia encefálica com vasodilatação, piora do inchaço e aumento da PIC.

A hiperventilação alcaliniza o tecido encefálico e gera vasoconstrição. Ela funciona melhor nas áreas isquêmicas onde o pH está normal e existe capacidade contrátil arteriolar. Pode prejudicar a circulação colateral para as áreas isquêmicas. Reduz a PIC à custa da vasoconstrição no tecido normal.

Os diuréticos osmóticos aumentam a volemia e o débito cardíaco, além de hemodiluir o doente, logo após a sua administração. Essa situação facilita o fluxo na microcirculação cerebral e causa vasoconstrição. As perdas hídricas e salinas devem ser repostas ou haverá desidratação, hemoconcentração e isquemia encefálica, gerando vasodilatação e inchaço com piora da HIC.

A hipotermia bloqueia a cascata bioquímica, é neuroprotetora ao nível celular, diminui os edemas citotóxico e vasogênico e também é vasoconstritora, bloqueando a cascata vasodilatadora. A hipotermia interfere com os limiares superior e inferior de fluxo, citados anteriormente, reduz o consumo, equilibra a relação oferta/consumo e causa vasoconstrição e consequente diminuição da PIC.

Os barbitúricos interferem apenas com o limiar superior do fluxo, equilibrando, nessa fase, a relação oferta/consumo e diminuindo o VSE e a PIC, mas não interferem com o limiar inferior do fluxo, abaixo do qual, com ou sem o seu uso, os neurônios morrem. Assim, os barbitúricos não têm papel neuroprotetor bioquímico direto, administrados antes ou depois da isquemia, o que não os invalida como vasoconstritores cerebrais e potentes tratadores da HIC na prevenção de isquemias e inchaços secundários por déficits tardios da PPE e como drogas que podem abolir 50% do consumo neuronal de oxigênio e glicose, tornando-os mais resistentes à isquemia.

Assim, após o insulto anóxico isquêmico, essas medidas de suporte intensivo só exercem sua função no tratamento se existe HIC, como reversores da vasodilatação cerebral isquêmica, na falência das medidas terapêuticas basais de suporte. Se não há HIC eles não exercem papel neuroprotetor, principalmente após a reperfusão e a reoxigenação teciduais.

A única medida terapêutica que pode ser interessante na ausência da hipertensão intracraniana é a hipotermia, por seu efeito bloqueador da cascata bioquímica e neuroprotetor ao nível celular. As outras medidas citadas regulam a PPE e a PIC para reperfundir o cérebro isquêmico e impedir o sofrimento adicional, mas não bloqueiam a lesão isquêmica bioquímica inicial, com exceção da hipotermia. A hipotermia interfere com os limiares superior e inferior de fluxo e é neuroprotetora, além de reduzir o consumo, equilibrar

Fisiopatologia: Fluxo Sanguíneo Cerebral e Metabolismo na Doença Cerebrovascular

a relação oferta/consumo e causar vasoconstrição e consequente diminuição da PIC. Os barbitúricos interferem apenas com o limiar superior do fluxo equilibrando, nessa fase, a relação oferta/consumo, e diminuindo o VSE e a PIC, mas não interferem com o limiar inferior do fluxo, abaixo do qual, com ou sem barbitúricos, os neurônios morrem. Portanto os barbitúricos não têm papel neuroprotetor abaixo do limiar inferior do fluxo, administrados antes ou depois da isquemia, o que não os invalida como vasoconstritores cerebrais e tratadores da HIC, na prevenção de isquemias secundárias por déficits tardios da PPE. Assim, após o insulto anóxico isquêmico, só exercem sua função no tratamento se existe HIC, como vasoconstritores cerebrais, na falência das medidas terapêuticas habituais. Se não há HIC eles não exercem papel neuroprotetor, principalmente após a reperfusão e a reoxigenação teciduais.

## CONSIDERAÇÕES FINAIS

Essa visão fisiopatológica generalista e didaticamente dividida em setores propicia ao médico, à beira do leito, dentro da sua unidade de neurointensivismo, entender as medidas terapêuticas que serão adotadas no controle da hipertensão intracraniana, a partir do entendimento dos mecanismos que estão em atividade.

A precocidade do tratamento interrompe as cascatas acima citadas no seu início e, portanto, suas repercussões tornam-se muito menos importantes. Então, assim como a ressuscitação cardiopulmonar é extremamente importante e deve ser rapidamente efetuada num evento de insuficiência circulatória sistêmica aguda, o tratamento precoce da oclusão arterial focal, da síndrome de hipertensão intracraniana e da deficiência de perfusão sanguínea encefálica deve ser agressivo e extremamente precoce, e até mesmo preventivo. É por isso que, no neurointensivismo moderno, medidas drásticas como trombolise, hipotermia, craniectomias descompressivas e coma barbitúrico induzido são cada vez mais precocemente instaladas. Essa precocidade, que visa à interferência terapêutica nas cascatas isquêmicas, constitui uma das principais bases do neurointensivismo contemporâneo.

## REFERÊNCIAS CONSULTADAS

1. Cruz J. Monitorização hemodinâmica e metabólica cerebral em humanos. Arq Brasil Neurocir,1992;11:209-215.

2. Kato Y, Auer LM. Cerebrovascular response to elevation of ventricular pressure. Acta Neurochir (Wien),1989;98:184-188.

3. Kinuta Y, Kikuchi H, Ishikawa M, Kumura M, Itokawa Y. Lipid Peroxidation in focal cerebral ischemia. J Neurosurg,1989;71: 421-429.

4. Lassen NA. The luxury-perfusion synrome and its possible relation to acute metabolic acidosis localized within the brain. Lancet,1966;2:1113-1115.

5. Raichle ME. The pathophysiology of brain ischemia. Ann Neurol,1983;13:2-10.

6. Risberg J, Lundberg N, Ingvar DM. Regional cerebral blood volume during acute transient rises of intracranial pressure (plateau waves). J Neurosurg,1969;31: 303-310.

7. Sanchez P, Mizumoto N, Stavale M. Controle fisiológico da contratilidade arteriolar do sistema nervoso central e hemodinâmica da curva de autorregulação da circulação encefálica. In: Stavale M. Hemodinâmica Intracraniana. Editora Santos,2013,pp23-34.

8. Stavale M, Patriota G. Hemodinâmica da curva de Langfitt. In: Stavale M. Hemodinâmica Intracraniana. Editora Santos,2013,pp95-104.

9. Stavale M, Patriota G. Isquemia encefálica global e as cascatas vasodilatadora e bioquímica. In: Stavale M. Hemodinâmica Intracraniana. Editora Santos,2013,pp1-14.

10. Stavale M, Patriota G. Síndrome da reperfusão encefálica e as hipóteses bioquímica e hemodinâmica do fenômeno da hipoperfusão pós-hiperemia. Stavale M. Hemodinâmica Intracraniana. Editora Santos,2013,pp35-45.

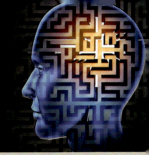

- Irapuá Ferreira Ricarte
- José Luiz Pedroso

# Prevenção Primária do Acidente Vascular Cerebral

**PONTOS-CHAVE**

- Hipertensão arterial sistêmica é o mais importante e melhor documentado fator de risco para o acidente vascular cerebral (AVC). Para a redução da incidência de eventos cardiovasculares, recomenda-se uma pressão arterial abaixo de 140/90 mmHg.
- A fibrilação atrial (FA) é associada a um risco aumentado de AVC isquêmico em 4 a 5 vezes. A FA paroxística confere risco de AVC similar à FA permanente. A anticoagulação é o tratamento de escolha para pacientes com FA e alto risco de eventos embólicos.
- Nos pacientes com estenose carotídea assintomática, a conduta mais difundida atualmente é indicar tratamento clínico agressivo para a maioria dos casos como primeira opção.
- Crianças com anemia falciforme entre 2 e 16 anos devem ser rastreadas através do Doppler transcraniano para identificação dos pacientes com maior risco de AVC. A transfusão sanguínea regular dos pacientes selecionados provoca uma redução de 90% do risco de AVC nesse grupo.

## INTRODUÇÃO

O acidente vascular cerebral (AVC) é a segunda mais importante causa de morte no mundo, sendo responsável por 10% de todos os óbitos. Cerca de 85% dessas mortes ocorrem em países em desenvolvimento e um terço afeta pessoas economicamente ativas. No Brasil, o AVC é a primeira causa de óbito. O AVC é também a principal causa de deficiência funcional, com 20% dos sobreviventes necessitando de cuidados institucionais, o que envolve também familiares e cuidadores.

Apesar de avanços importantes do tratamento na fase aguda do AVC, como a terapia de reperfusão com trombolíticos, a prevenção eficaz continua a ser a melhor opção na tentativa de redução da morbimortalidade por AVC. Esse capítulo fornece orientações e informações sobre as principais medidas preventivas primárias para a redução do risco de AVC, tanto hemorrágico quanto isquêmico.

## PRINCIPAIS FATORES DE RISCO MODIFICÁVEIS

Os principais fatores de risco modificáveis para a ocorrência do primeiro episódio de AVC e que devem ser acompanhados com o objetivo de reduzir o risco de um evento futuro são os seguintes:

- Hipertensão arterial;
- Diabetes;
- Obesidade;
- Dislipidemia;
- Tabagismo;
- Dieta;
- Inatividade física;
- Fibrilação atrial;
- Estenose carotídea;
- Anemia falciforme.

## HIPERTENSÃO ARTERIAL

Hipertensão arterial sistêmica (HAS) é o mais importante e melhor documentado fator de risco para o AVC. A mortalidade por doença cardiovascular (DCV) aumenta progressivamente com a elevação da pressão arterial (PA) a partir de 115/75 mmHg de forma linear, contínua e independente. Em 2001, cerca de 7,6 milhões de mortes no mundo foram atribuídas à elevação da PA (54% por AVC e 47% por doença isquêmica do coração).

Ao longo do capítulo, cada um dos itens acima será discutido separadamente.

### Controle pressórico

Diversos estudos clínicos demonstraram que a detecção, o tratamento e o controle da HAS são fundamentais para a redução da incidência de eventos cardiovasculares. O tratamento da HAS está entre as estratégias mais efetivas para prevenção tanto do AVC isquêmico quanto do hemorrágico. Em uma metanálise de 23 estudos randomizados, o tratamento com drogas anti-hipertensivas reduziu em 32% o risco de AVC em comparação com o grupo sem tratamento.

O tratamento da HAS envolve medidas farmacológicas e não farmacológicas. As medidas não farmacológicas incluem perda de peso, dieta rica em frutas e verduras e pobre em gorduras, redução da ingesta salina, cessação do tabagismo, redução do consumo alcoólico, atividade física regular e tratamento de condições clínicas associadas, como síndrome da apneia do sono.

Diferentes classes de medicações anti-hipertensivas provaram ter benefício na redução do risco de AVC, entre elas os diuréticos, os betabloqueadores, os inibidores da enzima conversora da angiotensina (IECA), os bloqueadores do receptor AT1 da angiotensina (BRA II) e as antagonistas dos canais de cálcio. Não há evidência definitiva de que uma classe específica de agentes anti-hipertensivos ofereça uma proteção especial contra o AVC além do efeito de redução da pressão arterial. As recomendações nacionais e internacionais orientam um alvo de PA abaixo de 140/90 mmHg.

### Diabetes *mellitus*

O diabetes *mellitus* afeta cerca de 8% da população adulta. Portadores de diabetes *mellitus* têm risco maior de aterosclerose e de desenvolverem outros fatores de risco, como HAS e dislipidemia. Consequentemente, apresentam um risco maior de AVC do que a população geral. A prevalência de diabetes *mellitus* em pacientes com AVC isquêmico está em torno de 15% a 33%. Vários estudos mostraram que a glicemia de jejum alterada aumenta o risco de AVC isquêmico.

## Controle da glicemia

Valores normais incluem medidas de glicemia de jejum abaixo de 100 mg/dL; intolerância à glicose, glicemia de jejum entre 100 mg/dL e 125 mg/dL; enquanto glicemia de jejum maior ou igual a 126 mg/dL, hemoglobina glicada maior ou igual a 6,5% ou glicemia casual acima de 200 mg/dL indicam a presença de diabetes *mellitus*.

Ensaios clínicos mostraram que a manutenção da hemoglobina glicada abaixo de 7,0% reduz lesões microangiopáticas em longo prazo, mas não há evidências de que isso reduza o risco de um primeiro evento isquêmico cerebral. O controle da pressão arterial em pacientes portadores de diabetes tipo 1 ou tipo 2 reduz o risco de doenças vasculares. O tratamento de indivíduos adultos com diabetes utilizando estatinas, especialmente aqueles com fatores de risco adicionais como a dislipidemia, é recomendado para redução do risco de primeiro AVC isquêmico. O benefício do uso de aspirina como profilaxia primária para redução do risco de AVC isquêmico em pacientes portadores de diabetes é incerto.

### Obesidade

Diversos estudos avaliaram a correlação entre peso ou medidas de adiposidade e incidência de AVC. Entre essas medidas, a presença de gordura abdominal é um preditor mais forte de AVC que o peso total ou o índice de massa corpórea (IMC), por exemplo. A relação entre IMC e risco aumentado de AVC persiste mesmo após análise multivariada controlada para outros fatores de risco cardiovasculares (HAS, diabetes, dislipidemia), porém a força da associação é reduzida. Esse fato sugere que o efeito do IMC no risco de AVC é em parte mediado pelo efeito da adiposidade em outros fatores de risco cerebrovasculares.

Nenhum trabalho com alocação aleatória de pacientes avaliou os efeitos da perda de peso na redução do risco de AVC. No entanto, vários estudos comprovam o seu benefício no controle e na redução da pressão arterial, contribuindo assim para a redução do risco de doenças cerebrovasculares.

### Dislipidemia

Existe uma associação epidemiológica entre níveis elevados de colesterol e aumento do risco de AVC isquêmico. Alguns estudos também correlacionam níveis mais baixos de colesterol e risco aumentado de AVC hemorrágico.

Uma metanálise envolvendo cerca de 90.000 pacientes encontrou uma redução do risco de AVC em 21% com o uso de estatina. O efeito benéfico das estatinas no AVC isquêmico está relacionado provavelmente a seus efeitos no processo de aterosclerose.

A mais recente recomendação da *American Heart Association* para o tratamento de dislipidemia (2013) orienta o uso de estatinas como profilaxia primária de doenças cardiovasculares nas seguintes situações: pacientes com idade igual ou superior a 21 anos com com LDL – colesterol ≥ 190 mg/dL; pacientes entre 40 e 75 anos com LDL – colesterol entre 70 e 189 mg/dL que apresentem diabetes ou risco calculado de doença cardiovascular ≥ 7,5% em 10 anos.

## Tabagismo

O tabagismo está associado a um risco aproximadamente dobrado de AVC isquêmico, pois acelera o processo ateroesclerótico e aumenta o risco de formação de trombos em artérias ateroescleróticas. Além disso, o cigarro potencializa o efeito de outros fatores de risco, como da HAS e do uso de contraceptivos orais. É importante ressaltar que a exposição ambiental ao cigarro também é um importante fator de risco para AVC.

A cessação do tabagismo e da exposição ambiental ao cigarro é fortemente recomendada a todos os indivíduos como medida de prevenção primária de AVC isquêmico e outros eventos vasculares. Tal medida reduz também o risco de hemorragia subaracnóidea.

## Dieta

Indivíduos que consomem uma dieta saudável têm um risco significantemente menor de doenças cardiovasculares. Existe forte evidência de que diversos aspectos da dieta, como teor excessivo de sal, baixo consumo de potássio e elevado consumo de álcool, estão relacionados à elevação da PA, que é o principal fator de risco modificável para o AVC.

Uma dieta saudável inclui grandes quantidades de frutas e verduras, presença de fibras, alimentos pobres em gordura saturada, baixa quantidade de sódio e aumento do consumo de potássio.

## Inatividade física

Inatividade física está associada a numerosos efeitos adversos à saúde, incluindo aumento do risco de AVC. Indivíduos ativos fisicamente têm um risco cerca de 30% menor de AVC ou morte quando comparados a pessoas menos ativas. Larga evidência proveniente de estudos observacionais indicam que a atividade física rotineira pode prevenir o AVC.

Recomenda-se que adultos devam realizar ao menos 150 minutos por semana de atividade física moderada ou 75 minutos de atividade física aeróbica intensa. É importante destacar que qualquer quantidade de atividade física é melhor que o sedentarismo e confere algum benefício à saúde.

## Fibrilação atrial

A fibrilação atrial (FA) é a arritmia sustentada mais frequente na prática clínica. Mesmo na ausência de doença valvar cardíaca, a FA é associada a um risco aumentado de AVC isquêmico em 4 a 5 vezes por causa da embolização de trombos formados principalmente no apêndice atrial esquerdo.

A FA paroxística confere risco de AVC similar à FA permanente. Pacientes com flutter atrial também apresentam chance de eventos cardioembólicos semelhante a pacientes com FA.

## Escores de avaliação de risco para fenômenos tromboembólicos

O risco de fenômenos tromboembólicos pode ser avaliado por meio de várias escalas, sendo as mais utilizadas a escala $CHADS_2$ (Quadro 3.1) e a mais recente $CHA_2DS_2$-VASc (Quadro 3.2 e Tabela 3.1). A última recomendação da *American College of Cardiology* para o tratamento de FA publicada em 2014 orienta a utilização da escala $CHA_2DS_2$ -VASc.

**Quadro 3.1** Escore $CHADS_2$.

| Sigla | Parâmetro | Pontuação |
|---|---|---|
| C | CHF = ICC | 1 |
| H | Hypertension = HAS | 1 |
| A | Age = Idade (> 75 anos) | 2 |
| D | Diabetes | 1 |
| $S_2$ | Stroke = AVC ou AIT prévio | 2 |

CHF = *cardiac heart failure*, ICC = insuficiência cardíaca congestiva, HAS = hipertensão, AVC = acidente vascular cerebral, AIT = ataque isquêmico transitório.

**Quadro 3.2** Escore $CHA_2DS_2$VASc.

| Sigla | Parâmetro | Pontuação |
|---|---|---|
| C | CHF = ICC | 1 |
| H | Hypertension = HAS | 1 |
| $A_2$ | Age = Idade (> 75 anos) | 2 |
| D | Diabetes | 1 |
| $S_2$ | Stroke = AVC ou AIT prévio | 2 |
| V | Vascular disease = Doença vascular | 1 |
| A | Age = idade (entre 65 – 74 anos) | 1 |
| Sc | Sex category = Sexo feminino | 1 |

CHF = *cardiac heart failure*, ICC = insuficiência cardíaca congestiva, HAS = hipertensão, AVC = acidente vascular cerebral, AIT = ataque isquêmico transitório.

Observações: No critério de doença vascular são considerados: infarto do miocárdio prévio, doença arterial periférica ou placas na aorta. Se for maior ou igual a 2 pontos, há indicação de anticoagulação crônica.

**Tabela 3.1** Pontuação nos escores $CHA_2DS_2VASc$ e $CHADS_2$ e taxa anual de risco de AVC de acordo com a pontuação (January CT *et al.*, 2014).

| Pontuação no escore $CHA_2DS_2VASc$ | Taxa anual de AVC* (%) |
| :---: | :---: |
| 0 | 0 |
| 1 | 1,3 |
| 2 | 2,2 |
| 3 | 3,2 |
| 4 | 4,0 |
| 5 | 6,7 |
| 6 | 9,8 |
| 7 | 9,6 |
| 8 | 6,7 |
| 9 | 15,2 |
| **Pontuação no escore $CHADS_2$** | **Taxa anual de AVC* (%)** |
| 0 | 1,8 |
| 1 | 2,9 |
| 2 | 4,0 |
| 3 | 5,9 |
| 4 | 8,5 |
| 5 | 12,5 |
| 6 | 18,2 |

*Derivado de análise multivariada assumindo não tratamento com terapia antitrombótica.

A escala $CHADS_2$ usa um sistema de pontos, sendo 1 ponto atribuído à presença dos seguintes fatores de risco: insuficiência cardíaca congestiva, hipertensão arterial, idade superior a 75 anos, diabetes *mellitus* e 2 pontos para AVC/ataque isquêmico transitório prévio. Os pacientes com pontuação 0 têm baixo risco de eventos tromboembólicos; 1 ponto, risco moderado, e aqueles com 2 ou mais pontos, alto risco.

O escore $CHA_2DS_2VASc$ incorpora novos fatores de risco para eventos tromboembólicos, como o sexo feminino, a doença vascular arterial (como doença arterial coronária, insuficiência vascular periférica ou placas ateromatosas na aorta) e a idade intermediária (entre 65 e 74 anos de idade). A idade maior ou igual a 75 anos é pontuada com 2 pontos. Vários pacientes anteriormente classificados como de risco intermediário no escore $CHADS_2$ passam a fazer parte do grupo de alto risco quando o escore $CHA_2DS_2VASc$ é utilizado.

## Terapia antitrombótica para FA

### Antiagregantes

Nos pacientes com risco intermediário para para AVC ($CHA_2DS_2$-VASc ou $CHADS_2$ igual a 1), as novas diretrizes tem recomendado a preferência por anticoagulação oral, sendo ao uso de antiagregantes plaquetários uma opção. Nos pacientes com baixo risco é preferível não usar medicação antiagregante, devido ao risco associado e o benefício limitado.

Com base em dois estudos (*ACTIVE A* e *ACTIVE W*) foi comprovado que a dupla antiagregação (AAS + Clopidogrel) foi superior a AAS e inferior à anticoagulação com varfarina em pacientes com FA para prevenção de eventos cerebrovasculares, com risco de complicações hemorrágicas similar aos antiacoagulantes. Não se justifica, portanto, a utilização da dupla antiagregação como opção terapêutica à varfarina em pacientes com FA se o motivo for o risco de sangramento.

### Anticoagulantes

A anticoagulação é o tratamento de escolha para pacientes com FA e alto risco de eventos embólicos. Escores $CHADS_2$ ou $CHA_2DS_2$-VASc acima de 1 indicam a terapia com anticoagulante.

Em pacientes com FA não valvar está indicado o uso de varfarina ou o uso de novos anticoagulantes (dabigatrana, rivaroxabana e apixabana). O tratamento com varfarina (RNI entre 2 e 3) está associado a uma redução do risco relativo (RRR) de AVC de 64%.

Para pacientes com FA com válvula mecânica, varfarina é o anticoagulante de escolha, com RNI entre 2 e 3 ou 2,5 e 3,5, de acordo com tipo e localização da prótese. O uso de dabigatran é contraindicado nessa situação.

### Novos anticoagulantes

Nos últimos anos, foram aprovadas três nova medicações para anticoagulação em FA. São os inibidores do fator Xa (rivaroxabana e apixabana) e o inibidor direto da trombina (dabigatrana).

Dabigatrana foi avaliada em estudo comparativo com a varfarina (RE-LY) para prevenção de tromboembolismo sistêmico em pacientes portadores de FA paroxística ou permanente. Os pacientes foram randomizados para receber varfarina em doses ajustadas de acordo com o RNI ou dabigatrana nas doses de 110 mg e 150 mg duas vezes ao dia. Dabigatrana se mostrou segura e eficaz para a prevenção de tromboembolismo sistêmico em pacientes com FA. A dose de 150 mg foi superior à varfarina, com taxas de sangramento semelhante, e a de 110 mg teve eficácia similar e menor taxa de sangramento. Com relação aos efeitos colaterais, houve maior taxa de dispepsia no grupo que recebeu dabigatrana e aumento discreto no risco de sangramen-

Prevenção Primária do Acidente Vascular Cerebral

to gastrointestinal com a dose de 150 mg. Houve uma tendência maior de risco de infarto do miocárdio em pacientes em uso de dabigatrana em comparação com o grupo que recebeu varfarina.

O estudo ROCKET-AF comparou o rivaroxabana à varfarina na prevenção de tromboembolismo sistêmico em pacientes com FA não valvar. Foi utilizada a dose de 20 mg de rivaroxaban uma vez ao dia (dose de 15 mg para pacientes com depuração renal entre 30 mL/min e 49 mL/min). A rivaroxabana foi não inferior ao varfarin em relação ao risco de embolia sistêmica. As taxas de sangramento maior foram similares em ambos os grupos, mas as de AVC hemorrágico foram menores com a rivaroxabana em comparação com a varfarina, o mesmo acontecendo com sangramento fatal.

A apixabana foi avaliada em dois grandes estudos (AVERROES e ARISTOTLE). No estudo AVERROES, a apixabana na dose de 5 mg duas vezes ao dia foi comparada à aspirina em pacientes com FA, que por alguma razão não poderiam fazer uso de varfarina. O estudo foi interrompido precocemente pela observação da clara redução de tromboembolismo sistêmico e AVC com a apixabana e com taxas similares de hemorragia.

O ARISTOTLE comparou a apixabana, na dose de 5 mg duas vezes ao dia, com a varfarina (RNI entre 2 e 3) em pacientes com FA. A apixabana se mostrou superior à varfarina na redução de AVC e tromboembolismo sistêmico, com menor risco de hemorragia e de mortalidade.

Diversas diretrizes nacionais e internacionais publicadas recentemente referentes à anticoagulação em pacientes com FA apresentam clara tendência a indicar essas novas drogas como primeira opção na anticoagulação de pacientes com FA não valvar, graças à eficácia e bom perfil de segurança dessas drogas.

### Risco de fenômenos hemorrágicos

A terapia com anticoagulantes está associada a complicações hemorrágicas, entre elas a hemorragia intracraniana. Vários escores para avaliar o risco hemorrágico foram desenvolvidos, sendo o escore de risco HAS-BLED (em inglês: *Hypertension, Abnormal Renal/Liver Function, Stroke, Bleeding History or Predisposition, Labile INR, Elderly [> 65], Drugs/Alcohol Concomitantly*) o mais utilizado para pacientes com FA. Pontuação maior ou igual a 3 indica cautela no uso de anticoagulação com varfarina, porém não contraindica o tratamento. Nesses casos, deve haver uma maior rigidez no controle dos fatores de risco, como HAS e consumo de álcool.

### Estenose carotídea

O tratamento de escolha para as estenoses carotídeas assintomáticas (revascularização ou tratamento clínico agressivo) para prevenção primária de AVC é uma questão que gera controvérsias. No entanto, a conduta mais difundida atualmente é indicar tratamento clínico agressivo para a maioria dos casos como primeira opção.

Os defensores da revascularização como tratamento de escolha baseiam-se em dois estudos: o ACAS (*Asymptomatic Carotid Atherosclerosis Study*) e o ACST (*Asymptomatic Carotid Surgery Trial*), que demonstraram um benefício da endarterectomia em relação ao tratamento clínico. No ACAS, o risco agregado de AVC ipsilateral e periprocedimento ou morte em 5 anos foi de 5,1% no grupo cirúrgico e 11% no grupo clínico. A crítica em relação a esses estudos é que eles foram conduzidos em um período em que o tratamento medicamentoso era limitado ao controle pressórico, controle da diabetes e uso de aspirina. A maioria dos pacientes não utilizaram estatinas, nem os novos antiagregantes. Diversos estudos mais recentes demonstram que o risco de AVC em pacientes com estenose carotídea assintomática submetidos a tratamento clínico agressivo é menor que 1% ao ano, valor inferior ao risco dos pacientes submetidos à cirurgia nos trabalhos citados acimas.

Nesse cenário, a revascularização (endarterectomia ou *stent*) deve ser individualizada para casos selecionados de pacientes com maior risco. Ainda não foi avaliado prospectivamente qual subgrupo de pacientes assintomáticos terá maior benefício do tratamento cirúrgico, porém alguns serviços utilizam diferentes marcadores para seleção de pacientes com risco aumentado de AVC, entre os quais vale a pena citar: vasorreatividade diminuída no Doppler transcraniano (índice de Breath-Holding < 0,69), presença de microêmbolos na monitorização através do Doppler transcraniano (DTC), presença de ulceração de placa ateroesclerótica na ultrassonografia 3D e presença de hemorragia intraplaca na ressonância magnética.

### Anemia falciforme

A anemia falciforme é a doença hereditária monogênica mais comum no Brasil, ocorrendo predominantemente na população afrodescendente. É uma doença caracterizada pela presença de uma hemoglobina anormal, denominada hemoglobina S (HbS), em vez da hemoglobina normal denominada hemoglobina A (HbA).

O paciente com anemia falciforme tem um risco aumentado de infartos sistêmicos, incluindo infartos cerebrais. A maior taxa de acidente vascular cerebral ocorre na infância, com uma prevalência aos 20 anos de idade de pelo menos 11%. Esses pacientes ainda apresentam um número considerável de lesões isquêmicas assintomáticas na ressonância magnética (RM) de crânio.

O Doppler transcraniano permite identificar os pacientes com maior risco de AVC, permitindo selecionar aqueles pacientes que vão se beneficiar da profilaxia primária. O risco de AVC durante a infância em pacientes com anemia falciforme é de 1% ao ano, mas os pacientes com altas velocidades de fluxo sanguíneo nas artérias cerebrais médias no DTC (velocidade média acima de 200 cm/s) têm uma taxa de AVC de 10% ao ano. Valores de velocidades aumentados na artérias cerebrais anteriores (velocidade média > 170 cm/s) também estão associados a um risco aumentado de AVC nesses pacientes. O estudo STOP demonstrou que a realização de transfusões sanguíneas regulares com o objetivo de reduzir a HbS para valores menores que 30% reduziu o risco de AVC de 10% para < 1% em pacientes com DTC anormal.

É recomendado, portanto, rastreio com DTC nas crianças com anemia falciforme entre 2 e 16 anos para identificar os pacientes com maior risco de AVC (velocidades aumentadas no DTC) e indicar tratamento com transfusões sanguíneas regulares. Essa medida provoca uma redução de 90% do risco de AVC nesses pacientes.

## CONSIDERAÇÕES FINAIS

Ao longo do capítulo, foram discutidas as medidas preventivas disponíveis de maior evidência para prevenção do AVC. O objetivo principal inclui o reconhecimento e o acompanhamento dos principais fatores de risco modificáveis para a ocorrência do primeiro episódio de AVC que incluem hipertensão arterial, diabetes, obesidade, dislipidemia, tabagismo, dieta inadequada, inatividade física, fibrilação atrial, estenose carotídea e anemia falciforme. É importante ressaltar que existem diversos outros fatores de risco modificáveis, como o uso de anticoncepcionais orais, apneia do sono, uso de drogas ilícitas, que também precisam ser controlados. O risco de AVC ainda sofre influência dos fatores de risco individuais e não modificáveis, como raça/etnia, baixo peso ao nascer, sexo e predisposição genética.

## REFERÊNCIAS CONSULTADAS

1. ACTIVE Investigators, Connolly SJ, Pogue J, Hart RG, Hohnloser SH, Pfeffer M, Chrolavicius S, Yusuf S. Effect of clopidogrel added to aspirin in patients with atrial fibrillation. N Engl J Med. 2009;360:2.

2. Adams RJ, McKie VC, Hsu L, Files B, Vichinsky E, Pegelow C, Abboud M, Gallagher D, Kutlar A, Nichols FT, Bonds DR, Brambilla D. Prevention of a first stroke by transfusions in children with sickle cell anemia and abnormal results on transcranial Doppler ultrasonography. N Engl J Med. 1998;339:5–11.

3. Amarenco P, Labreuche J, Lavallee P, Touboul PJ. Statins in stroke prevention and carotid atherosclerosis: systematic review and up-to-date meta-analysis. Stroke. 2004;35:2902–2909.

4. Brazilian Guidelines for transcranial doppler in children and adolescents with sickle cell disease. Rev Bras Hematol Hemoter.2011;33(1):43-8.

5. Chobanian AV, Bakris GL, Black HR, Cushman WC, Green LA, Izzo JL Jr, Jones DW, Materson BJ, Oparil S, Wright JT Jr, Roccella EJ. The Seventh Report of the Joint National Committee on Prevention, Detection, Evaluation, and Treatment of High Blood Pressure: the JNC 7 report. JAMA. 2003;289:2560 –2572.

6. Connolly S, Pogue J, Hart R, Pfeffer M, Hohnloser S, Chrolavicius S, Yusuf S. Clopidogrel plus aspirin versus oral anticoagulation for atrial fibrillation in the Atrial fibrillation Clopidogrel Trial with Irbesartan for prevention of Vascular Events (ACTIVE W): a randomised controlled trial. Lancet. 2006;367:1903–1912.

7. Connolly SJ, Eikelboom J, Joyner C, Diener HC, Hart R, Golitsyn S, et al; AVERROES Steering Committee and Investigators. Apixaban in patients with atrial fibrillation. N Engl J Med. 2011;364(9):806-17.

8. Connolly SJ, Ezekowitz MD, Yusuf S, Eikelboom J, Oldgren J, Parekh A, et al; RE-LYvSteering Committee and Investigators. Dabigatran versus warfarin in patients with atrial fibrillation. N Engl J Med. 2009;361(12):1139-51.

9. De Caterina R, Husted S, Wallentin L, Andreotti F, Arnesen H, Bachmann F, et al. New oral anticoagulants in atrial fibrillation and acute coronary syndromes: ESC Working Group on Thrombosis-Task Force on anticoagulants in heart disease position paper. J Am Coll Cardiol. 2012;59(16):1413-25.

10. Endarterectomy for asymptomatic carotid artery stenosis. Executive Committee for the Asymptomatic Carotid Atherosclerosis Study. JAMA. 1995;273:1421–1428.

11. Fang MC, Chang Y, Hylek EM, Rosand J, Greenberg SM, Go AS, et al. Advanced age, anticoagulation intensity, and risk for intracranial hemorrhage among patients taking warfarin for atrial fibrillation. Ann Intern Med. 2004;141(10):745-52.

12. Granger CB, Alexander JH, McMurray JJ, Lopes RD, Hylek EM, Hanna M, et al; ARISTOTLE Committees and Investigators. Apixaban versus warfarin in patients with atrial fibrillation. N Eng J Med. 2011;365(11):981-92.

13. Halliday A, Mansfield A, Marro J, Peto C, Peto R, Potter J, Thomas D. Prevention of disabling and fatal strokes by successful carotid endarterectomy in patients without recent neurological symptoms: randomized controlled trial. Lancet. 2004;363:1491–1502.

14. January CT, Wann LS, Alpert JS, Calkins H, Cleveland Jr JC, Cigarroa JE, Conti JB, Ellinor PT, Ezekowitz MD, Field ME, Murray KT, Sacco RL, Stevenson WG, Tchou PJ, Tracy CM, Yancy CW, 2014 AHA/ACC/HRS Guideline for the Management of Patients With Atrial Fibrillation: Executive Summary, Journal of the American College of Cardiology (2014).

15. Meschia JF, Bushnell C, Boden-Albala B, Braun LT, Bravata DM, Chaturvedi S, Creager MA, Eckel RH, Elkind MSV, Fornage M, Goldstein LB, Greenberg SM, Horvath SE, Iadecola C, Jauch EC, Moore WS, Wilson JA on behalf of the American Heart Association Stroke Council, Council on Cardiovascular Nursing, Council on Epidemiology and Prevention, Council for High Blood Pressure Research, Council on Peripheral Vascular Disease, and Interdisciplinary Council on Quality of Care and Outcomes Research. Guidelines for the primary prevention of stroke: a guideline for healthcare professionals from the American Heart Association/American Stroke Association. Stroke. 2014; in press.

16. Patel MR, Mahaffey KW, Garg J, Pan G, Singer DE, Hacke W, et al. ROCKET AF Investigators. Rivaroxaban versus warfarin in nonvalvular atrial fibrillation. N Eng J Med. 2011;365(10):883-91.

17. Physical Activity Guidelines Advisory Committee Report, 2008. Washington, DC: US Dept of Health and Human Services; 2008. Available at: http://www.health.gov/paguidelines/. Accessed August 14, 2010.

18. Psaty BM, Lumley T, Furberg CD, Schellenbaum G, Pahor M, Alderman MH, Weiss NS. Health outcomes associated with various antihypertensive therapies used as first-line agents: a network meta-analysis. JAMA. 2003;289:2534 –2544.

19. Serrano Junior CV, Fenelon G, Soeiro AM, Nicolau JC, Piegas LS, Montenegro ST, et al. Sociedade Brasileira de Cardiologia. Diretrizes Brasileiras de Antiagregantes Plaquetários e Anticoagulantes em Cardiologia. Arq Bras Cardiol 2013; 101 (3Supl.3): 1-93.

20. Skanes AC, Healey JS, Cairns JA, Dorian P, Gillis AM, McMurtry MS, et al. Canadian Cardiovascular Society Atrial Fibrillation Guidelines Committee. Focused 2012 update of the Canadian Cardiovascular Society atrial fibrillation guidelines: recommendations for stroke prevention and rate/rhythm control. Can J Cardiol. 2012;28(2):125-36.

21. Sociedade Brasileira de Cardiologia/Sociedade Brasileira de Hipertensão/Sociedade Brasileira de Nefrologia. VI Diretrizes Brasileiras de Hipertensão. Arq Bras Cardiol 2010; 95(1 supl.1): 1-51.

22. Spence, JD. Asymptomatic Carotid Stenosis. Circulation. 2013;127:739-742.

23. Stone NJ, Robinson J, Lichtenstein AH, Bairey Merz CN, Blum CB, Eckel RH, Goldberg AC, Gordon D, Levy D, Lloyd-Jones DM, McBride P, Schwartz JS, Shero ST, Smith SCJr, Watson K, Wilson PWF. 2013 ACC/AHA guideline on the treatment of blood cholesterol to reduce atherosclerotic cardiovascular risk in adults: a report of the American College of Cardiology/American Heart Association Task Force on Practice Guidelines. Circulation. 2013;00:000–000.

24. Wann LS, Curtis AB, Ellenbogen KA, Estes NA 3rd, Ezekowitz MD, Jackman WM, et a. American College of Cardiology Foundation/American Heart Association Task Force. 2011 ACCF/AHA/HRS focused update on the management of patients with atrial fibrillation (update on dabigatran): a report of the American College of Cardiology Foundation/American Heart Association Task Force on practice guidelines. Circulation. 2011;123(10):1144-50.

25. Zimerman LI, Fenelon G, Martinelli Filho M, Grupi C, Atié J, Lorga Filho A, et al. Sociedade Brasileira de Cardiologia. Diretrizes brasileiras de fibrilação atrial. Arq Bras Cardiol. 2009;92(6 supl. 1):1-39.

Seção 2

# Métodos Diagnósticos na Doença Cerebrovascular

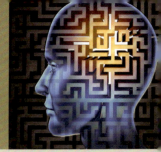

# 4

- Viviane Flumignan Zétola
- Marcelo de Lima Oliveira
- Kelson James de Almeida
- Edson Bor-Seng-Shu

# Doppler Transcraniano na Avaliação do Paciente com Doença Cerebrovascular

## PONTOS-CHAVE

- O Doppler transcraniano (DTC) na fase aguda da doença vascular encefalica isquêmica é reconhecido no diagnóstico da 'patência' vascular, o que sugere em tempo real possíveis variáveis que ajudam no entendimento precoce do mecanismo do evento. De forma concomitante, estudos têm evidenciado o papel terapêutico do ultrassom na recanalização durante a fase hiperaguda, com melhora funcional em avaliações prospectivas.
- O DTC auxilia no diagnostico do acidente vascular isquêmico, tais como: estenose intracraniana, doença carotídea extracraniana, detecção e monitorização embólica. Existem outras situações em que o DTC pode ser útil na avaliação do risco de eventos cerebrovasculares tais como: doença falciforme, síndrome do roubo de fluxo sanguíneo pela artéria subclávia e avaliação de vasoespasmo após hemorragia subaracnoide.

## INTRODUÇÃO

O Doppler transcraniano (DTC) é um método não invasivo, realizado à beira do leito, sem uso de contraste, custo efetivo, com reprodutibilidade adequada e que permite a avaliação da velocidade do fluxo sanguíneo encefálico. O exame avalia a dinâmica do fluxo sanguíneo das artérias do polígono de Willis e das grandes artérias encefálicas extracranianas. Além disso, possibilita o estudo da circulação colateral encefálica. Tais elementos, em conjunto, fornecem informações funcionais e dinâmicas sobre a situação hemodinâmica encefálica e podem contribuir na predição prognóstica. No contexto do acidente vascular cerebral (AVC) agudo, os resultados fornecidos pela angiografia por subtração digital (DSA), por ressonância magnética (Angio-RM) e/ou por tomografia computadorizada (Angio-TC) complementam os dados do DTC; esses métodos não se excluem e se complementam. Na prática são mais caros, mais demorados e não fornecem o monitoramento contínuo do fluxo de sangue como é possível com o DTC. Feitos em caráter de emergência com protocolo convencional, não determinam o recrutamento de vias colaterais, nem avaliam a reserva microvascular que pode ser rapidamente determinada pelo DTC. Mais recentemente o DTC ganhou uma possível indicação terapêutica na fase hiperaguda, conhecida como sonotrombólise.

Discutiremos neste capítulo as doenças cerebrovasculares mais prevalentes e cujo papel do DTC representa melhoria no manejo. Serão fornecidas as variáveis que devem estar presentes em um exame adequado de DTC, a fim de facilitar a interpretação e fornecer ao médico assistente melhores subsídios no tratamento dos processos neurovasculares.

## Técnica

O DTC funciona basicamente com *probe* (sonda) de baixa frequência (2 MHz) que emite ondas pulsadas, o que difere da técnica de ultrassonografia com modo B e *color flow imaging* empregada para os vasos encefálicos extracranianos. A insonação se faz através das janelas ósseas cranianas que permitem a passagem do ultrassom, sendo as principais: a escama temporal, o orifício orbitário (transorbitário) e o occipital (transforaminal). Em torno de 10% dos indivíduos, a janela temporal é inacessível, principalmente em mulheres pós-menopausa e nas raças negras e asiáticas, nas quais é mais comum a ocorrência de hiperostose por remodelamento ósseo. Considerando inicialmente um exame de fluxometria, a melhor angulação e a determinação sistêmica de variáveis que podem influenciar a caracterização das ondas obtidas (formação espectral), além da experiência do operador são essenciais para um exame confiável. Portanto, paralelamente à realização do exame, deve-se considerar parâmetros como frequência cardíaca, pressão arterial sistêmica, temperatura, valores de hemoglobina e saturação de oxigênio, que influenciam a interpretação dos valores obtidos de forma a aumentar ou diminuir as velocidades obtidas. A realização do exame em situações hemodinamicamente desfavoráveis dificulta o raciocínio ou exige a detecção de padrões estabelecidos e absolutos para o exame (por exemplo, morte encefálica).

A janela transtemporal é utilizada para insonar os segmentos M1 e M2 da artéria cerebral média (ACM), segmento A1 da artéria cerebral anterior (ACA), segmentos P1 e P2 da artéria cerebral posterior (ACP) e a porção terminal da artéria carótida interna (ACI). As artérias comunicantes anterior (ACoA) e comunicante posterior (ACoP) são também indiretamente reconhecidas através da referida janela. Por meio da janela transorbitária pode-se acessar o sifão carotídeo e a artéria oftálmica. Os segmentos V4 das artérias vertebrais e a artéria basilar são insonadas através da janela transforaminal. A porção terminal da ACI extracraniana pode ser avaliada com a utilização do probe na região submandibular (janela óssea pouco explorada na literatura) ou inferida pela janela transtemporal na localização próxima da bifurcação entre a artéria cerebral média e anterior. O reconhecimento da artéria insonada utiliza diversos parâmetros preestabelecidos, como profundidade (cada segmento pode ser insonado em um determinado intervalo de profundidade), padrão da curva espectral obtida (sonograma obtido através de cálculos do *software*, o qual representa o fluxo no segmento com relação ao tempo) e direção do fluxo (aproximando-se ou fugindo do probe). Com base nessas referências, automaticamente são calculados os valores do pico de velocidade sistólica e diastólica, das velocidades médias e dos índices de resistência e pulsatilidade. Na Tabela 4.1, expõem-se as principais indicações de DTC nas doenças cerebrovasculares publicadas pela Academia Americana de Neurologia.

## DTC na fase aguda da doença vascular encefálica isquêmica

Na fase aguda da isquemia cerebral, o papel do DTC é reconhecido no diagnóstico da "patência" vascular, o que sugere em tempo real possíveis variáveis que ajudam no entendimento precoce do mecanismo do evento. De forma concomitante, estudos têm evidenciado o papel terapêutico do ultrassom na recanalização durante a fase hiperaguda, com melhora funcional em avaliações prospectivas. O uso do ultrassom pode ser tanto isolado (sonotrombólise) quanto associado a outras intervenções, como discutiremos mais tarde.

Para o diagnóstico de oclusão, suboclusão, recanalização, reperfusão e possível reoclusão na fase aguda, o examinador pode limitar a avaliação dirigida às "artérias suspeitas", de acordo com informações obtidas a partir do exame neurológico ou por outros métodos de imagem habitualmente realizados na fase aguda, como a ressonância magnética com difusão e perfusão. Essa avaliação é conhecida como revisão *fast track*. Por exemplo, se o sintoma de perda de força ocorrer à direita, o examinador deve começar a avaliação pela direita para o estudo de viabilidade da janela e do padrão de espectros que serão considerados como controle. Em torno de 90% dos pacientes com evento agudo que se submetem a DTC durante as primeiras três horas do ictus, apresentam um padrão de oclusão, principalmente se a pontuação no NIHSS (*National Institute of Health Stroke Scale*) for maior ou igual a 10. Tal achado tende a ser pouco encontrado nos casos em que o DTC é realizado após 6 horas do ictus.

Vários estudos mostraram a equivalência da detecção de oclusão arterial encefálica durante a fase aguda entre angiografia convencional e DTC (7-10). A presença de oclusão arterial ao DTC favorece ao clínico atribuir os déficits neurológicos agudos ao evento e ajuda a reconhecer o grau de compensação por circulação colateral. Por outro lado, a "patência" em todos os seguimentos avaliados pelo DTC pode sugerir uma etiologia de microvaso (lacunar) ou corroborar a hipótese clínica de um *stroke mimic*.

O evento isquêmico cerebrovascular tende a ser dinâmico e a variação desde a oclusão até a reperfusão pode ser quantificada de acordo com escalas como o sistema TIBI (*Thrombolysis in Brain Ischemia* – Tabela 4.2). Melhora no escore TIBI pode indicar adequada lise dos trombos durante tratamento trombolítico, assim como ausência de mudança ou piora no escore TIBI pode favorecer a decisão de conversão da trombólise intravenosa para intra-arterial. Considera-se TIBI 0-1 na ACM como compatível com oclusão, TIBI 2-3 sugere recanalização parcial e TIBI 4-5 recanalização total. O exame na fase

Doppler Transcraniano na Avaliação do Paciente com Doença Cerebrovascular

**Tabela 4.1** Indicações de DTC em doenças cerebrovasculares: sensibilidade, especificidade, grau de recomendação e nível de evidência.

| Indicação | S% | E% | Método padrão-ouro | GR | NE |
|---|---|---|---|---|---|
| Estenose/oclusão arterial intracraniana | | | | | |
| • Circulação anterior | 70-90 | 90-95 | | II-III | B |
| • Circulação posterior | 50-80 | 80-96 | Angiografia convencional ou angiotomografia | II-III | B |
| Oclusão arterial intracraniana | | | | | |
| • ACM | 85-95 | 90-98 | | II-III | B |
| • ACI, AV, AB | 55-81 | 96 | | II-III | B |
| Monitoração de recanalização arterial (trombólise) | | | | | |
| • Oclusão parcial (TIBI 2 ou 3) | 100 | 76 | Angiografia convencional ou angioressonância | II-III | B |
| • Oclusão completa | 50 | 100 | | | |
| • Recanalização | 91 | 93 | | | |
| DTC + contraste com microbolhas + trombólise | | | | III-IV | B-C |
| Monitoração de resposta terapêutica antitrombótica | | | Não definido | III-IV | B-C |
| Diagnóstico de *shunt* D-E | 70 -100 | > 95 | Ecocardiograma transesofágico | II | A |
| Doença falciforme | 86 | 91 | Angiografia convencional | I | A |
| Testes de vasorreatividade Estenose > 70% ACI/oclusão | | | | II-III | B |
| Vasoespasmo após HsA espontânea | | | | | |
| • ACI intracraniana | 25-30 | 83-91 | | | |
| • ACM | 39-94 | 70-100 | | | |
| • ACA | 13-71 | 65-100 | Angiografia convencional | I – II | |
| • AV | 44-100 | 82-88 | | | |
| • AB | 77-100 | 42-79 | | | |
| • ACP | 48-60 | 78 -87 | | | |

*S = sensibilidade; E = especificidade; NE = nível de evidência; GR = grau de recomendação; ACM = artéria cerebral média; ACA = artéria cerebral anterior; ACI = artéria carótida interna; AV = artéria vertebral; AB = artéria basilar; ACP = artéria cerebral posterior; DTC = Doppler transcraniano; HSA = hemorragia subaracnóidea.

hiperaguda ainda pode trazer mudanças nas condutas a partir da observação de um padrão de hiperemia (alterações nos níveis pressóricos ideais) ou após a detecção de microêmbolos (MES), que pode sugerir recanalização, ou corroborar com a etiologia do evento auxiliando a escolha terapêutica da prevenção secundária por possível mecanismo embólico subjacente.

Para o importante diagnóstico de recanalização podemos utilizar diversos parâmetros, e a presença de pelo menos um desses parâmetros já é considerado válido:

■ Mudança no padrão da onda no espectro com melhora no escore TIBI ≥ 1;

■ Presença de sinais de embolização;

■ Melhora na velocidade de fluxo ≥ 30% em um mesmo ângulo de insonação;

■ Melhora na intensidade de sinal e velocidades variáveis mesmo com constância da interface probe/calota, parâmetros de ganho, escala e amostra.

Denomina-se sonotrombólise a exposição do trombo ao ultrassom na fase hiperaguda de um Acidente Vascular Isquêmico (AVCI), quer seja adjuvante à terapêutica com trombolítico ou não. Apesar do exato mecanismo não ser conhecido, acredita-se que as ondas do ultrassom promovem movimentos nos fluidos que circundam o trombo, geram aparecimento de microporos ou abertura da rede de fibrina para mais pontos de ligação do rtPA, favorecendo a penetração do trombolítico com consequente dissolução do trombo.

O estudo CLOTBUST sugeriu que, no grupo de pacientes cujo efeito do rtPA foi adicionado a sonotrombólise, houve uma tendência a melhor recuperação

**Tabela 4.2** Descrição e ilustração da classificação do fluxo sanguíneo ao Doppler transcraniano (TIBI).

| Categoria | Aspecto | Descrição |
|---|---|---|
| TIBI 0 | | Fluxo ausente: Sinal ausente |
| TIBI 1 | | Fluxo mínimo: picos de velocidade de fluxo sanguíneo com duração variável durante fase sistólica; ausência de fluxo na fase diastólica final. |
| TIBI 2 | | Fluxo achatado: aceleração sistólica atrasada ou achatada, de duração variável. Velocidade diastólica final positiva e índice de pulsatilidade < 1,2. |
| TIBI 3 | | Fluxo reduzido: aceleração sistólica normal. <br>• Velocidade diastólica final positiva. <br>• Redução da velocidade média de fluxo > 30% em relação ao fluxo do vaso contralateral. |
| TIBI 4 | | Fluxo estenótico: velocidade média > 80 cm/s e diferença > 30% quando comparada à do lado controle. Se a diferença entre as velocidades médias é < 30%, procurar sinais de turbulência. <br>• Se a velocidade média nos dois lados é < 80 cm/s, observar diferença de 30% e sinais de turbulência. |
| TIBI 5 | | Fluxo normal: diferença na velocidade média < 30% em relação à do lado controle. <br>• Espectro da onda similar nos dois lados. |

funcional. Portanto, sempre que possível, sugere-se que o uso do DTC deve ser mantido durante todo o período de trombólise. O relato de hemorragia intracerebral mínima não contraindica a utilização. Houve reprodutibilidade desses achados em estudo realizado no Brasil com metodologia análoga aplicada no Hospital das Clínicas da FMUSP. Ainda, recente metanálise mostrou que a sonotrombólise realizada em estudos com transdutores de 1,8 a 2 MHz foi segura e gerou maiores índices de recanalização na fase aguda do tratamento com trombolítico, tornando promissor o emprego terapêutico do DTC na fase hiperaguda desses eventos.

## DTC NO AUXÍLIO DIAGNÓSTICO DO AVCI

### Estenose intracraniana

O diagnóstico de estenose intracraniana, embora mais frequente na população asiática, na qual se aproxima de 20% dos pacientes com AVC isquêmico, vem também sendo mais frequentemente realizado após a disponibilização de métodos não invasivos, como a angioRM, angioTC e pelo DTC, que na maioria das vezes podem, em associação, dispensar a confirmação com o método padrão ouro, que é a arteriografia. Existem critérios detalhados ao DTC para o diagnóstico de estenoses intracranianas que comparam os segmentos insonados em ambos os lados e utilizam padrões para análise das velocidades médias e picos sistólicos no ponto de estenose e/ou logo após dele. De forma simplificada, o aumento de velocidades médias de 50% a 70% do limite para determinado segmento insonado foi validado para o diagnóstico de estenose intracraniana pelos estudos SONIA (*The Stroke Outcomes and Neuroimaging of Intracranial Atherosclerosis*) e SAMMPRIS (*Stenting and Aggressive Medical Management for Preventing Recurrent Stroke in Intracranial Stenosis*). Pontos de corte que utilizam somente os valores absolutos de velocidades médias são de 100 e 80 cm/s para estenose > 50% nas ACM e artéria vertebral (AV)/artéria basilar (AB), respectivamente (critério SONIA) ou velocidade média maior que 120 e 110 cm/s indicando estenose > 70% respectivamente para ACM e AV/AB, respectivamente pelo critério SAMMPRIS. Quando a insonação é proximal ao ponto de estenose, observa-se o padrão de redução de velocidade média com aumento do índice de pulsatilidade – padrão de aumento de resistência distal. Turbulência de fluxo pode também ser observada logo após o ponto de estenose. Deve-se sempre buscar a existência ou não de mecanismo compensatório durante a avaliação de uma estenose, que pode ser pela observação de fluxo alternante/reverso ou aumentos de velocidades em outros segmentos.

O diagnóstico de exaustão da reserva microcirculatória é uma variável prognóstica na determinação de risco de futuros eventos cerebrovasculares. Em pacientes com estenose intracraniana, após evento de ataque isquêmico transitório (AIT), a presença de comprometimento de circulação colateral foi associada com alto risco para recorrência de eventos, como ocorre no comprometimento da circulação extracraniana carotídea que discutiremos a seguir.

## Doença carotídea extracraniana

A avaliação hemodinâmica intracraniana é imprescindível na presença de estenose extracraniana para melhor reconhecimento do padrão de compensação. A presença de estenose crítica em ACI pode demonstrar padrões variados na dependência do uso de colaterais e/ou do comprometimento da vasorreatividade. O retardo sistólico (curva com padrão *tardus pavum* de retardo de pico de velocidade sistólica) com dilatação compensatória no sifão carotídeo e ACM pode ser observado. Na presença de circulação colateral podemos observar inversão de fluxo em ACA ipsilateral (na estenose extracraniana) e aumento significativo de velocidades em seguimentos A1 e P1 contralaterais. Pode ser notada elevação das velocidades com padrão de turbulência nos segmentos da artéria comunicante anterior (ACoA) e comunicante posterior (ACoP).

De forma mais contundente, o achado de reversão do fluxo em artéria oftálmica sugere grave estenose carotídea ipsilateral com máximo grau de suprimento por circulação colateral e comprometimento da reserva funcional no território acometido. Nesses casos, é mandatória a realização de testes para estudar a reatividade vascular que determina a reserva funcional. Para melhor entendimento dos testes, é necessário recordar conceitualmente que a autorregulação cerebral é a capacidade do cérebro em manter a pressão de perfusão em situações de maiores demandas metabólicas por meio de mecanismos de complacência vascular. Embora estímulos como a manobra de Valsalva, a compressão da artéria carótida comum ou mesmo movimentos para assumir a ortostase possam alterar as velocidades momentaneamente, há necessidade de avaliações mais fidedignas e validadas para o contexto clínico da estenose carotídea. O teste com inalação do $CO_2$ (gás carbônico), de apneia (*breathing holding test*) e injeção endovenosa de acetazolamida são as opções de estudos publicados na literatura, em que todos se baseiam na resposta vasodilatadora por promoverem um aumento da pressão parcial sanguínea de dióxido de carbono. A escolha entre eles está na dependência da disponibilidade no serviço e das condições do paciente em colaborar. No Brasil, a acetazolamida precisa ser importada, não estando disponível para uso rotineiro.

O comprometimento da reserva funcional, ou seja, a resposta inadequada à vasorreatividade em pacientes com doença carotídea oclusiva sintomática ou assintomática, está associado à exaustão dos mecanismos compensatórios determinando o hemisfério em risco. Resultado do estudo de Rotterdam sugere que comprometimento da reatividade cerebrovascular está associado a um maior risco de morte secundário a qualquer doença cardiovascular, podendo ser considerado um marcador de dano vascular sistêmico. Assim sendo, consideramos que a indicação dos testes de vasorreatividade para estudo da reserva funcional (principalmente em pacientes com doença carotídea) é importante e sem dúvidas uma ferramenta de auxílio nas tomadas de decisões terapêuticas.

Durante processos de tratamento em doença carotídea crítica, através de revascularização/angioplastia ou tratamento endovascular, a monitorização por DTC pode diagnosticar a presença de microêmbolos distalmente, o que corrobora com melhor entendimento das abordagens terapêuticas, talvez contribuindo no entendimento de quadros de comprometimento cognitivo na avaliação pós-operatória. Outros estudos sugerem que a monitorização de microêmbolos pode garantir a efetividade da terapêutica antiplaquetária em pacientes com doença carotídea sintomática. Importante estudo em pacientes com estenose carotídea assintomática demonstrou 15,6% de risco de novo evento cerebrovascular quando houve detecção de embolização espontânea comparado a um risco de 1% quando os sinais microembólicos estavam ausentes. Esses estudos confirmam que a estenose carotídea assintomática deve ser melhor avaliada e que os estudos devem utilizar novos critérios de seleção na tomada de decisões. Enquanto isso não acontece em larga escala, permanecemos com a indicação conservadora até o aparecimento dos sintomas ou de embolização no DTC.

Na doença carotídea, o DTC pode prover mudanças de decisões nas seguintes situações:

- Determinar efeitos hemodinâmicos da estenose intracraniana;
- Diagnosticar estenose em *tandem* (estenoses intra e extracraniana ipsilaterais);
- Determinar presença ou exaustão da reserva microcirculatória em pacientes com estenose sintomática ou assintomática cujos resultados podem interferir no risco de eventos;
- Pesquisar atividade microembólica pela presença de sinais microembólicos em pacientes com estenose sintomática ou assintomática cujo resultado pode interferir no risco de eventos;
- Selecionar pacientes para ponte/bypass durante endarterectomia e diminuir efeitos da hipoperfusão cerebral (se as velocidades nas ACMs reduzirem mais que 30% após o clampeamento);
- Monitorização da embolização durante liberação do clampeamento na endarterectomia ou na colocação de *stent*;
- Identificação da possibilidade de síndrome de hiperperfusão.

## Detecção e monitoração embólica

Os microêmbolos podem ser detectados pelo exame de DTC quando alcançam a circulação intracraniana. A passagem de microêmbolos pela circulação sanguínea causa elevação da intensidade da onda do Doppler e ruído sonoro característico. Podem corresponder a microbolhas de conteúdo gasoso ou de partículas sólidas. Os aparelhos modernos de DTC são capazes de detectar e contar automaticamente a passagem de êmbolos pela circulação encefálica e ainda diferenciar êmbolos de artefatos. Em pacientes com suspeita de AVCI ou AIT recomendam-se monitorações que durem uma hora ou mais e com aparelho de 2 canais. Se detectada essa passagem na circulação encefálica, recomenda-se pesquisar as prováveis fontes de origem desses êmbolos (embolia arterioarterial, cardioembólica e paradoxal), sendo possível a correlação com as fontes de acordo com a passagem uni ou bilateral dos sinais. O teste para pesquisa de *shunt* D-E é determinado com grande sensibilidade através de solução salina agitada com sangue ou sem sangue, ou por um agente de contraste contendo microbolhas gasosas, possibilitando a suspeição de embolia paradoxal. Embora o exame padrão ouro seja o ecocardiograma transesofágico, ambos os métodos são extremamente sensíveis e quase iguais em especificidade, sendo o DTC mais facilmente realizável, mais barato, mais rápido e sem necessidade de sedação do paciente. As vantagens do DTC são: dispensa anestesia ou sedação para realização, possibilidade de induzir e estudar resposta em manobra de Valsalva e possibilidade de graduação em escalas de intensidade da passagem de microbolhas de acordo com o consenso internacional que normatiza a metodologia de realização do teste. Consiste em injetar microbolhas em veia periférica que podem alcançar a circulação arterial através do coração (forâmen oval patente, anormalidades do septo atrial) ou através do pulmão (fístula artéria venosa pulmonar). A manobra de Valsalva aumenta muito a sensibilidade do teste e, por vezes, a passagem dos microêmbolos somente é detectada durante essa manobra. Tal constatação favorece o DTC como exame de *screening*, visto que a efetividade da manobra depende da colaboração do paciente que preferencialmente não dever estar sedado. A contagem de MES pode ser realizada durante o exame e esse resultado quantitativo é de extrema importância na tomada de decisões. Ainda, a passagem de microêmbolos durante o repouso também pode ter relevância na tomada de decisões. Quanto maior o número de êmbolos, ou a presença de passagem durante o repouso, maior a condutância do *shunt*. Ambos os testes devem se complementar, pois a visualização direta do defeito do septo interatrial, bem como o achado de outras anormalidades (principalmente aneurisma do septo atrial), deve ser levado em consideração no momento da decisão terapêutica.

Outras situações em que o DTC pode ser útil na avaliação do risco de eventos cerebrovasculares incluem:

### DTC na doença falciforme

Em razão da reconhecida ocorrência de eventos cerebrovasculares nessa população, o papel do DTC recebe a classificação IA (nível e grau de evidência) para realização e monitoração das velocidades de fluxo em todos os pacientes portadores de anemia falciforme com faixa etária entre 2 e 16 anos como prevenção primária (sem evento clínico prévio). A observação de velocidades médias acima de 200 cm/s na ACM ou ACI distal indica terapia de transfusão crônica (diretrizes brasileiras) de acordo com diretrizes nacionais que foram baseadas nos estudos STOP I e II (*Stroke Prevention Trial in Sickle Cell Anemia*). Tais estudos confirmaram respectivamente uma redução de risco de 90% para novos eventos cerebrovasculares de acordo com os critérios e a necessidade de se manter transfusões indeterminadamente.

## Síndrome do roubo de fluxo sanguíneo pela artéria subclávia

Na síndrome do roubo da subclávia, os achados de DTC possibilitam o diagnóstico pela presença de achados específicos desencadeados por manobras que precipitam a síndrome como a elevação de membros superiores ou insuflação de manguito em membro superior acima da pressão arterial sistólica. Os achados ao DTC variam de acordo com a gravidade da síndrome de roubo e incluem desde desaceleração sistólica até padrões de fluxo alternante ou reverso na artéria vertebral ipsilateral. Embora o roubo da subclávia seja facilmente detectável pelo exame extracraniano, a avaliação da artéria basilar pode ser um fator determinante de condutas terapêuticas segundo alguns autores. A avaliação da hemodinâmica intracraniana nesse contexto permite maior entendimento do contexto de risco e apresenta diferenças entre os grupos com alteração intracraniana.

### Avaliação do vasoespasmo

O vasoespasmo cerebral é considerado uma das complicações mais comuns e graves que se seguem após o rompimento de um aneurisma (hemorragia subaracnóidea), podendo ser fator causal de isquemia cerebral secundária e contribuir para o aumento das taxas de morbimortalidade dos pacientes. A utilização do DTC logo após o evento e a monitoração constante até o 21º dia permitem o diagnóstico de vasoespasmo ou de hiperemia. Na maioria das situações, a monitorização das alterações de velocidades por DTC são proporcionais à mudança de fluxo, o que não se observa no vasoespasmo. Estudos demonstram que é possível predizer a ocorrência antes que o paciente evolua com sinais focais decorrentes de isquemia ou infarto cerebral. Há correlação entre as velocidades dos segmentos insonados com o diâmetro dos vasos observados por arteriografia, em especial no caso da ACM. É possível, ainda, acompanhar a resposta a medidas terapêuticas. Existem critérios específicos para o diagnóstico de vasoespasmo para cada segmento insonado. Porém, para interpretação correta, deve haver comparação entre os dois lados, e, no caso da ACM, deve-se calcular a relação com a velocidade na artéria carótida interna extracraniana (índice de *Linden-*

*gaard*). A aplicação do índice é obrigatória, pois permite a diferenciação entre o aumento das velocidades secundárias a vasoespasmo ou hiperemia. Para a circulação posterior, o índice de *Soustiel* relaciona as velocidades na artéria basilar e vertebral extracraniana. As avaliações dos índices e dos valores das velocidades médias quantificam a gravidade do vasoespasmo.

Algoritmo de avaliação de resultado de DTC em pacientes com doença vascular encefálica isquêmica

1. Observar registro de parâmetros sistêmicos que possam interferir na interpretação dos achados (pressão arterial sistêmica, frequência cardíaca, valores de hemoglobina, temperatura);
2. Conferir adequação das janelas ósseas para insonação;
3. Analisar os achados do DTC em conjunto com estudo vascular da artéria carótida interna extracraniana e do sistema vertebrobasilar extracraniano (ultrassonografia bidimensional com Doppler, angioTC ou angioRM de vasos extracranianos);
4. No caso de evento cerebrovascular agudo, o DTC pode sugerir mecanismo fisiopatológico, contribuir na monitoração da resposta terapêutica e até ser o próprio agente terapêutico.

Portanto:

4.1. Observe a pontuação do TIBI e sua variação durante dias consecutivos.
4.2. Certifique-se da presença de padrões de estenose intracraniana e compare com possíveis padrões compensatórios ou de recanalização (evanescente).
4.3. Certifique-se de uma monitoração prolongada com capacete de fixação preferencialmente bilateral.

5. No caso de estenose carotídea, solicite teste de vasorreatividade cerebrovascular para avalição da reserva funcional. Observe o padrão de circulação colateral e de uso das colaterais para determinação de exaustão compensatória. A avaliação da artéria oftálmica é imprescindível.
6. Nos casos de evento de etiologia indeterminada ou criptogênico, ou ainda possível mecanismo múltiplo pela imagem, observar a realização de testes alternativos que contribuam para definição do mecanismo como fenômeno de roubo de subclávia ou presença de *shunt* entre circulações direita-esquerda.

## REFERÊNCIAS CONSULTADAS

1. Alexandrov AV, Molina CA, Grotta JC, et al. For the CLOTBUST Investigators. Ultrasound-enhanced systemic thrombolysis for acute ischemic stroke. NEJM 2004; 351(21): 2170-2178.
2. Alexandrov AV, Sloan MA, Wong LK, Douville C, Razumovsky AY, Koroshetz WJ, Kaps M, Tegeler CH. Practice standards for transcranial Doppler ultrasound: part I–test performance. J Neuroimaging 2007; 17: 11–18.
3. Bor-Seng-Shu E, Nogueira RC, Figueiredo EG, Evaristo EF, Conforto AB, Teixeira MJ. Sonothrombolysis for acute ischemic stroke: a systematic review of randomized controlled trials. Neurosurg Focus. 2012; 32(1):E5.
4. Demchuk AM, Burgin WS, Christou I, Felberg RA, Barber PA, Hill MD, Alexandrov AV. Thrombolysis in brain ischemia (TIBI) transcranial Doppler flow grades predict clinical severity, early recovery, and mortality in patients treated with intravenous tissue plasminogen activator. Stroke 2001; 32: 89–93.
5. Gooskens I, Schmidt EA, Czosnyka M, Piechnik SK, Smielewski P, Kirkpatrick PJ, Pickard JD. Pressure-autoregulation, CO2 reactivity and asymmetry of haemodynamic parameters in patients with carotid artery stenotic disease. A clinical appraisal. Acta Neurochir (Wien). 2003; 145(7):527-32.
6. Holzer K, Sadikovic S, Esposito L, Bockelbrink A, Sander D, Hemmer B, Poppert H. Transcranial Doppler ultrasonography predicts cardiovascular events after TIA. BMC Med Imaging. 2009; 30: 9-13.
7. Lange MC, Zetola VF, de Souza AM, Piovesan EJ, Muzzio JA, Germiniani FM, Werneck LC. Transcranial Doppler for patent foramen ovale screening: is there a good correlation with transesophageal echocardiography? Arq Neuropsiquiatr. 2008 Dec; 66(4):785-9.
8. Lange MC, Zétola VF, Piovesan EJ, Werneck LC. Valsalva maneuver procedures in the diagnosis of right-to-left shunt by contrast-enhanced transcranial Doppler using agitated saline solution with blood as a contrast agent.. Arq Neuropsiquiatr. 2010 Jun; 68(3):410-3.
9. Lobo CL, Cançado RD, Leite AC, Dos Anjos AC, Pinto AC, Matta AP, Silva CM, Silva GS, Friedrisch JR, Braga JA, Lange MC, Figueiredo MS, Rugani MÁ, Veloso

O, Moura PG, Cortez PI, Adams R, Gualandro SF, de Castilho SL, Thomé U, Zetola VF. Brazilian Guidelines for transcranial Doppler in children and adolescents with sickle cell disease. Rev Bras Hematol Hemoter. 2011;33(1):43-8.

10. Nedelmann M, Stolz E, Gerriets T, Baumgartner RW, Malferrari G, Seidel G, Kaps M. TCCS Consensus Group. Consensus recommendations for transcranial color-coded duplex sonography for the assesment of intracranial arteries in clinical trials on acute stroke. Stroke. 2009;40(10):3238-44.

11. Nogueira RC, Norremose KA, Esteves AM, Oliveira ML, Almeida KJ, Bor-Seng-Shu E, Yamamoto FI, Texeira MJ. Ultrasound enhanced Systemic Trombolysis for acute ischemic stroke. In: Neurosonology 2013. 8th European Society of Neurosonology and Cerebral Hemodynamics, 2013, Porto, Portugal. Neurosonology, 2013.

12. Sloan MA, Alexandrov AV, Tegeler CH, et al. Assesment: Transcranial Doppler Ultrasonography. Report of the therapeutics and technology assessment subcommittee of the American Academy of Neurology. Neurology 2004; 62: 1468-1481.

13. Zétola VF, Lange MC. The utility of transcranial Doppler in the acute ischemic stroke. Arq Bras Cardiol. 2006; 87(6):795-8.

14. Zetola VF, Silva MC, Lange MC, Muzzio JA, Novak EM, Moraes A, Werneck LC. Is the patent foramen ovale closure the best option?. Arq Neuropsiquiatr. 2012 Dec;70(12):934-8.

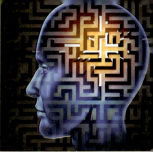

- Gabriela Grinberg Dias
- Ana Carolina Marcos Vaz
- Edson Amaro Jr.

# Neuroimagem no Acidente Vascular Cerebral

**PONTOS-CHAVE**

### Acidente Vascular Cerebral Isquêmico (AVCi)
- Exame de imagens são críticos para a decisão terapêutica em pacientes com AVCi e devem ser realizados e interpretados o mais breve possível.
- O tempo porta-imagem preconizado é de 45 minutos.
- O método de imagem a ser utilizado deve ser o mais adequado ao serviço de saúde.
- A utilização de um laudo estruturado pode ser de grande valia para a otimização do processo.
- A inclusão da angioTC "do arco ao vértice" aumenta a precisão diagnóstica e auxilia na decisão e planejamento terapêutico, não sendo necessário conhecer o valor da creatinina sérica nos pacientes sem histórico de insuficiência renal.
- O estudo da perfusão cerebral pode auxiliar na decisão da conduta em pacientes sem diagnóstico estabelecido ou com tempo desconhecido desde o início dos sintomas.
- Pacientes em janela terapêutica podem se beneficiar de um protocolo resumido de ressonância magnética (RM).
- A difusão é significativamente mais sensível para a detecção de infartos agudos quando comparada à tomografia computadorizada (TC).

### Acidente vascular cerebral hemorrágico
- A angioTC atualmente tem papel central na investigação etiológica.
- A RM pode ser utilizada em um segundo momento para complementação diagnóstica.
- A principal causa das hemorragias parenquimatosas é a HAS e o sangramento tipicamente é na região nucleocapsular ou talâmica.
- A TC e a angioTC se prestam para definição do prognóstico, sendo os fatores independentes mais importantes o volume inicial do hematoma e a presença do *spot sign*.
- Angiopatia amiloide é uma causa importante de hemorragia periférica/lobar em pacientes idosos.
- Entre as malformações cerebrovasculares, as mais relacionadas a hemorragias intracranianas são as malformações e fístulas arteriovenosas MAVs/FAVs.
- A maioria das hemorragias subaracnóideas (HSAs) espontâneas é relacionada à ruptura de um aneurisma, por isso a angioTC deve ser feita imediatamente após o seu diagnóstico.
    - O padrão aneurismático clássico é o cisternal.
    - O padrão perimesencefálico geralmente tem curso benigno.
    - O padrão de convexidade tem diagnóstico diferencial amplo, sendo os dados clínicos essenciais.
- A angioTC e a angioRM têm alta sensibilidade para o diagnóstico da trombose venosa cerebral (TVC) e a RM tem melhor desempenho para o diagnóstico das suas complicações.

## INTRODUÇÃO

Os acidentes vasculares cerebrais (AVC) são a segunda maior causa de mortalidade em todo o mundo e umas das maiores causas de morbimortalidade no Brasil. Para conduta clínica, há perguntas fundamentais que devem ser respondidas:

- Há confirmação de doença cerebrovascular instalada?
- Trata-se de um evento isquêmico ou hemorrágico?
- Há informação da estrutura e da função cerebrais para guiar a conduta?
- Há riscos para a terapêutica proposta?

Os exames de imagem são fundamentais para resposta a essas perguntas e ocupam papel crítico na definição do diagnóstico e auxílio das decisões terapêuticas.

Os AVC isquêmicos, além de serem muito comuns, passaram a ser potencialmente tratáveis com o advento das terapias de recanalização, com melhora significativa no prognóstico em casos de sucesso no tratamento agudo. Nesse aspecto, houve grande expansão do papel da neuroimagem no primeiro atendimento, uma vez que para essas condutas são necessárias para o pronto diagnóstico detecção da extensão e provável etiologia envolvidos. Em particular, é desejável que se tenha informações a respeito da localização e extensão do trombo intra-arterial e da existência de zona isquêmica "salvável", a "zona de penumbra".

Nesse contexto várias modalidades de exames diagnósticos por imagem são possíveis. Além da orientação baseada em particularidades de cada caso, a premência do tratamento leva à necessidade de se estabelecer protocolos de conduta seguindo guias de boas práticas (medicina baseada em evidências). Assim, cabe à equipe médica (em especial ao neurologista e ao radiologista) escolher qual caminho a seguir dentro da instituição. Essa decisão deve levar em consideração as limitações e as características de cada serviço, que incluem tempo disponível de pessoal e equipamentos, presença de radiação ionizante, contraindicações a determinados testes, experiência da equipe (treinamento direcionado do radiologista) e finalmente custos financeiros envolvidos.

Ainda, a conduta inicial para esses pacientes é crítica, devendo-se priorizar a informação em tempo hábil para tomada de decisão. É sabido que o tempo decorrido entre a admissão e o início da terapia trombolítica tem impacto importante no prognóstico. A questão que vai nortear a escolha de qual técnica de imagem proverá a resposta no tempo exigido vai depender, em grande parte, da experiência local. Exames de tomografia computadorizada e ressonância magnética (com suas variantes angiográficas) são, atualmente, as principais escolhas. E podem, inclusive, ser inseridos no fluxograma de atendimento de maneira sequencial. O fluxograma abaixo (Fluxograma 5.1) mostra exemplo de algoritmo de diagnóstico por imagem do paciente com AVC a ser seguido, que depende da disponibilidade de equipamentos e pessoal.

Em grande parte das instituições, o primeiro exame a ser realizado na emergência é a tomografia computadorizada (TC). Os principais argumentos para a escolha dessa modalidade são velocidade e sensibilidade/facilidade de interpretação para sangramentos agudos. A agilidade é fundamental pelas razões já expostas, a sensibilidade a sangramentos agudos pela necessidade de descartar contraindicações à terapia trombolítica e a facilidade de interpretação pelo entendimento direto e comunicação facilitada entre radiologista e neurologista.

O exame de TC no contexto de atendimento ao paciente com AVC segue a rotina de execução habitual, porém há modificações que otimizam a sua efetividade. Já no passo inicial do exame, no qual são realizadas ima-

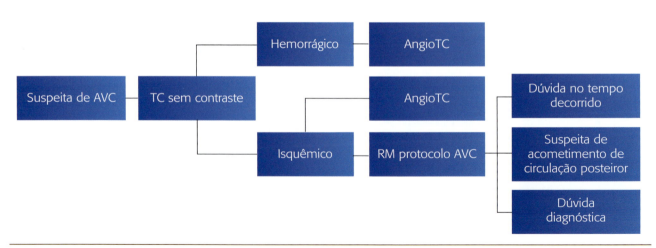

**Fluxograma 5.1** Diagnóstico do acidente vascular cerebral isquêmico (AVCI).

gens de planejamento (Figura 5.1) para definir a zona a ser estudada, há um passo importante em casos de suspeita de AVC: é aconselhado estender essa imagem para incluir todo o tórax do paciente. O objetivo é verificar a presença de marcapasso, que poderá contraindicar um eventual exame de RM. Outros ajustes incluem otimização de tempo da aquisição das imagens, mesmo que isso implique um posicionamento inadequado, além de privilegiar o paciente com suspeita de AVC em detrimento de outros no pronto-atendimento.

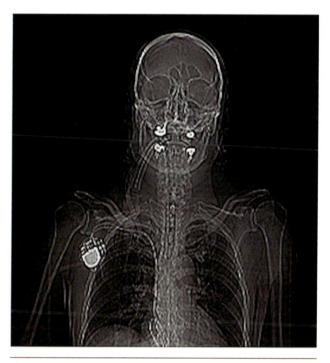

**Figura 5.1** Radiografia para planejamento de TC (scout) evidencia marcapasso no hemitórax direito, contraindicando a RM.

O tempo porta-imagem, que inclui a emissão de um primeiro laudo escrito, deve ser de até 45 minutos segundo a recomendação da *Joint Commission International* (*American Stroke Association Guidelines* – Jan./2013). Para facilitar essas etapas, no Hospital Israelita Albert Einstein optamos pela elaboração de um laudo estruturado (Figura 5.2), a fim de agilizar o relatório e facilitar a leitura e interpretação pelo médico envolvido no tratamento do paciente. Essa estrutura foi elaborada para responder perguntas a respeito da presença de sangramentos, de sinais de insultos isquêmicos agudos, da presença de infartos antigos e atribuir a pontuação do ASPECTS (*Alberta Stroke Program Early Computed Tomography Score*) para exames de pacientes com suspeita de AVC agudo (Figura 5.3). Essa pontuação é baseada apenas no território da artéria cerebral média, sendo dividida em 10 áreas que compreendem as regiões corticossubcorticais frontotemporoparietais, insular e nucleocapsular. A pontuação é "invertida": o exame sem alteração receberá pontuação 10 e a cada território acometido subtrai-se um ponto, até o mínimo de zero.

Além da pontuação ASPECTS, reservamos uma área para outras observações que possam ser relevantes na conduta. Essa parte do relatório é escrita em texto livre sendo indispensável a descrição de alterações sutis que possam representar mudanças relativas a um insulto isquêmico precoce, como apagamento relativo dos sulcos corticais em determinada região ou hemisfério e perda da diferenciação entre as substâncias branca e cinzenta (Figura 5.4), apagamento ou perda da distinção da região nucleocapsular (Figura 5.5) e apagamento da estrutura insular (Figura 5.6). Outros achados que podem estar associados à um AVC isquêmico, como hiperdensidade de vasos do polígono de Willis, em especial da artéria cerebral média (Figura 5.7) e seus ramos (Figura 5.8), devem ser ativamente procurados e relatados. Finalmente, incluímos a informação de que esse exame não é confirmatório ou não da presença de isquemia ou hemorragia, que as imagens foram interpretadas no contexto emergencial e que poderão ser revistas se houver outras informações de história clínica, ou de outros exames laboratoriais, não presentes no momento do laudo. Esse laudo estruturado se encontra em utilização na nossa instituição desde 2004 e sofreu poucas modificações, estando o leitor livre para utilizá-lo, sendo necessário adaptar cada item de acordo com as necessidades do contexto de sua aplicação.

## Angiotomografia de artérias cervicais e intracranianas

A análise de artérias no contexto de primeiro atendimento é importante para definição de conduta. Atualmente, em nossa instituição, o protocolo de tomografia computadorizada inclui a realização de uma angiotomografia (angioTC) arterial que se estende desde o arco aórtico até o vértice encefálico. Seus objetivos principais são verificar a presença de uma oclusão vascular por êmbolo/trombo (Figura 5.9) ou dissecção (Figura 5.10), além de estudar a situação da circulação arterial dos sistemas carotídeo e vértebro-basilar. Informações sobre a localização e a extensão de um trombo e sobre a existência de circulação colateral leptomeníngea (Figura 5.11) são de grande auxílio para que o clínico responsável possa decidir qual o melhor tratamento para o paciente no momento da apresentação, se trombólise endovenosa e/ou intra-arterial. Se for optado por tratamento endovascular, a angioTC ainda fornecerá outras informações importantes para o planejamento do procedimento, como a anatomia do arco aórtico (Figura 5.12) e a presença de estenoses proximais nas artérias carótidas (Figura 5.13).

**LAUDO ESTRUTURADO DE TOMOGRAFIA DE CRÂNIO**

1. SINAIS TOMOGRÁFICOS QUE SUGIRAM HEMORRAGIAS RECENTES:
   - Hemorragia subaracnóide__________ () Sim () Não
   - Hemorragia intraparenquimatosa__________ () Sim () Não
   - Hemorragia subdural __________ () Sim () Não
   - Hemorragia extradural__________ () Sim () Não

2. SINAIS TOMOGRÁFICOS QUE SUGIRAM ISQUEMIA RECENTE:
   - Apagamento insular: __________ () Sim () Não
   - Hipoatenuação núcleo/capsular__________ () Sim () Não
   - Artéria Densa: __________ () Sim () Não
   - Pontilhado ACM (ramos silvianos): __________ () Sim () Não
   - Assimetria de sulcos: __________ () Sim () Não
   - Território - Circul. Ant.__________ () Sim () Não
   - Território - Circul. Post.__________ () Sim () Não

3. **ASPECTS** ( Território da ACM) **TOTAL:**
   - Território - M1______ () Sim () Não
   - Território - M2______ () Sim () Não
   - Território - M3______ () Sim () Não
   - Território - M4______ () Sim () Não
   - Território - M5______ () Sim () Não
   - Território - M6______ () Sim () Não
   - Território - Ínsula_____ () Sim () Não
   - Território - Caudado____ () Sim () Não
   - Território - Caps. int____ () Sim () Não
   - Território - Lentiforme __ () Sim () Não

4. SINAIS DE ISQUEMIA ANTIGA
   - Território - ACM __________ () Sim () Não
   - Território - ACA __________ () Sim () Não
   - Território - ACP __________ () Sim () Não
   - Território - Tronco __________ () Sim () Não
   - Território - Cerebelo __________ () Sim () Não

OUTROS ACHADOS/DÚVIDAS

**Os achados atuais são preliminares e sujeitos à re-interpretação a partir de novas informações clínicas e de eventuais exames de seguimento ou de Ressonância Magnética. O resultado isolado deste estudo de Imagem não deve ser tomado como indicação ou não das modalidades de tratamento escolhidas. Esta escolha deverá ser ponderada pelo médico responsável pelo paciente levando em conta todas as circunstâncias clínicas.**

**Data: 09/09/2010 Horário: 07:53.**

**Figura 5.2** Laudo estruturado do Protocolo AVC – HIAE.

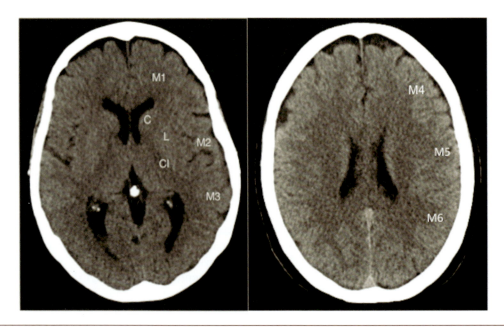

**Figura 5.3** Tomografia de crânio normal demonstrando em esquema os territórios pontuados no ASPECTS.

Neuroimagem no Acidente Vascular Cerebral

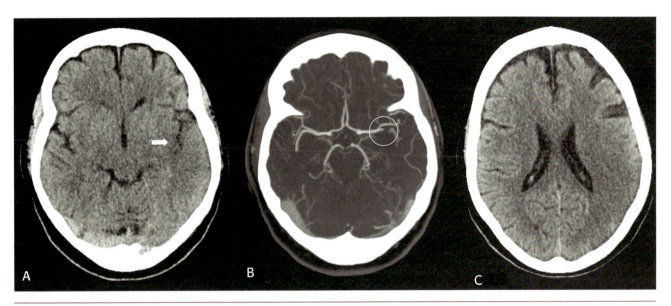

**Figura 5.4** (**A**) TC de crânio com perda da diferenciação entre as substâncias branca e cinzenta na ínsula, sugerindo área isquêmica aguda. (**B**) AngioTC do mesmo paciente evidencia oclusão de ramo inferior M2 esquerdo. (**C**) TC de crânio em outro nível demonstra apagamento difuso de sulcos parietais à esquerda.

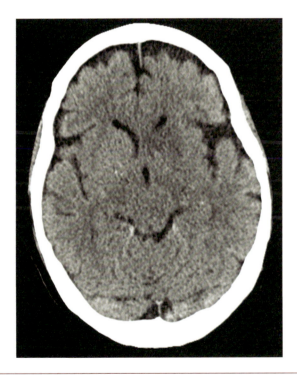

**Figura 5.5** TC de crânio sem contraste com hipodensidade envolvendo a cabeça do núcleo caudado e o aspecto anterior do lentiforme, com efeito tumefativo local (demonstrado pela redução volumétrica do corno frontal do ventrículo lateral esquerdo).

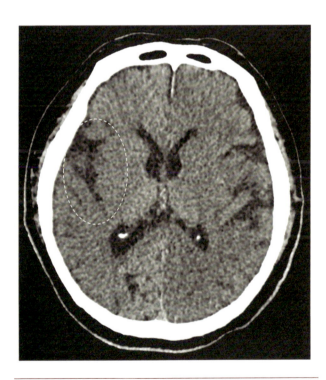

**Figura 5.6** TC de crânio com sutil apagamento insular à direita.

Acidente Vascular Cerebral   Métodos Diagnósticos na Doença Cerebrovascular

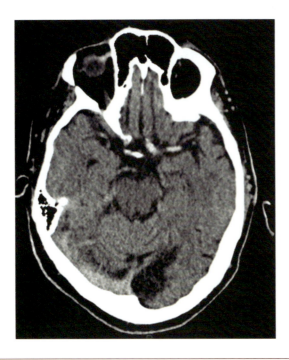

**Figura 5.7** Tomografia de crânio sem contraste de um paciente com 2 horas de hemiparesia à direita evidencia hiperdensidade na artéria cerebral média esquerda (sinal da artéria densa).

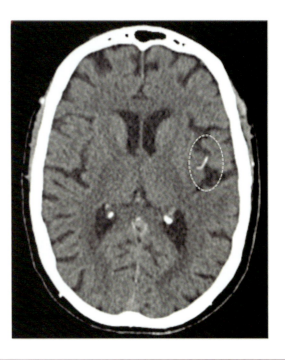

**Figura 5.8** TC de crânio demonstra estrutura linear hiperdensa em trajeto de ramo arterial sylviano esquerdo, compatível com trombo, possivelmente calcificado.

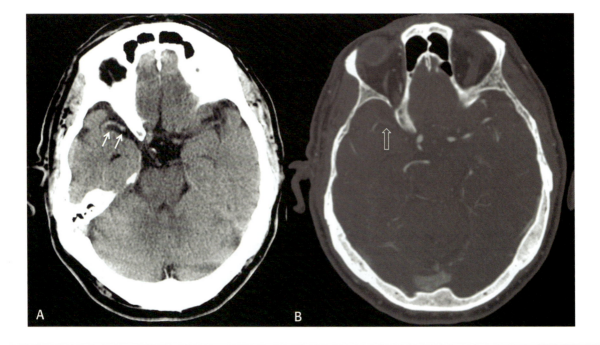

**Figura 5.9** Tomografia de crânio sem contraste. (**A**) hiperdensidade espontânea na artéria cerebral média direita (setas brancas). AngioTC arterial intracraniana (**B**) demonstra a falha de enchimento arterial (seta vazada), compatível com trombo.

50                                                                                                                                                                                        SEÇÃO 2

Neuroimagem no Acidente Vascular Cerebral

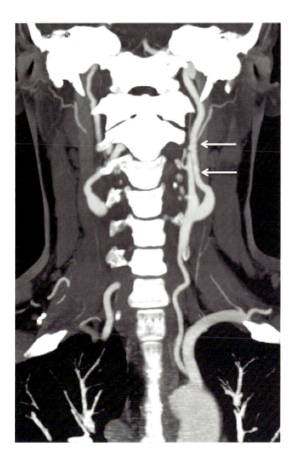

**Figura 5.10** Reformatação segundo intensidade máxima de angioTC de artérias cervicais evidencia irregularidades difusas no segmento cervical da artéria carótida interna esquerda suspeita para dissecção, confirmada em angiografia (não mostrada).

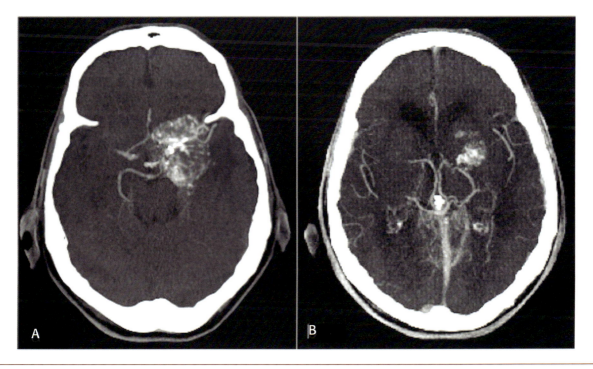

**Figura 5.11** Paciente com oclusão aguda da ACM direita, evidente na aquisição mais precoce, com exuberante circulação colateral na sequência angiográfica tardia. Nota: Volumoso meningioma parcialmente calcificado esfenoidal bilateral.

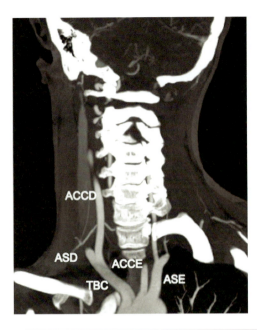

**Figura 5.12** Reformatação segundo intensidade máxima de angioTC de artérias cervicais mostrando a anatomia do arco aórtico: ACCD = artéria carótida comum direita; ASD = artéria subclávia direita; TBC = tronco braquiocefálico; ACCE = artéria carótida comum esquerda; ASE = artéria subclávia esquerda.

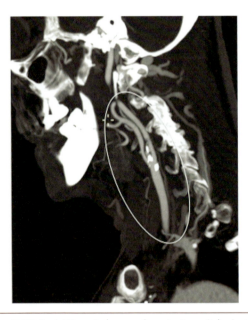

**Figura 5.13** AngioTC cervical com reformatação sagital orientada no plano do bulbo carotídeo demonstra placas calcificadas no bulbo/emergência da carótida interna, determinando estenose estimada em 50% pelo NASCET.

As informações desse exame são dispostas em laudo estruturado para descrever de maneira objetiva e em ordem/local padronizados os achados chave para a tomada de decisão no pronto-atendimento (PA) (Figura 5.14).

4. Foi realizado AngioTC de artérias cervicais e intracranianas () Sim () Não
   Oclusão de grande tronco arterial:

| | | |
|---|---|---|
| Artéria carótida comum direita | () Sim | () Não |
| Artéria carótida comum esquerda | () Sim | () Não |
| Artéria carótida interna direita | () Sim | () Não |
| Artéria carótida interna esquerda | () Sim | () Não |
| Artéria vertebral direita | () Sim | () Não |
| Artéria vertebral esquerda | () Sim | () Não |
| Artéria basilar | () Sim | () Não |

Oclusão de tronco arterial intracraniano (Até A2, M2, P2)? () Sim () Não
Qual artéria?

5. Sinais de isquemia antiga

| | | |
|---|---|---|
| Território – ACM | () Sim | (X) Não |
| Território – ACA | () Sim | (X) Não |
| Território – ACP | () Sim | (X) Não |
| Território – Tronco | () Sim | (X) Não |
| Território – Cerebelo | () Sim | (X) Não |

**Figura 5.14** Laudo estruturado para angioTC no Protocolo AVC – HIAE.

Apesar da grande utilidade da angioTC, alguns pontos cruciais devem ser levados em consideração: a) a preocupação com a radiação é justificada, uma vez que o uso dessa técnica aumenta a dose de maneira significativa, que varia dependendo do protocolo e do equipamento utilizado. Admite-se que uma dose entre 4 e 5 mSv seja utilizada, o que dobra a radiação de uma TC de crânio. Deve-se sempre trabalhar com a dose mais baixa possível, reduzindo a voltagem do tubo e aumentando a corrente; b) o uso do contraste iodado: apesar de temido pelo seu potencial em induzir nefropatia, as evidências atuais mostram que sua utilização é segura, uma vez que apenas uma minoria dos pacientes apresentam elevação da creatinina sérica nos dias que se seguem a sua utilização. Tais pacientes dificilmente necessitarão de diálise ou desenvolverão doença renal crônica. No entanto o risco de haver piora na função renal passa a ser significativo naqueles pacientes com insuficiência renal conhecida, sugerindo cautela na utilização do contraste ou até mesmo a sua contraindicação. Pacientes com antecedentes alérgicos graves ou asma moderada ou grave não devem receber contraste sem dessensibilização prévia, bem como aqueles que referirem alergia prévia ao contraste iodado, mesmo que leve.

Por fim, a realização da angioTC não deve atrasar a utilização do trombolítico endovenoso. Em algumas situações sugere-se que este seja administrado imediatamente após a análise da TC de crânio sem contraste, com a paciente ainda na sala de exames, uma vez constatado que não há infarto extenso estabelecido ou hemorragia intracraniana. No entanto, a realização de angioTC é um procedimento muito rápido, que dura poucos segundos, desde que o paciente esteja preparado antes de entrar na sala, com acesso venoso calibroso (cateter intravenoso pelo menos 18) no braço direito e com questionário de segurança respondido antecipadamente (Tabela 5.1).

**Tabela 5.1** Questionário de segurança.

| Pergunta | Sim | Não |
| --- | --- | --- |
| Histórico de insuficiência renal? | | |
| Alergia ao contraste iodado? | | |
| Asma moderada/grave | | |
| Antecedente de alergia grave a qualquer agente? | | |
| Se o paciente responder sim a qualquer pergunta, não deve ser administrado o meio de contraste iodado endovenoso | | |

## Perfusão por tomografia computadorizada

O estudo da perfusão cerebral do encéfalo pode ser feito pela tomografia computadorizada no momento da apresentação do paciente e pode fornecer informações a respeito da existência de tecido cerebral viável sob isquemia, a chamada "zona de penumbra". A principal vantagem de se realizar a perfusão por TC, se compararmos com PET scan (*Positron emission tomography*) ou ressonância magnética (RM), é a disponibilidade do equipamento e a rapidez na aquisição. A principal desvantagem, no entanto, é a radiação ionizante utilizada, que pode ser alta nesses estudos.

A principal ideia do exame é determinar a presença e a extensão da chamada zona de penumbra. Sabe-se que o tecido cerebral não tem reserva energética e, após 2 a 3 minutos sem fluxo, não é mais possível manter a viabilidade neuronal. Áreas cerebrais com perfusão reduzida (abaixo de 50 mL/100 g/min) tem maior risco de apresentar morte neuronal porque são mais sensíveis a discretas reduções da pressão de perfusão e porque este estado de baixo fluxo induz apoptose tissular. Assim, é fundamental avaliar se o paciente tem áreas cerebrais com essas características (em risco) para guiar a conduta.

Utilizando a perfusão por TC podemos medir o volume sanguíneo cerebral-CBV (valores normais: 4-5 mL/100 g de tecido cerebral), o fluxo sanguíneo cerebral-CBF (normal: 50-60 mL/100 g/min) e o tempo médio de trânsito-MTT, que significa o tempo médio decorrido desde o início do influxo arterial ao afluxo venoso, estimado pela passagem do bolo de contraste.

Os três parâmetros (CBF, CBV e MTT) estão intimamente relacionados em uma simples equação:

$$CBV = CBF \times MTT$$

A observação das relações entre as variáveis dessa equação permite entender de que maneira o tecido encefálico procura manter a sua perfusão adequada. Variações na pressão de perfusão (refletidas no CBF) serão prontamente respondidas com aumento no tempo em que o sangue permanece nesse tecido (representado pelo MTT) para manter a extração de nutrientes e continuar as funções e metabolismo celular (valores de CBV entre 4 mL e 5 mL estáveis). Quando há redução de fluxo (CBF), por exemplo, pela oclusão de ramo arterial (em geral por embolia), verificaremos aumento no MTT, na tentativa de manter o volume sanguíneo estável (CBV). Em um primeiro momento a vasculatura cerebral será capaz de manter um volume (CBV) adequado, apesar da atividade elétrica já se encontrar alterada (potenciais evocados costumam já ser anormais). Nesse momento temos isquemia, que é caracterizada, portanto, pela redução do CBF, aumento do MTT e manutenção ou redução leve do CBV. A partir de certo ponto a autorregulação passa a não ser mais suficiente, e temos redução mais acentuada do CBV, o que determinará a morte celular que configura o infarto do tecido propriamente dito. Em geral essa área coincide com a zona de restrição à difusão na RM (veja a seguir). A dissociação entre esta (redução acentuada de CBV) e a zona de déficit perfusional (redução do CBF e aumento do MTT com CBV relativamente preservado), é referida como a "zona de penumbra". Entretanto, uma vez que não há correspondência direta entre valores quantitativos obtidos na perfusão por TC e mecanismos adaptativos e de neuroproteção que estão em operação, é mais adequado utilizar o termo "desacoplamento". Um dos principais objetivos de avaliar a perfusão cerebral é a identificação dessa zona, que é o território isquêmico com potencial de ser salvo com a reperfusão. Ou seja, essa é a área que pode ser beneficiada por terapia de resgate, como a trombólise intra-arterial, seja ela química, seja mecânica.

Alguns dos fatores que influenciam durante quanto tempo determinado território pode ficar sobre isquemia até que o volume sanguíneo seja insuficiente para evitar a morte celular são: gravidade da oclusão (se completa ou subtotal), a presença de circulação colateral eficiente, território acometido (uma vez que cada zona tem características metabólicas diversas), tempo de isquemia e finalmente variações entre cada indivíduo.

## RESSONÂNCIA MAGNÉTICA

### Ressonância magnética – protocolo rápido para AVC

O exame deve ser realizado de maneira sucinta e direcionada. Assim, realiza-se um exame rápido, em 9 minutos ou menos, sendo que o tempo total de sala, que inclui posicionamento e orientação do paciente, deve ser o mínimo possível, não maior que 15 minutos. Os objetivos são verificar se há realmente um insulto isquêmico recente e se há tecido viável para uma eventual terapia de resgate. O exame não tem objetivo de análise completa do encéfalo, mas sim de priorizar o exame no menor tempo capaz de fornecer as informações para conduta.

Para pacientes que tenham suspeita de AVC, mas que a terapia trombolítica não seja uma opção, sugerimos a realização do exame de RM de encéfalo completo. Esse exame inclui imagens estruturais em diversas ponderações sem e com a utilização de meio de contraste intravenoso e o estudo das artérias cervicais e intracranianas, que permite diagnóstico mais preciso e tem maior sensibilidade para outras anormalidades que fazem parte dos diagnósticos diferenciais para os sintomas. Esse estudo, por sua vez, é mais longo, sendo que a sua relação custo/tempo/benefício desaconselha sua indicação quando se pretende conduta trombolítica.

No protocolo AVC da RM fazemos cinco sequências básicas, que incluem a análise do tecido com isquemia recente (difusão), possibilidade de sangramentos (FLAIR e GRE), perfusão cerebral e angiografia de grandes artérias (Quadro 5.1). Essa abordagem permite verificar um raciocínio primário onde a presença de infarto já estabelecido seria caracterizada por restrição à difusão (Figura 5.15) e a área em risco seria caracterizada pelas áreas onde há desacoplamento entre a perfusão (reduzida) e a difusão (normal) (Figura 5.16).

A restrição à difusão, caracterizada por alto sinal na sequência de difusão e baixo sinal no mapa de ADC, reflete, na maior parte das vezes, alteração citotóxica que ocorre quando há isquemia profunda e morte celular. Na maioria das vezes é irreversível e pode surgir já nos primeiros minutos do infarto, tipicamente entre 0 e 6h. As alterações do mapa ADC em geral são mais evidentes mais precocemente do que na difusão propriamente dita.

O FLAIR permite, em algumas ocasiões, a detecção de hipersinal em ramos arteriais ocluídos ou com fluxo lento, denotando oclusão ou suboclusão vascular (Figura 5.17).

O estudo da perfusão encefálica permite obter informações sobre a existência de uma "zona de penumbra", ou tecido cerebral salvável sob isquemia. Esse estudo pode ser feito de forma semelhante ao que é realizado na TC, através da análise temporal do comportamento do meio de contraste. A passagem do "bolo" de contraste pela vasculatura e tecido cerebral é conhecida como perfusão dinâmica contrastada. Há outras técnicas que não se baseiam no uso de contraste externo, mas sim nas propriedades de deslocamento de prótons. Essas técnicas são conhecidas como *arterial spin labeling* e permitem quantificar fluxo sanguíneo regional. A primeira técnica, baseada em uso de contraste, é mais difundida, tem maior volume de estudos na literatura e é comumente disponível, de maneira que nos ateremos à ela neste texto.

Ao avaliarmos a perfusão por RM, a semelhança do que fazemos na TC, também avaliaremos os parâmetros relativos ao fluxo e ao volume sanguíneos cerebrais, além do tempo médio de trânsito do bolo de contraste pelo tecido. Aqui, em contraste com a perfusão por TC, a análise da zona de penumbra e da área infartada propriamente dita leva em conta os achados da sequência de difusão, e não a relação entre CBV e CBF.

Apesar de inúmeros parâmetros poderem ser derivados das sequências de perfusão por RM (CBV, CBF, MTT, TTP e *time-to-maximum*), os parâmetros mais utilizados atualmente são *mean transit time* (tempo médio de

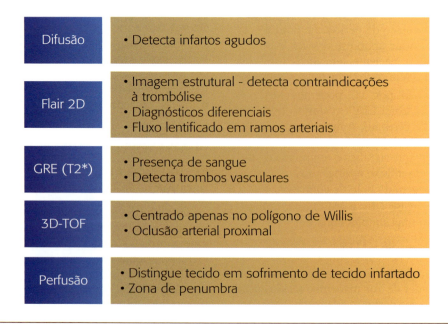

**Quadro 5.1** Sequências de ressonância magnética realizadas no protocolo AVC do Hospital Israelita Albert Einstein e suas respectivas funções.

Neuroimagem no Acidente Vascular Cerebral

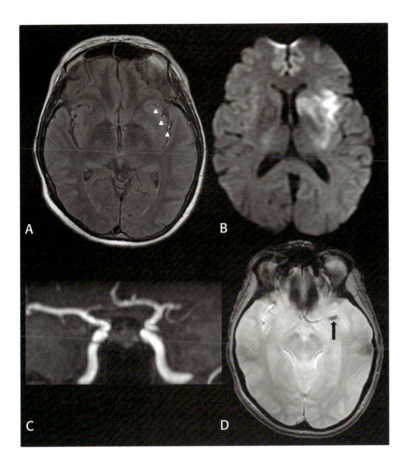

**Figura 5.15** RM de crânio. (**A**) FLAIR mostra hipersinal nos ramos sylvianos da ACM esquerda; (**B**) DWI com área de restrição à difusão envolvendo a região nucleocapsular esquerda e a ínsula; (**C**) angioTC intracraniana (coronal – MIP) demonstrando a ausência de sinal de fluxo na ACM; (**D**) GRE com hipossinal endoluminal representando trombo.

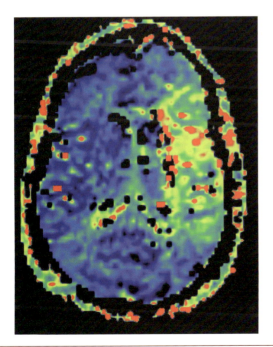

**Figura 5.16** Estudo perfusional do mesmo paciente demonstra na área assinalada um atraso na chegada de contraste (MTT ou *mean transit time*) evidenciando uma área em risco maior do que a de restrição à difusão ("penumbra"), representada em tons quentes (vermelho/amarelo).

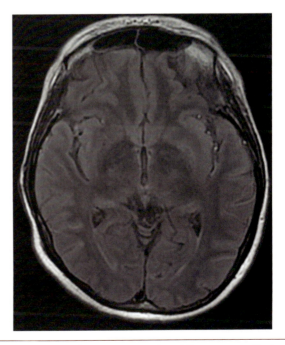

**Figura 5.17** RM de crânio, sequência FLAIR mostra pontilhado de hipersinal nos ramos sylvianos da ACM esquerda.

transito – MTT), *time to peak* (TTP) e *time to maximum* (Tmax – tempo máximo de contraste). Esses parâmetros são obtidos através de deconvolução matemática do sinal temporal. No entanto deve-se observar com cautela a utilização de valores absolutos de referência, uma vez que a literatura demonstra que podem haver variações entre os parâmetros dependendo da forma como a imagem for adquirida e processada.

Comumente se utiliza como parâmetro de perfusão alterada atrasos maiores que 6 segundos no tempo médio de trânsito (MTT) para definição de zona hipoperfundida. A existência de um desacoplamento ou *mismatch* é definida como zona cerebral hipoperfundida sem restrição à difusão. A reperfusão do tecido isquêmico por terapia de resgate é mais benéfica em pacientes que apresentam *mismatch* no estudo de resgate. Não há níveis de evidência estabelecidos para a relação entre medidas de volume de tecido cerebral com alteração no exame de RM e a melhor conduta. Alguns autores sugerem que a escolha dos candidatos à terapia de reperfusão pode ser feita com mais eficácia se: a) a diferença entre o volume de área com perfusão alterada e a área com restrição à difusão (volume da área com desacoplamento) for maior que 15 mL; b) volume da área de restrição à difusão inferior a 70 mL; e c) volume de alteração de perfusão (Tmax >10s) inferior à 100 mL. Estudos sugerem que, em casos em que esses valores não foram encontrados, há probabilidade muito alta de evento adverso pós-reperfusão (sangramento) e/ou pouco benefício do ponto de vista clínico.

A utilização da análise da perfusão encefálica tem sido utilizada como índice para tomada de conduta que pode permitir ir além da janela terapêutica. O racional é que: a) o tecido com baixa perfusão oscila seu estado após a instalação da oclusão por mecanismos inflamatórios, reperfusão, regulação da permeabilidade e outros que não podem ser unicamente medidos pela variável temporal; b) variabilidade individual; e c) mecanismo de isquemia. A ideia é de que a área de desacoplamento observada na RM (ou TC) refletiria o volume e o estado do tecido potencialmente salvável em cada paciente, sendo uma variável biológica individualizada. Entretanto, há resultados conflitantes em estudos em que essa linha de raciocínio foi traduzida em protocolos de conduta médica, e frequentemente os resultados dependem da experiência dos profissionais e das características dos instrumentos de imagem e trombólise adotados. Dessa maneira, no momento da escrita deste texto, ainda não há consenso a respeito da capacidade de métodos de imagem, isoladamente, estenderem a janela terapêutica.

Nas demais sequências procuramos sinais de hemorragias que possam contraindicar a trombólise, melhor vistas no gradiente-eco (GRE – Figura 5.18) ou ainda alterações estruturais (FLAIR) que participem do diagnóstico diferencial dos pacientes com sintomas neurológicos focais e que possam ser confundidas com isquemia em uma TC inicial, como uma neoplasia infiltrativa (Figura 5.19).

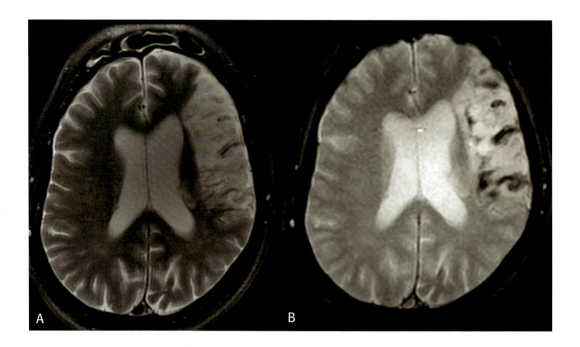

**Figura 5.18** RM de crânio; (**A**) sequência T2 e (**B**) GRE demonstram hipersinal corticossubcortical frontotemporal esquerdo. Em (**B**) existem áreas de marcado hipossinal, correspondendo a áreas de sangramento pregresso (depósito de hemossiderina).

Neuroimagem no Acidente Vascular Cerebral

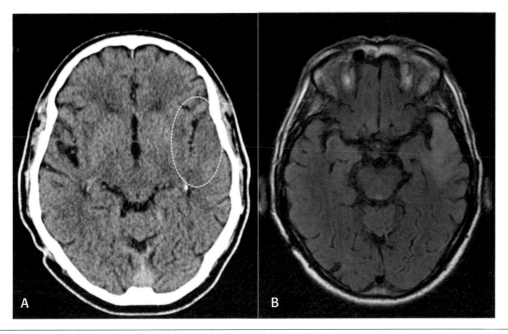

**Figura 5.19** Paciente com dificuldade de fala há 2 dias. TC Protocolo AVC (**A**) demonstra área hipodensa corticossubcortical temporal esquerda. Na RM (**B**) Protocolo AVC fica evidente a alteração de sinal temporal esquerda, com características de imagem de neoplasia glial infiltrativa.

Por fim, a avaliação breve da circulação intracraniana é essencial para a definição prognóstica e terapêutica. Com uma sequência angiográfica rápida por RM sem contraste, é possível verificar se há fluxo nos principais ramos arteriais que compõem o polígono de Willis (Figura 5.20), ou se há oclusão vascular (Figura 5.21).

## Ressonância magnética: exame completo

A RM de encéfalo completa no momento da apresentação do paciente é reservada àqueles que não têm indicação de trombólise, por ser um procedimento mais demorado e que poderia atrasar o tratamento.

Para os demais pacientes sem contraindicação à terapia trombolítica, seja ela endovenosa ou intra-arterial, a RM deve ser realizada num segundo momento, preferencialmente dentro das primeiras 24 horas do início dos sintomas. Após cerca de 6 horas do insulto, as alterações passam a ser mais evidentes nos tecidos que sofreram infarto. Além da restrição à difusão já comentada, há maior evidência do hipersinal em FLAIR.

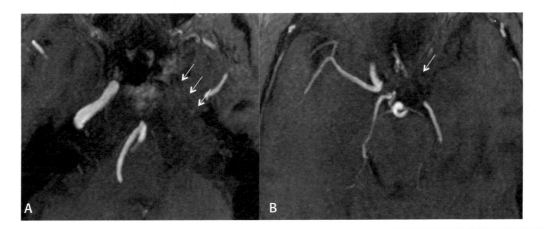

**Figura 5.20** RM sequência 3D-TOF axiais (MIP) demonstram a ausência de sinal de fluxo nos segmentos cavernoso e supraclinóideo da artéria carótida interna esquerda. O achado representa oclusão ou ainda estenose crítica levando a uma lentificação do fluxo.

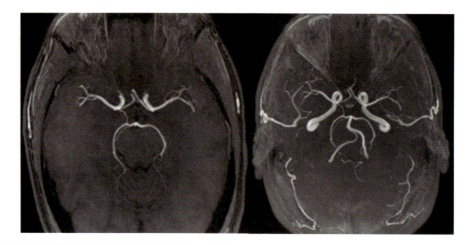

**Figura 5.21** RM sequência 3D-TOF axiais (MIP) evidenciam artérias do polígono de Willis pérvias; exame normal.

## DIAGNÓSTICO DO ACIDENTE VASCULAR CEREBRAL HEMORRÁGICO (AVCh)

Cerca de 13% dos acidentes vasculares cerebrais são hemorrágicos. Neste capítulo abordaremos apenas as causas não traumáticas de hemorragias cerebrais, que são o escopo deste livro.

O diagnóstico por imagem é fundamental para determinar a localização, a extensão e a etiologia da hemorragia, e a TC sem contraste deve ser a modalidade de escolha para avaliação inicial desses pacientes. Além de constatar a hemorragia, a TC pode dar informações preciosas a respeito da localização do sangramento, que é o primeiro passo em direção a sua causa.

No diagnóstico e na investigação etiológica do AVCh, a angiotomografia computadorizada (incluindo imagens de crânio sem e com contraste) já assumiu um papel central na investigação de possíveis causas etiológicas em razão de sua grande disponibilidade, baixos custo e risco e rapidez. A angiografia convencional com subtração digital (ASD) por cateterismo continua a ser considerada padrão ouro.

A angioTC tem ainda a possibilidade de detectar um foco de realce adjacente ao hematoma, conhecido como *spot sign* (Figura 5.22) que se correlaciona com a probabilidade de sua expansão.

Abaixo sugerimos o fluxo adequado para a abordagem diagnóstica do paciente com quadro clínico sugestivo de AVC, destacando as modalidades de escolha naqueles com AVCh (Fluxograma 5.2).

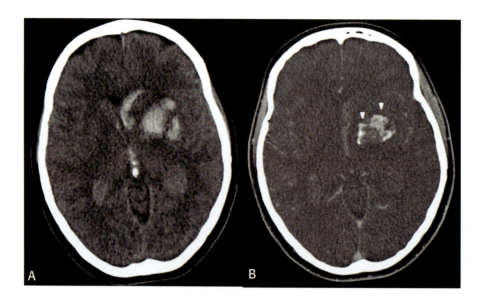

**Figura 5.22** TC de crânio demonstra hemorragia nucleocapsular à esquerda com sinal de inundação ventricular. AngioTC (**B**) realizada logo após evidência extravasamento ativo de contraste (*spot sign*). O achado representa sangramento ativo e está associado com expansão do hematoma.

# Neuroimagem no Acidente Vascular Cerebral

**TCSC**
- Diagnóstico
- Localização
- Extensão

**Angio TC**
- Malformações vasculares
- Aneurismas
- *Spot sign*

**RM**
- Idade do hematoma
- Presença de outras hemorragias antigas
- Lesões subjacentes
  - Vasculares e tumorais

**Fluxograma 5.2** Diagnóstico de AVC.

A seguir dividiremos as hemorragias intracranianas de acordo com o compartimento acometido, intraparenquimatosa ou subaracnoide, a fim de estudar as causas e implicações relacionadas com cada uma delas.

## Hemorragias intraparenquimatosas

O prognóstico do AVCh é pior do que o do AVCi, com uma mortalidade de cerca de 50% nos primeiros 30 dias após o insulto. As hemorragias podem ser secundárias a alguma causa previamente desconhecida, mas detectável, como alteração vascular (aneurisma, malformação ou fístula arteriovenosa, trombose venosa, vasculite) ou serem primárias, sem etiologia estrutural detectável. Para o primeiro caso, o diagnóstico da causa é importante, pois pode ser potencialmente tratável, o que influenciará o desfecho clínico do paciente.

No caso das hemorragias intraparenquimatosas primárias, a principal causa é a hipertensão arterial sistêmica e a localização em geral é típica, na profundidade da região nucleocapsular ou talâmica (Figura 5.23). No caso de hemorragias com essas características, mas em paciente jovem e/ou sem fator de risco conhecido, hemorragias relacionadas ao uso de drogas devem ser consideradas.

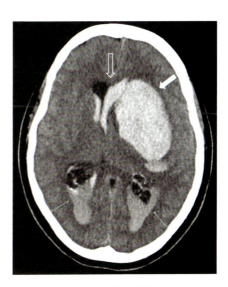

**Figura 5.23** Paciente hipertenso que, após sessão de diálise, apresentou rebaixamento do nível de consciência. TC de crânio sem contraste demonstra volumoso hematoma intraparenquimatoso, com inundação ventricular e desvio da linha mediana.

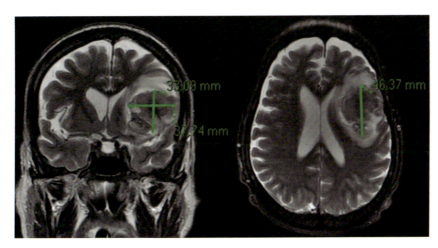

**Figura 5.24** RM (T2) mostra hematoma intraparenquimatoso frontoinsular esquerdo, com demonstração de suas maiores medidas nos 3 eixos (para cálculo de volume) – CC × LL × AP × 0,52.

O objetivo principal da avaliação nesse caso, após ter sido detectada a hemorragia em si e sua localização, é fornecer dados a respeito das dimensões do hematoma (Figura 5.24) e da possibilidade de expansão dele. Entre os critérios avaliados, os mais críticos, já que estão diretamente relacionados à probabilidade de expansão, são a presença do *spot sign* e volume inicial maior que 60 mL.

Ao nos depararmos com um hematoma mais periférico, ao qual chamamos de "lobar", o diagnóstico diferencial é um tanto mais amplo e os dados epidemiológicos são fundamentais. O Quadro 5.2 a seguir resume os principais diagnósticos diferenciais a serem incluídos, de acordo com incidência e faixa etária.

No caso das hemorragias relacionadas a lesões neoplásicas, que compreendem cerca de 10% dos AVCh, a RM tem papel fundamental na investigação, e devemos lembrar que muitas vezes é necessário aguardar a absorção completa ou parcial do hematoma para que seja possível identificar um tumor subjacente. Nesse contexto, novas tecnologias, como a TC de dupla energia (*dual-energy*), podem ser úteis para diferenciar a hiperdensidade relacionada ao material hemático agudo daquela proveniente de um realce de tumor subjacente.

### Angiopatia amiloide

A angiopatia amiloide é uma das causas mais frequentes de hemorragias parenquimatosas em pacientes idosos e não hipertensos e está associada a declínio cognitivo e funcional progressivo. Está relacionada ao depósito de β-amiloide em vasos subcorticais, corticais e leptomeníngeos, levando a múltiplas hemorragias e leucoencefalopatia. A RM tem grande importância no diagnóstico, uma vez que permite detectar sinais típicos de múltiplas hemorragias pregressas (Figura 5.25) (Quadro 5.3).

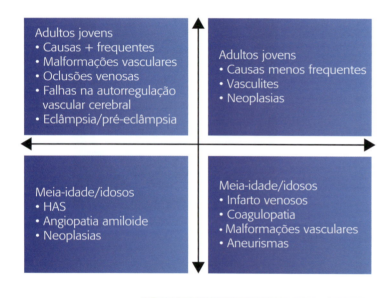

**Quadro 5.2** Para o diagnóstico etiológico das hemorragias parenquimatosas lobares, o primeiro dado crucial a ser avaliado deve ser a idade do paciente. À esquerda podemos ver uma lista das causas mais frequentes em cada uma das faixas etárias e à direita as causas mais raras, mas que ainda sim devem ser lembradas.

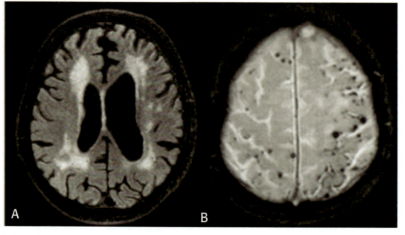

**Figura 5.25** RM demonstrando a sequência FLAIR (**A**) com focos de alteração de sinal na substância branca periventricular e a sequência gradiente (**B**) demonstrando focos de marcado hipossinal corticossubcorticais. Achados sugestivos de angiopatia amiloide.

**Quadro 5.3** Siderose superficial.

A siderose superficial consiste na deposição de hemossiderina nas superfícies piais, geralmente decorre de hemorragias de pequeno volume e de longa duração, ou frequentes. Essa condição está relacionada a diversas causas de hemorragias intracranianas, traumáticas e não traumáticas, sendo comum na angiopatia amiloide. Clinicamente cursa com ataxia de marcha, disartria, surdez neurosensorial e mielopatia progressiva. Diagnóstico por RM (Figura 5.26).

## Malformações cerebrovasculares (MCV)

As MCV podem ser classificadas em 4 tipos: malformações arteriovenosas, angiomas venosos ou anomalias do desenvolvimento venoso, telangectasias capilares e malformações cavernomatosas. As primeiras são as únicas relacionadas a *shunts* arteriovenosos e são as mais comumente relacionadas com sangramentos intracranianos.

Tanto os angiomas venosos quanto as telangectasias capilares são alterações relativamente comuns e raramente relacionadas a hemorragias e por isso não serão aprofundadas neste livro.

### Quadro 5.4

Malformações arteriovenosas (MAVs):

- MAVs piais são lesões com *nidus* (enovelado vascular), em que se identifica uma ou mais artérias nutridoras e drenagem venosa, que ocorrem em pacientes mais jovens (Figura 5.27);

- Fístulas arteriovenosas (FAV) são lesões adquiridas, secundárias a traumas ou oclusões venosas, sem *nidus* definido, relacionadas a ectasia de estruturas venosas superficiais, corticais e/ou medulares e mais comuns em indivíduos mais idosos.

- Malformação da veia de Galeno, alteração côngenita.

Malformações cavernomatosas, também conhecidas como "cavernomas", são caracterizadas por múltiplos sangramentos no interior de formações vasculares imaturas e de paredes finas ("cavernas"), sem parênquima encefálico de permeio. Podem ser únicas (cerca de 30% dos casos) ou múltiplas e o risco cumulativo de sangramento em lesões solitárias é de cerca de 0,25 a 0,75% ao ano. Esse risco aumenta para 1% a 5% na apresentação familiar, com múltiplas lesões. O diagnóstico pode ser feito pela TC, mas a RM tem maior sensibilidade e especificidade, e é possível encontrar o aspecto típico em pipoca, que representa múltiplos sangramentos em diferentes fases e/ou espaços venosos em seu interior (Figura 5.28).

## Hemorragia subaracnoide (HSA)

Cerca de 85% das HSAs espontâneas são secundárias a ruptura de um aneurisma, 10% são HSA perimesencefálicas benignas, e os 5% restantes são de causas diversas.

A distribuição da HSA vista na TC sem contraste nos primeiros 3 dias do evento pode ser indicativa da sua etiologia, havendo 3 padrões distintos.

1. Hemorragia centrada nas cisternas basais centrais e/ou suprasselar que pode ser difusa na sua extensão.
2. Hemorragia centrada nas cisternas perimesencefálicas, sem extensão periférica.
3. Hemorragia isolada nas convexidades hemisféricas.

O primeiro padrão, difuso e centrado nas cisternas basais, é típico de ruptura aneurismática. O epicentro do sangramento em geral está associado ao local do aneurisma (Figura 5.29). Outras causas menos frequentes nesse padrão são sangramentos decorrentes de malformações arteriovenosas (MAVs) ou fístulas durais (FAVs) e dissecções arteriais.

Já o padrão perimesencefálico, como pode ser deduzido, é típico das hemorragias perimesencefálicas benignas, cuja fonte de sangramento parece ser uma ruptura venosa (Figura 5.30). Uma pequena porcentagem dos casos pode estar associada a causas não benignas, como ruptura de aneurisma da circulação vertebrobasilar ou MAVs/FAVs na fossa posterior ou coluna cervical. Muito raramente cursa com complicações, como vasoespasmo ou infarto tardio.

O último padrão, que também pode ser chamado de periférico (Figura 5.31) é o menos comum nas HSAs espontâneas e, entre as causas possíveis, devemos pensar em vasculites, síndrome da vasoconstrição reversível, angiopatia amiloide, síndrome da encefalopatia posterior reversível (PRES), coagulopatias ou menos comumente MAVs.

Na avaliação por imagem dos pacientes com HSA, sugere-se, após o diagnóstico por TC sem contraste, realizar uma angioTC arterial para verificar a presença de aneurismas ou malformações arteriovenosas.

No caso de exame de angioTC inconclusiva e padrão difuso de hemorragia, a avaliação por angiografia por cateter (ASD) é recomendada, devendo-se ponderar qual o momento oportuno. No caso do padrão ser perimesencefálico e o quadro clínico benigno, a ASD não é indicada formalmente. A RM pode ter papel complementar na avaliação desses pacientes, sendo essencial em pacientes com o padrão de convexidade, visto que muitas das condições geralmente associadas poderão ser diagnosticadas dessa forma.

Importante ressaltar que a punção lombar é formalmente recomendada nos pacientes com forte suspeita clínica de HSA e sem hemorragia evidente na TC.

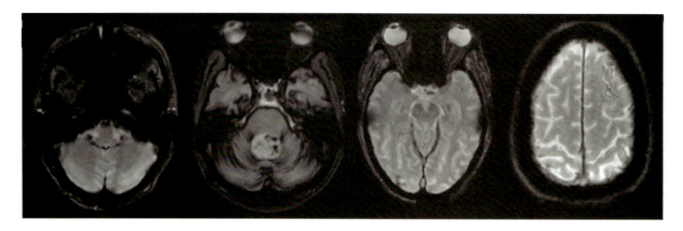

**Figura 5.26** RM com sequência gradiente evidenciando conteúdo hemático (hipossinal) nos forames de saída do IV ventrículo, nos sulcos cerebelares, no tentório e na foice. Conteúdo hemático delineando a superfície pial da ponte, dos ângulos ponto-cerebelares e lobos temporais. Achados compatíveis com siderose superficial.

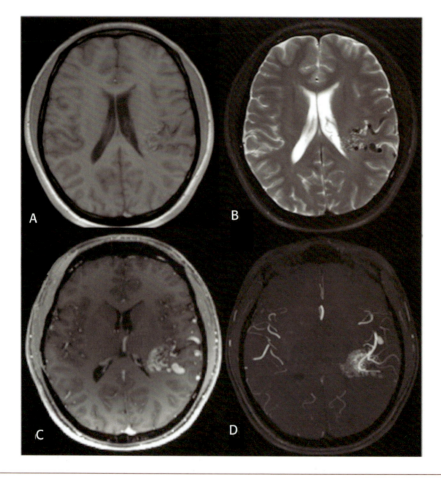

**Figura 5.27** Malformação arteriovenosa temporoparietal esquerda com nidus central compacto e dilatações na artéria nutridora (ramo da artéria cerebral média esquerda).

Neuroimagem no Acidente Vascular Cerebral

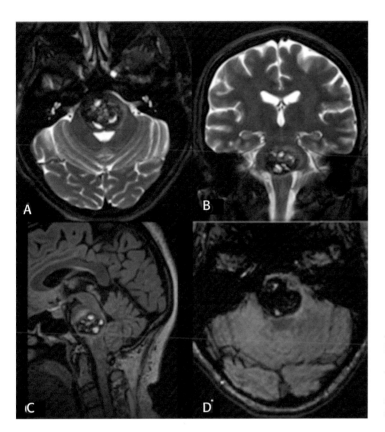

**Figura 5.28** Sequências ponderadas em T2, nos planos axial (**A**) e coronal (**B**), demonstram cavernoma pontino, com aspecto típico em "pipoca" decorrente de deposição em vários momentos diferentes de resíduos hemáticos. (**C**) Sequência FLAIR sagital demonstrando edema ao redor do cavernoma e em (**D**) sequência gradiente com marcado hipossinal e efeito *blooming*.

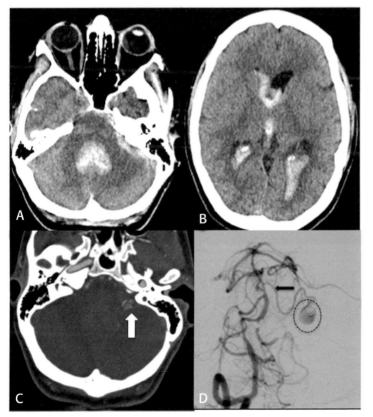

**Figura 5.29** Paciente feminina, 40 anos, com cefaleia súbita e rebaixamento do nível de consciência. TC de crânio sem contraste (**A** e **B**) evidencia material hemático preenchendo o sistema ventricular supra e infratentorial, que está ectasiado, além de componente no ângulo pontocerebelar esquerdo. A angiotomografia (**C**) mostra extravasamento ativo de contraste (seta) e aspecto algo nodular. Angiografia (**D**) confirma aneurisma (em destaque) da artéria cerebelar anteroinferior (AICA) esquerda (seta).

CAPÍTULO 5     63

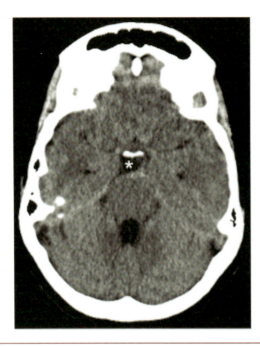

**Figura 5.30** TC de crânio no nível da fossa posterior evidenciando hemorragia perimesencefálica isolada(*).

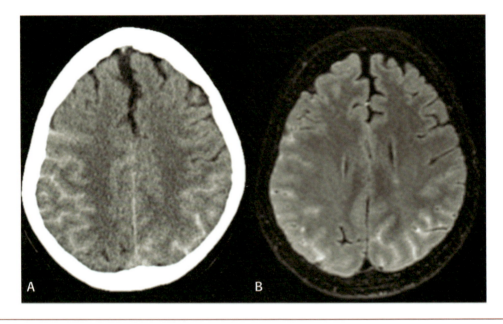

**Figura 5.31** TC sem contraste (**A**) mostra conteúdo hiperdenso preenchendo sulcos corticais nas convexidades parietais, representado por hipersinal na sequência FLAIR de RM de crânio (**B**). Paciente diagnosticado com síndrome da vasoconstrição reversível (não demonstrado).

## Trombose venosa cerebral

A trombose venosa cerebral (TVC) compreende as oclusões dos seios durais, veias corticais superficiais ou veias cerebrais profundas. As causas são muito variadas, e podem estar associadas a alterações locais, determinando estase ou dano ao endotélio vascular, como tumores, infecções, ou causas sistêmicas, que envolvem situações de hipercoagulabilidade (neoplasias, trombofilias, gravidez e puerpério, etc.).

As manifestações clínicas são muito diversas e têm amplo espectro, desde situações em que o paciente é assintomático até situações de alta morbimortalidade. Hipertensão intracraniana ocorre em até 40% dos pacientes.

A TC sem contraste é em geral a primeira modalidade empregada. Os achados iniciais podem ser negativos, o que não exclui esse diagnóstico. O único sinal presente pode ser a hiperdensidade em um seio venoso ou veia cortical (densidade maior do que a das artérias). Esse sinal pode ser de difícil valorização em casos de hemoconcentração (desidratação ou de outra causa), quando é útil comparar-se a atenuação dos demais vasos em relação à área de interesse. Edema do parênquima e hemorragias petequiais também podem estar presentes, ajudando a firmar o diagnóstico. A angioTC venosa é muito útil nesse diagnóstico, uma vez que é menos sujeita a artefatos e pode mostrar o sinal do "delta vazio", no caso de uma oclusão dural (Figura 5.32).

A RM pode auxiliar no diagnóstico da trombose e de suas complicações. Agudamente temos a expansão do seio ou da veia trombosada e perda do *flow-void* característico. A angioRM venosa também poderá mostrar o defeito do sinal de fluxo. Se a estrutura venosa continuar trombosada cronicamente, em geral temos a retração do trombo, com redução do calibre do vaso ou seio dural. Pode haver recanalização completa ou parcial, sendo que neste último caso veremos fluxo no segmento acometido, porém com falhas de enchimento residuais.

A oclusão de uma estrutura venosa intracraniana pode cursar com aumento da pressão intracraniana e redução do retorno venoso, o que leva a edema parenquimatoso e infarto venoso em até 50% dos casos. Diferentemente dos infartos arteriais, os venosos não respeitam territórios vasculares arteriais e cursam frequentemente com hematomas parenquimatosos associados.

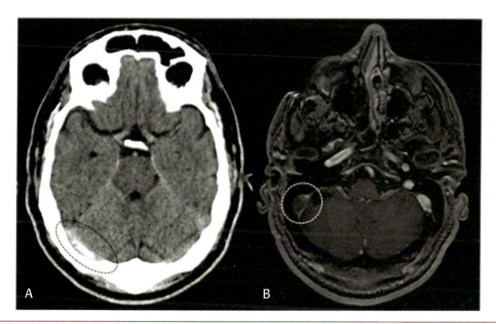

**Figura 5.32** TC de crânio (**A**) sem contraste com hiperdensidade espontânea no seio transverso direito. RM de crânio com contraste (**B**) demonstra falha de enchimento no seio sigmoide, compatível com trombose venosa cerebral.

## REFERÊNCIAS CONSULTADAS

1. Allen LM, Hasso AN, Handwerker J, Farid H. Sequence-specific MR Imaging Findings That Are Useful in Dating Ischemic Stroke. RadioGraphics. 2012 Sep;32(5):1285-97.

2. Alsop DC, Detre JA, Golay X, Günther M, Hendrikse J, Hernandez-Garcia L, Lu H, Macintosh BJ, Parkes LM, Smits M, van Osch MJ, Wang DJ, Wong EC, Zaharchuk G. Recommended implementation of arterial spin-labeled perfusion MRI for clinical applications: A

consensus of the ISMRM perfusion study group and the European consortium for ASL in dementia. Magn Reson Med. 2014 Apr 8.

3. Astrup J, Siesjo BK, Symon L. Thresholds in cerebral ischemia – the ischemic penumbra. Stroke. 1981 Nov 1;12(6):723–5.

4. Barber PA, Demchuk AM, Zhang J, Buchan AM. Validity and reliability of a quantitative computed tomography score in predicting outcome of hyperacute stroke before thrombolytic therapy. ASPECTS Study Group. Alberta Stroke Programme Early CT Score. Lancet. 2000 May 13;355(9216):1670–4.

5. Brouwers HB, et al. Predicting hematoma expansion after primary intracerebral hemorrhage. JAMA Neurology, 2014 -1(2), pp.158–164.

6. Connolly ES, et al., 2012. Guidelines for the management of aneurysmal subarachnoid hemorrhage: a guideline for healthcare professionals from the American Heart Association/american Stroke Association. Stroke; a journal of cerebral circulation, 43(6), pp.1711–1737.

7. Connolly ES, Rabinstein AA, Carhuapoma JR, Derdeyn CP, Dion J, Higashida RT, et al. Guidelines for the management of aneurysmal subarachnoid hemorrhage: a guideline for healthcare professionals from the American Heart Association/american Stroke Association. Stroke. Lippincott Williams & Wilkins; 2012. pp. 1711–37.

8. Forkert ND, Kaesemann P, Treszl A, Siemonsen S, Cheng B, Handels H, et al. Comparison of 10 TTP and Tmax Estimation Techniques for MR Perfusion--Diffusion Mismatch Quantification in Acute Stroke. American Journal of Neuroradiology. 2013 Sep 10;34(9):1697–703.

9. Hopyan JJ, Gladstone DJ, Mallia G, Schiff J, Fox AJ, Symons SP, et al. Renal Safety of CT Angiography and Perfusion Imaging in the Emergency Evaluation of Acute Stroke. American Journal of Neuroradiology. 2008 Sep 10;29(10):1826–30.

10. Jauch EC, Saver JL, Adams HP, Bruno A, Connors JJ, Demaerschalk BM, et al. Guidelines for the Early Management of Patients With Acute Ischemic Stroke: A Guideline for Healthcare Professionals From the American Heart Association/American Stroke Association. Stroke. 2013 Feb 25;44(3):870–947.

11. Kim SJ, Lim HK, Lee HY, Choi CG, Lee DH, Suh DC, et al. Dual-Energy CT in the Evaluation of Intracerebral Hemorrhage of Unknown Origin: Differentiation between Tumor Bleeding and Pure Hemorrhage. American Journal of Neuroradiology. 2012 May 15;33(5):865–72.

12. Kumar N. Neuroimaging in superficial siderosis: an in-depth look. AJNR Am J Neuroradiol. American Society of Neuroradiology; 2010 Jan;31(1):5–14.

13. Lansberg MG, Straka M, Kemp S, Mlynash M, Wechsler LR, Jovin TG, et al. MRI profile and response to endovascular reperfusion after stroke (DEFUSE 2): a prospective cohort study. The Lancet Neurology. 2012 Oct;11(10):860–7.

14. Leach JL, Fortuna RB, Jones BV, Gaskill-Shipley MF. Imaging of Cerebral Venous Thrombosis: Current Techniques, Spectrum of Findings, and Diagnostic Pitfalls1. RadioGraphics. 2006 Oct;26(suppl_1):S19–S41.

15. Marder CP, Narla V, Fink JR, Tozer Fink KR. Subarachnoid Hemorrhage: Beyond Aneurysms. American Journal of Roentgenology. 2014 Jan;202(1):25–37.

16. MD JEDA, MD JMR. Advanced CT Imaging in the Evaluation of Hemorrhagic Stroke. Neuroimaging Clinics of NA. Elsevier Ltd; 2011 May 1;21(2):197–213.

17. Mnyusiwalla A, Aviv RI, Symons SP. Radiation dose from multidetector row CT imaging for acute stroke. Neuroradiology. Springer-Verlag; 2009 Oct;51(10):635–40.

18. Mortimer AM, Simpson E, Bradley MD, Renowden SA. Computed Tomography Angiography in Hyperacute Ischemic Stroke: Prognostic Implications and Role in Decision-Making. Stroke. 2013 Apr 22;44(5):1480–8.

19. Osborn, Anne G. Osborn's brain: imaging, pathology, and anatomy; 1st edition; Amirsys; Altona, Manitoba, Canada; 1-1272; 2013.

20. Qureshi AI, Tuhrim S, Broderick JP, Batjer HH, Hondo H, Hanley DF. Spontaneous intracerebral hemorrhage. N Engl J Med. 2001 May 10;344(19):1450–60.

21. Rha JH, Saver JL. The Impact of Recanalization on Ischemic Stroke Outcome: A Meta-Analysis. Stroke. 2007 Feb 26;38(3):967–73.

22. Rinkel GJ, van Gijn J, Wijdicks EF. Subarachnoid hemorrhage without detectable aneurysm. A review of the causes. Stroke. 1993 Sep;24(9):1403–9.

23. Srinivasan A, Goyal M, Azri FA, Lum C. State-of-the--Art Imaging of Acute Stroke1. RadioGraphics. 2006 Oct;26(suppl_1):S75–S95.

24. Thomas LE, Goldstein JN, Hakimelahi R, Chang Y, Yoo AJ, Schwamm LH, et al. CT angiography predicts use of tertiary interventional services in acute ischemic stroke patients. Int J Emerg Med. Springer; 2011;4(1):62.

25. Wada R, Aviv RI, Fox AJ, Sahlas DJ, Gladstone DJ, Tomlinson G, et al. CT angiography "spot sign" predicts hematoma expansion in acute intracerebral

hemorrhage. Stroke. Lippincott Williams & Wilkins; 2007 Apr;38(4):1257–62.

26. Warwick Pexman JH, Barber PA, Hill MD, Sevick RJ, Demchuk AM, Hudon ME, Hu MY, Buchan AM. Use of the Alberta Stroke Program Early CT Score (AS-PECTS) for Assessing CT Scans in Patients with Acute Stroke. AJNR 2001 Sep 6;1–9.

27. Warwick Pexman JH, Barber PA, Hill MD, Sevick RJ, Demchuk AM, Hudon ME, Hu WY, Buchan AM. Use of the Alberta Stroke Program Early CT Score (AS-PECTS) for Assessing CT Scans in Patients with Acute Stroke. 2001 Sep 6;:1–9.

28. Wintermark M, Sanelli PC, Albers GW, Bello J, Derdeyn C, Hetts SW, et al. Imaging recommendations for acute stroke and transient ischemic attack pa-tients: A joint statement by the American Society of Neuroradiology, the American College of Radiology, and the Society of NeuroInterventional Surgery. AJNR Am J Neuroradiol. American Society of Neuroradiology; 2013 Nov;34(11):E117–27.

29. Yamauchi-Kawara C, Fujii K, Aoyama T, Yamauchi M, Koyama S. Radiation dose evaluation in multi-detector-row CT imaging for acute stroke with an anthropomorphic phantom. The British Journal of Radiology. 2010 Dec;83(996):1029–41.

30. Zipfel GJ, Han H, Ford AL, Lee JM. Cerebral amyloid angiopathy: progressive disruption of the neurovascular unit. Stroke. Lippincott Williams & Wilkins; 2009 Mar;40(3 Suppl):S16–9.

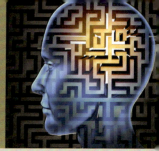

- Hsu Po Chiang
- Cláudio Henrique Fischer

# Ecocardiografia no Paciente com Acidente Vascular Cerebral

**PONTOS-CHAVE**

- O ecocardiograma (Eco), exame de imagem baseado em ultrassom e operador-dependente, é atualmente o principal método utilizado na avaliação de fonte cardioembólica no acidente vascular cerebral isquêmico (ACVI). Como qualquer outro método de imagem, o Eco também apresenta limitações relacionadas à experiência do operador e à presença de artefatos, que podem causar impressões não condizentes com a realidade.
- Existem recomendações de diretrizes atuais propostas pelas sociedades americanas de cardiologia – American College of Cardiology e American Heart Association – para a realização de Eco em pacientes com eventos oclusivos neurovasculares ou vasculares.
- As fontes cardioembólicas podem ser divididas em de alto e de médio risco. Em indivíduos que apresentaram quadro de AVC com suspeita de fonte embólica de origem cardíaca, a avaliação ecocardiográfica é direcionada para a identificação de trombos, massas cardíacas anormais, e ateroma aortico complexo.

## INTRODUÇÃO

Após os primeiros cuidados e a estabilização clínica do paciente com diagnóstico de acidente vascular cerebral (AVC), o passo seguinte é a sua investigação etiológica. A causa do AVC dificilmente é estabelecida de forma apenas clínica. Sabe-se que a etiologia cardioembólica é responsável por cerca de 25% dos casos, principalmente na população mais jovem. Como os AVCs embólicos são recorrentes, torna-se necessário identificar potenciais fontes cardíacas de êmbolos.

O ecocardiograma (Eco), exame de imagem baseado em ultrassom e operador-dependente, é atualmente o principal método utilizado na avaliação de fonte cardioembólica. Enquanto o ecocardiograma transtorácico (ETT) é capaz de identificar uma fonte cardíaca em cerca de 15% dos pacientes com suspeita de evento embólico, a maioria dessas fontes pode ser identificada pelo ecocardiograma transesofágico (ETE).

Os principais motivos para essa sensibilidade menor do ETT são a limitação da janela acústica, em razão da interposição de tecidos da parede torácica, e a maior distância do transdutor com relação aos átrios, locais onde se localizam a maior parte dos trombos e massas, reduzindo assim a resolução da imagem. Por outro lado, o ETE apresenta melhor qualidade de imagem, particularmente para estruturas posteriores, como veias pulmonares, átrios e valva mitral, graças à proximidade dessas estruturas em relação ao transdutor, à ausência de interposição do pulmão e do tecido ósseo e ao uso de transdutor de frequência mais alta. O ETE possui como desvantagem a sua semi-invasividade e possíveis complicações dela decorrentes, tanto da passagem da sonda pela orofaringe e esôfago como do uso de sedação, eventualmente necessário para a introdução de transdutor no esôfago. Além disso, a avaliação de estruturas anteriores – como uma prótese valvar aórtica – e o alinhamento do feixe de Doppler com o fluxo podem ser mais bem realizados através do ETT.

Como qualquer outro método de imagem, o Eco também apresenta limitações relacionadas à experiência do operador e à presença de artefatos, que podem causar impressões não condizentes com a realidade. Além disso, há casos em que ambos os métodos ecocardiográficos não conseguem identificar a fonte embólica: por exemplo, quando ocorre migração completa do trombo cardíaco após a reversão da fibrilação atrial. Assim, vale ressaltar que a ausência de fonte cardioembólica ao Eco no momento do exame não exclui a possibilidade de evento cardioembólico.

## INDICAÇÕES DO ECOCARDIOGRAMA EM PACIENTES COM FENÔMENOS EMBÓLICOS SISTÊMICOS

O conhecimento atual sobre fonte cardíaca de embolia sistêmica é incompleto e há controvérsia na indicação de ETT e/ou de ETE em pacientes com suspeita de fenômenos embólicos. Nesses pacientes, observa-se uma prevalência de 30% de forame oval patente, 20% de ateromas aórticos, 9% de trombo de átrio esquerdo (AE), 17% de contraste espontâneo e 13% de aneurisma de septo atrial. A prevalência desses achados é mais elevada em pacientes com AVC criptogênico, porém a relação causa-efeito entre alguns desses achados ecocardiográficos e eventos embólicos clínicos permanece controversa.

As recomendações das diretrizes atuais propostas pelas sociedades americanas de cardiologia – *American College of Cardiology* e *American Heart Association* – para a realização de Eco em pacientes com eventos oclusivos neurovasculares ou vasculares em geral são:

- Oclusão abrupta de artéria de grande porte, periférica ou visceral, em pacientes de qualquer faixa etária;
- Pacientes jovens (< 45 anos) com evento embólico cerebrovascular;
- Pacientes mais velhos com evento neurovascular sem outra evidência de doença cerebrovascular;
- Pacientes cujo tratamento clínico dependa dos resultados da ecocardiografia.

Segundo as Diretrizes das Indicações de Ecocardiografia da Sociedade Brasileira de Cardiologia, as recomendações de ETT e/ou ETE em pacientes com ataque isquêmico transitório (AIT), acidente vascular cerebral isquêmico (AVCI) ou embolia sistêmica são:

- Paciente com AIT ou AVCI e comorbidades de maior risco;
- Paciente jovem (< 45 anos) com AIT ou AVCI agudo;
- Paciente idoso com evidência de AVCI não lacunar;
- AVCI lacunar preexistente, com suspeita de embolia cerebral ou sistêmica;
- Oclusão aguda de grande artéria central ou periférica;

- AIT ou AVCI criptogênico associado à trombose venosa profunda (TVP), tromboembolismo pulmonar (TEP) ou síndrome de apneia obstrutiva do sono (SAOS);
- Indicação para a ETE quando há causas de baixo risco para AIT detectadas ao ETT;
- Orientação para oclusão de comunicação interatrial (CIA) ou forame oval patente (FOP) em pacientes selecionados;
- Orientação terapêutica para o uso de anticoagulantes.

O uso do Eco em pacientes mais velhos com doença cerebrovascular com outras causas evidentes para o evento cerebrovascular é controverso, visto que a presença de alguns achados ecocardiográficos, como de excrescências valvares, mais comum em idosos, tem significado questionável como causa de evento embólico.

Entretanto, quando o Eco estiver indicado de forma apropriada e o ETT não for conclusivo, deve-se realizar o ETE por causa de sua maior sensibilidade para o diagnóstico de FOP, trombo, aneurisma do septo atrial, vegetação valvar, tumores intracardíacos e placas ateroscleróticas complexas no arco aórtico.

## FONTE CARDÍACA DE ÊMBOLOS

As fontes cardioembólicas podem ser divididas em de alto e de médio risco.

- **Fontes de alto risco:** prótese valvar metálica, fibrilação atrial com ou sem estenose mitral, trombo no AE ou no ventrículo esquerdo (VE), síndrome do nó sinusal, infarto do miocárdio recente (menos de quatro semanas), miocardiopatia dilatada, parede acinética ou discinética do VE, aneurisma ventricular esquerdo, mixoma atrial, fibroelastoma papilar e endocardite infecciosa.
- **Fontes de médio risco:** prolapso valvar mitral, calcificação ou estenose mitral, contraste espontâneo moderado ou importante, CIA, aneurisma do septo atrial fenestrado, FOP, parede hipocinética de VE, infarto do miocárdio entre quatro semanas e seis meses de evolução.

## ECOCARDIOGRAMA

Em indivíduos que apresentaram quadro de AVC com suspeita de fonte embólica de origem cardíaca, a avaliação ecocardiográfica é direcionada para a identificação de:

- Massas cardíacas anormais (trombo, tumor, vegetação);

- Anormalidades que podem predispor ao desenvolvimento de trombos intracardíacos (aneurisma de VE, estenose mitral, estase de fluxo);
- Anomalia cardíaca que possa servir como condutora para embolia sistêmica (FOP, CIA);
- Ateroma aórtico complexo (placa protrusa, com ou sem componente móvel associado).

É importante salientar que a maioria dos outros achados ecocardiográficos – por exemplo, as excrescências valvares (Figura 6.1) – é inespecífica, sendo vista com similar frequência em pacientes com e sem eventos embólicos. Por outro lado, em alguns pacientes sem fonte cardíaca identificada ao Eco após evento embólico, pode existir alta probabilidade de que a massa tenha se desprendido e causado a embolia, e a formação de trombos recorrentes ainda não tenha acontecido.

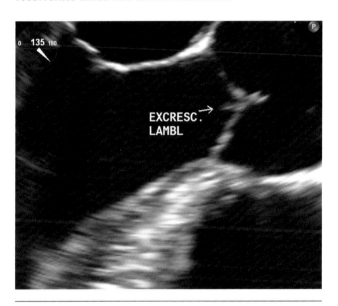

**Figura 6.1** Estrutura filiforme de 3 mm aderida à face ventricular do folheto da valva aórtica compatível com excrescência de Lambl, eventualmente relacionada a ataque isquêmico transitório decorrente de sua embolização.

## Trombos no VE

Trombos no VE geralmente ocorrem quando essa cavidade apresenta alterações significativas na contratilidade segmentar (acinesia ou discinesia) e/ou aneurismas, que podem ser decorrentes de miocardiopatia isquêmica ou chagásica. Geralmente, trombos decorrentes dessas etiologias costumam se localizar no ápice do VE. Além disso, a hipocinesia, quando intensa e difusa, também pode contribuir para a formação de trombos, visto que a presença de baixo fluxo sanguíneo e estase sanguínea predispõe a formação do trombo (Figura 6.2).

Os trombos no VE podem ser mais bem detectados por meio do ETT, principalmente nas incidências apicais

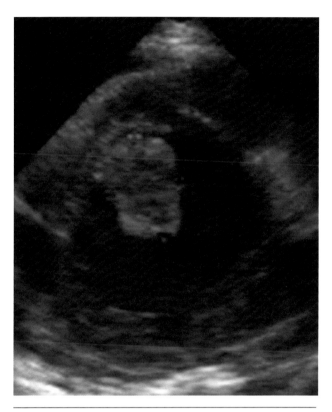

**Figura 6.2** Grande trombo mural no VE, que apresentava textura homogênea e discreta mobilidade em tempo real, aderido em área acinética.

e utilizando um transdutor de alta frequência com uma distância focal curta. O ETT tem uma sensibilidade de 92% a 95% e especificidade de 86% a 88% para detecção de trombo em VE. O ETE não é tão sensível nesses casos, já que o ápice do VE está no campo distal da imagem e pode estar excluído do plano de imagem, impossibilitando seu diagnóstico.

Os trombos são estruturas ecogênicas com formatos variáveis e aderidas ao endocárdio, tendo, a maior parte deles, textura e aspecto diferentes do miocárdio adjacente. A presença de um centro hipoecoico sugere que o trombo é relativamente novo e de crescimento ativo. Quando a resolução da imagem não é adequada, pode-se lançar uso de contraste ecocardiográfico para delimitar as bordas do trombo, melhorando a sua visualização.

Algumas imagens podem simular uma massa no VE. Deve-se fazer diagnóstico diferencial com outras doenças, como miocárdio não compactado, fibroelastose endocárdica e síndrome hipereosinofílica, ou com estruturas anatômicas normais do coração, como falsos tendões, trabeculações e músculos papilares. Outras vezes, é necessário avaliar se determinada massa corresponde a trombo. Ausência de alteração na contratilidade do VE diminui a probabilidade do diagnóstico de trombo. Por outro lado, aneurismas apicais têm alta incidência de associação com formação de trombos. Outras anomalias do movimento dos segmentos da parede cardíaca ou disfunção sistólica difusa do VE predispõem à formação de trombos no VE. O pseudoaneurisma de VE é quase invariavelmente acompanhado de trombo cobrindo a sua cavidade.

A probabilidade de o trombo ocasionar um evento embólico está diretamente relacionada ao seu maior tamanho e mobilidade e protrusão para o interior da cavidade ventricular esquerda, movimentação hipercinética da parede adjacente ao trombo e centro hipoecoico (indicando trombo em crescimento ativo).

## Trombos no AE

Os trombos no AE podem estar localizados em qualquer local, porém é no seu apêndice, principalmente em pacientes com fibrilação atrial, onde o trombo se forma em cerca de 90% dos casos (Figura 6.3). Sua formação ocorre em virtude da estase sanguínea no interior do AE, a qual pode ser decorrente de estenose mitral, fibrilação atrial ou insuficiência ventricular esquerda. Por outro lado, a regurgitação mitral importante aumenta a velocidade do fluxo do sangue, reduzindo o risco de formação de trombo.

A visualização do apêndice atrial esquerdo é melhor ao ETE, no qual ainda pode-se avaliar sua contratilidade por meio da velocidade de fluxo sistólico atrial. Velocidades inferiores a 0,4 m/s são indicativas de disfunção contrátil do apêndice, o que favorece a estase sanguínea e, consequentemente, a formação de trombo. Apenas em uma minoria dos casos o apêndice atrial esquerdo pode ser visualizado pelo ETT através da janela apical de duas câmaras e no eixo curto paraesternal, porém sem permitir sua visualização completa. Além disso, o apêndice é multilobulado e sua musculatura pectínea, às vezes, pode ser confundida com trombo, o que torna o ETE essencial na exclusão de trombos atriais.

## Trombos nas cavidades direitas

Trombos nas cavidades direitas comumente causam embolia pulmonar, mas podem causar AVC se houver alguma descontinuidade no septo atrial (FOP, CIA, fenestração) e aumento transitório ou permanente na pressão do átrio direito (AD). Esses trombos podem ser provenientes de veias periféricas dos membros inferiores. É importante a visualização de cateteres e cabos de marcapasso alocados nas câmaras direitas, pois essas estruturas também podem apresentar trombos aderidos a sua superfície, que são mais bem detectados ao ETE (Figura 6.4). O apêndice atrial direito apresenta morfologia diferente do esquerdo e desfavorável à formação de trombo.

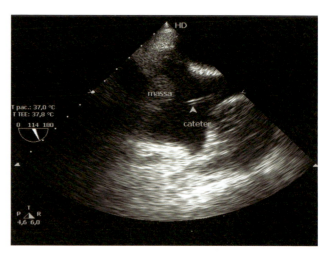

**Figura 6.4** Massa aderida à parede atrial direita, compatível com trombo mural, relacionada à ponta de cateter venoso central.

## Tumores cardíacos

A maioria dos tumores cardíacos que acomete o coração está associada à invasão direta ou à metástase cardíaca. Os tumores primários são menos frequentes, sendo os benignos mais comuns que os malignos. O mixoma é o tumor benigno primário mais comum (30% dos casos) e, na maioria das vezes, está localizado no átrio esquerdo e aderido na porção média do septo atrial. Muitas vezes são confundidos com trombos, sendo diferenciados pela localização e pelo local de fixação. A embolização de partículas tumorais ou material trombótico coberto de células tumorais ocorre em 30% a 45% dos pacientes com mixoma.[9] Em pelo menos metade dos casos, as artérias encefálicas são afetadas, levando ao AVC.

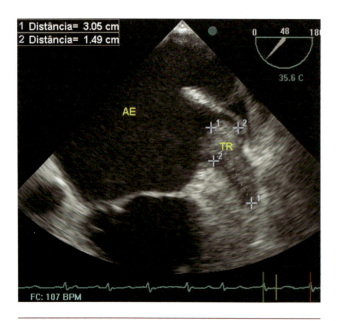

**Figura 6.3** Trombo com textura homogênea preenchendo quase a totalidade do apêndice atrial esquerdo, com discreta mobilidade em tempo real.

O fibroelastoma papilar é o segundo tumor primário mais frequente, e o que mais acomete as valvas cardíacas, principalmente a mitral e a aórtica. Habitualmente é pequeno e pode ser confundido com vegetação, sendo diferenciado desta pelo quadro clínico e por se fixar nas valvas no lado oposto ao das vegetações por meio de um pequeno pedículo (Figura 6.5). Podem agir como ninho para formação de agregados de fibrina e plaquetas e com isso determinar eventos embólicos.

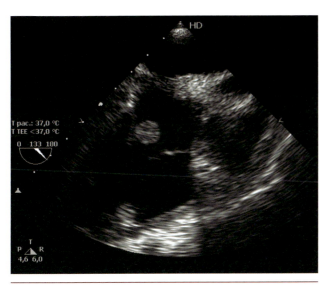

**Figura 6.5** Massa arredondada hiperecogênica aderida ao folheto posterior da valva tricúspide compatível com fibroelastoma papilar.

## Próteses valvares

As próteses valvares são fonte potencial de fenômenos embólicos. A incidência é maior com as mecânicas do que com as biológicas. Artefatos como sombras e reverberações dos folhetos da prótese e do anel podem dificultar a avaliação da presença de trombos pequenos. O diagnóstico é sugerido quando há evidência de anticoagulação subótima na época do evento ou se outras causas para embolização foram excluídas. O Eco é utilizado para avaliar a função da prótese, visto que os trombos podem causar tanto estenose como regurgitação, e para excluir fontes intracardíacas de formação de trombos, como disfunção sistólica do VE associada.

## Forame oval patente

O FOP está presente em 25% a 35% dos pacientes. Durante o desenvolvimento fetal, a comunicação ao nível do septo atrial permite a passagem do sangue oxigenado placentário do AD para o AE, e daí para o cérebro. Ocorre fechamento completo dessa comunicação na maioria dos indivíduos nos primeiros dias de vida, quando a pressão no AE se torna maior que a do AD. Entretanto, em indivíduos nos quais esse fechamento é apenas funcional, se a pressão no AD aumentar transitoriamente ultrapassando a pressão no AE (tosse ou manobra de Valsalva) ou de forma crônica (após embolia pulmonar, doença pulmonar crônica ou síndrome de Einsenmenger), poderá haver passagem de sangue ou trombo pelo septo atrial.

Em apenas 5% a 10% dos pacientes, o ETE com Doppler em cores permite demonstrar FOP, e essa porcentagem é ainda menor com o ETT. Essa detecção pode ser melhorada pela injeção intravenosa de contraste salino agitado, provocando opacificação das estruturas cardíacas direitas. A passagem do contraste pelo septo atrial é confirmada pela visualização de múltiplos e pequenos ecos na cavidade do AE, entre um e três ciclos após seu aparecimento no AD (a partir de 4 ciclos o *shunt* pode ser em nível pulmonar). Usando o contraste salino, o FOP é detectado em repouso em 5% da população geral. Essa porcentagem aumenta para cerca de 25% (incidência similar à encontrada em autópsias) quando manobras que aumentam a pressão no AD são feitas simultaneamente à injeção de contraste (Figura 6.6). Tornar a pressão atrial direita maior que a esquerda é condição imprescindível para o sucesso do diagnóstico de FOP, pois só assim haverá *shunt* direita-esquerda, o que torna a colaboração do paciente fundamental. Isso explica o eventual insucesso do ETE, quando realizado sob sedação, e sua discrepância em relação ao Doppler transcraniano em determinadas situações.

No Hospital Israelita Albert Einstein, segue-se protocolo no qual é realizado inicialmente ETT com o paciente acordado, o que possibilita máxima colaboração na realização da manobra de Valsalva durante a injeção de solução salina agitada. Durante o ETE, cuja resolução de imagem é superior ao ETT, a manobra de Valsalva pode ser menos eficaz em razão da sedação e, consequentemente, pode haver prejuízo na demonstração da patência do forame oval. Excepcionalmente, realiza-se o ETE sem sedação, na busca de certeza diagnóstica.

Em pacientes jovens (< 45 anos) com AIT ou AVC criptogênico, há incidência maior de FOP do que na população geral, sugerindo que a passagem de trombos pelo septo atrial possa ser causa significativa de eventos embólicos nesses pacientes. Habitualmente uma fonte periférica de trombos é identificada nesses casos.

## Aneurisma do septo atrial

Aneurisma do septo atrial é uma protrusão transitória da região da fossa oval – excursão total do plano septal maior que 15 mm ou apenas para um lado maior que 10 mm – na ausência de pressão cronicamente aumentada de AE ou AD, e está associada com alta probabilidade de fenestração (acima de 90%). Vários pesquisadores sugeriram a possível relação entre o aneurisma do septo atrial e o risco de eventos embólicos sistêmicos, e o surgimento do ETE permitiu o aumento do reconhecimento dessa variante anatômica (Figura 6.7).

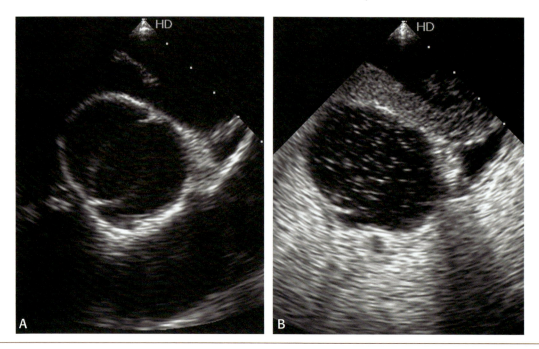

**Figura 6.6** Forame oval patente amplo (**A**), evidenciado pela passagem de microbolhas salinas para o átrio esquerdo em grande quantidade, após manobra de Valsalva (**B**). Notam-se microbolhas na valva aórtica, bivalvulada.

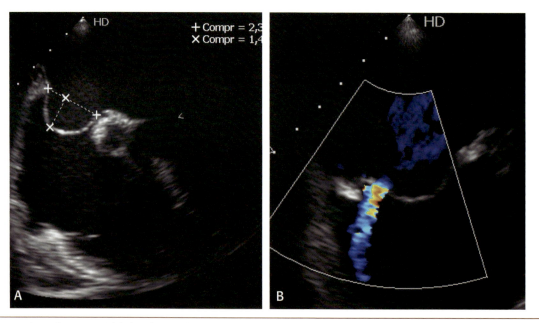

**Figura 6.7** Aneurisma do septo atrial, habitualmente abaulado para o lado direito (**A**), mas que se inverte para o lado oposto quando ocorre elevação da pressão atrial direita (tosse, Valsalva) e possibilita passagem de microbolhas ou coágulos por fenestrações ou forame oval patente, frequentemente associados (**B**).

## Contraste espontâneo

Quando há estase do fluxo sanguíneo no AE pode ser observado contraste espontâneo, sobretudo ao ETE, por causa da frequência mais alta do transdutor e da proximidade do AE. Paciente com prótese mitral, mesmo sem disfunção, também pode ter estase sanguínea no AE se a disfunção valvar prévia resultou em dilatação atrial ou fibrilação atrial. Contraste espontâneo também pode ser observado no VE quando há estase sanguínea, assim como na região de um aneurisma apical.

O contraste espontâneo está associado à dilatação da cavidade e formação de trombo no local, e é marcador de situação pré-trombótica quando moderado ou importante.

## Aterosclerose aórtica

A presença de placa de ateroma complexa na aorta torácica está associada a risco elevado de AVC e AIT. A placa de ateroma é reconhecida como área focal de aumento de espessura no endotélio aórtico, com bordas irregulares e ecogenicidade não uniforme. São consideradas complexas na presença de ateroma protruso, com espessamento superior a 4 mm, com elementos móveis (debris ou trombos) ou na presença de ulceração (Figura 6.8).

## CONSIDERAÇÕES FINAIS

O AVC é uma das principais causas de óbito no mundo, sendo capaz de causar sequelas que podem tornar o indivíduo impossibilitado de exercer suas atividades rotineiras. Portanto, é essencial definir os fatores de risco e o mecanismo causal do evento. O Eco, quando indicado de forma apropriada, é ferramenta diagnóstica capaz de detectar possíveis fontes cardioembólicas, presentes em um quarto dos casos, além de contribuir na definição da terapêutica, evitando que futuros eventos embólicos venham a ocorrer.

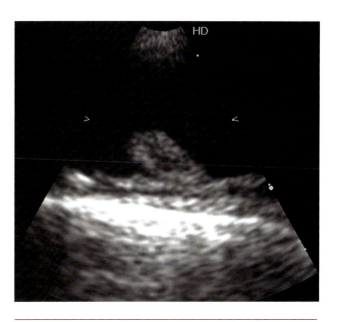

**Figura 6.8** Placa aterosclerótica aórtica com superfície irregular e complicada pela presença de trombo móvel.

## REFERÊNCIAS CONSULTADAS

1. Barbosa MM, Nunes MCP, Campos Filho O, Camarozano A, Rabischoffsky A, Maciel BC, et al. Sociedade Brasileira de Cardiologia. Diretrizes das Indicações da Ecocardiografia. Arq Bras Cardiol. 93(6 supl.3): e265-e302, 2009.
2. Feigenbaum H. Massa, tumores e fontes de êmbolos. In: Ecocardiografia, 6ª edição, Rio de Janeiro, Editora Guanabara Koogan: 657-688, 2007.
3. Graudon M. Diagnostic and therapeutic value of echocardiography during the acute phase of ischemic stroke. Journal of Stroke and Cerebrovascular Diseases 23(8):2105-9, 2014.
4. Herbst M et al. Cerebral embolism from left atrial myxoma leading to cerebral and retinal aneurysms: a case report. American Journal of Neuroradiology 26: 666–669, 2005.
5. Kerman WN et al. Guidelines for the prevention of stroke in patients with stroke and transient ischemic attack: a guideline for healthcare professionals from the American Heart Association/American Stroke Association. Stroke 45: 2160-2236, 2014.
6. Onalan O, Crystal E. Left Atrial Appendage Exclusion for Stroke Prevention in Patients With Nonrheumatic Atrial Fibrillation. Stroke 38: 624-630, 2007.
7. Otto CM. Massas cardíacas e potencial fonte de embolia cardíaca. In: Fundamentos da ecocardiografia Clínica, 4ª edição, Rio de Janeiro, Editora Elsevier: 374-393, 2010.
8. Silva CES. Avaliação do paciente com acidente vascular cerebral e o sistema cardiovascular como fonte emboligênica. In: Ecocardiograma: princípios e aplicações clínicas, 1ª edição, Rio de Janeiro, Editora Revinter: 761-777, 2007.
9. Silva GS, Miranda RCAN. Sociedade Beneficente Israelita Brasileira Hospital Albert Einstein. Diretriz de Acidente Vascular Cerebral do Hospital Israelita Albert Einstein 1-107, 2013.
10. Wolber T. Should routine echocardiography be performed in all patients with stroke? Journal of Stroke and Cerebrovascular Diseases 16 (1): 1-7, 2007.

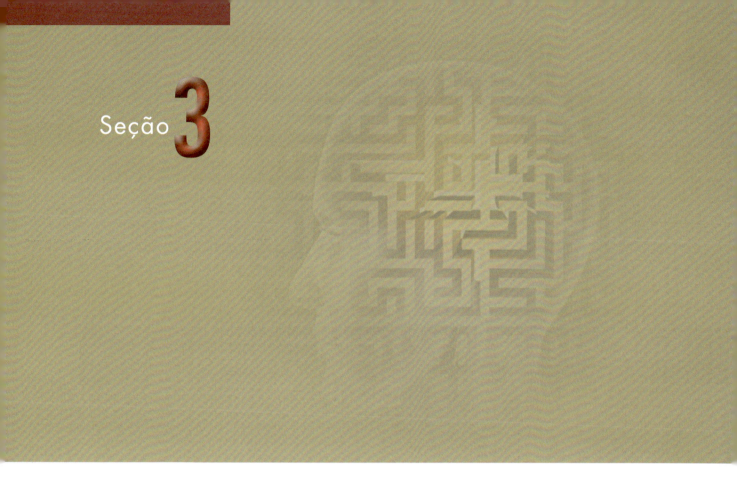

# Seção 3

## Manejo da Fase Aguda do Acidente Vascular Cerebral

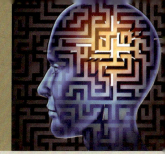

■ Polyana Vulcano de Toledo Piza

# Escalas Clínicas na Avaliação do Paciente com Acidente Vascular Cerebral

**PONTOS-CHAVE**

- As escalas clínicas são ferramentas úteis para estabelecer comunicação padronizada, elaboração diagnóstica, prognóstica e mensuração da resposta ao tratamento.
- As escalas pré-hospitalares são de fácil aplicabilidade e rápida execução. São úteis para triagem e diagnóstico do acidente vascular cerebral.
- A escala do National Institutes of Health (NIH) fornece dados sobre gravidade e resposta ao tratamento trombolítico, além de auxiliar a comunicação entre os que assistem ao paciente.
- A escala de Rankin modificada classifica os pacientes de acordo com a capacidade de realização de atividades de vida diária.
- O índice de Barthel modificado, através da quantificação da incapacidade para atividades da vida diária, mensura indiretamente a qualidade de vida do paciente.

## INTRODUÇÃO

Na abordagem eficaz do paciente com acidente vascular cerebral (AVC) em sua fase aguda, faz-se necessária a uniformização dos dados relevantes ao quadro clínico do paciente.

Esses dados coletados de forma sistemática e padronizada contribuem para elaboração diagnóstica e prognóstica do paciente, previsão de resposta ao tratamento e constituem importante ferramenta de comunicação entre os profissionais que assistem ao doente. Compreendem ainda um instrumento de medição de funcionalidade logo após o evento agudo e durante a reabilitação do paciente. Nesse contexto foram criadas e validadas escalas clínicas para o auxílio na avaliação do paciente com AVC.

Uma escala considerada ideal deve ser validada, segura, simples, fácil e rápida de se administrar. É também mandatório que seja reprodutível por um observador e entre observadores e que seja ainda sensível à flutuação dos sinais e sintomas.

No presente capítulo iremos descrever as escalas clínicas concentradas em quatro das mais utilizadas na avaliação do paciente com AVC: *Los Angeles Prehospital Screen* (LAPSS), *National Institutes of Health Stroke Scale* (NIHSS), escala de Rankin modificada e índice de *Barthel* modificado.

Discorreremos sobre a aplicação, os pontos fortes e as limitações dessas escalas na prática clínica neurológica.

- As escalas clínicas são ferramentas úteis para estabelecer comunicação padronizada, elaboração diagnóstica, prognóstica e mensuração da resposta ao tratamento.

## ESCALAS CLÍNICAS NO AVC

### Escalas pré-hospitalares: reconhecendo um paciente com AVC

As escalas pré-hospitalares são utilizadas para o diagnóstico da probabilidade de os sinais e os sinto-

Acidente Vascular Cerebral | Manejo da Fase Aguda do Acidente Vascular Cerebral

mas apresentados pelo paciente estarem relacionados a um quadro de AVC ou ataque isquêmico transitório.

Foram idealizadas para um ambiente pré-hospitalar de rápida execução e fácil aplicabilidade por pessoas não especializadas.

## Aplicabilidade

As escalas pré-hospitalares são úteis para serem aplicadas nas unidades móveis de emergência e resgate com o objetivo de transportarem os pacientes selecionados para os hospitais referência de tratamento em doenças cerebrovasculares.

Podem ser usadas nos setores de triagem e classificação de risco intra-hospitalares e, quando positivas, podem deflagrar o protocolo Institucional de AVC ou acionar o time de AVC de acordo com a realidade e a complexidade de cada unidade.

As escalas conhecidas para esse fim são: *Los Angeles Prehospital Stroke Screen* (LAPSS); *Cincinnatti Prehospital Stroke Scale* (CPSS); *Face/Arm/Speech Test* (FAST) e *Recognition of Stroke in Emergency Room* (ROSIER).

A escala LAPSS apresenta boas sensibilidade e especificidade (Tabela 7.1), pode ser aplicada em média em 3 minutos e é a escala utilizada na triagem de pacientes com AVC no Hospital Israelita Albert Einstein.

## Limitações

Essas escalas são ferramentas para uma avaliação inicial e por este motivo não apresentam sensibilidade e especificidade altas para diagnóstico definitivo do AVC,

podendo ser classificados como positivos pelas escalas de pacientes que apresentam outras doenças. Da mesma maneira, uma porcentagem de pacientes que apresentam AVC, principalmente em suas formas atípicas, podem não pontuar nessas escalas.

> - As escalas pré-hospitalares são de fácil aplicabilidade e de rápida execução. São úteis para triagem e diagnóstico do acidente vascular cerebral.

## *NIH STROKE SCALE*: QUANTIFICANDO A GRAVIDADE DO AVC E A RESPOSTA AO TRATAMENTO TROMBOLÍTICO

A escala de NIH (Tabelas 7.2, 7.3 e 7.4) (Figuras 7.1 e 7.2) foi descrita inicialmente em 1989 por pesquisadores americanos da *University of de Cincinnati Stroke Center*.

Por meio de 11 itens, ela é capaz de fornecer informações seguras acerca da gravidade, do prognóstico e da resposta ao tratamento trombolítico.

É uma escala que exige treinamento prévio para ser adequadamente aplicada e leva em média 7 minutos para ser realizada.

O treinamento e a certificação podem ser obtidos *on-line* pelo *site* http://strokeassociation.org/nihss.

**Tabela 7.1** *Los Angeles Prehospital Stroke* Screen (LAPSS) modificada.

| II Escala LAPSS (Los Angeles Prehospital Stroke Screen) | | Sim | Não |
|---|---|---|---|
| 1 Idade acima de 45 anos | | | |
| 2 Sem história prévia de convulsões/epilepsia | | | |
| 3 Sintomas neurológicos se iniciaram nas últimas 24 horas | | | |
| 4 Paciente deambulava antes do evento | | | |
| 5 Glicemia entre 60 e 400 _____ | | | |
| Exame: Procurar assimetria | | | |
| | Normal | Direita | Esquerda |
| Facial: sorriso careteamento | ( ) | ( ) Queda | ( ) Queda |
| Aperto de mão | ( ) | ( ) Fraco<br>( ) Ausente | ( ) Fraco<br>( ) Ausente |
| Fraqueza no braço | ( ) | ( ) Queda lenta<br>( ) Queda rápida | ( ) Queda lenta<br>( ) Queda rápida |
| Baseado no exame, o paciente apresenta fraqueza unilateral ou alteração de fala | | ( ) Sim | ( ) Não |

Escalas Clínicas na Avaliação do Paciente com Acidente Vascular Cerebral

**Tabela 7.2** *NIH stroke scale.*

| Instrução | Definição da escala |
|---|---|
| **1a. Nível de consciência**<br>O investigador deve escolher uma resposta mesmo se uma avaliação completa é prejudicada por obstáculos como um tubo orotraqueal, barreiras de linguagem, trauma ou curativo orotraqueal. Um **3** é dado apenas se o paciente não faz nenhum movimento (outro além de postura reflexa) em resposta à estimulação dolorosa. | 0 = Alerta; responde com entusiasmo.<br>1 = Não alerta, mas ao ser acordado por mínima estimulação obedece, responde ou reage.<br>2 = Não alerta, requer repetida estimulação ou estimulação dolorosa para realizar movimentos (não estereotipados)<br>3 = Responde somente com reflexo motor ou reações autonômicas, ou totalmente irresponsivo, flácido e arreflexo. |
| **1b. Perguntas de nível de consciência**<br>O paciente é questionado sobre o mês e sua idade. A resposta deve ser correta – não há nota parcial por chegar perto. Pacientes com afasia ou esturpor que não compreendem as perguntas irão receber **2**. Pacientes incapacitados de falar devido a intubação orotraqueal, trauma orotraqueal, disartria grave de qualquer causa, barreiras de linguagem ou qualquer outro problema não secundário a afasia receberão um **1**. É importante que somente a resposta inicial seja considerada e que o examinador não "ajude" o paciente com dicas verbais ou não verbais. | 0 = Responde ambas as questões corretamente.<br>1 = Responde uma questão corretante.<br>2 = Não responde nenhuma questão corretamente. |
| **1c. Comandos de nível de consciência**<br>O paciente é solicitado a abrir e fechar os olhos e então abrir e fechar a mão não parética. Substitua por um outro comando de um único passo se as mãos não podem ser utilizadas. É dado crédito se uma tentativa inequívoca é feita, mas não completada devido a fraqueza. Se paciente não responde ao comando, a tarefa deve ser demonstrada a ele (pantomima) e o resultado registrado (i.e., segue um, nenhum ou ambos os comandos). Aos pacientes com trauma, amputação ou outro impedimento físico devem ser dados comandos únicos compatíveis. Somente a primeira tentativa é registrada. | 0 = Realiza ambas as tarefas corretamente.<br>1 = Realiza uma tarefa corretamente.<br>2 = Não realiza nenhuma tarefa corretamente. |
| **2. Melhor olhar conjugado**<br>Somente os movimentos oculares horizontais são testados. Movimentos oculares voluntários ou reflexos (óculo-cefálico)recebem nota, mas a prova calórica não é usada.<br>Se o paciente tem um desvio conjugado do olhar, que pode ser sobreposto por atividade voluntária ou reflexa, o escore será **1**. Se o paciente tem uma paresia de nervo periférica isolada (NC III, IV ou VI), marque **1**. O olhar é testado em todos os pacientes afásicos.<br>Os pacientes com trauma ocular, curativos, cegueira preexistente ou outro distúrbio de acuidade ou campo visual devem ser testados com movimentos reflexos e a escolha feita pelo investigador. Estabelecer contato visual e, então, mover-se perto do paciente de um lado para outro, pode esclarecer a presença de paralisia do olhar. | 0 = Normal<br>1 = Paralisia parcial do olhar. Este escore é dado quando o olhar é anormal em um ou ambos os olhos, mas não há desvio forçado ou paresia total do olhar.<br>2 = Desvio forçado ou paralisia total do olhar que não podem ser vencidos pela manobra ócula-cefálica. |
| **3. Visual**<br>Os campos visuais (quadrantes superiores e inferiores) são testados por confrontação, utilizando contagem de dedos ou ameça visual, conforme apropriado. O paciente deve ser encorajado, mas se olha para o lado do movimento dos dedos, deve ser considerado como normal. Se houver cegueira unilateral ou enucleação, os campos visuais no olho restante são avaliados. Marque **1** somente se uma clara assimetria, incluindo quadrantanopsia, for encontrada. Se o paciente é cego por qualquer causa, marque **3**. Estimulação dupla simultânea é realizada neste momento. Se houver uma extinção, o paciente recebe **1** e os resultados são usados para responder a questão 11. | 0 = Sem perda visual.<br>1 = Hemianopsia parcial.<br>2 = Hemianopsia completa.<br>3 = Hemianopsia bilateral (cego, incluindo cegueira cortical). |

*(Continua)*

**CAPÍTULO 7**

81

Acidente Vascular Cerebral | Manejo da Fase Aguda do Acidente Vascular Cerebral

**Tabela 7.2** *NIH stroke scale.* *(Continuação)*

| Instrução | Definição da escala |
|---|---|
| **4. Paralisia facial**<br>Pergunte ou use pantomíma para encorajar o paciente a mostrar os dentes ou sorrir e fechar os olhos. Considere a simetria de contração facial em resposta a estímulo doloroso em paciente pouco responsivo ou incapaz de compreender. Na presença de trauma/curativo facial, tubo orotraqueal, esparadrapo ou outra barreira física que obscureça a face, estes devem ser removidos, tanto quanto possível. | 0 = Movimentos normais simétricos.<br>1 = Paralisia facial leve (apagamento de prega nasolabial, assimetria no sorriso).<br>2 = Paralisia facial central evidente (paralisia facial total ou quase total da região inferior da face).<br>3 = Paralisia facial completa (ausência de movimentos faciais das regiões superior e inferior da face). |
| **5. Motor para braços**<br>O braço é colocado na posição apropriada: extensão dos braços (palmas para baixo) a 90° (se sentado) ou a 45° (se deitado). É valorizada queda do braço se esta ocorre antes de 10 segundos. O paciente afásico é encorajado através de firmeza na voz e de pantomíma, mas não com estimulação dolorosa. Cada membro é testado isoladamente, iniciando pelo braço não parético. Somente em caso de amputação ou de fusão de articulação no ombro, o item deve ser considerado não testável (**NT**), e uma explicação deve ser escrita para esta escolha. | 0 = Sem queda; mantém o braço 90° (ou 45°) por 10 segundos completos.<br>1 = Queda; mantém o braço 90° (ou 45°), porém este apresenta queda antes dos 10 segundos completos; não toca a cama ou outro suporte.<br>2 = Algum esforço contra a gravidade; o braço não atinge ou não mantém 90° (ou 45°), cai na cama, mas tem alguma força contra a gravidade.<br>3 = Nenhum esforço contra a gravidade; braço despenca.<br>4 = Nenhum movimento.<br>NT = Amputação ou fusão articular, explique:<br>_____<br>**5a. Braço esquerdo    5b. Braço direito** |
| **6. Motor para pernas**<br>A perna é colocada na posição apropriada: extensão a 30° (sempre na posição supina). É valorizada queda da perna se esta ocorre antes de 5 segundos. O paciente afásico é encorajado atráves de firmeza de voz e de pantomíma, mas não estimulação dolorosa. Cada membro é testado isoladamente, iniciando pela perna não parética. Somente em caso de amputação ou de fusão de articulação do quadril, o item deve ser considerado não testável (**NT**), e uma explicação deve ser escrita para esta escolha. | 0 = Sem queda; mantém a perna a 30° por 5 segundos completos.<br>1 = Queda; mantém a perna a 30°, porém este apresenta queda antes dos 5 segundos completos; não toca a cama ou outro suporte.<br>2 = Algum esforço contra a gravidade; a perna não atinge ou não mantém 30°, cai na cama, mas tem alguma força contra a gravidade.<br>3 = Nenhum esforço contra a gravidade; perna despenca.<br>4 = Nenhum movimento.<br>NT = Amputação ou fusão articular, explique:<br>_____<br>**6a. Perna esquerda    6b. Perna direita** |
| **7 Ataxia de mebros**<br>Este item avalia se existe evidência de uma lesão cerebelar unilateral. Teste com os olhos abertos. Em caso de defeito visual, assegure-se que o teste é feito no campo visual intacto. Os testes index-nariz e calcanchar-joelho são realizados em ambos os lados e a ataxia é valorizada, somente, se for desproporcional à fraqueza. A ataxia é considerada ausente no paciente que não pode entender ou está hemiplégico. Somente em caso de amputação ou de fusão de articulações, o item deve ser considerado não testável (**NT**), e uma explicação deve ser escrita para esta escolha. Em caso de cegueira, teste tocando o nariz, a partir de uma posição com os braços estendidos. | 0 = Ausente.<br>1 = Presente em 1 membro.<br>2 = Presente em 2 membros.<br>NT = Amputação ou fusão articular, explique:<br>_____ |

*(Continua)*

82    SEÇÃO 3

Escalas Clínicas na Avaliação do Paciente com Acidente Vascular Cerebral

**Tabela 7.2** *NIH stroke scale.* (*Continuação*)

| Instrução | Definição da escala |
|---|---|
| **8. Sensibilidade**<br>Avalie sensibilidade ou mímica facial ao beliscar ou retirado do estimulo doloroso em paciente torporoso ou afásico. Somente a perda de sensibilidade atribuída ao AVC é resgritada como anormal e o examinador deve testar tantas áreas do corpo (braços [exceto mãos], pernas, tronco e face) quantas forem necessárias para checar acuradamente uma perda hemisensitiva. Um escore de **2**, "grave ou total" deve ser dada somente quando uma perda grave ou total da sensibilidade pode ser claramente demonstrada. Portanto, pacientes em esturpor e afásicos irão receber provavelmente **1** ou **0**. O paciente com AVC de tronco que tem perda de sensibilidade bilateral recebe **2**. Se o paciente não responde e está quadriplégico, marque **2**. Pacientes em coma (item **1a = 3**) recebem arbitrariamente **2** neste item. | 0 = Normal; nenhuma perda.<br>1 = Perda sensitiva leve a moderada; a sensibilidade ao beliscar é menos aguda ou diminuída do lado afetado, ou há uma perda da dor superficial ao beliscar, mas o paciente está ciente de que está sendo tocado.<br>2 = Perda da sensibilidade grave ou total; o paciente não sente que está sendo tocado. |
| **9. Melhor linguagem**<br>Uma grande quantidade de informações acerca da compreensão pode obtida durante a aplicação dos itens precedentes do exame. O paciente é solicitado a descrever o que está acontecendo no quadro em anexo, a nomear os itens na lista de identificação anexa e a ler da lista de sentença anexa. A compreensão é julgada a partir destas respostas assim como das de todos os comandos no exame neurológico geral precedente. Se a perda visual interfere com os testes, peça ao paciente que identifique objetos colocados em sua mão, repita e produza falas. O paciente intubado deve ser incentivado a escrever. O paciente em coma (item **1a = 3**) receberá automaticamente **3** neste item. O examinador deve escolher um escore para pacientes em esturpor ou pouco cooperativos, mas a pontuação **3** deve ser reservada ao paciente que está mudo e que não segue nenhum comando simples. | 0 = Sem afasia; normal.<br>1 = Afasia leve a moderada; alguma perda óbvia da fluência ou dificuldade de compreensão, sem limitação significativa das ideias expressão ou forma de expressão. A redução do discurso e/ou comprenssão, entretanto, dificultam ou impossibilitam a conversação sobre o material fornecido. Por exemplo, na conversa sobre o material fornecido, o examinador pode identificar figuras ou item da lista de nomeação a partir da resposta do paciente.<br>2 = Afasia grave; toda a comunicação é feita através de expressões fragmentadas; grande necessidade de interferência, questionamente e adivinhação por parte do ouvinte. A quantidade de informação que pode ser trocada é limitada; o ouvinte carrega o fardo da comunicação. O examinador não consegue identificar itens do material fornecido a partir da resposta do paciente.<br>3 = Mudo, afasia global; nenhuma fala útil ou compreensão auditiva. |
| **10. Disartria**<br>Se acredita que o paciente é normal, uma avaliação mais adequada é obtida, pedindo-se ao paciente que leia ou repita palavras da lista anexa. Se o paciente tem afasia grave, a clareza da articulação da fala espontânea pode ser graduada. Somente se o paciente estiver intubado ou tiver outras barreiras físicas a produção da fala, este item deverá ser considerado não testável (**NT**). Não diga ao paciente por que ele está sendo testado. | 0 = Normal.<br>1 = Disartria leve a moderada; paciente arrasta pelo menos algumas palavras, e na pior das hipóteses, pode ser entendido, com alguma dificuldade.<br>2 = Disartria grave; fala do paciente é tão empastada que chega a ser inteligível, na ausência de disfasia ou com disfasia desproporcional, ou é mudo/anártrico.<br>NT = Intubação ou outra barreira física; explique:<br>_____ |
| **11 Extinção ou desatenção (antiga negligência)**<br>Informação suficiente para a identificação de negligência pode ter sido obtida durante os testes anteriores. Se o paciente tem uma perda visual grave, que impede o teste da estimulação visual dupla simultânea, e os estimulos cutâneos são normais, o escore é normal. Se o paciente tem afasia, mas parece atentar para ambos os lados, o escore é normal. A presença de negligência espacial visual ou anosagnosia pode também ser considerada como evidência de negligência. Como a anormalidade só é pontuada se presente, o item nunca é considerado não testável. | 0 = Nenhuma anormalidade.<br>1 = Desatenção visual, tátil, auditiva, espacial ou pessoal, ou extinção à estimulação simultânea em uma das modalidades sensoriais.<br>2 = Profunda hemi-desatenção ou hemi-desatenção para mais de uma modalidade; não reconhece a própria mão e se orienta somente para um lado do espaço. |

**CAPÍTULO 7**

83

**Tabela 7.3** Lista para leitura.

| |
|---|
| Você sabe como fazer. |
| Descida à Terra. |
| Cheguei a casa do trabalho. |
| Perto da mesa, na sala jantar. |
| Eles ouviram-no falar na rádio, na noite passada. |

Lista para leitura no item 9. Melhor linguagem.

**Tabela 7.4** Lista das palavras.

| |
|---|
| Mamãe |
| Tic-tac |
| Paralelo |
| Obrigado |
| Estrada-de-ferro |
| Jogador de futebol |

Lista de palavras no item 10. Disartria.

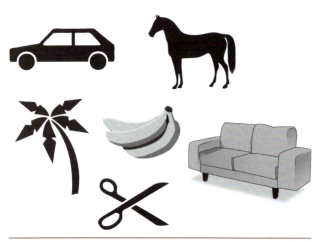

**Figura 7.1** Figuras.

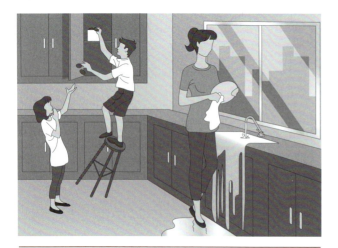

**Figura 7.2** Cena.

Alguns aspectos devem ser seguidos para aumentar a sua confiabilidade:

- Aplicá-la em ordem, não retornando para mudar a pontuação de nenhum item;
- Pontuar o que se vê, não o que se acha que poderia ver quanto ao déficit do paciente;
- Não tentar ensinar o paciente, pontuar a primeira tentativa.

## Aplicabilidade

### Gravidade e prognóstico

A pontuação pela NIHSS varia de 0 a 42 e tem como valor preditivo positivo para gravidade a maior pontuação alcançada.

Na prática clínica, podemos observar que pontuações acima de 22 pontos indicam pior prognóstico. Da mesma forma, um NIHSS inicial inferior a 6 indica uma forte probabilidade de boa recuperação.

Em média, um aumento de 1 ponto no escore do paciente diminui em 17% a probabilidade de um resultado favorável.

### Resposta ao tratamento trombolítico com rtPA endovenoso

Alterações precoces no escore total medidos através de melhora de 4 pontos ou mais na escala foram fortemente preditivos de um resultado favorável ao tratamento com fibrinólise endovenosa.

## Limitações

Há uma tendência para infartos do hemisfério esquerdo receberem pontuações mais altas, em média 4 pontos a mais para o mesmo volume de lesão no hemisfério direito.

Isso acontece porque, dos 42 pontos, sete são diretamente relacionados à linguagem e somente 2 pontos são relativos à negligência. Sendo o hemisfério esquerdo dominante para a linguagem em 99% dos indivíduos destros e 60% dos indivíduos sinistros, a NIHSS pode subestimar a gravidade da extensão das lesões no hemisfério direito. O mesmo pode ocorrer em lesões da circulação cerebral posterior.

- A escala de NIH fornece dados sobre gravidade, prognóstico e resposta ao tratamento trombolítico.

## ESCALA DE RANKIN MODIFICADA: AVALIANDO OS DÉFICITS DO PACIENTE E A CAPACIDADE DE REALIZAÇÃO DAS ATIVIDADES DE VIDA DIÁRIA

Desenvolvida pelo Dr. John Rankin na cidade de Glasgow, Escócia, foi publicada em sua versão original em 1957. Trinta e um anos depois foi publicada a versão modificada da escala contendo categorias que vão de 0 a 6 (Tabela 7.5).

### Aplicabilidade

A escala avalia a capacidade do indivíduo em realizar atividades de vida diária. Baseia-se na incapacidade global, com ênfase nas limitações físicas decorrentes do comprometimento motor. Pode ser aplicada por qualquer profissional da área da saúde treinado para tal e tem grande utilidade no processo de reabilitação do paciente.

### Limitações

A escala possui susceptibilidade aos efeitos negativos das doenças coexistentes do paciente e dos fatores socioeconômicos e culturais, variáveis que podem ter um impacto direto no escore funcional.

O índice de confiabilidade da escala entre observadores constitui uma barreira aos ensaios clínicos, sendo atualmente amenizada com o uso de perguntas estruturadas e treinamentos sistemáticos por parte dos seus aplicadores.

> - A Escala de Rankin Modificada classifica os pacientes de acordo com a capacidade de realização de atividades de vida diária.

## ÍNDICE DE BARTHEL MODIFICADO

O índice de Barthel modificado (Tabela 7.6, 7.7 e 7.8) é uma escala de incapacidade que mensura 10 aspectos básicos das atividades diárias relacionados à mobilidade e aos cuidados pessoais do paciente, como: alimentação, higiene pessoal, controle dos esfíncteres vesical e intestinal, independência no banheiro, transferências, independência no uso de cadeira de rodas, capacidade de se vestir, marcha e capacidade para subir escadas.

### Aplicabilidade

A escala clínica tem seu lugar na abordagem do paciente com AVC por seu valor prognóstico, sendo também uma ferramenta de cálculo para custo efetividade do paciente no ambiente hospitalar através da estimativa de dias de internação e também uma quantificação indireta da qualidade de vida após evento vascular cerebral.

O escore do paciente sem nenhum déficit é de 100 com as pontuações decrescentes indicando o grau de dependência do paciente. Esse índice também pode ser aplicado por qualquer profissional da área de saúde levando em média 5 minutos na sua conclusão.

### Limitações

Sua principal restrição está em não incluir a avaliação de muitos aspectos da independência funcional, domiciliar e social, como: cognição, linguagem, função visual, incapacidade emocional e dor. Dessa forma, muitos pacientes podem atingir a pontuação máxima, apesar da existências dos déficits acima.

**Tabela 7.5** Escala de Rankin modificada.

| Pontuação | Descrição |
|---|---|
| 0 | Sem qualquer sintoma |
| 1 | Sem incapacidade significante apesar dos sintomas; capaz de realizar todos os deveres e atividades usuais |
| 2 | Incapacidade leve; incapaz de realizar todas as atividades prévias; capaz de cuidar de si próprio sem auxílio |
| 3 | Incapacidade moderada; necessita de alguma ajuda, mas é capaz de caminhar sem assistência |
| 4 | Incapacidade moderadamente grave; incapaz de caminhar sem assistência e incapaz de atender às suas necessidades físicas sem assistência |
| 5 | Incapacidade grave; acamado, incontinente, requer constante atenção e cuidados de enfermagem |
| 6 | Óbito |

Acidente Vascular Cerebral | Manejo da Fase Aguda do Acidente Vascular Cerebral

**Tabela 7.6** Índice de Barthel modificado.

### Categoria 1: Higiene pessoal

1. O paciente é incapaz de realizar higiene pessoal sendo dependente em todos os aspectos.
2. Paciente necessita de assistência em todos os passos da higiene pessoal.
3. Alguma assistência é necessária em um ou mais passos da higiene pessoal.
4. Paciente é capaz de conduzir a própria higiene, mas requer mínima assistência entre e/ou depois da tarefa.
5. Paciente pode lavar as mãos e face, limpar os dentes e barbear, pentear ou maquiar-se.

### Categoria 2: Banho

1. Totalmente dependente para banhar-se.
2. Requer assistência em todos os aspectos do banho.
3. Requer assistência para transferir-se, lavar-se e/ou secar-se, incluindo a inabilidade em completar a tarefa pela condição ou doença.
4. Requer supervisão por segurança no ajuste de temperatura da água ou na transferência.
5. O paciente deve ser capaz de realizar todas as etapas do banho, mesmo que necessite de equipamentos, mas não necessita que alguém esteja presente.

### Categoria 3: Alimentação

1. Depende em todos os aspectos e necessita ser alimentado.
2. Pode manipular os utensílios para comer, usualmente a colher, porém necessita de assistência constante durante a refeição.
3. Capaz de comer com supervisão. Requer assistência em tarefas associadas, como colocar leite e açúcar no chá, adicionar sal e pimenta, passar manteiga, virar o prato ou montar a mesa.
4. Independência para se alimentar um prato previamente montado, sendo a assistência necessária para, por exemplo, cortar carne, abrir uma garrafa ou um frasco. Não é necessária a presença de outra pessoa.
5. O paciente pode se alimentar de um prato ou uma bandeja quando alguém coloca os alimentos ao seu alcance. Mesmo tendo necessidade de algum equipamento de apoio, é capaz de cortar carne, serve-se de temperos, passar manteiga, etc.

### Categoria 4: Toalete

1. Totalmente dependente no uso do vaso sanitário.
2. Necessita de assistência no uso do vaso sanitário.
3. Pode necessitar de assistência para se despir ou vestir, para transferir-se para o vaso sanitário ou para lavar as mãos.
4. Por razões de segurança, pode necessitar de supervisão no uso do sanitário. Um penico pode ser usado a noite, mas será necessária assistência para seu esvaziamento ou limpeza.
5. O paciente é capaz de se dirigir e sair do sanitário, vestir-se ou despir-se, cuida-se para não se sujar e pode utilizar papel higiênico sem necessidade de ajuda. Caso necessário, ele pode utilizar uma comadre ou penico, mas deve ser capaz de os esvaziar e limpar.

### Categoria 5: Subir escadas

1. O paciente é incapaz de subir escadas.
2. Requer assistência em todos os aspectos relacionados a subir escadas, incluindo assistência com os dispositivos auxiliares.
3. O paciente é capaz de subir e descer, porém não consegue carregar os dispositivos, necessitando de supervisão e assistência.
4. Geralmente, não necessita de assistência. Em alguns momentos, requer supervisão por segurança.
5. O paciente é capaz de subir e descer, com segurança, um lance de escadas sem supervisão ou assistência mesmo quando utiliza os dispositivos.

### Categoria 6: Vestuário

1. O paciente é dependente em todos os aspectos do vestir e incapaz de participar das atividades.
2. O paciente é capaz de ter algum grau de participação, mas é dependente em todos os aspectos relacionados ao vestuário.
3. Necessita assistência para se vestir ou se despir.
4. Necessita assistência mínima para abotoar, prender o soutien, fechar o zipper, amarrar sapatos, etc.
5. O paciente é capaz de vestir-se, despir-se, amarrar os sapatos, abotoar e colocar um colete ou órtese, caso eles sejam prescritos.

*(Continua)*

Escalas Clínicas na Avaliação do Paciente com Acidente Vascular Cerebral

**Tabela 7.6** Índice de Barthel modificado. *(Continuação)*

### Categoria 7: Controle esfincteriano (bexiga)

1. O paciente apresenta incontinência urinária.
2. O paciente necessita de auxílio para assumir a posição apropriada e para fazer as manobras de esvaziamento.
3. O paciente pode assumir a posição apropriada, mas não consegue realizar as manobras de esvaziamento ou limpar-se sem assistência e tem frequentes acidentes. Requer assistência com as fraldas e outros cuidados.
4. O paciente pode necessitar de supervisão com o uso do supositório e tem acidentes ocasionais.
5. O paciente tem controle urinário, sem acidentes. Pode usar supositório quando necessário.

### Categoria 8: Controle esfincteriano (intestino)

1. O paciente não tem controle de esfincteres ou utiliza o cateterismo.
2. O paciente tem incontinência, mas é capaz de assistir na aplicação de auxílios externos ou internos.
3. O paciente fica geralmente seco ao dia, porém não à noite e necessita dos equipamentos para o esvaziamento.
4. O paciente geralmente fica seco durante o dia e a noite, porém tem acidentes ocasionais ou necessita de assistência com os equipamentos de esvaziamento.
5. O paciente tem controle de esfincteres durante o dia e a noite e/ou é independente para realizar o esvaziamento.

### Categoria 9: Deambulante

1. Totalmente dependente para deambular.
2. Necessita da presença constante de uma ou mais pessoas durante a deambulação.
3. Requer assistência de uma pessoa para alcançar ou manipular os dispositivos auxiliares.
4. O paciente é independente para deambular, porém necessita de auxílio para andar 50 metros ou supervisão em situações perigosas.
5. O paciente é capaz de colocar os braços, assumir a posição ortostática, sentar e colocar os equipamentos na posição para o uso. O paciente pode ser capaz de usar todos os tipos de dispositivos e andar 50 metros sem auxílio ou supervisão.

Não pontue está categoria caso o paciente utilize cadeira de rodas.

### Categoria 9: Cadeira de rodas*

1. Dependente para conduzir a cadeira de rodas.
2. O paciente consegue conduzi-la em pequenas distâncias ou em superfícies lisas, porém necessita de auxílio em todos os aspectos.
3. Necessita da presença constante de uma pessoa e requer assistência para manipular a cadeira e transferir-se.
4. O paciente consegue conduzir a cadeira por um tempo razoável em solos regulares. Requer mínima assistência em espaços apertados.
5. Paciente é independente em todas as etapas relacionadas a cadeira de rodas (manipulação de equipamentos, condução por longos percursos e transferências).

Não se aplica aos pacientes que deambulam.

### Categoria 10: Transferências cadeira/cama

1. Incapaz de participar da transferência. São necessárias duas pessoas para transferir o paciente com ou sem auxílio mecânico.
2. Capaz de participar, porém necessita de máxima assistência de outra pessoa em todos os aspectos da transferência.
3. Requer assistência de outra pessoa para transferir-se.
4. Requer a presença de outra pessoa, supervisionando, como medida de segurança.
5. O paciente pode, com segurança, aproximar-se da cama com a cadeira de rodas, freiar, retirar o apoio dos pés, mover-se para a cama, deitar, sentar ao lado da cama, mudar a cadeira de rodas de posição, e voltar novamente para a cadeira com segurança. O paciente deve ser independente em todas as fases da transferência.

**Tabela 7.7** Pontuação do índice de Barthel modificado.

| Item | Incapaz de realizar a tarefa | Requer ajuda substancial | Requer moderada ajuda | Requer mínima ajuda | Totalmente independente |
|---|---|---|---|---|---|
| Higiene pessoal | 0 | 1 | 3 | 4 | 5 |
| Banho | 0 | 1 | 3 | 4 | 5 |
| Alimentação | 0 | 2 | 5 | 8 | 10 |
| Toalete | 0 | 2 | 5 | 8 | 10 |
| Subir escadas | 0 | 2 | 5 | 8 | 10 |
| Vestuário | 0 | 2 | 5 | 8 | 10 |
| Controle de bexiga | 0 | 2 | 5 | 8 | 10 |
| Controle de intestino | 0 | 2 | 5 | 8 | 10 |
| Deambulação | 0 | 3 | 8 | 12 | 15 |
| Ou cadeiras de rodas | 0 | 1 | 3 | 4 | 5 |
| Transferência cadeira/cama | 0 | 3 | 8 | 12 | 15 |
|  |  |  |  |  | **100** |

* Não se aplica aos que deambulam

**Tabela 7.8** Interpretação do resultado da Tabela 7.4.

| Interpretação do resultado |
|---|
| 100 pontos – totalmente independente |
| 99 a 76 pontos – dependência leve |
| 75 a 51 pontos – dependência moderada |
| 50 a 26 pontos – dependência severa |
| 25 e menos pontos – dependência total |

- O índice de Barthel modificado, através da quantificação da incapacidade para atividades da vida diária, mensura indiretamente a qualidade de vida do paciente.

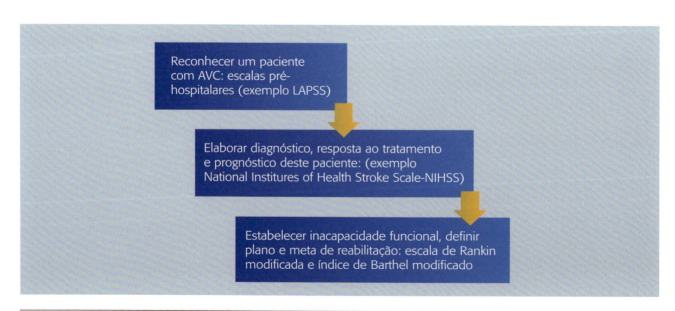

**Fluxograma 7.1** Escalas clínicas na avaliação do paciente com AVC.

## CONSIDERAÇÕES FINAIS

As escalas clínicas são pilares importantes na construção de uma estratégia que auxilie no manejo das diversas fases do AVC. A escala LAPSS tem boa sensibilidade e alta especificidade, contribuindo para uma triagem confiável dos pacientes com sinais e sintomas sugestivos de doença cerebrovascular, sendo a escala utilizada no Hospital Israelita Albert Einstein. A pontuação na NIHSS pode acompanhar todo o processo de diagnóstico e tratamento do paciente, tendo função importante na mensuração do impacto de terapias na fase aguda do AVC.

A escala de Rankin modificada e o índice de Barthel modificado mensuram a funcionalidade do paciente pós AVC, refletindo o impacto em atividades de vida diária das diversas terapias utilizadas.

Nenhuma escala é perfeita ou encaixa-se em todas as fases da doença cerebrovascular. Portanto, os profissionais e suas instituições devem escolher os seus instrumentos de avaliação e com eles construir um protocolo ou diretriz com base em suas capacidades estrutural, física e humana, com objetivo de obter uma mensuração objetiva dos déficits do pacientes com suspeita de doença cerebrovascular, assim como de quantificar o impacto dos diversos protocolos de tratamento empregados.

## REFERÊNCIAS CONSULTADAS

1. Govan L, Langhorne P, Weir CJ. Categorizing Stroke Prognosis using different Stroke Scales. Stroke 40(10):3396-9, 2009.

2. Hand B, Page SJ, White S. Stroke Survivors Scoring Zero on the NIH Stroke Scale Score still exhibit significant motor impairment and functional limitation. Stroke Res Treat 1-6, 2014.

3. Karaman B, Selph J, Burdine J, Graham CB, Sen S. CT Angiography and Presentation NIH Stroke Scale in Predicting TIA in patients presenting with Acute Stroke Symptoms. J Neurol Disord 2(1):140-151, 2013.

4. National Stroke Association. Stroke Scales: an update. Stroke Clinical Updates 16(1), 2006.

5. Nye BR, Hyde CE, Tsivgoulis G, Albright KC, Alexandrov AV, Alexandrov AW. Slim Stroke Scales for Assessing Patients with Acute Stroke: ease of use or loss of valuable assessment data? Am J Crit Care 21(6): 442-8, 2012.

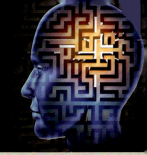

- Sheila Cristina Ouriques Martins
- Gisele Sampaio Silva

# Manejo da Fase Aguda do Acidente Vascular Cerebral Isquêmico

**PONTOS-CHAVE**

- O manejo atual do acidente vascular cerebral (AVC) depende do reconhecimento da doença como uma urgência médica. Todo paciente com início súbito de déficit neurológico focal deve ser avaliado inicialmente como um possível AVC.
- Na suspeita de um AVC, é fundamental definir o horário do início dos sintomas, que é assumido como o último momento em que o paciente foi visto sem sintomas. O exame neurológico deve ser breve mas abrangente. A utilização de escalas de avaliação auxiliam para que a maioria dos componentes do exame neurológico sejam examinados e quantificados em um curto espaço de tempo.
- Todos os pacientes na fase aguda do AVC devem realizar na chegada exames complementares.
- A tomografia computadorizada (TC) de crânio sem contraste é indispensável na avaliação de emergência do paciente com AVC isquêmico (AVCI) agudo. Ela identifica 90-95% das hemorragias subaracnóides e quase 100% das hemorragias intraparenquimatosas, além de ajudar a excluir causas não vasculares de sintomas neurológicos.
- O uso do rtPA no AVCI até 3 horas do início dos sintomas foi aprovado após o ensaio clínico do *National Institute of Neurological Diseases and Stroke* (classe I, nível de evidência A). O estudo ECASS III confirmou a eficácia da medicação até 4,5 horas do início dos sintomas em casos selecionados.
- A recomendação Nacional e Internacional é de que a terapia endovenosa (EV), em casos elegíveis, não deve ser preterida em relação ao tratamento endovascular mesmo que os recursos estejam disponíveis.
- A evolução funcional dos pacientes pós AVC geralmente pode ser medida pela escala de Rankin modificada.

## INTRODUÇÃO

O acidente vascular cerebral (AVC) é a principal causa de morte no Brasil e a primeira causa de incapacidade no mundo. Nos últimos anos, grandes esforços tem sido realizados para construir um sistema de atendimento integral que diminua o impacto do AVC no país, incluindo a implementação do tratamento de reperfusão na fase aguda e a criação de Unidades de AVC.

O acidente vascular cerebral isquêmico (AVCI), que corresponde a 85% dos casos de AVC, ocorre em razão da interrupção focal do fluxo sanguíneo cerebral. A rápida reperfusão do vaso comprometido pode limitar a área isquêmica e diminuir ou até evitar a incapacidade. Portanto, o aspecto mais importante do manejo do AVCI é o rápido diagnóstico e início do tratamento em um ambiente seguro, monitorado e com equipe treinada. O ativador do plasminogênio tecidual recombinante (rtPA) endovenoso (EV) é o único tratamento aprovado para uso na fase aguda, atualmente até 4,5 horas do início dos sintomas. Outras possibilidades terapêuticas, como o tratamento endovascular na fase aguda, estão disponíveis em alguns centros de AVC, visando aumentar a janela terapêutica e as taxas de reperfusão em pacientes com oclusão de grandes vasos. Os diferentes aspectos do tratamento de reperfusão serão discutidos aqui, bem como as evidências atuais para sua utilização.

## MANEJO DA FASE AGUDA

O manejo atual do AVC depende do reconhecimento da doença como uma urgência médica. O hospital de referência deve estar organizado para priorizar o atendimento desses pacientes, possibilitando uma rápida investigação diagnóstica e início da terapêutica específica. A estruturação de unidades de AVC, com espaço físico definido, protocolos padronizados e equipe treinada para o atendimento desses pacientes, diminui a mortalidade em 17% e morte ou dependência em 25%.

### Reconhecimento, diagnóstico e diagnóstico diferencial

Todo paciente com início súbito de déficit neurológico focal deve ser avaliado inicialmente como um possível AVC. Os principais sinais de alerta para o AVC são: alteração de força e/ou sensibilidade em um ou ambos os lados do corpo; dificuldade visual em um ou ambos os olhos ou em um hemicampo visual; dificuldade para falar ou compreender a fala; vertigem, geralmente associada a um ou mais dos sinais e sintomas descritos anteriormente; início súbito de desequilíbrio ou alteração de coordenação. Cefaleia súbita e atípica também é um sinal de alerta para o AVC, mas ocorre mais comumente no AVC hemorrágico ou hemorragia subaracnoide.

As condições que mais comumente mimetizam o AVC são: distúrbios conversivos, convulsões não reconhecidas, estados confusionais, meningite/encefalite, encefalopatia hipertensiva, síncope, distúrbios tóxicos ou metabólicos (principalmente hipoglicemia), enxaqueca complicada, tumores cerebrais e hematoma subdural. Geralmente essas condições podem ser rapidamente descartadas na avaliação na emergência.

Essas condições que mimetizam o AVC (*stroke mimics*) foram identificadas em aproximadamente 3% dos casos em duas séries de pacientes tratados com trombolíticos, sendo os mais frequentes as convulsões e os distúrbios conversivos. No entanto, nenhuma evidência de complicação do tratamento trombolítico foi identificado nesses pacientes. Mais recentemente, num registro de 512 pacientes tratados com rtPA EV até 3 horas antes do início dos sintomas, 21% foram posteriormente classificados como *stroke mimics*. Nessa coorte, a maioria desses pacientes teve convulsões, enxaquecas complicadas e distúrbios conversivos, e nenhum teve hemorragia sintomática. Apesar de o tratamento trombolítico EV aparentemente não causar dano em pacientes que não têm AVC e o recebem, sugere-se que centros experientes devam ter menos de 3% de tratamento de *stroke mimics* usando somente TC sem contraste para inclusão de pacientes. Meios para encontrar um equilíbrio entre a velocidade de tratamento e a acurácia diagnóstica continuam a evoluir.

### Avaliação na fase aguda

Na suspeita de um AVC, é fundamental definir o horário do início dos sintomas, que é assumido como o último momento em que o paciente foi visto sem sintomas. Se o paciente acorda pela manhã com um AVC, o início é considerado como o último horário em que ele foi visto assintomático antes de deitar.

Após o reconhecimento de um paciente com um potencial AVC no setor de triagem da emergência e definido o tempo de início dos sintomas, deve ser feita imediatamente uma avaliação médica e de enfermagem. Enquanto o médico emergencista confirma a hipótese de AVC e aciona o neurologista, a enfermeira punciona dois acessos venosos calibrosos, monitoriza o paciente e faz um teste de glicemia capilar. A seguir, o médico emergencista solicita a TC de crânio, o eletrocardiograma (ECG) e os exames laboratoriais.

O exame neurológico deve ser breve mas abrangente. A utilização de escalas de avaliação auxiliam para que a maioria dos componentes do exame neurológico sejam examinados e quantificados em curto espaço de tempo. A escala mais utilizada para quantificação do déficit neurológico é a Escala de AVC do *National Institutes of Health* (NIH) (Tabela 8.1), que pontua o exame neurológico de zero (sem déficit) a 42 (maior déficit). Ela pode ser utilizada pelo neurologista, pelo emergencista, pelo enfermeiro ou por outro profissional da saúde. A utilização de escala padronizada, além de quantificar o déficit, facilita a comunicação entre os profissionais, estima o prognóstico e auxilia na decisão das estratégias de reperfusão.

### Exames complementares na fase aguda

Todos os pacientes na fase aguda do AVC devem realizar na chegada eletrocardiograma, hemograma, plaquetas, tempo de protrombina (TP com INR), tempo de tromboplastina parcial ativada (TTPa), sódio, potássio, creatinina, ureia, glicemia e troponina. Desde 2007, não é mais necessário aguardar o resultado dos exames laboratoriais para iniciar a trombólise. Anteriormente era recomendada a verificação do número de plaquetas sempre antes da infusão do rtPA. Essa exigência atrasava o tratamento em muitos centros, e a chance de obtermos contagem de plaquetas < 100.000 no paciente com AVCI agudo é de 0,3% quando este não apresenta características suspeitas na história inicial. Atualmente, a recomendação é não aguardar o resultado das plaquetas, a menos que o paciente tenha história de sangramento ou suspeita de plaquetopenia. TP e TTPa devem ser verificados antes da infusão apenas se o paciente estiver em uso de anticoagulante oral ou heparina, respectivamente. Se não, a terapêutica pode ser instituída e os resultados dos exames serão verificados durante o tratamento com rtPA.

Manejo da Fase Aguda do Acidente Vascular Cerebral Isquêmico

**Tabela 8.1** Escala para avaliação do déficit no AVC do *National Institute of Health* (NIH).

| | Descrição | Escore |
|---|---|---|
| 1 | Nível de consciência | 0 – alerta<br>1 – sonolento<br>2 – obnubilado<br>3 – comatoso |
| 1a | Orientação<br>(perguntar mês e idade) | 0 – responde ambas corretamente<br>1 – responde 1 corretamente<br>2 – não responde nenhuma |
| 1b | Resposta a comandos | 0 – obedece ambos corretamente<br>1 – obedece 1 corretamente<br>2 – não obedece |
| 2 | Olhar | 0 – movimento horizontal normal<br>1 – paralisia parcial do olhar<br>2 – paralisia completa do olhar |
| 3 | Campo visual | 0 – nenhum defeito<br>1 – hemianopsia parcial<br>2 – hemianopsia bilateral<br>3 – hemianopsia bilateral |
| 4 | Movimento facial | 0 – normal<br>1 – paresia facial leve<br>2 – paresia facial parcial<br>3 – paralisia completa unilateral |
| 5 | Função motora membro superior<br>5a. Esquerdo<br>5b. Direito | 0 – nenhuma queda<br>1 – queda antes de 5 segundos<br>2 – queda antes de 10 segundos<br>3 – nenhum movimento contra a gravidade<br>4 – nenhum movimento |
| 6 | Função motora membro inferior<br>6a. Esquerdo<br>6b. Direito | 0 – nenhuma queda<br>1 – queda antes de 5 segundos<br>2 – queda antes de 10 segundos<br>3 – nenhum movimento contra a gravidade<br>4 – nenhum movimento |
| 7 | Ataxia | 0 – sem ataxia<br>1 – ataxia em 1 membro<br>2 – ataxia em 2 membros |
| 8 | Sensibilidade | 0 – normal<br>1 – perda sensitiva leve<br>2 – perda sensitiva severa |
| 9 | Linguagem | 0 – normal<br>1 – afasia leve<br>2 – afasia severa<br>3 – mutismo ou afasia global |

*(Continua)*

Acidente Vascular Cerebral · Manejo da Fase Aguda do Acidente Vascular Cerebral

**Tabela 8.1** Escala para avaliação do déficit no AVC do *National Institute of Health* (NIH).

*(Continuação)*

| | Descrição | Escore |
|---|---|---|
| 10 | Articulação da fala | 0 – normal<br>1 – disartria leve<br>2 – disartria severa |
| 11 | Extinção ou inatenção | 0 – ausente<br>1 – leve – perda de 1 modalidade<br>2 – severa – perda de 2 modalidades |

Em pacientes usando dabigatrana, um tempo de trombina (TT), tempo de ecarina ou TTPA normal excluem a presença de atividade significativa do medicamento. Como TT e tempo de ecarina geralmente não estão disponíveis na urgência, tem sido utilizada a informação do paciente ou da família de que a medicação não foi usada associada a um TTPA normal para indicar tratamento trombolítico, pesando-se os riscos e os benefícios da terapia em cada caso. Para os demais novos anticoagulantes orais (inibidores do Fator Xa – rivaroxabana apixabana e edoxabana), ainda não existem testes que se correlacionem bem com a atividade da droga na urgência.

## Imagem na fase aguda

A TC de crânio sem contraste é indispensável na avaliação de emergência do paciente com AVCI agudo. Ela identifica 90% a 95% das hemorragias subaracnoides e quase 100% das hemorragias intraparenquimatosas, além de ajudar a excluir causas não vasculares de sintomas neurológicos.

Sinais precoces de infarto ou oclusão arterial na TC podem ser observados nas primeiras horas após um AVC (60% dos casos com 2 horas de evolução). Sinal hiperdenso correspondendo à região da artéria cerebral média (ACM) indica trombo ou êmbolo na primeira porção dessa artéria. Indefinição dos núcleos da base, perda da diferenciação entre substância branca/cinzenta, apagamento do córtex insular e apagamento dos sulcos corticais são sinais precoces de isquemia. A presença desses sinais comprometendo um grande área de tecido cerebral associa-se, também, com maior risco de transformação hemorrágica após o uso de trombolítico, principalmente quando o território é maior que um terço da ACM.

A detecção desses sinais precoces pode aumentar com a utilização de sistemas estruturados de avaliação da TC como o Escore ASPECT (*Alberta Stroke Program Early CT Score*) assim como com a mudança da janela na estação de trabalho da tomografia para evidenciar melhor a diferença entre tecido cerebral normal e anormal.

A ressonância magnética (RM) de crânio com difusão é mais sensível que a TC e pode identificar agudamente a área isquêmica tão precocemente quanto 35 minutos de evolução. Esse método é especialmente útil quando existirem dúvidas quanto ao diagnóstico de AVC. A área isquêmica que surge na difusão corresponde aproximadamente ao núcleo de tecido cerebral já infartado.

Vários protocolos em centros de AVC utilizam RM com difusão e perfusão para incluir pacientes com janela terapêutica indeterminada ou fora de janela terapêutica, definindo, em cada paciente, a presença de tecido cerebral viável (penumbra). A hipótese é de que cada indivíduo tenha a sua própria janela terapêutica, baseada na sua tolerância fisiológica à isquemia e nas características da sua circulação colateral. A imagem vascular, com angiotomografia ou angiorressonância, auxilia a localizar a obstrução e é fortemente recomendada nos casos candidatos à reperfusão intra-arterial (obstruções proximais). A escolha entre os dois exames depende da disponibilidade do serviço e das características do paciente.

Doppler transcraniano (DTC) pode ser usado no diagnóstico de oclusões de grandes artérias cerebrais e ser usado para monitorar os efeitos da terapia trombolítica além de ajudar a determinar o prognóstico. Entretanto, entre 7% e 20% dos pacientes com AVC agudo não têm adequada janela acústica transtemporal, o que impede a avaliação adequada da circulação anterior.

Apesar da TC de crânio ter relativa baixa sensibilidade em detectar pequenos infartos agudos, especialmente na fossa posterior, ela ainda é o exame de escolha na maioria dos centros que utilizam tratamento trombolítico. A TC para avaliação na fase aguda é suficiente, rápida, disponível na maioria das emergências e afasta a possibilidade de hemorragia intracraniana, podendo também dar informações prognósticas (sinais precoces). Nos pacientes candidatos ao tratamento trombolítico, a TC deve ser realizada em até 25 minutos após a chegada do paciente à emergência, e a interpretação deve ser obtida nos próximos 20 minutos.

94

SEÇÃO 3

## Medidas de suporte

Manter a pressão arterial (PA) e a saturação de oxigênio adequadas ($\geq$ 92%), temperatura menor que 37,5 °C e normoglicemia são as medidas de suporte mais importantes no manejo do AVCI agudo. Recomenda-se a monitorização cardíaca contínua para detectar precocemente sinais eletrocardiográficos de isquemia ou arritmias.

No paciente candidato à trombólise, o tratamento com rtPA não deve ser iniciado se, no momento da administração, ele apresentar PA $\geq$ 185/110 mmHg. A PA deve ser monitorizada antes, durante e depois da utilização do rtPA. Se o paciente apresentar hipotensão com o tratamento anti-hipertensivo, iniciar infusão de solução fisiológica. Evitar a infusão de soluções contendo glicose para repor volume pelo risco de hiponatremia dilucional.

## Medidas para restaurar o fluxo sanguíneo cerebral

### Trombólise endovenosa

Três ensaios clínicos testaram a utilização de estreptoquinase no tratamento agudo do AVC e foram interrompidos precocemente em virtude da maior mortalidade e das altas taxas de hemorragia intracerebral.

O uso do rtPA no AVCI até 3 horas do início dos sintomas foi aprovado após o ensaio clínico do *National Institute of Neurological Diseases and Stroke* (classe I, nível de evidência A). O grupo tratado com rtPA, 0,9 mg/kg, teve 31% mais pacientes com mínimo ou nenhum déficit neurológico na avaliação três meses após o AVC. Houve maior taxa de hemorragia intracerebral sintomática no grupo tratado (6,4% × 0,6% p < 0,001) mas sem aumento da mortalidade (17% no grupo do rtPA × 21% no placebo). O benefício foi demonstrado em todos os subtipos de AVC e não foi afetado por fatores como sexo ou idade.

Uma metanálise dos seis estudo com rtPA (2.775 pacientes) analisou a evolução de pacientes tratados entre 0 e 6 horas após o início do AVC. O resultado demonstrou que quanto mais precoce a administração do rtPA melhor a evolução. O grupo tratado até 90 minutos do início dos sintomas teve uma chance de evolução favorável de 2,8 quando comparado a tratamento com placebo. O tratamento entre 181 e 270 minutos também teve benefício (razão de chance de 1,4). Nenhum benefício foi observado entre os pacientes tratados entre 271 e 360 minutos. A taxa de sangramento no grupo do rtPA foi de 5,9% × 1,1% no grupo placebo (p < 0,0001). Em 2008, o benefício da utilização do rtPA endovenoso até 4,5 horas do início dos sintomas foi confirmado no ensaio Clínico *European Cooperative Acute Stroke Study* III (ECASS III), estendendo assim a janela terapêutica (nível 1 A de evidência). Várias coortes realizadas após a aprovação do rtPA confirmaram a efetividade do tratamento com resultados semelhantes aos do estudo NINDS.

O estudo IST-3 (*Third International Stroke Trial*), publicado em 2012, randomizou pacientes com AVCI para receber rtPA EV *versus* placebo até 6 horas do início dos sintomas, selecionados por TC de crânio sem contraste. Foi incluída população fora da indicação formal de tratamento (idosos e escore do NIH elevado), sendo que dos 3.035 pacientes do estudo, 1.617 (53%) tinham mais de 80 anos de idade. Em 6 meses a taxa de mortalidade foi semelhante entre os grupos (26,9% dos trombolisados *versus* 26,7% não trombolisados). Houve um aumento do risco de AVC hemorrágico fatal e não fatal com rtPA de 5,8%, conforme já demonstrado em estudos anteriores. A avaliação de independência após o AVCI feita pelo escore de Oxford (*Oxford Handicap Score* – OHS) não demonstrou diferenças significativas entre os grupos (37% × 35%). Portanto, não houve benefício com o uso de tPA no AVCI até 6 horas do início dos sintomas. O efeito do tratamento em maiores de 80 anos foi pelo menos tão bom quanto aqueles $\leq$ 80 anos.

Revisão sistemática com metanálise recente reuniu 12 estudos e avaliou 7.012 pacientes que usaram rtPA *versus* tratamento convencional até 6 horas do início do AVCI. Não houve diferença na mortalidade entre os grupos em 3 meses. Houve redução do desfecho composto de morte e incapacidade funcional grave de 4% (redução de risco absoluto – RRA = 4%, IC 95% 1,7-6%), beneficiando 1 em cada 25 pacientes tratados em 3 meses (número necessário para tratar – NNT = 25 com IC 95% 16-59). Os benefícios foram mais expressivos nos pacientes tratados até 3 horas, com 1 de cada 11 pacientes tratados ficando funcionalmente independente – Escore de Rankin modificado – mRS – 0 a 2 (RRA = 0,9%; IC 95% 0,46-1,34 e NNT = 11 com IC 95% 7-22) e 1 em cada 19 obtendo mínima ou nenhuma incapacidade em 3 meses – mRS 0 a 1 (RRA = 5,4% com IC 95% 3,2-7,6 com NNT = 19 com IC 95%13-31). Ao comparar o subgrupo de pacientes acima de 80 anos com o de menos de 80 anos trombolisados até 3 horas do início do AVCI, houve benefício com o uso de rtPA em ambos, permitindo sobrevida e/ou independência em 20,7%, com benefício de 1 em cada 5 pacientes tratados (RRA = 20,7%, IC 95% 14,4-27,0 com NNT = 5, IC 95% 4-7). Apesar de avaliação de subgrupo, o poder estatístico foi de 98,1%. A mesma população descrita, mas trombolisada em até 6 horas do início do AVC, mantém o benefício de sobrevida e/ou independência em 25,3%, aumentando a sobrevida ou independência de 1 em cada 4 pacientes tratados (RRA = 25,3%, IC 95% 21,8-28,8 e NNT = 4, IC 95% 3-5). O estudo IST3 demonstrou que pacientes com NIH > 25 também se beneficiam da trombólise EV.

A principal complicação do tratamento trombolítico no AVC é a hemorragia intracraniana sintomática (HICS). Os fatores que mais fortemente predizem a chance de sangramento após rtPA são: hipodensidade na TC > 1/3 artéria cerebral média (razão de chance de 9,38), idade

> 75 anos, PA > 180/105 mmHg no início da infusão, diabetes (razão de chance de 2,69) e NIHSS > 20. Apesar do maior risco de sangramento, não existe limite superior de idade para o tratamento, e os idosos não devem ser excluídos apenas por esse critério. Além do risco de hemorragia intracraniana, outros potenciais efeitos adversos da medicação incluem sangramento sistêmico, ruptura miocárdica em pacientes com infarto agudo do miocárdio recente e reação anafilática ou angioedema secundário ao rtPA, porém esses eventos são raros. Angioedema orolingual (edema da língua, lábios ou orofaringe) ocorre em 1,3% a 5% de todos os pacientes que recebem rtPA EV para o tratamento do AVC isquêmico. O edema tipicamente é leve, transitório e contralateral ao hemisfério do AVC isquêmico e geralmente está associado com o uso de inibidor da enzima conversora de angiotensina e com infartos que envolvem o córtex insular e frontal. Recomendações de tratamento empírico incluem ranitidina EV, a difenidramina e metilprednisolona.

### Tratamento endovascular

Apesar de a eficácia do uso do trombolítico endovenoso no AVC ter sido demonstrada, nem todos os pacientes têm recanalização, e alguns têm recanalização inicial com posterior reoclusão. As taxas de recanalização parcial ou completa de oclusões da artéria carótida interna são de 10%, e das oclusões proximais da artéria cerebral média, 25% a 30%. Além disso, a trombólise EV tem uma estreita janela terapêutica e, em razão de seus efeitos sistêmicos, está contraindicada em muitos candidatos em potencial: pacientes com AVCI recente, hemorragia intracraniana prévia, traumatismo craniano recente, cirurgia recente ou diátese hemorrágica.

Na tentativa de aumentar as taxas de recanalização e, consequentemente, melhorar a evolução dos pacientes, tem-se utilizado a reperfusão endovascular. Embora não existam estudos que comparem diretamente a administração de trombolítico EV e intra-arterial (IA), as taxas de recanalização para oclusões proximais (tronco de artéria cerebral média e artéria basilar) são superiores com trombólise IA.

### TROMBÓLISE INTRA-ARTERIAL

No estudo PROACT II 180 pacientes foram randomizados na proporção de 2:1 para receber pro-UK IA mais heparina EV ou apenas heparina EV até 6 horas do início dos sintomas. O desfecho clínico primário (mRs ≤ 2 em 90 dias) foi atingido em 40% dos 121 pacientes do grupo tratado com r-pro-UK, em comparação a 25% dos 59 pacientes no grupo controle (benefício absoluto 15%, benefício relativo 58%, número necessário para tratar = 7; $p = 0,043$). A taxa total de recanalização após 2 horas (*Thrombolysis in Myocardial Infarction*, TIMI 2-3) foi de 66% no grupo tratado com pro-UK e 18% do grupo controle ($p < 0,001$). Houve hemorragia intracraniana sintomática (HICS) em 10% dos pacientes tratados com pro-UK e 2% dos pacientes controle ($p = 0,06$). Os resultados do PROACT-II foram insuficientes, segundo a *Food and Drug Administration* (FDA), para aprovar o uso do r-pro-UK IA no tratamento do AVC, exigindo um segundo estudo positivo. No estudo MELT,os pacientes com oclusões proximais de ACM (M1 ou M2) foram randomizados para receber infusão IA de UK (dose máxima de 600.000 unidades em duas horas) ou placebo dentro de 6 horas após início dos sintomas; a ruptura mecânica do trombo foi permitida apenas com um microguia. O estudo foi interrompido prematuramente pela aprovação do rtPA EV no Japão. Na época, 114 pacientes haviam sido randomizados. Provavelmente por causa do pequeno tamanho amostral, o estudo não apresentou diferença estatisticamente significativa quanto ao desfecho primário (mRs ≤ 2 em 90 dias), mas a tendência foi favorável (49,1% × 38,6%, $p = 0,345$), e a taxa de boa evolução funcional (mRs ≤ 1 em 3 meses) foi significativamente maior no grupo tratado com UK (42,1% × 22,8%, $p = 0,045$). Não houve diferença na mortalidade em 3 meses (5,3% × 3,5%, $p = 1,00$) ou na taxa de hemorragia intracraniana em 24 horas de tratamento (9% × 2%, $p = 0,206$). Com base nesses estudos, muitos neurointervencionistas decidem pelo uso *off-label* da trombólise IA, dependendo do local de oclusão do vaso e do tempo decorrido desde o início do AVC, e muitos centros ampliam a janela de tempo até 12 a 24 horas para oclusões da artéria basilar, com base em dados provenientes de séries de casos.

## TROMBÓLISE COMBINADA (ENDOVENOSA + INTRA-ARTERIAL)

O racional da trombólise combinada é associar as vantagens de cada abordagem: a facilidade e rapidez de administrar trombolíticos EV com as maiores taxas de recanalização e potencialmente melhor prognóstico da trombólise intra-arterial. O estudo *Interventional Management of Stroke Study* (IMS) I comparou um grupo de pacientes submetidos a trombólise EV com dose reduzida de rtPA (0,6 mg/kg) seguida de arteriografia e trombólise IA quando fosse identificada uma oclusão persistente. Como não existiu grupo controle, os pacientes desse estudo foram comparados com os pacientes do estudo NINDS, mostrando resultados funcionais semelhantes ao grupo de pacientes trombolizados EV e resultados superiores ao grupo placebo. A taxa de HICS foi semelhante ao estudo NINDS (6,6%). Esses resultados foram confirmados no estudo IMS II. O estudo IMS III, ensaio clínico randomizado comparando rtPA EV *versus* rtPA associado a tratamento endovascular até 3 horas do início dos sintomas, planejava incluir 900 pacientes, mas foi interrompido precocemente em 2012 por futilidade. A abordagem

IA incluiu: 1) infusão de rtPA utilizando o microcateter padrão ou o cateter EKOS Micro-Infusion®; 2) dispositivos de embolectomia, incluindo o Concentric Retriever Device®, o Penumbra System™, ou o dispositivo de revascularização Solitaire™ FR. A terapia IA foi iniciada dentro de 5 horas e concluída dentro de até 7 horas após o início dos sintomas. Vários problemas ocorreram com esse estudo, incluindo que poucos pacientes utilizaram os dispositivos de trombectomia mais modernos e mais eficazes (Solitaire, Trevo ou Penumbra) e que nem todos os pacientes candidatos ao estudo eram randomizados para o estudo (muitos pacientes eram tratados como rotina nos centros participantes).

## TROMBECTOMIA MECÂNICA

Três grandes estudos prospectivos de braço único demonstraram que a trombólise mecânica apresenta resultados promissores em comparação a controles históricos. O estudo *Mechanical Embolus Removal in Cerebral Ischemia* (MERCI) avaliou o efeito da trombectomia no AVCI até 8 horas após um AVC em 151 pacientes com oclusão das artérias vertebral, basilar, carótida terminal, M1 ou M2 e que não haviam recebido rtPA EV. Esse dispositivo é semelhante a um saca-rolha utilizado para atravessar e capturar o trombo. Houve recanalização com fluxo de perfusão grau 2-3 da escala TIMI em 46% dos pacientes na análise por intenção de tratar, e em 48% dos pacientes nos quais o dispositivo foi utilizado. Com base nessas taxas de recanalização, se comparadas à taxa de 18% observada no grupo controle do estudo PROACT-II, o FDA liberou o dispositivo para uso no tratamento do AVC isquêmico agudo. Após terapia adjuvante (rtPA/UK IA, angioplastia, *snare*), a taxa de recanalização aumentou para 60%. Complicações clinicamente significativas durante o procedimento ocorreram em 7% dos pacientes. HICS foi observada em 8% dos pacientes. As taxas totais de boa evolução funcional (mRS ≤ 2) e mortalidade em 3 meses foram de 28% e 44%, respectivamente. Bons desfechos neurológicos em 3 meses foram mais frequentes (46% × 10%; RR, 4,41; IC 95% 2,08-9,33) e mortalidade menor (32% × 54%; RR, 0,59; IC 95% 0,39-0,89) nos casos de recanalização bem-sucedida em comparação com os casos de recanalização malsucedida. O estudo Multi-MERCI foi um estudo de braço único que tinha como principal objetivo investigar a segurança e a eficácia da trombectomia em pacientes que não responderam ao tratamento com rtPA IV. Foram incluídos 177 pacientes com mediana de tempo de 4,3 horas entre início dos sintomas e a punção na virilha. Quarenta e oito pacientes (29%) receberam rtPA IV antes da intervenção e 57 pacientes receberam trombolítico IA durante o procedimento. O tratamento com o dispositivo sozinho resultou em sucesso na recanalização (TIMI 2-3) em 55% das

artérias tratáveis, e em 68% após tratamento adjuvante. Houve HICS em 9,8% dos pacientes; no entanto, a taxa de hematoma parenquimatoso tipo 2 sintomático foi de apenas 2,4%. Não houve diferenças significativas nas taxas de HICS (10% × 9,5%, p = 0,99), uso de trombolítico IA (35% × 34%, p = 0,99), ou complicações clinicamente significativas durante o procedimento (4,2% × 6%, p = 0,99) entre pacientes tratados com rtPA EV e os que não receberam rtPA EV, sugerindo que é seguro fazer uma ponte com rtPA EV e depois utilizar técnicas mecânicas para remover trombos não dissolvidos. As taxas totais de boa evolução funcional e mortalidade em 3 meses melhoraram em comparação com o estudo MERCI. Assim como no estudo MERCI, boa evolução funcional foi significativamente mais frequente (49% × 10%, p < 0,001) e a mortalidade menor (25% × 52%, p < 0,001) nos casos de recanalização bem-sucedida em comparação com os de recanalização malsucedida.

O Penumbra Stroke System é um dispositivo que macera e aspira o trombo a partir da extremidade de um cateter especialmente projetado. Ele foi inicialmente avaliado em um pequeno estudo piloto de viabilidade e depois em um grande ensaio clínico prospectivo multicêntrico e braço único (Penumbra Pivotal Stroke Trial) realizado em centros nos EUA e na Europa. Os critérios de inclusão/exclusão foram semelhantes aos utilizados nos estudos MERCI e Multi MERCI, incluindo início dos sintomas até 8 horas. Foram incluídos 125 pacientes, com mediana de tempo de 4,1 horas. Houve revascularização parcial ou completa (TIMI 2-3) em 82% dos vasos ocluídos. HICS ocorreu em 11,2%. Vinte e cinco por cento dos pacientes apresentaram boa evolução funcional (mRS ≤ 2) em 3 meses, e a taxa de mortalidade foi de 33%.

O estudo SWIFT comparou o dispositivo MERCI e o *stent retriever* Solitaire (*stent* autoexpansível recuperável) na revascularização arterial de pacientes com AVCI agudo, demonstrando em 113 pacientes que o dispositivo Solitaire™ FR é mais eficaz que o MERCI® *Retriever* em atingir sucesso na revascularização (analisado por um laboratório central, 68% × 30%, p < 0,001), menos casos de HICS (2% × 11%, p = 0,06), redução na mortalidade (17% × 38%, p = 0,02) e levou também a um aumento nas taxas de boa evolução funcional em 3 meses (58% × 33%). O critério de seleção de imagem excluía pacientes com > 1/3 hipodensidade da ACM na TC basal. Esses resultados também foram confirmados em um registro retrospectivo, no qual um laboratório central independente avaliou pacientes consecutivos tratados com o Solitaire como primeira escolha. Obteve-se sucesso na recanalização (TICI 2b ou 3) em 85% dos pacientes, e bom desfecho funcional (mRS ≤ 2) em 55%. A taxa de HICS foi baixa (4%) e 20% dos pacientes morreram ou foram perdidos durante o seguimento.

O dispositivo TREVO® também apresentou uma alta taxa de revascularização (avaliada por um laboratório central como TICI 2a, 2b ou 3; 90%) e desfecho favorável (57%) em um ensaio multicêntrico de braço único que avaliou 60 pacientes com AVC agudo e em um recente experimento unicêntrico (TICI 2b ou 3, 73%; bom desfecho, 45%). Os resultados do recentemente publicado ensaio Trevo2, que incluiu 178 pacientes, confirmou a superioridade dos *stent retrievers* sobre o dispositivo MERCI na realização de trombectomias em termos de taxas de recanalização (TICI ≥ 2 em 86,4 × 60% dos pacientes, respectivamente, $p < 0,0001$) e desfechos clínicos (mRS ≤ 2 em 40% × 21,8% dos pacientes, respectivamente, $p = 0,01$), não havendo diferença significativa no risco de HICS (6,8% *versus* 8,9%, respectivamente, $p = 0,78$).

Diversos ensaios clínicos randomizados comparando trombectomia *versus* melhor tratamento clínico para confirmar o benefício dessa abordagem terminaram recentemente e apontam para um resultado favorável com a terapêutica (ESCAPE, MR CLEAN, EXTEND IA e SWIFT-Prime). No Brasil, os dispositivos aprovados pela ANVISA para trombectomia são o Solitaire e o Penumbra. Será iniciado em 2015 um ensaio clínico randomizado financiado pelo Ministério da Saúde, o estudo Resilient, de trombectomia mecânica com Solitaire *versus* melhor tratamento clínico (maiores detalhes: clinicaltrials.gov)

## Recomendações para o tratamento com rtPa endovenoso

Para que o tratamento agudo do AVCI com rtPA seja seguro, é fundamental que as recomendações do protocolo sejam estritamente seguidas.

### Critérios de inclusão para o tratamento

a) Possibilidade de início do rtPA EV dentro de 4,5 horas do início dos sintomas;
b) TC de crânio ou RM sem evidência de hemorragia;
c) Idade superior a 18 anos.

### Critérios de exclusão

a) Uso de anticoagulantes orais com RNI > 1,7 ou heparina nas últimas 48 horas com TTPA elevado;
b) Uso de inibidores da trombina (ver texto – Exames complementares) ou do Fator Xa ou anticoagulação plena com heparina de baixo peso molecular;
c) AVCI ou traumatismo cranioencefálico grave nos últimos 3 meses;
d) História pregressa de hemorragia intracraniana ou de malformação vascular cerebral;
e) TC de crânio com hipodensidade precoce ≥ 1/3 do território da ACM;
f) PA sistólica ≥ 185 mmHg ou PA diastólica ≥ 110 mmHg refratária ao tratamento anti-hipertensivo;
g) Melhora rápida e completa dos sinais e sintomas no período anterior ao início da trombólise;

h) Déficits neurológicos leves (sem repercussão funcional significativa);
i) Punção arterial em local não compressível na última semana;
j) Plaquetas < 100.000/mm³;
k) Glicemia < 50 mg/dL com reversão dos sintomas após a correção;
l) Suspeita clínica de hemorragia subaracnoide ou dissecção aguda de aorta.

### Critérios de exclusão relativos

Experiências recentes sugerem que em algumas circunstâncias, pesando o risco-benefício para o paciente, pacientes podem receber, com cuidado, trombólise EV com 1 ou mais contraindicações relativas:

a) Déficit menor ou rapidamente melhorando;
b) Gravidez;
c) Crise convulsiva no início do déficit neurológico;
d) Cirurgia de grande porte, procedimento invasivo ou trauma grave nas últimas 2 semanas;
e) Hemorragia geniturinária ou gastrointestinal (nas últimas 3 semanas);
f) Infarto do miocárdio recente (3 meses).

## Regime de tratamento do AVCI agudo com rtPA endovenoso

a) Transferir o paciente para a Unidade de Tratamento Intensivo ou para Unidade de AVC agudo; o tratamento pode e deve ser iniciado na sala de emergência ou mesmo na sala de tomografia caso esse seja o protocolo estabelecido.
b) Iniciar a infusão de rtPA endovenoso 0,9 mg/kg administrando 10% em bolo em 1 minuto e o restante em 1 hora. Não exceder a dose máxima de 90 mg;
c) Não administrar heparina, antiagregante plaquetário ou anticoagulante oral nas primeiras 24 horas do uso do trombolítico;
d) Manter o paciente em jejum por 24 horas pelo risco de hemorragia e necessidade de intervenção cirúrgica de urgência;
e) Exame neurológico (escore NIHSS) a cada 15 minutos durante a infusão, a cada 30 minutos nas próximas 6 horas e, após, a cada hora até completar 24 horas;
f) Monitorizar a PA a cada 15 minutos nas primeiras 2 horas, e a cada 30 minutos nas próximas 6 horas de tratamento;
g) Se a PA estiver acima de 180/105, iniciar metoprolol (ou esmolol) endovenoso e manter a PAS < 180. Alternativa: nitroprussiato de sódio (0,5 mg/kg/min);
h) Monitorizar a pressão a cada 15 minutos durante o tratamento com anti-hipertensivos. Observar hipotensão;

**i)** Se houver qualquer suspeita de hemorragia intracraniana, suspender o rtPA e solicitar uma TC de crânio com urgência, hemograma, TP, TTPa, plaquetas e fibrinogênio;

**j)** TC de crânio sem contraste em 24 horas para avaliar presença de transformação hemorrágica;

**k)** Após as 24 horas do tratamento trombolítico (e após avaliar TC de crânio), o tratamento do AVC segue as mesmas orientações do paciente que não recebeu trombólise, isto é, antiagregante plaquetário ou anticoagulação.

## Recomendações para reperfusão endovascular

A recomendação nacional e internacional é de que a terapia trombolítica EV, não deve ser preterida em relação ao tratamento endovascular mesmo que os recursos estejam disponíveis. As demais recomendações também seguem as diretrizes nacionais e internacionais:

1. A terapia trombolítica intra-arterial é uma opção de tratamento para pacientes selecionados com AVCI com tempo inferior a 6 horas de início dos sintomas, decorrente de oclusão da artéria cerebral média e que não sejam candidatos a trombólise EV e a droga utilizada, por extrapolação dos estudos de trombólise endovenosa, é o rtPA. Apesar de outros vasos terem sido pouco estudados em ensaios clínicos, especialistas recomendam que esse tratamento seja utilizado também em oclusões da artéria carótida interna ou da artéria basilar;

2. Trombectomia mecânica é uma opção de tratamento para pacientes com oclusão de grande vaso e contraindicação à trombólise endovenosa;

3. Resgate endovascular (com trombectomia) é uma opção de tratamento para pacientes com oclusão de grandes artérias e que não recanalizaram com trombólise EV. Dados de ensaios randomizados adicionais serão incorporados em diretrizes futuras (Classe I; Nível de evidência A para trombectomia mecânica);

4. A trombectomia mecânica pode ser utilizada no AVCI agudo para recanalização de grandes vasos cerebrais (ACM, carótida intracraniana e basilar) até 8 horas de início dos sintomas. Para esse tratamento são preferíveis os *stents* autoexpansíveis removíveis (no Brasil o único disponível é o Solitaire®), que foi superior

ao dispositivo MERCI (não disponível no Brasil). (Evidência 1 A). No Brasil também está disponível o sistema Penumbra para aspiração de trombos. Esses dispositivos podem ser utilizados isoladamente ou em combinação com rtPA (EV ou IA);

5. A utilidade de angioplastia intracraniana de urgência com ou sem colocação de *stent* não está bem estabelecida e é sugerido que esses procedimentos sejam utilizados no contexto de ensaios clínicos (Classe IIb, Nível de Evidência C);

6. A utilidade da angioplastia com ou sem implante de *stent* de urgência na carótida extracraniana ou artérias vertebrais não está bem estabelecida (Classe IIb; Nível de evidência C). O uso dessas técnicas pode ser considerado em certas circunstâncias, como no tratamento de AVCI agudo resultante de aterosclerose cervical ou dissecção (Classe IIb, Nível de evidência C). Dados de ensaios randomizados adicionais são necessários;

7. O tratamento endovascular do AVCI agudo requer que o paciente esteja em um centro capacitado, com intervencionistas experientes em tratamento cerebrovascular e que possibilite um rápido acesso ao laboratório de hemodinâmica (Nível I, Grau de recomendação C).

## SEGUIMENTO DO PACIENTE E QUALIDADE ASSISTENCIAL

A evolução funcional dos pacientes pós-AVC geralmente é medida pela escala de Rankin modificada em 3 meses (Tabela 8.2). O desfecho mais frequente para boa evolução na trombólise EV é mRS 0-1 em 3 meses (mínima ou nenhuma incapacidade). Nos estudos de tratamento endovascular, os pacientes são mais graves (são incluídos apenas pacientes com oclusão de grandes vasos), e o desfecho mais utilizado é mRs 0-2 (independência funcional).

Para um bom funcionamento de um centro de AVC os resultados devem ser medidos e monitorados com frequência para que possíveis problemas sejam corrigidos. Além dos resultados funcionais, é importante a mensuração dos tempos de atendimento recomendados para os centros de AVC (Tabela 8.3), buscando continuamente diminuí-los para que o tratamento seja cada vez mais precoce, com maior benefício para os pacientes.

Acidente Vascular Cerebral | Manejo da Fase Aguda do Acidente Vascular Cerebral

**Tabela 8.2** Escala de avaliação funcional pós-AVC – escala de Rankin modificada.

| Grau | Descrição | |
|------|-----------|---|
| 0 | Sem sintomas | |
| 1 | Nenhuma deficiência significativa, a despeito dos sintomas | Capaz de conduzir todos os deveres e atividades habituais prévias ao AVC |
| 2 | Leve deficiência | Incapaz de conduzir todas as atividades de antes, mas é capaz de cuidar dos próprios interesses sem assistência |
| 3 | Deficiência moderada | Requer alguma ajuda, mas é capaz de caminhar sem assistência (pode usar bengala ou andador) |
| 4 | Deficiência moderadamente grave | Incapaz de caminhar sem assistência e incapaz de atender às próprias necessidades fisiológicas sem assistência |
| 5 | Deficiência grave | Confinado à cama, incontinente, requerendo cuidados e atenção constante de enfermagem |
| 6 | Óbito | |

**Tabela 8.3** Tempos – alvo para avaliação do AVC agudo na emergência.

| Ação | Tempo |
|------|-------|
| Porta-médico | ≤ 10 min. |
| Porta-neurologista | ≤ 15 min. |
| Porta-TC | ≤ 25 min. |
| Porta-agulha (> 80% de adesão) | ≤ 60 min. |

## REFERÊNCIAS CONSULTADAS

1. Adams HP, Jr., del Zoppo G, Alberts MJ, Bhatt DL, Brass L, Furlan A, Grubb RL, Higashida RT, Jauch EC, Kidwell C, Lyden PD, Morgenstern LB, Qureshi AI, Rosenwasser RH, Scott PA, Wijdicks EF. Guidelines for the early management of adults with ischemic stroke: A guideline from the american heart association/american stroke association stroke council, clinical cardiology council, cardiovascular radiology and intervention council, and the atherosclerotic peripheral vascular disease and quality of care outcomes in research interdisciplinary working groups: The american academy of neurology affirms the value of this guideline as an educational tool for neurologists. Stroke. 2007;38:1655-1711.

2. Alberts GW. Diffusion weighted MRI for evaluation of acute stroke. Neurology. 1998;51.s47-s49.

3. Alexandrov AV, Burgin WS, Demchuk AM, El-Mitwalli A, Grotta JC. Speed of intracranial clot lysis with intravenous tissue plasminogen activator therapy: sonographic classification and short-term improvement. Circulation 2001;103:2897-902.

4. Alexandrov AV, Molina CA, Grotta JC, et al. Ultrasound-enhanced systemic thrombolysis for acute ischemic stroke. N Engl J Med. 2004;351:2170-2178.

5. Alexandrov AV, Wojner AW, Grotta JC. CLOTBUST: design of a randomized trial of ultrasound-enhanced thrombolysis for acute ischemic stroke. J Neuroimaging 2004;14:108-12.

6. Barber PA, Demchuk AM, Zhang J, Buchan AM. Validity and reliability of a quantitative computed tomography score in predicting outcome of hyperacute stroke before thrombolytic therapy: ASPECTS Study Group: Alberta Stroke Programme Early CT Score [published correction appears in Lancet. 2000;355:2170]. Lancet. 2000;355:1670–1674.

7. Blommel ML, Blommel AL. Dabigatran etexilate: A novel oral direct thrombin inhibitor. Am J Health Syst Pharm. 2011;68:1506–1519.

8. Broderick JP, Palesch YY, Demchuk AM, et al. Interventional Management of Stroke (IMS) III Investigators. Endovascular therapy after intravenous t-PA versus t-PA alone for stroke. NEJM 2013, 368 (10): 893-903.

9. Chernyshev OY, Martin-Schild S, Albright KC, et al. Safety of tPA in stroke mimics and neuroimaging-negative cerebral ischemia. Neurology. 2010;74:1340–1345.

10. Christou I, Alexandrov AV, Burgin WS, et al. Timing of recanalization after tissue plasminogen activator therapy determined by transcranial Doppler correlates with clinical recovery from ischemic stroke. Stroke 2000;31:1812-6.

11. DATASUS. Sistemas de informação sobre mortalidade (sim). Ministério da Saúde. 2012.

12. Dávalos A, Pereira VM, Chapot R, et al. Retrospective multicenter study of solitaire™ fr for revascularization in the treatment of acute ischemic stroke. Stroke 2012;43:2699-705.

13. Demchuk AM, Burgin WS, Christou I, et al. Thrombolysis in brain ischemia (TIBI) transcranial Doppler flow grades predict clinical severity, early recovery, and mortality in patients treated with intravenous tissue plasminogen activator. Stroke 2001;32:89-93.

14. Ernst R, Pancioli A, Tomsick T, et al. Combined intravenous and intra-arterial recombinant tissue plasminogen activator in acute ischemic stroke. Stroke. 2000;31:2552-2557.

15. Furlan A, Higashida R, Wechsler L, et al. Intra-arterial prourokinase for acute ischemic stroke: The proact ii study: A randomized controlled trial. JAMA. 1999;282:2003-2011.

16. Gropen T, Magdon-Ismail Z, Day D, Melluzzo S, Schwamm LH. Regional implementation of the stroke systems of care model: Recommendations of the northeast cerebrovascular consortium. Stroke. 2009;40:1793-1802.

17. Hacke W, Kaste M, Bluhmki E, Brozman M, Davalos A, Guidetti D, Larrue V, Lees KR, Medeghri Z, Machnig T, Schneider D, von Kummer R, Wahlgren N, Toni D. Thrombolysis with alteplase 3 to 4.5 hours after acute ischemic stroke. N Engl J Med. 2008;359:1317-1329.

18. Hacke W, Kaste M, Fieschi C, et al. Intravenous thrombolysis with recombinant tissue plasminogen activator for acute hemispheric stroke: The European Cooperative Acute Stroke Study (ECASS). JAMA. 1995;274:1017-1025.

19. Hill MD, Lye T, Moss H, Barber PA, Demchuk AM, Newcommon NJ, Green TL, Kenney C, Cole-Haskayne A, Buchan AM. Hemi-orolingual angioedema and ace inhibition after alteplase treatment of stroke. Neurology. 2003;60:1525-1527.

20. IST-3 collaborative group, Sandercock P, Wardlaw JM, Lindley RI, Dennis M, Cohen G. The benefits and harms of intravenous thrombolysis with recombinant tissue plasminogen activator within 6h of acute ischaemic stroke (the third international stroke trial [IST-3]): a randomized controlled trial. Lancet 2012;379:2352-63.

21. Jacobs L, Kinkel WR, Heffner RRJ. Autopsy correlations of computerized tomography: Experience with 6,000 ct scans. Neurology. 1976;26:1111-1118.

22. Jauch EC, Saver JL, Adams HP, et al. Guidelines for the Early Management of Patients With Acute Ischemic Stroke: A Guidelines for Healthcare Professionals From the American Heart Association/ American Stroke Association. Stroke. 2013;44(3):870-947

23. Lev MH, Farkas J, Gemmete JJ, Hossain ST, Hunter GJ, Koroshetz WJ, Gonzalez RG. Acute stroke: improved nonenhanced CT detection: benefits of soft-copy interpretation by using variable window width and center level settings. Radiology. 1999;213:150–155.

24. Lewandowski C, Barsan W. Treatment of acute ischemic stroke. Ann Emerg Med 2001. 2001;37:202-216.

25. Lewandowski C, Frankel M, Tomsick T, et al. Combined intravenous and intra-arterial rt-pa versus intra-arterial therapy of acute ischemic stroke: Emergency management of stroke (ems) bridging trial. Stroke. 1999;30:2598-2605.

26. Martins SC, Freitas GR, Pontes-Neto OM, et al. Guidelines for acute ischemic stroke treatment: part II: stroke treatment. Arq.Neuropsiquiatr. 2012;70:885-893.

27. Martins SC, Pontes-Neto OM, Alves CV, et al. Past, present, and future of stroke in middle-income countries: the Brazilian experience. Int.J.Stroke 2013;8 (Suppl.):S106-111.

28. Nogueira RG, Lutsep HL, Gupta R, Jovin TG, Albers GW, Walker GA, Liebeskind DS, Smith WS; for the

TREVO 2 Trialists. Trevo versus Merci retrievers for thrombectomy revascularisation of large vessel occlusions in acute ischaemic stroke (TREVO 2): a randomised trial. Lancet. 2012 Aug 24. [Epub ahead of print].

29. Ogawa A, Mori E, Minematsu K, et al. Randomized trial of intra-arterial infusion of urokinase within 6 hours of middle cerebral artery stroke: the middle cerebral artery embolism local fibrinolytic intervention trial (MELT) Japan. Stroke. 2007;38:2633-2639.

30. Ose A, Henkes H, Alfke K, et al. The Penumbra System: a mechanical device for the treatment of acute stroke due to thromboembolism. AJNR Am J Neuroradiol. 2008;29:1409-1413.

31. Postert T, Federlein J, Przuntek H, Buttner T. Insufficient and absent acoustic temporal bone window: potential and limitations of transcranial contrast-enhanced color-coded sonography and contrast-enhanced power-based sonography. Ultrasound Med Biol 1997;23:857-62.

32. San Román L, Obach V, Blasco J, Macho J, Lopez A, Urra X, Tomasello A, Cervera A, Amaro S, Perandreu J, Branera J, Capurro S, Oleaga L, Chamorro A. Single-Center Experience of Cerebral Artery Thrombectomy Using the TREVO Device in 60 Patients With Acute Ischemic Stroke. Stroke. 2012 Jun;43(6):1657-9.

33. Saur D, Kucinski T, Grzyska U, Eckert B, Eggers C, Niesen W, Schoder V, Zeumer H, Weiller C, Rother J. Sensitivity and interrater agreement of ct and diffusion-weighted MR imaging in hyperacute stroke. AJNR Am J Neuroradiol. 2003;24:878-885.

34. Saver JL, Barsan WG. Swift or sure? The acceptable rate of neurovascular mimics among IV tPA-treated patients. Neurology. 2010;74:1336–1337.

35. Saver JL, Jahan R, Levy EI, Jovin TG, Baxter B, Nogueira RG, Clark W, Budzik R, Zaidat OO; for the SWIFT Trialists. Solitaire flow restoration device versus the Merci Retriever in patients with acute ischaemic stroke(SWIFT): a randomised, parallel-group, non inferiority trial. Lancet. 2012 Aug 24. [Epub ahead of print].

36. Scott PA, Silbergleit R. Misdiagnosis of stroke in tissue plasminogen activator treated patients: characteristics and outcomes. Ann Emerg Med. 2003;42:611–618.

37. Smith WS, Sung G, Saver J, et al. Mechanical thrombectomy for acute ischemic stroke: final results of the Multi MERCI trial. Stroke. 2008;39:1205-1212.

38. Smith WS, Sung G, Starkman S, et al. Safety and efficacy of mechanical embolectomy in acute is-

chemic stroke: results of the MERCI trial. Stroke. 2005;36:1432-1438.

39. Stroke unit trialists collaboration. Organised inpatient (stroke unit) care from stroke. Cochrane review on cd-rom. Oxford, England: Cochrane Library, Internet Update. 1999.

40. Tanne D, Kasner SE, Demchuk AM, Koren-Morag N, Hanson S, Grond M, et al. Markers of increased risk of intracerebral hemorrhage after intravenous recombinant tissue plasminogen activator therapy for acute ischemic stroke in clinical practice. Circulation. 2002;105:1679-1685.

41. The ATLANTIS, ECASS, and NINDS rt-pa study group investigators. Association of outcome with early stroke treatment: Pooled analysis of atlantis, ecass, and ninds rt-pa stroke trials. Lancet. 2004;363:768-774.

42. The IMS Investigators. Combined intravenous and intra-arterial recanalization for acute ischemic stroke: The intervencional Management of Stroke study. Stroke. 2004;35:904-912.

43. The Interventional Management of Stroke (IMS) II study. Stroke. 2007;38:2127-2135.

44. The National Institute of Neurological Disorders and Stroke rt-pa Stroke Study Group (NINDS). Tissue plasminogen activator for acute ischemic stroke. N Engl J Med. 1995;333:1581-1587.

45. The National Institute of Neurological Disorders and Stroke rt-pa Stroke Study Group. (NINDS). Generalized efficacy of t-pa for acute stroke: Subgroup analysis of the ninds t-pa stroke trial. Stroke. 1997;28:2119-2125.

46. The national institute of neurological disorders and stroke rt-pa stroke study group. Intracerebral hemorrhage after intravenous t-pa therapy for ischemic stroke. Stroke. 1997;28:2109-2118.

47. The penumbra pivotal stroke trial: safety and effectiveness of a new generation of mechanical devices for clot removal in intracranial large vessel occlusive disease. Stroke. 2009;40:2761-2768.

48. Wahlgren N, Ahmed N, Davalos A, Ford GA, Grond M, Hacke W, Hennerici MG, Kaste M, Kuelkens S, Larrue V, Lees KR, Roine RO, Soinne L, Toni D, Vanhooren G. Thrombolysis with alteplase for acute ischaemic stroke in the safe implementation of thrombolysis in stroke-monitoring study (sits-most): An observational study. Lancet. 2007;369:275-282.

49. Wahlgren N, Macho J, Killer M, et al. Final Results From The Trevo Study (Thrombectomy Revascularization of large Vessel Occlusions in acute ischemic stroke).

**50.** Wardlaw JM, Murray V, Berge E, del Zoppo G, Sandercock P, Lindley RL, et al. Recombinant tissue plasminogen activator for acute ischaemic stroke: an updated systematic review and meta-analysis. Lancet 2012;379:2364-72.

**51.** Winkler DT, Fluri F, Fuhr P, et al. Thrombolysis in stroke mimics: frequency, clinical characteristics, and outcome. Stroke. 2009;40:1522–1525.

**52.** Wolpert SM, Bruckmann H, Greenlee R, et al. Neuroradiologic evaluation of patients with acute stroke treated with recombinant tissue plasminogen activator. The tPA Acute Stroke Study Group. AJNR Am J Neuroradiol. 1993;14:3-13.

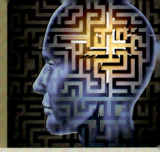

- Carlos Eduardo Baccin
- Thiago Giansante Abud
- Ronie Leo Piske

# Tratamento Intra-arterial do Acidente Vascular Cerebral Isquêmico

### PONTOS-CHAVE

- O acidente vascular cerebral isquêmico (AVCI) é a causa mais frequente de incapacidade permanente.
- O prognóstico clínico está relacionado com a recanalização das artérias ocluídas.
- A introdução do fibrinolítico para tratamento do AVCI agudo melhorou muito o prognóstico dessa enfermidade.
- O tratamento endovascular do AVCI promove maiores taxas de recanalização das artérias ocluídas proximalmente em comparação com o fibrinolítico endovenoso como única terapia.
- A seleção dos pacientes para o tratamento endovascular do AVCI deve ser realizada observando-se os critérios clínicos e de imagem.
- Critérios clínicos incluem: horário do íctus, escala do National Institutes of Health (NIH) e contraindicações.
- Critérios de imagem incluem: área de infarto, exclusão do sangramento intracraniano, local da oclusão vascular e área de penumbra (inferida ou documentada por estudos de perfusão).
- Existem diversos dispositivos e medicações que podem ser utilizados no tratamento endovascular do AVCI agudo.
- Entre os principais dispositivos mecânicos disponíveis no Brazil, estão os *stents retrievers* e o sistema de aspiração Penumbra®.
- Os ensaios clínicos mais recentes favorecem a utilização dos *stents retrievers* para recanalização de oclusões da carótida e cerebral média proximal em associação com a infusão de trombolítico endovenoso (seguindo critérios de indicação/contraindicação).
- O tratamento endovascular do AVCI agudo tem grande importância na recanalização de oclusões proximais das artérias intracranianas, graças às suas altas taxas de recanalização e melhora no prognóstico clínico dos pacientes quando apropriadamente indicado.

## INTRODUÇÃO

O acidente vascular cerebral isquêmico (AVCI) agudo continua sendo a causa mais comum de incapacidade permanente e a terceira causa mais comum de morte nas nações industrializadas, depois do infarto do miocárdio e do câncer.

A introdução do rtPA endovenoso para o tratamento do AVCI na fase aguda melhorou o prognóstico dos pacientes. No entanto, os índices de recanalização das artérias intracranianas com oclusões proximais ainda são baixos com o uso do trombolítico endovenoso, sendo a taxa de recanalização de 4,4% na carótida interna (trombo em "T") e 32,3% na artéria cerebral média (oclusão M1)

O tratamento endovascular do AVCI agudo pode ser realizado por diversas técnicas diferentes. Podemos atingir melhores taxas de recanalização arterial nas oclusões arteriais proximais, quando comparadas ao trombolítico endovenoso, podendo chegar até 88% com a trombectomia mecânica com o uso dos *stents* intracranianos (*stents retrievers*), em pacientes adequadamente selecionados.

Ao indicar o tratamento endovascular do AVCI, devemos selecionar os pacientes através de critérios específicos baseados na apresentação clínica, tempo de início do íctus, exames laboratoriais e de imagem, respeitando também as contraindicações.

A recanalização de artérias ocluídas pode ser obtida por diversas técnicas endovasculares, como trombólise química ou mecânica. A trombólise química endovascular consiste na injeção seletiva de rtPA na artéria ocluída, por um um microcateter posicionado através ou proximalmente ao trombo. A trombólise mecânica é realizada por meio de dispositivos como o sistema de aspiração Penumbra, o sistema Merci, balão de angioplastia, manipulação pelo microguia e *stent retriever*, sendo que as mais altas taxas de recanalização são obtidas por este último. A associação da trombólise química intra-arterial com a trombólise mecânica pode ser realizada, sendo que temos preferência pela associação do tratamento intra-arterial mecânico com o trombolítico endovenoso, em sua dose total, quando há indicação e o paciente está dentro da janela terapêutica das 4,5 horas, sem haver melhora do quadro clínico apenas com o tombolítico endovenoso.

Os pacientes com oclusão arterial recanalizada no AVCI agudo têm melhor prognóstico clínico. Dentro destes, a maior parte dos pacientes (64%) recanalizados em menos de 3,3 horas apresentam prognóstico bom (escala de *ranking* modificado ≤ 2), enquanto os pacientes recanalizados após 3,3 horas têm maior índice de prognóstico ruim. Ou seja, a recanalização das oclusões arteriais é importante no tratamento do AVCI agudo e determina melhor evolução clínica do paciente quando realizada de maneira precoce.

Acreditamos que os melhores resultados no prognóstico do paciente são conseguidos quando o tratamento do AVCI é feito de maneira rápida, com utilização rtPA endovenoso, dentro da janela de 4 horas e meia do início dos sintomas, complementado pela via mecânica intra-arterial no período de 6 a 8 horas após iniciados os sintomas, quando houver indicação. A seleção adequada dos pacientes por meio de critérios clínicos e métodos de imagem é fundamental, assim como a combinação dos métodos para tratamento endovenoso e intra-arterial, quando houver necessidade, principalmente nas oclusões de artérias proximais.

O objetivo do tratamento do AVCI agudo é resgatar o parênquima cerebral hipoperfundido através da recanalização da oclusão arterial por via endovenosa e/ou intra-arterial, evitando que haja progressão da área de penumbra para uma área de infarto extensa, melhorando o prognóstico do paciente.

## CRITÉRIOS CLÍNICOS

Entre os critérios clínicos é essencial confirmar o diagnóstico de AVCI agudo, precisar o horário do início do íctus e quantificar a extensão do déficit neurológico pela escala de AVC do National Institutes of Health (NIH). Além desses três itens, devem ser excluídos os pacientes com contraindicações clínicas e laboratoriais para trombólise endovenosa e/ou intra-arterial.

## CRITÉRIOS DE IMAGEM

Os exames de imagens são essenciais para confirmar o AVCI, procurar sinais de infarto ou isquemia precoce, excluir a hemorragia intracraniana e localizar a oclusão arterial. Além disso, também é possível quantificar o déficit perfusional, ou seja, a área de penumbra (tecido cerebral sobre risco de infarto por isquemia). Usualmente os pacientes se beneficiam da recanalização arterial quando o déficit perfusional é maior que 20%. Esse parâmetro não se faz necessário para indicar o tratamento endovascular, sendo a extensão da área de infarto e a localização da oclusão arterial os parâmetros mais importantes na decisão de indicar o tratamento endovascular.

Graças à facilidade e à rapidez com a qual se obtém um exame de tomografia computadorizada, temos preferido utilizar esse método. Em casos de dúvida em relação ao tempo preciso do início dos sintomas, o paciente é submetido ao exame de ressonância magnética. Existem serviços que optam pela seleção dos pacientes pela ressonância magnética.

## TOMOGRAFIA DE CRÂNIO

O protocolo ideal da tomografia de crânio para selecionar pacientes que serão possivelmente submetidos ao tratamento endovascular deve consistir em uma tomografia sem contraste, exame de angiotomografia (arco aórtico, vasos cervicais e cranianos) e perfusão cerebral, a depender da disponibilidade do serviço.

A tomografia computadorizada de crânio sem contraste pode detectar achados de isquemia aguda precoce, como o sinal da "artéria cerebral média hiperdensa" (100% específico, 27% de sensibilidade e 91% de valor positivo para deteriorização neurológica) e basilar hiperdensa (Figuras 9.1-A e 9.2-B), hipodensidades focais no parênquima encefálico, no córtex da ínsula, no núcleo lentiforme, apagamento dos sulcos encefálicos e perda da diferenciação corticomedular.

A sensibilidade do observador para achados de isquemia precoce no parênquima encefálico aumenta para identificação das áreas hipodensas e perda da diferenciação corticomedular com ajuste da janela na tomografia de crânio, determinando um alto contraste das estruturas da substância branca em relação à substância cinzenta, permitindo aumento na sensibilidade de 57% para 71% na detecção das áreas comprometidas.

Com o objetivo de padronizar e quantificar de maneira precisa a extensão do infarto na tomografia de crânio sem contraste, foi criada a escala do ASPECTS (Alberta Stroke Program Early CT score). Essa escala tem pontuação máxima de 10, em uma tomografia computadorizada de crânio normal, decrescendo até 0, quando todo o território da artéria cerebral média está completamente acometido. Os 10 territórios definidos são: núcleo caudado, córtex da ínsula, cápsula interna, núcleo lentiforme e 6 áreas do território da artéria cerebral média no córtex cerebral (Figura 9.3).

O ASPECTS na tomografia sem contraste é util para excluir do tratamento endovascular pacientes com grande área de infarto que resultaria em baixa independência funcional do paciente com aumento na chance de hemorragia. Um ASPECTS de 0 a 4, 5 a 7 e 8 a 10 resulta em bom prognóstico (escala de Rankin modificada entre 0 e 2), respectivamente, em 5%, 38,6% e 46% dos pacientes, e mortalidade de 55%, 28,9% e 19%. A hemorragia sintomática ocorre com ASPECTS mais baixos. O tempo mais curto de reperfusão é associado a melhores prognósticos nos pacientes com APECTS 8 a 10, relação também observada no grupo com ASPECTS 5 a 7, mas não nos pacientes com ASPECTS de 0 a 4.

Além de determinar a extensão do infarto, a tomografia de crânio sem contraste é fundamental na detecção de hemorragia intracraniana, sendo a sensibilidade de 90% e especificidade de 99% desse método de imagem para detecção de hemorragia.

A angiotomografia de crânio identifica o local da oclusão vascular com alta sensibilidade e especificidade, 98,4% e 98,1%, respectivamente (Figuras 9.1-B e 9.2-B). A caracterização do local da oclusão vascular e a extensão da dela tem correlação com a possibilidade de recanalização da oclusão e taxas de complicação relacionadas ao procedimento endovascular. Para o intervencionista é importante caracterizar as oclusões proximais nos seguintes padrões: carótida intracraniana (oclusão em "T" – pior prognóstico), cerebral média (M1 proximal ou distal às lentículo-estriadas, segmento M2 proximal ou distal), cerebral anterior (segmento), carótida cervical associada à oclusão intracraniana e circulação posterior (vertebrais e basilar) (Figuras 9.4 e 9.5).

As imagens-fonte da angiotomografia computadorizada são interessantes para melhor definir a área de infarto, aumentando a utilidade do ASPECTS para prever o prognóstico clínico do AVCI. Existe uma grande correlação das áreas hipoatenuantes nas imagens-fontes da tomografia de crânio com a área de restrição à difusão na ressonância magnética nos primeiros tomógrafos *multislice* disponíveis. As imagens-fonte da angiotomografia computadorizada, excluindo-se os infartos lacunares e os infartos menores que 15 mL, correlacionavam-se com uma sensibilidade de 95% e uma especificidade de 100% na detecção da área de infarto cerebral final, considerando que a sequência de difusão na ressonância magnética tem uma sensibilidade de 100% e especificidade de 100% para detectar infartos. As áreas hipoatenuantes nas imagens-fonte da angiotomografia computadorizada nem

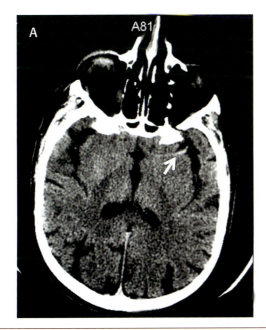 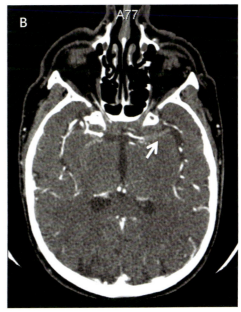

**Figura 9.1** Tomografia de crânio (**A**) sem contraste demonstrando o sinal da artéria cerebral média esquerda hiperdensa (seta). (**B**) Angiotomografia demonstra a falha de enchimento correspondente ao trombo no segmento M1 da artéria cerebral média esquerda (seta).

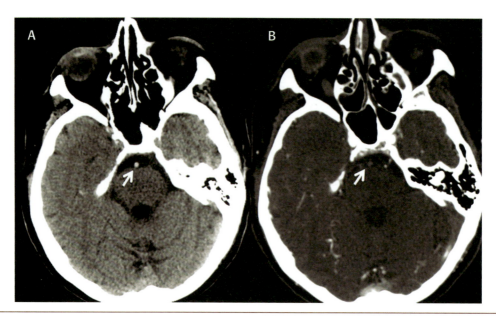

**Figura 9.2** (**A**) Tomografia de crânio sem contraste demonstrando o sinal da artéria basilar hiperdensa (seta). (**B**) Angiotomografia demonstra a falha de enchimento correspondente ao trombo na basilar (seta).

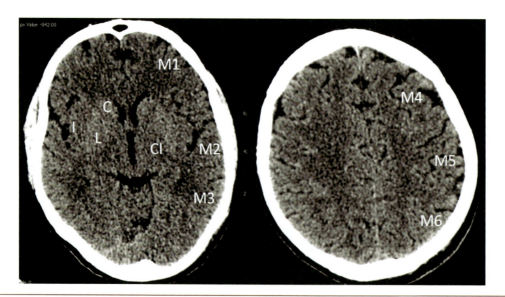

**Figura 9.3** Escala de ASPECTS na tomografia computadorizada de crânio sem contraste. I: córtex da ínsula, L: núcleo lentiforme, C: núcleo caudado, CI: cápsula interna, M1: córtex frontal inferior anterior, M2: córtex do lobo temporal lateral a córtex da ínsula, M3: córtex temporal posterior, M4, M5 e M6: córtex anterior, lateral e posterior rostral ao território M1, M2 e M3.

sempre evoluem para o infarto após a recanalização arterial. O ASPECTS nas imagens-fonte da angiotomografia é melhor do que o ASPECTS na tomografia computadorizada de crânio sem contraste para definir a gravidade inicial do AVCI (*exame basal*) e tem como função prever a área final de infarto e prever de forma independente o prognóstico clínico do AVCI agudo. Foi também descrita e estudada uma escala ASPECTS modificada para a fossa posterior em imagens-fonte da angiotomografia que prediz a área de infarto final nas oclusões de artéria basilar. Deve-se estar atento ao protocolo utilizado para a angiotomografia, pois os tomógrafos *multislice* têm varias velocidades de aquisição das imagens, e o valor das informações obtidas pode variar (Figura 9.6).

Após verificada a localização da oclusão arterial através da angio-tomografia computadorizada, pode-se

Tratamento Intra-arterial do Acidente Vascular Cerebral Isquêmico

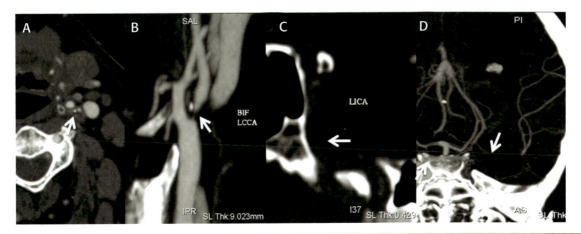

**Figura 9.4** Angiotomografia de crânio. Imagem axial (**A**) mostrando estenose na origem da carótida interna melhor vista em reconstrução em MIP (seta em **B**). As reconstruções mostram também a oclusão da carótida intracranina (seta em **C**) e segmento M1 da artéria cerebral média esquerda (seta em **D**), com circulação colateral para M2 esquerda.

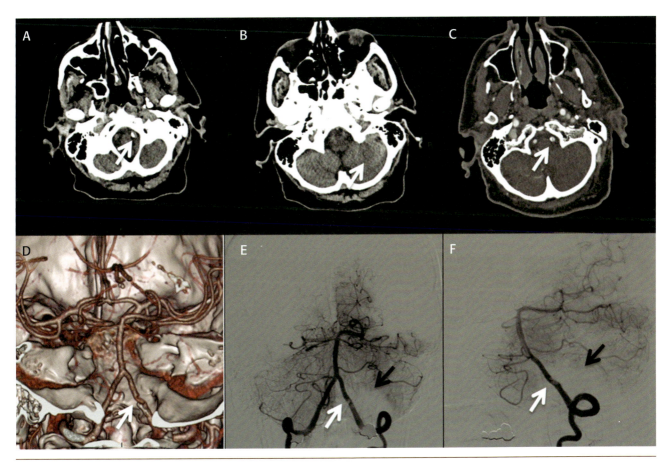

**Figura 9.5** Tomografia sem contraste demonstra placa de ateroma calcificada na artéria vertebral esquerda (segmento V4) em **A** (seta) e apagamento das fissuras entre as folias cerebelares em **B** no hemisfério cerebelar esquerdo (seta). Angiotomografia de crânio mostra estenose da artéria pela placa ateromatosa em imagem axial (seta em **C**) e reconstrução por volume *rendering* em 3D (**D**) mostra a oclusão da PICA esquerda. Angiografia digital (**E** e **F**) demonstra falha de enchimento e estenose na vertebral esquerda intradural pela placa (seta branca), oclusão da PICA esquerda e área avascular em seu território (seta preta).

CAPÍTULO 9

realizar a perfusão pela tomografia ou pela ressonância magnética, identificando-se então o candidato para trombólise arterial como aquele que apresenta uma área de penumbra maior que 20% (Figuras 9.7 e 9.8).

A perfusão por tomografia computadorizada pode selecionar os pacientes que se beneficiarão da recanalização arterial, com o objetivo de evitar o infarto da área de penumbra (Figura 9.8).

## RESSONÂNCIA MAGNÉTICA DO CRÂNIO

Nos pacientes submetidos à ressonância magnética, o protocolo deve incluir a sequência de difusão, FLAIR, Gradiente-Echo (detectar hemorragia) e perfusão. A imagem do sistema vascular pode ser feita através da angio-ressonância magnética para estimar o local da oclusão arterial.

## SELEÇÃO DOS PACIENTES PARA TROMBÓLISE INTRA-ARTERIAL

A seleção dos pacientes que serão submetidos ao tratamento endovascular é feita através de um trabalho de equipe entre o clínico, o neurologista, o neurorradiologista, o anestesiologista e o intervencionista, observando-se as indicações e contraindicações dos procedimentos,

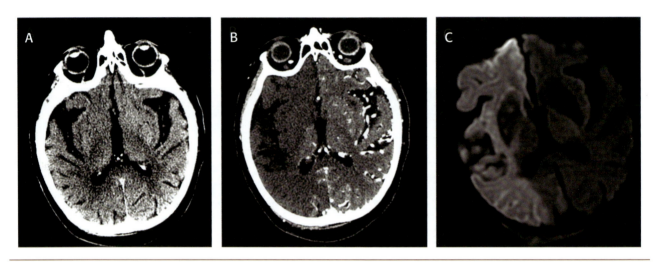

**Figura 9.6** (**A**) Tomografia de crânio sem contraste demonstrando tênue hipoatenuação núcleo lentiforme direito e ínsula. (**B**) Imagem-fonte da angiotomografia demonstrando área de hipoatenuação correspondendo a todo o território das artérias cerebral média e anterior direitas. (**C**) Sequência difusão da ressonância magnética mostra correspondência da área de restrição com a área hipoatenuante das imagens-fonte da angiotomografia.

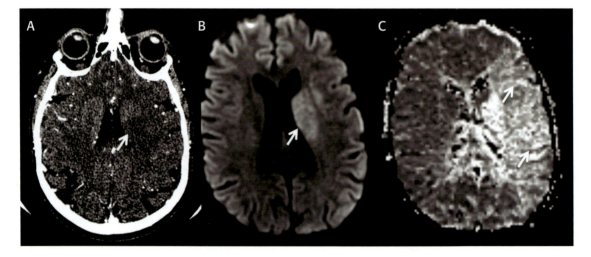

**Figura 9.7** Área de provável infarto no corpo do núcleo caudado esquerdo e substância branca adjacente demonstrado em imagem-fonte de angiotomografia de crânio (seta em **A**) e correspondência com restrição à difusão em imagem de ressonância magnética (seta em **B**). Área de prolongamento do MTT (*mean transit time*) (seta em **C**) correspondendo a área de tecido cerebral sobre risco de infarto em paciente com oclusão de carótida cervical em sua origem.

Tratamento Intra-arterial do Acidente Vascular Cerebral Isquêmico

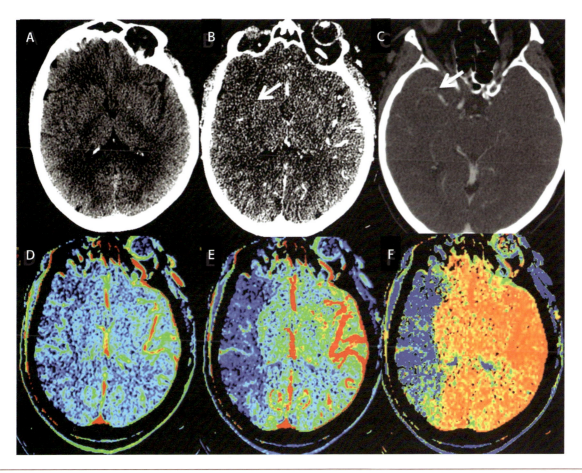

**Figura 9.8** Tomografia de crânio (**A**) sem contraste não demonstra sinais de isquemia. (**B**) Imagem-fonte da angiotomografia mostra área hipoatenuante na ínsula. (**C**) Angiotomografia aponta o local da oclusão no segmento M1 da artéria cerebral média direita. (**D**) Mapa do CBV (*cerebral blood volume*) demonstra assimetria entre hemisférios cerebrais, mais notado na ínsula e no lobo frontal direito. (**E**) Mapa do CBF (*cerebral blood flow*) mostra redução do fluxo sanguíneo cerebral no território da artéria cerebral média direita. (**F**) Mapa do MTT (*mean transit time*) mostra prolongamento no território da artéria cerebral média direita.

assim como das medicações a serem utilizadas, incluindo o trombolítico (rTpa endovenoso e intra-arterial).

Na circulação anterior, considera-se que a janela terapêutica para a trombólise mecânica pode ser estendida até o período de 6 a 8 horas. Já na circulação posterior, esse período pode ser estendido até 12 a 24 horas, considerando-se que os pacientes com oclusões nessa circulação têm prognóstico ruim e podem se beneficiar de uma intervenção endovascular tardia.

Os pacientes com tomografia computadorizada de crânio sem contraste que apresentam AVCI agudo na circulação anterior (território da artéria cerebral média), uma área de hipodensidade no parênquima cerebral menor do que um terço do território da cerebral média e/ou um ASPECTS maior que 7, sem hemorragia intracraniana, são melhores candidatos para trombólise endovascular, embora alguns pacientes com ASPECTS mais baixos possam se beneficiar, mas apresentem maiores taxas de complicação (Figura 9.9).

Com relação ao local de oclusão arterial e à indicação do tratamento intra-arterial mecânico, deve-se utilizar como parâmetro as seguintes localizações de oclusão arterial na angiotomografia computadorizada, como melhores para recanalização: oclusão de artéria cervical (carótida interna), oclusão de artéria intracraniana proximal (carótida interna, M1 e M2 proximal da artéria cerebral média, A1 e A2 da artéria cerebral anterior), assim como oclusão de artérias vertebrais e basilar. Territórios distais podem ser recanalizados com maior risco de complicações, sendo necessário avaliar o risco benefício de tais intervenções (Figuras 9.10 a 9.12).

Após verificada a localização da oclusão arterial através da angio-tomografia computadorizada, pode-se realizar a perfusão pela tomografia ou pela ressonância magnética, identificando-se então o candidato para trombólise arterial como aquele que apresenta uma área de penumbra maior que 20%. No entanto, os mapas de perfusão não são essenciais para indicar o tratamento en-

Acidente Vascular Cerebral   Manejo da Fase Aguda do Acidente Vascular Cerebral

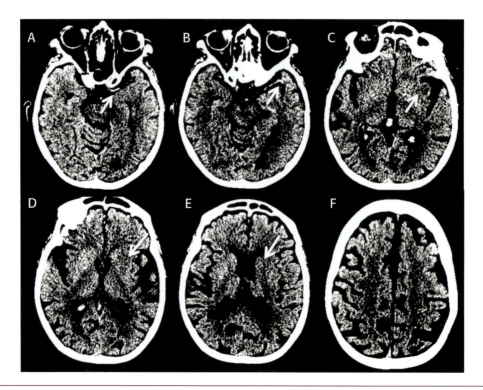

**Figura 9.9** Paciente de 80 anos com 3 horas do início do déficit neurológico e NIH = 10. Tomografia de crânio mostra o sinal da artéria cerebral média esquerda hiperdensa (seta em **A** e **B**) e áreas hipoatenuantes no parênquima cerebral da ínsula (seta em **C**), núcleo lentiforme (seta em **D**), núcleo caudado (seta em **E**) esquerdos, correspondendo ao ASPECTS = 7.

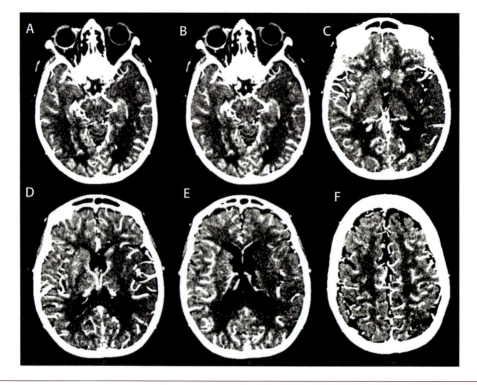

**Figura 9.10** Imangens-fonte da angiotomografia de crânio mostra perda da diferenciação corticomedular no lobo temporal e ínsula esquerdos (**A**, **B** e **C**), áreas hipoatenuantes na cápsula interna e lentiforme (**C** e **D**) e núcleo caudado (**E**), correspondendo a áreas de alteração do fluxo cerebral em tomógrafo de 128 canais e não área correspondente à área de infarto como nos casos anteriores em exames realizados em tomógrafos com menos canais.

Tratamento Intra-arterial do Acidente Vascular Cerebral Isquêmico

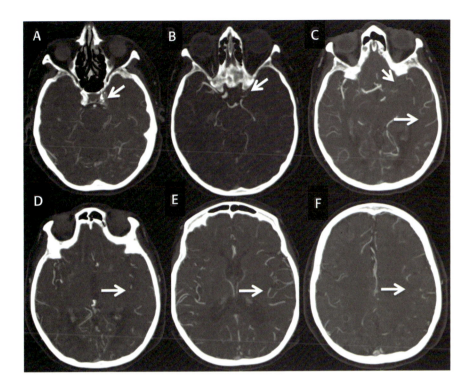

**Figura 9.11** Imagens axiais da angiotomografia de crânio mostrando opacificação tênue da carótida interna cavernosa esquerda (seta em **A**) e extenso trombo no segmento M1 da artéria cerebral média esquerda, estendendo-se até a região da ínsula (seta em **B** e **C**). Note a circulação colateral para o território da artéria cerebral média (seta em **C** a **F**), principalmente nos lobos frontal e parietal esquerdos (**E** e **F**).

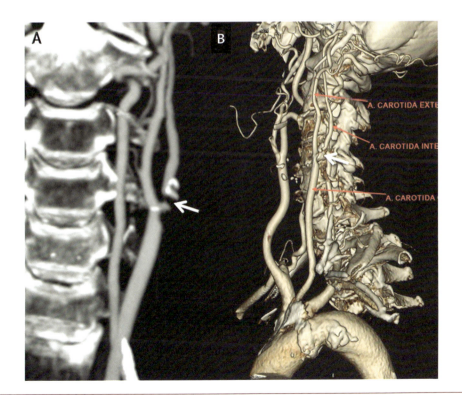

**Figura 9.12** Reconstruções em 3D da carótida comum esquerda em *maximal intensity projection* – MIP (seta em **A**) demonstrando placa ateromatosa ulcerada na bifurcação carotídea esquerda determinando estenose suboclusiva da carótida interna esquerda, também demonstrada na reconstrução em volume *rendering* – VR (seta **B**) que acentua o grau da estenose.

dovascular nos AVCI agudos. Os parâmetros radiológicos mais importantes são o local da oclusão arterial e a área de infarto inicial.

A trombólise tem como objetivo evitar a evolução da área de penumbra para área de infarto. A penumbra é definida como a área sob risco de progredir para o infarto. Existem três tipos de progressão da área de penumbra: progressão total, progressão parcial e ausência de progressão da área de infarto inicial para a área de penumbra (território sob risco). A progressão ou não da área de penumbra para área de infarto depende principalmente da circulação colateral e da recanalização precoce da artéria ocluída.

O sistema de colaterais para área sob risco de infarto (penumbra) pode ser classificado pela angiotomografia computadorizada e pela angiografia cerebral por meio de várias escalas descritas. O sistema de colaterais está relacionado a melhor evolução clínica dos pacientes, mas não é usado como critério de indicação para submeter ou não o paciente a trombólise endovascular (Figuras 9.11 e 9.13).

Os parâmetros analisados para a indicação do tratamento endovascular mecânico do acidente vascular isquêmico agudo estão resumidos na Tabela 9.1. Caso a trombólise mecânica seja associada ao trombolítico endovenoso ou intra-arterial (rtPA), deve-se observar as contraindicações ao uso do trombolítico no AVCI agudo para evitar complicações conhecidas.

## SELEÇÃO DE PACIENTES COM TEMPO INDETERMINADO DO ÍCTUS E AVCI AO ACORDAR (WAKE UP STROKE)

Alguns pacientes atendidos pelo sistema de emergência do hospital apresentam déficit neurológico correspondendo a um acidente vascular isquêmico encefálico com tempo impreciso de início. Entre estes estão pacientes que acordam com déficit neurológico e outros com tempo de íctus não definido de forma precisa (indeterminado). Cerca de um quarto dos pacientes com AVCI acordam com déficit neurológico, sendo que dormiram sem apresentarem alteração neurológica. As características clínicas dos pacientes que acordam com déficits neu-

**Tabela 9.1** Os parâmetros analisados para a indicação do tratamento endovascular mecânico do acidente vascular isquêmico agudo.

Tempo de início dos sintomas:

a) 0 a 4,5 horas para o tratamento endovenoso por rtPA;
b) 6 a 8 horas para tratamento mecânico por trombectomia na circulação anterior;
c) Até 12 horas para trombectomia mecânica na circulação posterior.

- Escala do NIH de 8 a 20;
- *Mismatch* clínico entre a difusão e o NIH;
- Sinais de infarto com hipodensidade menor que um terço da artéria cerebral média ou ASPECTS maior que 7;
- Ausência de sinais de hemorragia na tomografia computadorizada ou na ressonância magnética;
- Local da oclusão pela angiotomografia: carótida interna, M1 e M2 proximal, A1 e sistema vertebrobasilar;
- Área de penumbra maior que 20% na perfusão pela tomografia ou ressonância magnética.

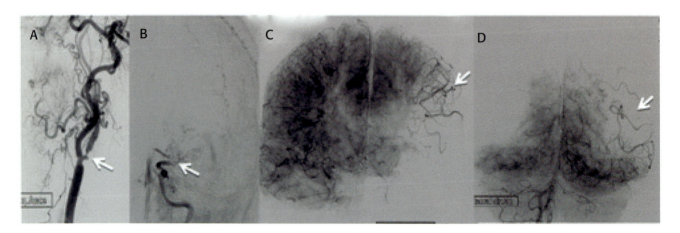

**Figura 9.13** Angiografia digital. (**A**) Injeção seletiva na carótida comum esquerda demonstra placa ateromatosa ulcerada determinando estenose suboclusiva na origem da carótida interna esquerda (seta) associada a retardo na opacificação dessa carótida distalmente. (**B**) Fluxo lentificado opacificando parcialmente a luz da carótida interna esquerda, demonstrando oclusão do segmento M1 proximal e suboclusão na origem de A1 esquerdo (seta). (**C**) Injeção seletiva na carótida interna direita demonstrando circulação colateral para o território da artéria cerebral anterior esquerda pela comunicante anterior e para o território da artéria cerebral média esquerda até o segmento M3/M2 (seta) por colaterais piais retrógradas proveniente da artéria cerebral anterior esquerda. (**D**) Injeção seletiva na artéria vertebral direita mostra circulação colateral pial retrógrada para ramos temporais da cerebral média (seta) através de ramos da artéria cerebral posterior esquerda.

rológicos são similares aos pacientes com início preciso dos sintomas, sendo que alguns destes têm padrões de imagem favoráveis ao tratamento do acidente vascular isquêmico agudo.

Esses pacientes devem ser selecionados para o tratamento endovascular após avaliados adequadamente sobre os riscos e benefícios do tratamento, incluindo estudos de imagem por tomografia computadorizada e/ou ressonância magnética do crânio.

Sabe-se que alguns pacientes com AVCI ao acordar têm ASPECTS na tomografia de crânio semelhante aos pacientes com íctus dentro das 4 horas. A angiotomografia de crânio e os mapas de perfusão podem contribuir para a avaliação e o tratamento (trombólise) nos pacientes com tempo indeterminado do início dos sintomas. Um estudo demonstrou que as imagens-fonte da angiotomografia mostram um volume de infarto maior nos pacientes com tempo indeterminado do início dos sintomas quando comparados aos pacientes com início preciso dos sintomas. O mesmo estudo não mostrou diferença significativa no volume de infarto nas imagens-fonte da angiotomografia comparando os pacientes que acordam com o déficit com aqueles com tempo de início preciso dos sintomas.

A ressonância pode contribuir avaliando a extensão do infarto com maior sensibilidade que a tomografia por meio da sequência de difusão, do tempo de isquemia pela sequência FLAIR (> 6 horas), da presença de hemorragia pela sequência T2*, da área de penumbra com a perfusão e do local da oclusão arterial pela angiorressonância.

Os pacientes com AVCI agudo ao acordar, após adequadamente selecionados por critérios clínicos e de imagem, submetidos a trombectomia mecânica com *stents retrievers,* apresentam em torno de 94,4% de taxa de recanalização (TICI maior ou igual 2) com melhora clínica em 42,1% dos pacientes (melhora de 4 pontos ou mais no NIH até a alta hospitalar). As hemorragias sintomáticas ocorrem em 21,1% dos casos, sendo esta taxa maior quando comparada aos pacientes submetidos a esse tratamento dentro das 6 horas do início dos sintomas. Há estudos com menores taxas de hemorragia sintomática, sendo em torno de 10% após tratamento endovascular dos pacientes depois de 8 horas de íctus ou AVCI ao acordar, assim como baixa taxa de hemorragia (4,3%) dos pacientes com AVCI ao acordar tratados com trombolítico endovenoso associado ou não a trombolítico intra-arterial.

## DISPOSITIVOS MECÂNICOS E MEDICAÇÕES

Como dispositivos mecânicos para a recanalização endovascular intra-arterial, podem ser utilizados os *stents retrievers*, sistema Merci de trombectomia, balão de angioplastia, sistema de aspiração Penumbra, assim como medicações como rtPA, heparina e inibidores plaquetários endovenosos.

Os sistemas de trombectomia mecânica endovascular determinam maiores taxas de recanalização arterial no AVCI, sendo que os *stents retrievers* têm a maior dessas taxas de recanalização, atingindo o TICI 2B e 3 em 88% dos casos. O sistema Merci®, no estudo Multi Merci Trial, atingiu taxas de TIMI 2 e 3 em 69,5% e o sistema Penumbra no Penumbra Trial atingiu o TIMI 3 em 27,2% dos pacientes.

Um estudo comparou os *stents retrievers* (Trevo® e Solitaire®) com o sistema Merci de trombectomia mecânica em 122 pacientes, concluindo que os *stents retrievers* têm melhor taxa de revascularização, melhor prognóstico clínico e menores taxas de complicação que o sistema Merci®. A recanalização com sucesso (TICI 3 e TICI 2B) foi atingida em 82% dos pacientes tratados com *stents retrievers*, sendo de 62% nos tratados com o sistema Merci®. As taxas de recanalização pelos *stents retrievers* não são afetadas pela atenuação do trombo nas imagens de tomografia cerebral em oclusões da artéria cerebral média (Figuras 9.14 a 9.19).

Os inibidores plaquetários endovenosos, como o abixicimab (Reopro®), não devem ser usados como tratamento do AVCI agudo por não serem seguros ou eficazes nos pacientes com íctus < 5 horas, nem naqueles com AVCI ao acordar por aumentar o risco de hemorragia sintomática ou fatal nesses pacientes.

## PARÂMETROS CLÍNICO-RADIOLÓGICOS E PROGNÓSTICO

O prognóstico dos pacientes com AVCI agudo depende de algumas variáveis. Existe um estudo interessante na literatura que correlaciona parâmetros clínicos e radiológicos com o prognóstico dos pacientes independentemente do tratamento empregado. Esse estudo demonstrou que existe maior valor para prever o bom prognóstico dos pacientes quando são associados os parâmetros clínicos e radiológicos, incluindo a escala do NIH, a área de infarto e o volume do MTT (*mean transit time*).

Com relação aos parâmetros clínicos, de imagem e ao prognóstico, sabe-se que os pacientes com bom prognóstico (escala modificada de Rankin 0 a 2) são aqueles que apresentam NIH menor que 8 e um MTT (*mean transit time*) nos exames de perfusão cerebral menor que 47,0 mL. A associação do NIH, da área de restrição à difusão e do MTT juntos predizem prognóstico em 70,4% dos pacientes. O parâmetro clínico ou de imagem como critério único isolado prediz o prognóstico em 63,2% dos pacientes. Sabe-se que os pacientes que evoluem com um pior prognóstico (escala modificada de Rankin de 3 a 6) são aqueles que apresentam um NIH maior que 20 e a área de restrição à difusão maior que 72,0 mL

Acidente Vascular Cerebral   Manejo da Fase Aguda do Acidente Vascular Cerebral

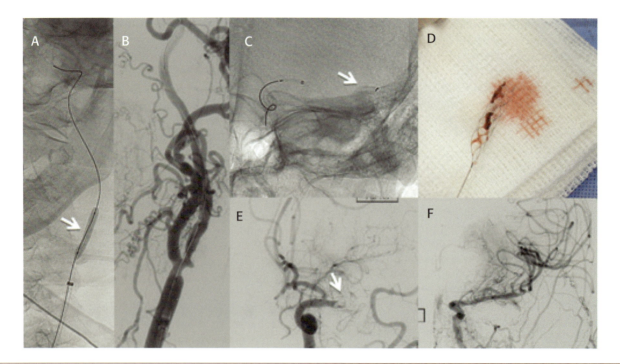

**Figura 9.14** Procedimento endovascular para tratamento do AVC agudo. (**A**) Balão medindo 3,5 mm de diâmetro por 20 mm de comprimento, inflado a 10 atmosferas para angioplastia da estenose carotídea cervical (seta). (**B**) Angiografia da carótida comum esquerda após a angioplastia demonstra melhora no calibre da carótida. (**C**) *Stent retriever* parcialmente aberto na artéria cerebral média esquerda (seta) através do trombo. (**D**) Trombo removido em uma das passagens do *stent retriever*. (**E**) Recanalização de apenas a porção proximal de M1 após uma passagem do *stent retriever*. (**F**) recanalização da artéria cerebral média esquerda e lentículo-estriadas, previamente ocluídas, após 4 passagens do *stent retriever*, com reperfusão anterógrada dos territórios corticais frontal, parietal e occipital da cerebral média, persistindo área avascular no território temporal (TICI 2B).

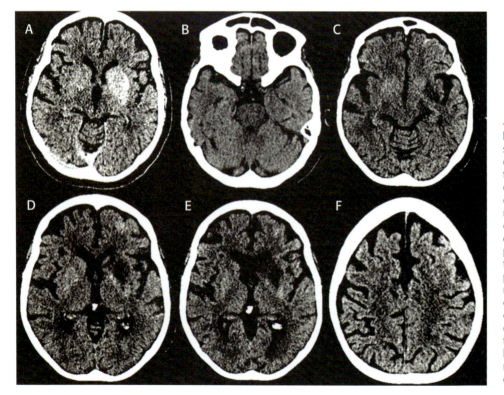

**Figura 9.15** Tomografia de crânio sem contrate. (**A**) Sete horas após o procedimento endovascular mostrando área de impregnação pelo contraste no núcleo lentiforme e caudado esquerdo, sem efeito de massa significativo, correspondendo à quebra da barreira hematoencefálica ao contraste usado no procedimento. (**B** a **F**) Imagens obtidas 24 horas após início do AVC e pós-procedimento de recanalização mostra área de infarto final no núcleo lentiforme e caudado esquerdos com reabsorção do contraste, demonstrando não ser sangramento nessa região. Observe não haver hiperatenuação na artéria cerebral média esquerda em razão da remoção do trombo pelo *stent retriever*.

Tratamento Intra-arterial do Acidente Vascular Cerebral Isquêmico

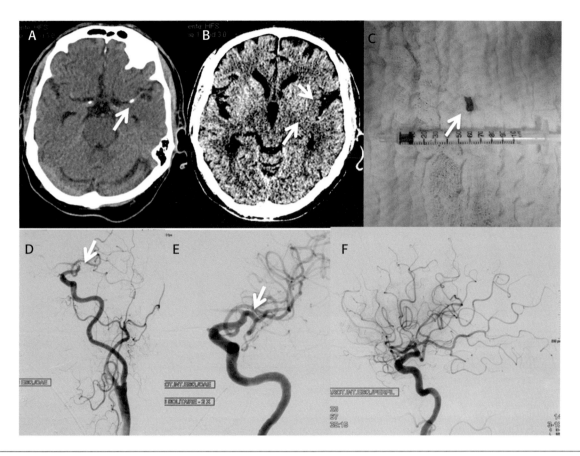

**Figura 9.16** Tomografia de crânio sem contraste demonstra sinal da artéria cerebral média esquerda hiperdensa, com atenuação compatível com cálcio (seta em **A**), e hipoatenuação na ínsula e porção posterior do núcleo lentiforme esquerdo (setas em **B**) correspondendo a ASPECTS de 8. Observe trombo retirado da artéria cerebral média esquerda por *stent retriever* (seta em **C**). Angiografia cerebral demonstra oclusão de M1 esquerdo e suboclusão de A1 direito (seta em **D**), recanalização da artéria cerebral anterior e M1 esquerdos (seta em **E**) e opacificação completa do território da artéria cerebral média esquerda (TICI 3).

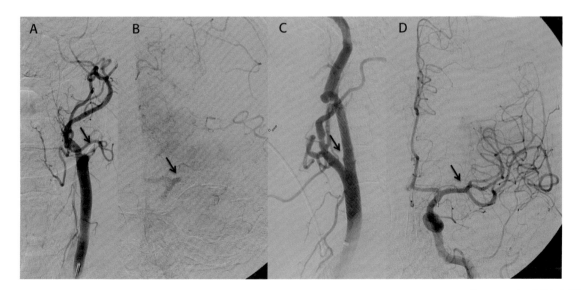

**Figura 9.17** Oclusão da carótida interna esquerda cervical em sua origem (seta em **A**) e do segmento M1 proximal (seta em **B**) demonstrada na angiografia digital. A oclusão da carótida cervical foi recanalizada com angioplastia e implante de *stent* (seta em **C**), sendo a oclusão da artéria cerebral média recanalizada pela passagem do *stent* intracraniano de maneira a retirar o trombo. Há fluxo anterógrado pela artéria cerebral média no controle angiográfico final após trombectomia mecânica (seta em **D**).

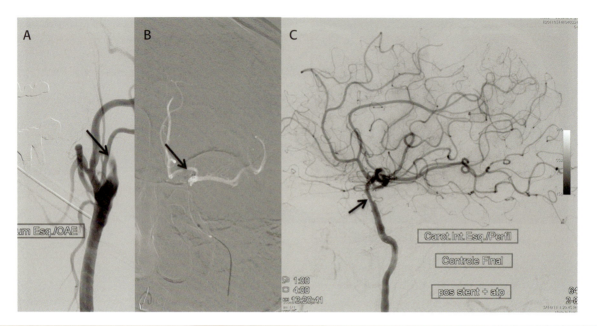

**Figura 9.18** Oclusão da carótida interna esquerda logo após a sua origem da bifurcação carotídea (seta em **A**). Posicionamento do microcateter distal a oclusão carotídea (seta em **B**). Controle angiográfico após a trombectomia mecânica pelo *stent retriever* demonstra recanalização completa da carótida anteriormente ocluída com estenose residual no segmento intracavernoso pós-implante de *stent* e angioplastia (seta em **C**) e recanalização completa do território arterial comprometido pela oclusão (cerebral média e anterior).

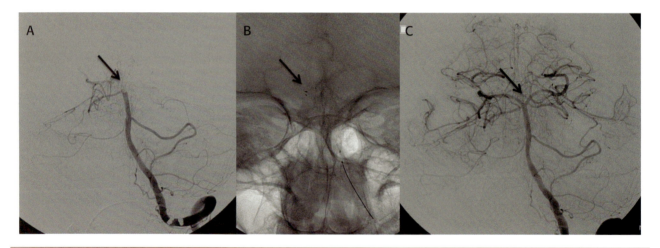

**Figura 9.19** Oclusão do topo da artéria basilar, cerebrais posteriores e cerebelar superior esquerda (seta em **A**). Trombectomia mecânica pelo *stent* parcialmente liberado na artéria cerebral posterior direita (seta em **B**). Recanalização completa do topo da artéria basilar, cerebrais posteriores e artéria cerebelar superior esquerda (seta em **C**).

## ESCALAS DE RECANALIZAÇÃO

A recanalização após a trombólise intra-arterial pode ser classificada por diversas escalas, como a escala de Mori e a escala de TICI (*thrombolysis in cerebral infarction scale* – escala de infarto cerebral após trombólise) A escala de Mori é divida em subgrupos do grau 0 a grau 4 (Tabela 9.2).

A escala de Mori é validada para oclusões de artérias proximais tratadas com trombólise intra-arterial e é mais refinada para o prognóstico clínico do que o TIMI modificado especialmente em reperfusão parcial.

A escala de TICI foi modificada recentemente, sendo equivalente a escala de Mori (maior ou menor que 50% do território afetado) (Tabela 9.3). Os pacientes que tiveram a oclusão arterial recanalizada têm melhor prognóstico clínico.

Existe uma análise interessante sobre o crescimento da área de infarto nos acidentes vasculares isquêmicos

Tratamento Intra-arterial do Acidente Vascular Cerebral Isquêmico

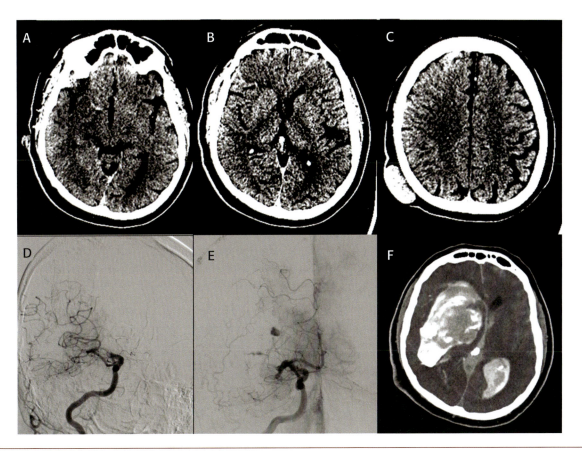

**Figura 9.20** (**A** a **C**) Tomografia de crânio sem contraste demonstra apagamento de sulcos no hemisfério cerebral direito compatível com ASPECTS de 5. Angiografia cerebral demonstra oclusão em "T" da carótida interna direita intracraniana (**D**) e recanalização da artéria cerebral anterior direita e parcial de M1 direito com opacificação de lentículo-estriadas e pseudoaneurisma em núcleos da base (**E**). Tomografia de crânio pós-procedimento mostra grande hematoma intraparenquimatoso com extensão intraventricular (**F**).

**Tabela 9.2** Escala Mori de classificação de recanalização após trombólise intra-arterial na AVCI.

| |
|---|
| 0 – Oclusão completa |
| 1 – Movimentação do trombo sem reperfusão |
| 2 – Recanalização parcial com reperfusão de menos de 50% da área isquêmica |
| 3 – Recanalização parcial com reperfusão de mais de 50% da área isquêmica |
| 4 – Recanalização completa com reperfusão |

**Tabela 9.3** Escala TICI (*thrombolysis in cerebral ischemia*) de classificação para recanalização após trombólise intra-arterial na AVCI.

| |
|---|
| 0 – Sem recanalização |
| 1 – Mínima recanalização |
| 2 a – Recanalização parcial com reperfusão de menos de 50% |
| 2 b – Recanalização parcial com reperfusão de 5% a 99% |
| 3 – Recanalização completa com reperfusão normal ramos distais |

cerebrais agudos. Os pacientes que foram recanalizados precocemente (menos de 3,3 horas) têm menor crescimento da área de infarto, sendo que o crescimento da área de infarto aumenta nos pacientes que foram recanalizados após esse período. A taxa de crescimento da área de infarto é ainda maior nos pacientes que não apresentam suas obstruções arteriais recanalizadas. O maior crescimento da área de infarto, ou seja, progressão da área de penumbra para o infarto ocorre nos pacientes com uma área de infarto na difusão da ressonância magnética maior que 70,0 cm³ na avaliação inicial por ressonância magnética.

## RESULTADOS

Alguns estudos recentes, como o Synthesis, MR rescue e IMS 3, comparam o tratamento endovascular intra-arterial (mecânico e/ou químico) com o endovenoso

Acidente Vascular Cerebral | Manejo da Fase Aguda do Acidente Vascular Cerebral

pelo trombolítico (rtPA), sendo esses estudos os primeiros com alocação aleatória de pacientes e controlados desse tipo. Apesar de compararem as duas modalidades de tratamento, o tratamento endovascular, nesses estudos, não é feito de forma homogênea, havendo grande variação nos métodos de recanalização empregados, principalmente nos tipos dispositivos mecânicos utilizados. Existem várias técnicas mecânicas para recanalização, como os sistemas Merci®, Penumbra®, balão e *stents retrievers*, sabendo-se que as maiores taxas de recanalização são obtidas com estes últimos, considerados a segunda geração dos dispositivos mecânicos. O IMS 3, por exemplo, utilizou os dispositivos de segunda geração (*stents retrievers*) em apenas 1,2% dos casos e o Synthesis em 13,9% dos casos.

Além disso, o IMS III e Synthesis não avaliaram de forma homogênea e comparativa as taxas de recanalização e prognóstico levando em consideração o local da oclusão vascular, já que nem todos os pacientes apresentavam imagem vascular antes de serem submetidos ao tratamento, seja endovascular ou endovenoso. Menos da metade dos pacientes no IMS III (46,6%) foram submetidos a angiotomografia de crânio antes do tratamento. Avaliando comparativamente o local da oclusão vascular com taxas de recanalização, verificou-se que, com o tratamento endovascular em comparação com o endovenoso, houve maior taxa de recanalização arterial do primeiro método, sendo essas taxas de recanalização, respectivamente, de 81% e 35%, para oclusão na artéria carótida interna; 86% e 68%, para oclusão do segmento M1 e 88% e 77% para oclusão de M2 (IMS III). A recanalização arterial correlaciona-se com melhor prognóstico dos pacientes.

Outra crítica relacionada aos estudos Synthesis e MR rescue está relacionada ao atraso no tratamento dos pacientes submetidos ao método endovascular, sendo que, no estudo Synthesis, os pacientes receberam tratamento endovascular com 1 hora de atraso em relação aos pacientes que receberam trombolítico endovenoso. No estudo MR rescue houve grande retardo no tratamento dos pacientes por via endovenosa ou endovascular, sendo provavelmente o responsável pelos resultados desapontadores em relação ao prognóstico desses pacientes. Os estudos MR rescue e Synthesis comparam o tratamento endovascular com a administração endovenosa do trombolítico, sem administrar este último previamente ao tratamento endovascular

Diversos ensaios clínicos randomizados comparando trombectomia *versus* melhor tratamento clínico para confirmar o benefício dessa abordagem terminaram recentemente e felizmente apontam para um resultado favorável com a terapêutica endovascular (ESCAPE, MR CLEAN, EXTEND IA e SWIFT-Prime).

O estudo ESCAPE, por exemplo, mostrou que o tratamento endovascular com trombectomia por *stent retriever* de oclusões proximais da artéria carótida e cerebral média atinge melhores taxas de independência funcional aos 90 dias após o AVCI quando comparado ao tratamento com rtPA endovenoso. A diferença absoluta em favor do tratamento endovascular com trombectomia mecânica foi de 25% em comparação com o trombolítico endovenoso como única forma de tratamento.

As taxas de independência funcional nos pacientes tratados por trombectomia mecânica foram de 33%, 53%, 60% e 71%, nos estudos MR Clean, ESCAPE, SWIFT-Prime e EXTEND IA, respectivamente.

## REFERÊNCIAS CONSULTADAS

1. Adams HP Jr, Effron MB, Torner J, Dávalos A, Frayne J, Teal P, Leclerc J, Oemar B, Padgett L, Barnathan ES, Hacke W; AbESTT-II Investigators. Emergency administration of abciximab for treatment of patients with acute ischemic stroke:results of an international phase III trial: Abciximab in Emergency Treatment of Stroke Trial (AbESTT-II). Stroke. 2008 Jan;39(1):87-99.

2. Alkhalili K, Chalouhi N, Tjoumakaris S, Hasan D, Starke RM, Zanaty M, Rosenwasser RH, Jabbour P. Endovascular intervention for acute ischemic stroke in light of recent trials. ScientificWorldJournal. 2014;2014:429549. doi:10.1155/2014/429549. Epub 2014 Nov 3.

3. Almekhlafi MA, Davalos A, Bonafe A, Chapot R, Gralla J, Pereira VM, Goyal M; on behalf of the STAR Registry Investigators. Impact of Age and Baseline NIHSS Scores on Clinical Outcomes in the Mechanical Thrombectomy Using Solitaire FR in Acute Ischemic Stroke Study. AJNR Am J Neuroradiol. 2014 Feb 20.

4. Barreto AD, Martin-Schild S, Hallevi H, Morales MM, Abraham AT, Gonzales NR, Illoh K, Grotta JC, Savitz SI. Thrombolytic therapy for patients who wake-up with stroke. Stroke. 2009 Mar;40(3):827-32.

5. Berkhemer OA. Fransen PSS, Beumer D, van den Berg LA, Lingsma HF, Yoo AJ, Schonewille WJ, et al. A Ran-

domized Trial of Intraarterial Treatment for Acute Ischemic Stroke. N Engl J Med 2015;372:11-20.

6. Bhatia R, Bal SS, Shobha N, Menon BK, Tymchuk S, Puetz V, Dzialowski I, Coutts SB, Goyal M, Barber PA, Watson T, Smith EE, Demchuk AM; Calgary CTA Group. CT angiographic source images predict outcome and final infarct volume better than non-contrast CT in proximal vascular occlusions. Stroke. 2011 Jun;42(6):1575-80.

7. Bhatia R, Bal SS, Shobha N, Menon BK, Tymchuk S, Puetz V, Dzialowski I, Coutts SB, Goyal M, Barber PA, Watson T, Smith EE, Demchuk AM; Calgary CTA Group. CT angiographic source images predict outcome and final infarct volume better than non-contrast CT in proximal vascular occlusions. Stroke. 2011 Jun;42(6):1575-80.

8. Bhatia R, Hill MD, Shobha N, Menon B, Bal S, Kochar P, Watson T, Goyal M, Demchuk AM. Low rates of acute recanalization with intravenous recombinant tissue plasminogen activator in ischemic stroke: real-world experience and a call for action. Stroke. 2010 Oct;41(10):2254-8.

9. Broussalis E, Trinka E, Hitzl W, Wallner A, Chroust V, Killer-Oberpfalzer M. Comparison of stent-retriever devices versus the Merci retriever for endovascular treatment of acute stroke. AJNR Am J Neuroradiol. 2013 Feb;34(2):366-72.

10. Campbell BCV, Mitchell PJ, Kleinig TJ, Dewey HM, Churilov L, Yassi N, Yan, et al. Endovascular Therapy for Ischemic Stroke with Perfusion-Imaging Selection. N Engl J Med 2015; 372:1009-1018.

11. Chaturvedi S, Adams HP Jr, Woolson RF. Circadian variation in ischemic stroke subtypes. Stroke. 1999;30:1793–1795.

12. Christoforidis GA, Mohammad Y, Kehagias D, Avutu B, Slivka AP. Angiographic assessment of pial collaterals as a prognostic indicator following intra-arterial thrombolysis for acute ischemic stroke. AJNR Am J Neuroradiol. 26(7):1789-97,2005.

13. Coutts SB, Lev MH, Eliasziw M, Roccatagliata L, Hill MD, Schwamm LH, PexmanJH, Koroshetz WJ, Hudon ME, Buchan AM, Gonzalez RG, Demchuk AM. ASPECTS on CTA source images versus unenhanced CT: added value in predicting final infarct extent and clinical outcome. Stroke. 2004 Nov;35(11):2472-6.

14. Elliott WJ. Circadian variation in the timing of stroke onset: a meta-analysis.Stroke. 1998;29:992–996.

15. Fink JN, Kumar S, Horkan C, Linfante I, Selim MH, Caplan LR, Schlaug G. The stroke patient who woke up: clinical and radiological features, including diffusion and perfusion MRI. Stroke. 2002 Apr;33(4):988-93.

16. Fugate JE, Klunder AM, Kallmes DF. What is meant by "TICI"? AJNR Am J Neuroradiol. 2013 Sep;34(9):1792-7.

17. Goyal M, Demchuk AM, Menon BK, Eesa M, Rempel JL, Thornton J, et al. Randomized Assessment of Rapid Endovascular Treatment of Ischemic Stroke. N Engl J Med 2015; 372:1019-30.

18. Higashida RT, Furlan AJ, Roberts H, Tomsick T, Connors B, Barr J, Dillon W, Warach S, Broderick J, Tilley B, Sacks D; Technology Assessment Committee of the American Society of Interventional and Therapeutic Neuroradiology; Technology Assessment Committee of the Society of Interventional Radiology. Trial design and reporting standards for intra-arterial cerebral thrombolysis for acute ischemic stroke. Stroke. 2003 Aug;34(8):e109-37.

19. Huisa BN, Raman R, Ernstrom K, Tafreshi G, Stemer A, Meyer BC, Hemmen T. Alberta Stroke Program Early CT Score (ASPECTS) in patients with wake-up stroke. J Stroke Cerebrovasc Dis. 2010 Nov-Dec;19(6):475-9.

20. Kidwell CS, Chalela JA, Saver JL, Starkman S, Hill MD, Demchuk AM et al. Comparison of MRI and CT for detection of acute intracerebral hemorrhage. JAMA 292(15):1823-30,2004.

21. Lago A, Geffner D, Templ J, Landete L, Valero C, Baquero M. Circadian variation in acute ischemic stroke: a hospital-based study. Stroke. 1998;29:1873–1875.

22. Lev MH, Farkas J, Rodriguez VR, Schwamm LH, Hunter GJ, Putman CM, et al. CT angiography in the rapidtriage of patients with hyperacute stroke to intraarterial thrombolysis: accuracy in thedetection of large vessel thrombus. J Comput Assist Tomogr 25:520–528,2001.

23. Natarajan SK, Snyder KV, Siddiqui AH, Ionita CC, Hopkins LN, Levy EI. Safety and effectiveness of endovascular therapy after 8 hours of acute ischemic stroke onset and wake-up strokes. Stroke. 2009 Oct;40(10):3269-74.

24. Penumbra Pivotal Stroke Trial Investigators. The penumbra pivotal stroke trial: safety and effectiveness of a new generation of mechanical devices for clot removal in intracranial large vessel occlusive disease. Stroke. 2009 Aug;40(8):2761-8.

25. Puetz V, Sylaja PN, Hill MD, Coutts SB, Dzialowski I, Becker U, Gahn G, von Kummer R, Demchuk AM. CT angiography source images predict final infarct extent in patients with basilar artery occlusion. AJNR Am J Neuroradiol. 2009. Nov;30(10):1877-83.

26. Pulli B, Schaefer PW, Hakimelahi R, Chaudhry ZA, Lev MH, Hirsch JA, González RG, Yoo AJ. Acute is-

chemic stroke: infarct core estimation on CT angiography source images depends on CT angiography protocol. Radiology. 2012. Feb;262(2):593-604.

27. Saver JL, Goyal M, Bonafe A, Diener HC, Levy EI, Pereira VM, et al. Stent-Retriever Thrombectomy after Intravenous t-PA vs. t-PA Alone in Stroke. N Engl J Med. 2015 Apr 17. [Epub ahead of print].

28. Saver JL, Jahan R, Levy EI, et al. Solitaire flow restoration device versus Merci retriever in patients with acute ischemic stroke (SWIFT): a randomized, parallel-group, non-inferiority trial. Lancet 2012; 380:1241-49.

29. Sharma M, Fox AJ, Symons S, Jairath A, Aviv RI. CT angiographic source images: flow-or volume-weighted? AJNR Am J Neuroradiol. 2011 Feb;32(2):359-64.

30. Silva GS, Lima FO, Camargo EC, Smith WS, Singhal AB, Greer DM, Ay H, Lev MH, Harris GJ, Halpern EF, Sonni S, Koroshetz W, Furie KL. Wake-up stroke: clinical and neuroimaging characteristics. Cerebrovasc Dis. 2010;29(4):336-42.

31. Stampfl S, Ringleb PA, Haehnel S, Rocco A, Herweh C, Hametner C, Pham M, Moehlenbruch M, Bendszus M, Rohde S. Recanalization with stent-retriever devices in patients with wake-up stroke. AJNR Am J Neuroradiol. 2013 May;34(5):1040-3.

32. Tan IY, Demchuk AM, Hopyan J, Zhang L, Gladstone D, Wong K, Martin M, Symons SP, Fox AJ, Aviv RI. CT angiography clot burden score and collateral score: correlation with clinical and radiologic outcomes in acute middle cerebral artery infarct. AJNR Am J Neuroradiol. 2009 Mar;30(3):525-31.

33. Tan IY, Demchuk AM, Hopyan J, Zhang L, Gladstone D, Wong K, Martin M, Symons SP, Fox AJ, Aviv RI. CT angiography clot burden score and collateral score: correlation with clinical and radiologic outcomes in acute middle cerebral artery infarct. AJNR Am J Neuroradiol. 2009 Mar;30(3):525-31.

34. Thom T, Haase N, Rosamond W, Howard VJ, Rumsfeld J, Manolio T, Zheng ZJ, Flegal K, O'Donnell C, Kittner S, Lloyd-Jones D, Goff DC Jr, Hong Y, Adams R, Friday G, Furie K, Gorelick P, Kissela B, Marler J, Meigs J, Roger V, Sidney S, Sorlie P, Steinberger J, Wasserthiel-Smoller S, Wilson M, Wolf P; American Heart Association Statistics Committee and Stroke Statistics Subcommittee. Heart disease and stroke statistics-2006 update: a report from the American Heart Association Statistics Committee and Stroke Statistics Subcommittee. Circulation. 2006 Feb 14;113(6):e85-151.

35. Thomalla G, Cheng B, Ebinger M, Hao Q, Tourdias T, Wu O, Kim JS, Breuer L, Singer OC, Warach S, Christensen S, Treszl A, Forkert ND, Galinovic I, Rosenkranz M, Engelhorn T, Köhrmann M, Endres M, Kang DW, Dousset V, Sorensen AG, Liebeskind DS, Fiebach JB, Fiehler J, Gerloff C; STIR and VISTA Imaging Investigators. DWI-FLAIR mismatch for the identification of patients with acute ischaemic stroke within 4•5 h of symptom onset (PRE-FLAIR): a multicentre observational study. Lancet Neurol. 2011 Nov;10(11):978-86.

36. Yilmaz U, Roth C, Reith W, Papanagiotou P. Thrombus attenuation does not predict angiographic results of mechanical thrombectomy with stent retrievers. AJNR Am J Neuroradiol. 2013 Nov-Dec;34(11):2184-6.

37. Yoo AJ, Barak ER, Copen WA, Kamalian S, Gharai LR, Pervez MA, Schwamm LH, González RG, Schaefer PW. Combining acute diffusion-weighted imaging and mean transmit time lesion volumes with National Institutes of Health Stroke Scale Score improves the prediction of acute stroke outcome. Stroke. 2010 Aug;41(8):1728-35.

38. Yoo AJ, Verduzco LA, Schaefer PW, Hirsch JA, Rabinov JD, González RG. MRI-based selection for intra-arterial stroke therapy: value of pretreatment diffusion-weighted imaging lesion volume in selecting patients with acute stroke who will benefit from early recanalization. Stroke. 2009 Jun;40(6):2046-54.

39. Yoo AJ, Verduzco LA, Schaefer PW, Hirsch JA, Rabinov JD, González RG. MRI-based selection for intra-arterial stroke therapy: value of pretreatment diffusion-weighted imaging lesion volume in selecting patients with acute stroke who will benefit from early recanalization. Stroke. 2009 Jun;40(6):2046-54.

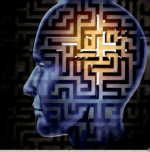

- Guilherme Carvalhal Ribas
- Bruno Funchal
- Eduardo Santamaria Carvalhal Ribas
- André Felix Gentil

# Acidente Vascular Cerebral Maligno da Artéria Cerebral Média

**PONTOS-CHAVE**

- O acidente vascular cerebral (AVC) maligno da artéria cerebral média (ACM) pode cursar com rápida deterioração neurológica e está associado a altos índices de sequela neurológica e mortalidade.
- O diagnóstico precoce e tratamento intensivo desta síndrome melhora significativamente o desfecho clínico.
- A maioria das evidências defende a indicação precoce da craniectomia descompressiva, mas é importante ressaltar que o aumento da sobrevida proporcionado pela cirurgia está muitas vezes associado a evolução com sequelas graves e incapacitantes, especialmente em pacientes idosos.

## INTRODUÇÃO E DEFINIÇÕES

O acidente vascular cerebral (AVC) maligno de artéria cerebral média (ACM), ou síndrome da ACM maligna, é o infarto cerebral de origem isquêmica causado pela interrupção do fluxo sanguíneo na porção proximal da ACM ou da artéria carótida interna (ACI), com rápida deterioração neurológica, decorrente da instalação de edema cerebral com importante efeito de massa, causando compressão e herniação das estruturas cerebrais.

A incidência desta síndrome, estimada em 10-20/100.000 habitantes, é provavelmente subestimada devido à carência de profissionais experientes ou unidades de AVC organizadas. De qualquer forma, este número corresponde a cerca de 10% do total de AVCs, sendo semelhante a outras condições neurológicas como esclerose múltipla e glioblastoma multiforme. Pacientes deste subgrupo são, em média, 10 anos mais jovens do que o grupo de todos os pacientes com AVCs isquêmicos.

Uma vez feita a suspeita diagnóstica desta síndrome, o médico assistente deve rapidamente planejar um programa terapêutico individualizado e multidisciplinar, objetivando reduzir incapacidades, aumentar a sobrevida e iniciar um programa de reabilitação o mais breve possível. Como será visto, a síndrome da ACM maligna é responsável por altos índices de sequelas neurológicas e mortalidade precoce.

## ETIOLOGIA E FISIOPATOGENIA

O termo "infarto maligno da artéria cerebral média" foi introduzido em 1996, sendo definido como um infarto isquêmico de todo o território da ACM ou mais regiões, diagnosticado por uma tomografia computadorizada nas primeiras 48 horas da instalação do quadro. Desde então, diversos autores utilizaram o termo aceitando definições mais amplas, considerando sintomas e sinais neurológicos, uso de ressonância magnética, presença de deterioração neurológica ou uso de craniectomia descompressiva como tratamento. Baseando-se nessas definições mais amplas, a prevalência dessa condição representa 2 a 8% de todos os AVCs isquêmicos hospitalizados, 10 a 15% de todos os AVCs do território da ACM, e 18 a 31% de todos os AVCs isquêmicos causados pela oclusão da ACM.

Uma vez instalado o AVC, a região do cérebro sob isquemia edemacia. O desenvolvimento desse edema é resultado da perda do funcionamento de transportadores de membranas, causando entrada de sódio e água nas células isquêmicas, o que leva ao edema citotóxico. O inchaço, por sua vez, causa a quebra da barreira hematoencefálica, ocasionando edema vasogênico. A maioria dos AVCs ocorre devido à isquemia de pequenas regiões cerebrais e o edema resultante não causa o aumento da pressão intracraniana. Porém, nos casos da síndrome da ACM maligna, a oclusão da ACI, da ACM, ou de ambas, determina uma grande área de isquemia e intenso edema cerebral, produzindo efeito de massa significativo com aumento da pressão intracraniana (PIC) e rápida deterioração neurológica.

A instalação deste edema maligno pode ser:

- Fulminante (nas primeiras 24 a 36 horas);
- Gradualmente progressiva (em alguns dias);
- Piora inicial seguida de um platô ou resolução (aproximadamente uma semana).

A deterioração neurológica geralmente acontece dentro de 72 a 96 horas da instalação do quadro, mas alguns pacientes podem apresentar essa piora nos primeiros 4 a 10 dias, devido à progressão de áreas isquêmicas para necrose, inchaço tardio ou transformação hemorrágica das áreas isquemiadas.

## ACHADOS CLÍNICOS

A avaliação de pacientes com a síndrome da ACM Maligna em unidade de AVC ou em unidade de emergência deve seguir os mesmos passos para todos os pacientes sob suspeita de AVC, incluindo:

- História clínica detalhada com o paciente e familiares, com o objetivo de determinar com a maior exatidão possível o tempo entre a última vez em que o paciente foi considerado assintomático e a admissão no serviço médico;
- Antecedentes clínicos, cirúrgicos e medicamentosos que possam influenciar as condutas adotadas, atentando-se às contraindicações relativas e absolutas à trombólise;
- Sinais vitais de entrada, incluindo glicemia capilar;
- Coleta de exames laboratoriais, incluindo coagulograma;
- Exame neurológico detalhado e escala de AVC do NIH (National Institutes of Health Stroke Scale - NIHSS).

Os achados no exame neurológico podem variar devido a diversos fatores, como o tamanho da área infartada, a dominância do hemisfério acometido, a patência do polígono de Willis e a presença de circulação colateral, entre outros.

Ao exame neurológico os pacientes poderão apresentar déficit de campo visual, desvio forçado do olhar conjugado, hemiplegia e afasia ou heminegligência, a depender do hemisfério acometido. Na escala do NIHSS, esse conjunto de achados resultam em uma pontuação superior a 15 para o acometimento do hemisfério não dominante e superior a 20 para o dominante.

## Preditores clínicos

Um dos objetivos do cuidado neurointensivo do paciente com infarto cerebral extenso é de antever a deterioração clínica e neurológica, permitindo intervenções que possam evitar novas lesões além das áreas inicialmente acometidas.

A herniação e a morte encefálica não se encontram necessariamente associadas à elevação da PIC em pacientes com infarto maligno de ACM. O edema localizado do parênquima e sua compartimentalização permitem o deslocamento de estruturas cerebrais e a compressão de centros responsáveis por funções vitais, levando à morte encefálica, mesmo com valores de PIC considerados normais. Portanto, a rígida manutenção da PIC abaixo de 20 mmHg, assim como nos casos de traumatismo cranioencefálicos graves, não resulta em maior sobrevida, nem em melhor desfecho neurológico.

Alguns sinais no exame neurológico estão estreitamente associados à cascata de extensa morte neuronal, liberação de citocinas inflamatórias, edema do parênquima cerebral, perda do equilíbrio entre as estruturas intracranianas e herniação. A presença de rebaixamento do nível de consciência (para os pacientes inicialmente alertas), cefaleia, vômitos, alterações dinâmicas das pupilas, desalinhamento do olhar conjugado e tríade de *Cushing* (bradicardia, hipertensão arterial e depressão respiratória) exigem rápida resposta da equipe assistente, incluindo desde medidas clínicas para conter o edema cerebral à craniectomia descompressiva para casos selecionados.

## EXAMES COMPLEMENTARES E DIAGNÓSTICO

A apresentação clinica do paciente, já mencionada anteriormente, pode levantar a hipótese diagnóstica de AVC de ACM. A NIHSS se correlaciona com a extensão da isquemia, enquanto o declínio do nível de consciência é o sinal mais específico para predizer o volume do edema cerebral, que causa a compressão talâmica e do tronco cerebral. Uma vez feita a suspeita clínica, exames complementares são realizados para confirmar o diagnóstico.

Uma tomografia computadorizada sem contraste é o exame de primeira escolha para diagnóstico e acompanhamento desses pacientes. Além de excluir possíveis outros diagnósticos e diferenciar AVCs isquêmicos de hemorrágicos, esse exame pode indicar o prognóstico e guiar o tratamento do paciente. Seus achados relacionados a infarto maligno da ACM são hipodensidade de um terço ou mais do território da ACM nas primeiras 6 horas, presença do sinal da "ACM hiperdensa" ("sinal da corda") e/ou desvio das estruturas da linha mediana ≥ 5 mm nos primeiros dois dias (Figura 10.1).

O exame de ressonância magnética, embora não disponível em muitos serviços, idealmente também deve ser realizado. O volume da área do AVC analisado pela difusão, sequência na qual se examina a restrição das moléculas de água, é preditor de deterioração neurológica quando acima de 80 a 89 mL nas primeiras 6 horas, ou de 145 mL nas primeiras 14 horas da instalação do quadro. Achados em exames de angiografia digital, angiotomografia ou angiorressonância também estão relacionados à evolução para edema cerebral maligno e mau prognóstico, como oclusão distal da ACI e presença incompleta do polígono de Willis.

O exame de ultrassom Doppler transcraniano pode ser usado na condução de pacientes com isquemia cerebral para acompanhar com sinais indiretos a possível elevação da PIC. O aumento do índice de pulsatilidade se correlaciona com desvio das estruturas da linha mediana e prognóstico, ajudando assim na escolha de tratamentos clínicos e cirúrgicos.

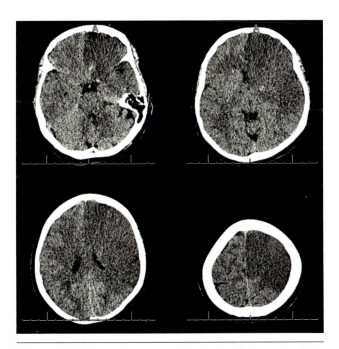

**Figura 10.1** Tomografia computadorizada de crânio mostrando isquemia em território de artéria cerebral média esquerda, além de desvio da linha média.

## ABORDAGEM CLÍNICA

A abordagem clínica neurointensiva, associada ou não à craniectomia descompressiva, visa minimizar a perda neuronal, o acúmulo de incapacidades e a morte. Além dos cuidados usuais de uma unidade intensiva, algumas medidas podem ser empregadas com o intuito de evitar ou minimizar o comprometimento da barreira hematoencefálica, o edema cerebral e o aumento da pressão intracraniana:

- **Hipotermia:** apesar de amplamente adotada como medida protetora no paciente pós-parada cardíaca por seu papel no controle do processo inflamatório e consequente redução do edema cerebral, ainda não há evidências clínicas para sua adoção na fase aguda do AVC, podendo ser empregada a critério da equipe assistente.

- **Soluções Hiperosmolares:** o manitol e a solução salina hipertônica são aceitas como medidas de primeira escolha no tratamento de edema cerebral com desvio de linha média superior a 2 mm ou sinais clínicos de herniação. A dose do manitol pode variar entre 0,5 e 2g/kg, podendo ser repetida se necessário. Já a solução salina hipertônica pode ter concentrações entre 1,5 e 23,4%, sendo que, em situações de emergência, pode-se administrar pequenos bólus de 10 a 30 mL de NaCl a 20% (ampola padrão). Devido ao potencial nefrotóxico do manitol, pacientes com algum grau de insuficiência renal devem ser tratados preferencialmente com a solução salina hipertônica. Por outro lado, pacientes portadores de insuficiência cardíaca congestiva podem sofrer descompensação da cardiopatia quando recebem a solução hipertônica, optando-se preferencialmente pelo uso do manitol.

- **Corticosteroides:** seu uso não é recomendável porque até o momento não existem evidências de desfecho positivo na mortalidade ou na melhora do *status* funcional.

## ABORDAGEM NEUROCIRÚRGICA

O princípio do tratamento cirúrgico para a síndrome da ACM maligna é permitir que o tecido edemaciado expanda-se para fora do crânio, prevenindo a compressão das estruturas cerebrais e a herniação que leva à morte. A cirurgia consiste em uma craniectomia descompressiva, que deve ser ampla (com diâmetro de pelo menos 12 cm, também chamada de "hemicraniectomia" por esta razão), e acompanhada pela abertura e expansão da dura-máter (duroplastia), de modo a aumentar o compartimento intradural craniano. O osso removido idealmente deve ser recolocado uma vez que o paciente apresente regressão do edema e estabilidade clínica. Em hospitais que dispõem de banco de ossos, esta deve ser a opção de escolha para armazenamento e posterior reutilização do mesmo osso. Quando esta alternativa não está disponível, pode-se implantar o osso no tecido subcutâneo abdominal, mas esta técnica está associada a maiores índices de infecções do osso, tanto no compartimento abdominal quanto após sua reimplantação. Por esta razão, com frequência opta-se pela realização de cranioplastia com enxerto artificial para reconstrução craniana, na impossibilidade de o osso ser estocado em um banco de ossos apropriado.

Existem evidências claras de que a craniectomia descompressiva beneficia pacientes com a síndrome da ACM Maligna e uma análise combinada de três diferentes estudos clínicos (DECIMAL, DESTINY e HAMLET) comprovou a eficácia da cirurgia na redução da mortalidade e sequelas graves após 6 meses. O mesmo efeito se manteve presente com 1 ano de seguimento, impedindo a continuação do estudo.

Também existem evidências de que a craniectomia deve ser realizada precocemente, tão logo seja determinado que a área isquêmica é volumosa e consequentemente acarretará em intenso edema. A craniectomia realizada nas primeiras 48 horas após a instalação do AVC melhora a sobrevida em aproximadamente 50%.

Apesar das vantagens do tratamento com a craniectomia descompressiva, é importante salientar que complicações decorrentes do procedimento podem incluir: infecção, fístulas liquóricas, deiscências cicatriciais, hemorragias intracranianas e higroma, entre outras.

Existe controvérsia sobre até que idade pacientes com diagnóstico de síndrome da ACM maligna realmente beneficiam-se do procedimento cirúrgico. Como de um modo geral pacientes mais velhos evoluem com pior prognóstico e maiores chances de sequelas graves, mesmo que sobrevivam, neurologistas e neurocirurgiões frequentemente discutem se pacientes idosos devem ser submetidos à craniectomia descompressiva, principalmente quando o hemisfério acometido é o dominante. O argumento contrário à realização da cirurgia é que mesmo que o procedimento aumente as chances de sobrevida, da mesma forma aumentam as chances de sobrevida com sequelas graves e incapacitantes.

De modo a tentar responder esta questão, um recente estudo clínico randomizado analisou o desfecho de 112 pacientes com mais de 60 anos (média de 70 anos) submetidos a tratamento conservador ou com cirurgia nas primeiras 48 horas após o diagnóstico do AVC maligno. Os resultados mostraram que a hemicraniecto-mia também é eficaz em reduzir a mortalidade nesta faixa etária (33% no grupo operado *versus* 70% no grupo controle) e melhora as chances de sobrevida sem sequelas graves (38% no grupo operado *versus* 18% no grupo controle). Entretanto, os autores deste estudo ressaltam que apenas uma minoria dos pacientes operados sobreviveram sem necessitar de assistência com funções corporais básicas, e um terço dos sobreviventes evoluíram com sequelas graves e totalmente limitantes, mantendo o debate sobre o papel da cirurgia neste grupo de pacientes.

## PROGNÓSTICO

Como já comentado, a mortalidade da síndrome da ACM maligna é alta, variando de 40 a 80% na primeira semana. O prognóstico é pior nos casos que recebem somente o tratamento neurointensivo e não são submetidos à neurocirurgia; no entanto, mesmo os pacientes operados que sobrevivem muitas vezes apresentam sequelas neurológicas graves e incapacitantes.

Três estudos clínicos randomizados mostraram em conjunto que a craniectomia descompressiva melhora o prognóstico:

- desfecho favorável (sobrevivência com sequelas leves ou moderadas) ocorreu em 43% dos pacientes do grupo tratado com cirurgia, enquanto o mesmo desfecho ocorreu em apenas 21% dos pacientes tratados sem cirurgia.

- melhora evidente da sobrevida no grupo tratado com craniectomia nas primeiras 48h após o início dos sintomas, com aumento da sobrevida após 1 ano de 29 para 78%.

Como já discutido, em pacientes com idade avançada, a craniectomia descompressiva melhora a sobrevida, mas apenas uma minoria dos pacientes operados que sobrevivem não evoluem com sequelas neurológicas graves.

De um modo geral, o prognóstico tende a ser melhor em pacientes mais jovens, com AVC no hemisfério não dominante, tratados de modo intensivo desde o início dos sintomas, submetidos precocemente à craniectomia descompressiva e posteriormente incluídos em um esquema multidisciplinar de reabilitação precoce.

## REFERÊNCIAS BIBLIOGRÁFICAS

1. Hacke W, Schwab S, Horn M, et al. 'Malignant' middle cerebral artery territory infarction: clinical course and prognostic signs. Archives of neurology 1996;53:309-315.

2. Juttler E, Unterberg A, Woitzik J, et al. Hemicraniectomy in older patients with extensive middle-cerebral-artery stroke. The New England journal of medicine 2041;370:1091-1100.

3. Juttler E, Bosel J, Amiri H, et al. DESTINY II: DEcompressive Surgery for the Treatment of malignant INfarction of the middle cerebral arterY II. International journal of stroke : official journal of the International Stroke Society 2011;6:79-86.

4. Krieger DW, Demchuk AM, Kasner SE, et al. Early clinical and radiological predictors of fatal brain swelling in ischemic stroke. Stroke; a journal of cerebral circulation 1999;30:287-292.

5. Manno EM, Nichols DA, Fulgham JR, et al. Computed tomographic determinants of neurologic deterioration in patients with large middle cerebral artery infarctions. Mayo Clinic proceedings 2003;78: 156-160.

6. Oppenheim C, Samson Y, Manai R, et al. Prediction of malignant middle cerebral artery infarction by diffusion-weighted imaging. Stroke; a journal of cerebral circulation 2000;31:2175-2181.

7. Pullicino PM, Alexandrov AV, Shelton JA, et al. Mass effect and death from severe acute stroke. Neurology 1997;49:1090-1095.

8. Qureshi AI, Suarez JI, Yahia AM, et al. Timing of neurologic deterioration in massive middle cerebral artery infarction: a multicenter review. Critical Care Medicine 2003;31:272-277.

9. Vahedi K, Hofmeijer J, Juettler E, et al. Early decompressive surgery in malignant infarction of the middle cerebral artery: a pooled analysis of three randomised controlled trials. Lancet neurology 2007;6:215-222.

10. Wijdicks EF, Sheth KN, Carter BS, et al. Recommendations for the management of cerebral and cerebellar infarction with swelling: a statement for healthcare professionals from the American Heart Association/American Stroke Association. Stroke; a journal of cerebral circulation 2014;45:1222-1238.

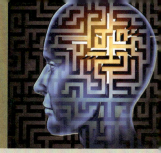

- Raul Alberto Valiente
- Octávio Marques Pontes Neto
- Reynaldo André Brandt

# Acidente Vascular Cerebral Hemorrágico

### PONTOS-CHAVE

- Acidente vascular cerebral hemorrágico (AVCh) é o extravasamento de sangue para o parênquima encefálico, sistema ventricular ou espaço subaracnóideo.
- Hipertensão arterial sistêmica e angiopatia amiloide são as principais causas de hemorragia intraparenquimatosa.
- Em cerca de 30% ocorre expansão significativa do hematoma intraparenquimatoso nas primeiras horas.
- Tomografia de crânio (TC) é o exame de escolha para diagnóstico.
- Ressonância magnética (RM) de cabeça permite maior acurácia diagnóstica, particularmente nos casos de AVCh consequente a malformações arteriovenosas, cavernomas e tromboses venosas.
- Intracranial Hemorrhage Score (ICH) é um preditor importante de mortalidade.
- Pacientes com AVCh devem ser tratados em unidades especializadas.
- Tratamento cirúrgico pode estar indicado nos pacientes com hematomas cerebelares com compressão do tronco encefálico e deterioração neurológica, hematomas lobares volumosos com deterioração do nível de consciência, hidrocefalia e hemorragias ventriculares volumosas envolvendo III e IV ventrículos.

## INTRODUÇÃO

O acidente vascular cerebral hemorrágico (AVCh) é causado pela ruptura espontânea, não traumática, de um vaso, com extravasamento de sangue para o interior do parênquima encefálico (hemorragia intraparenquimatosa), para o sistema ventricular (hemorragia intraventricular), e/ou para o espaço subaracnóideo (hemorragia subaracnóidea). A hemorragia intracerebral (HIC) é o subtipo de AVCh de pior prognóstico, com uma taxa de mortalidade em 1 mês de 30 a 45,4% e de até 65% em um ano. Assim como o AVC isquêmico (AVCI), o AVCh é uma emergência médica que deve ser prontamente diagnosticada e agressivamente tratada.

De acordo com a etiologia do sangramento, a HIC pode ser classificada como **primária** (80% a 85% dos casos) ou **secundária** (15 a 25% dos casos). Denomina-se HIC primária quando ela resulta da ruptura de pequenos vasos cronicamente danificados pela hipertensão arterial sistêmica (HAS) ou quando está associada à angiopatia amiloide.

Por outro lado, a HIC é considerada secundária quando está relacionada à ruptura de aneurismas ou malformações arteriovenosas, à anticoagulação oral, a drogas antiplaquetárias, coagulopatias, cirrose hepática, neoplasias, vasculites, trauma, doença de Moya-Moya, trombose venosa cerebral, eclâmpsia etc. Neste capítulo abordaremos essencialmente as hemorragias primárias.

## FISIOPATOLOGIA

### Hipertensão arterial crônica

A HIC hipertensiva está relacionada a dois possíveis mecanismos: a) ruptura de pequenas artérias perfurantes cronicamente danificadas pela HAS; b) efeito das alterações rápidas da pressão arterial (PA) sobre arteríolas e capilares não adaptados a estas alterações circulatórias. A HAS crônica produz alterações nas paredes vasculares das artérias perfurantes de diâmetro entre 50 e 200 μm: lipo-hialinose, necrose fibrinoide, degeneração da camada média e microaneurismas de Charcot-Bouchard. Por afetar predominantemente as artérias perfurantes, as localizações mais típicas das hemorragias de origem hipertensiva são o putâmen, o tálamo, a ponte, o cerebelo e a substância branca subcortical. Entretanto, a vasculopatia hipertensiva também pode ser a causa de uma hemorragia de localização lobar.

### Angiopatia amiloide cerebral

A angiopatia amiloide cerebral é uma vasculopatia caracterizada pela deposição de material congofílico nos vasos de pequeno e médio calibre do córtex cerebral e das leptomeninges, sendo uma das principais causas de HIC no idoso. Existem formas hereditárias e esporádicas de angiopatia amiloide cerebral. As formas hereditárias se apresentam com padrão autossômico dominante, sendo algumas já relacionadas a mutações no gene que codifica a proteína precursora da proteína beta-amiloide. Nessas formas familiares, é frequente a associação de HIC com crises epilépticas e demência de início precoce. Entretanto, a forma esporádica é a mais comum. Sua apresentação clínica mais frequente é na forma de hemorragias intracranianas recorrentes e/ou múltiplas em indivíduos normotensos acima de 55 anos.

As hemorragias relacionadas à angiopatia amiloide geralmente ocorrem na região cortical ou subcortical (lobares) do cérebro, principalmente nos lobos parietal e occipital, locais onde os depósitos de amiloide são mais frequentes; mais raramente, ocorrem no cerebelo. A associação dessas características (localização lobar, multiplicidade, recorrência e idade acima de 55 anos), além da ausência de outras causas que possam produzir hemorragias cerebrais, constituem a base para os critérios clínicos de Boston, os quais foram validados com estudos histopatológicos. A coexistência de outras possíveis etiologias, como a HAS, não exclui a angiopatia amiloide como causa de uma HIC de localização lobar, se os outros critérios estiverem presentes. De acordo com os critérios de Boston, o diagnóstico definitivo de angiopatia amiloide só pode ser firmado com um exame histopatológico (biópsia ou necropsia).

### Expansão do hematoma

Cerca de 30% dos pacientes com HIC apresentam significativo aumento do volume do hematoma nas primeiras horas após o exame de neuroimagem da admissão. Esta expansão do hematoma está fortemente associada a um pior prognóstico e maior mortalidade nesses pacientes. Dentre os fatores de risco para expansão do hematoma destacam-se: volume inicial da HIC, apresentação precoce após início dos sintomas, anticoagulação e a presença do *spot sign*. Este último é caracterizado por pontos hiperdensos no interior do hematoma à TC contrastada, que sugere **extravasamento de contraste** dentro deste hematoma. O *spot sign* está fortemente associado ao risco subsequente de expansão do hematoma, à mortalidade e a um pior desfecho funcional subsequente em pacientes com HIC (Figura 11.1).

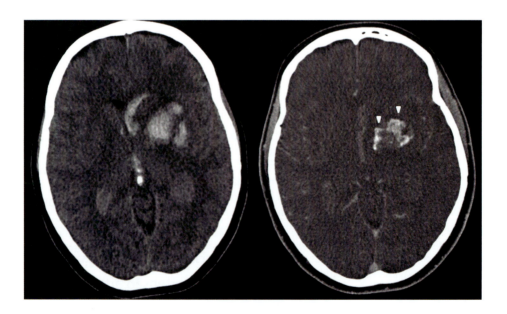

**Figura 11.1** Caso com *spot sign*. Pontos hiperdensos no interior do hematoma à TC contrastada sugerindo extravasamento de contraste dentro deste hematoma

## Edema peri-hematoma

A hipodensidade ou edema peri-hematoma surge precocemente após uma HIC, podendo evoluir e exceder substancialmente o volume do hematoma original. Alguns estudos sugerem que este aumento do edema levaria ao aumento da pressão intracraniana, à hidrocefalia com deterioração neurológica subsequente e morte.

Vários mecanismos parecem contribuir para o desenvolvimento de edema peri-hematoma. Nas primeiras horas após sangramento, a pressão hidrostática do hematoma e uma retração do coágulo parecem ser os mecanismos envolvidos; numa segunda fase, que acontece nas primeiras 24 horas, há produção de trombina e ativação da cascata da coagulação; finalmente, alguns dias após o sangramento, a hemólise e a neurotoxicidade relacionada a produtos de degradação da hemoglobina parecem contribuir para o edema tardio. Estudos sugerem que o edema peri-hematoma pode continuar evoluindo até semanas, com significativo efeito de massa.

## DIAGNÓSTICO

A neuroimagem com tomografia computadorizada (TC) ou ressonância magnéticarm (RM) do crânio é primordial para o diagnóstico de HIC, para excluir AVCI e outros diagnósticos. A TC, no nosso meio, é o exame de escolha e o mais amplamente utilizado, devido ao seu custo, à disponibilidade na maior parte dos serviços de emergência e à rapidez na obtenção do exame. Outra vantagem deste método é a possibilidade de realização da angiotomografia simultaneamente ao exame inicial, para identificar os casos com *spot sign*, podendo ser avaliado nas imagens-fonte da angio-TC. Na TC de crânio, o cálculo do volume do hematoma pode ser feito manualmente, com a fórmula ABC/2, sendo:

- A = maior diâmetro do hematoma;
- B = diâmetro perpendicular a A;
- C = número de corte de 10 mm em que o hematoma aparece. Somarão 0,5 os cortes que possuam uma área entre 25% a 75% do hematoma, e os cortes com < 25% serão desconsiderados para o cálculo de C.

A RM tem seu papel na investigação de causas secundárias, como malformações arteriovenosas (MAV), cavernomas, trombose venosa cerebral, além de possibilitar a detecção das micro-hemorragias assintomáticas, pequenas lesões puntiformes hipointensas, que podem ser visualizadas nas sequências T2 e gradiente-eco, indicando os locais de depósitos de hemossiderina. A localização das micro-hemorragias em regiões mais profundas, infratentoriais, na ponte, tálamo e núcleos da base sugerem a etiologia hipertensiva, enquanto as localizaçõesões justacortical ou subcortical são mais características de angiopatia amiloide.

A arteriografia cerebral costuma ser indicada apenas nos casos suspeitos de ruptura de aneurisma cerebral, no estudo de uma MAV ou de vasculites. A realização de RM e/ou arteriografia aumenta o diagnóstico de causas secundárias, principalmente em pacientes jovens e não hipertensos.

## PROGNÓSTICO

Ao contrário do AVCI, no qual o tempo de admissão precoce está associado com melhor prognóstico, em parte pelo contínuo crescimento na implantação de protocolos de trombólise e outras terapias de reperfusão, na HIC a tendência parece ser oposta: quanto menor o tempo entre o início dos sintomas e a chegada na emergência, maior risco de mortalidade.[14] Este aumento paradoxal da mortalidade se deve à carência de tratamentos específicos, especialmente para prevenção da expansão do volume do hematoma que ocorre principalmente nas primeiras 6 horas. Outros fatores que se associam à admissão precoce e o pior prognóstico são a presença de inundação ventricular, níveis pressóricos muito elevados e localização profunda do hematoma.

## ICH (*Intracerebral Hemorrhage Score*)

O ICH Score é a escala prognóstica mais utilizada na prática clínica e abrange as cinco principais variáveis preditoras de mortalidade nos pacientes com HIC: nível de consciência, volume do hematoma, idade, presença de inundação ventricular e localização infratentorial do hematoma. Ela foi elaborada para estratificar o risco de mortalidade em 30 dias, no momento da admissão dos pacientes.

A pontuação varia de 0 a 6 pontos e, pelo estudo original, o risco de mortalidade de acordo com a pontuação é de 0%, 13%, 26%, 72%, 97% e 100% para os escores de 0 a 5, respectivamente. Nenhum paciente na coorte original pontuou 6, o que corresponderia a uma mortalidade de 100% dos casos devido à gravidade do quadro. O desempenho do ICH Score foi avaliado em 100 pacientes consecutivos admitidos em dois centros de referência de AVC de São Paulo. O ICH Score na população estudada foi um importante preditor de mortalidade: os pacientes com pontuação de 0, 1, 2 e 3 apresentaram índices de mortalidade de 7%, 12%, 38% e 64%, respectivamente, enquanto os escores mais altos (4, 5 e 6) tiveram 100% de mortalidade.[16] Foram identificados 14 casos com expansão do hematoma associado a piora neurológica e mortalidade de 71%. Outras escalas parecidas com o ICH Score foram publicadas na literatura nos últimos anos. Em estudo no qual foram comparadas oito dessas escalas em uma mesma coorte prospectiva de pacientes, o resultado foi que todas apresentaram um excelente desempenho na estratificação da mortalidade, sem diferenças significativas entre cada uma delas. Pela maior facilidade de aplicação e maior utilização, recomendamos a utilização do ICH Score (Figuras 11.2 e 11.3).

## TRATAMENTO

Sendo uma condição neurológica grave, frequentemente associada à necessidade de ventilação invasiva, manejo agressivo da pressão arterial e risco de elevações da pressão intracraniana, à necessidade de intervenção cirúrgica, reversão da anticoagulação, além das potenciais complicações clínicas, a Sociedade Brasileira de Doenças Cerebrovasculares (em sua diretriz de 2009), a American Stroke Association (em sua diretriz de 2015) e, recentemente, a European Stroke Organization (em sua diretriz de 2014) recomendam o manejo dos pacientes com HIC em unidades de AVC ou unidades de terapia intensiva.

Metanálises recentemente publicadas confirmam o impacto positivo das unidades de AVC no manejo dos pacientes com HIC, mas o cenário ideal para esses pacientes é uma unidade de terapia intensiva neurológica. O melhor resultado obtido pelo manejo dos pacientes no ambiente de neuro-UTI se deve aos recursos de monitorização multimodal, urgência na tomada de decisões, tratamento de complicações e maior e melhor seleção de pacientes para tratamento cirúrgico, além do trabalho in-

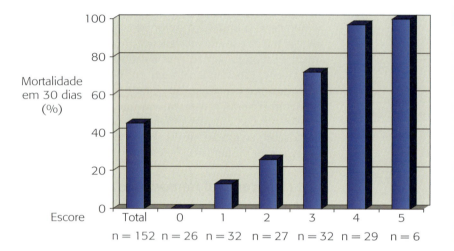

**Figura 11.2** Componentes do ICH Score e pontuação recebida. Total de pontos pode variar de 0 a 6. No estudo original de Hemphil e cols. Que originou a escala observamos a estratificação da mortalidade de acordo com a pontuação no escore: sem mortalidade com escore 0, 13% com 1 ponto, 26% com 2 pontos, 72% com 3 pontos, 97% com 4 pontos e 100% com 5 pontos. Nenhum paciente no estudo original pontuou 6.

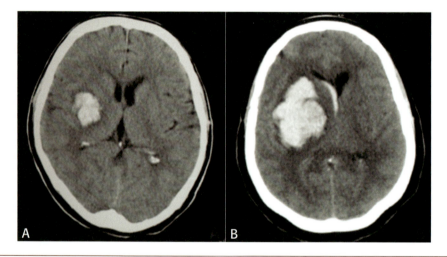

**Figura 11.3** Caso com expansão precoce do volume do hematoma, numa paciente negra de 51 anos de idade, admitida após 1 hora do início dos sintomas com pressão arterial 240/160 mmHg, hemiparesia esquerda, ECG 15, hemorragia de 11 mL e ICH score 0 (**A**). Quatro horas após evolui com rebaixamento da consciência, ECG 8, nova TC mostra expansão do volume para 53 mL com hemoventrículo. No momento da segunda tomografia o ICH score passou para 3 (pontuando no volume, Glasgow e hemoventrículo).

tegrado de uma equipe multidisciplinar, protocolos institucionais e protocolos de pesquisa clínica.

As principais recomendações gerais podem ser resumidas nos seguintes pontos:

1. Pacientes devem ser manejados em unidades de terapia intensiva ou de AVC até a estabilização;
2. Monitorar o nível de consciência rigorosamente nas primeiras 24 horas do sangramento;
3. Repetir TC de crânio, se houver piora do nível da consciência, para avaliar expansão do hematoma;
4. Iniciar medidas de proteção das vias aéreas, quando o escore de Glasgow for ≤ 8;
5. Manter a pressão arterial sistólica < 140 mmHg. Um estudo multicêntrico internacional (INTERACT 2) e estudos pilotos prévios confirmam a segurança desta prática e melhor evolução nas escalas funcionais;
6. Monitorar e tratar a hipertensão intracraniana em pacientes com escala de coma de Glasgow ≤ 8, associada a hematomas extensos com edema, hematomas intraventriculares e risco de hidrocefalia;
7. Mobilizar precocemente e iniciar fisioterapia motora e respiratória de imediato em pacientes clinicamente estáveis;
8. Usar compressão pneumática para profilaxia de tromboembolismo venoso (TEV) de imediato; a utilização de meias compressivas não previnem a ocorrência de TEV;
9. Iniciar heparina não fracionada ou heparina de baixo peso molecular para profilaxia de TEV somente após estabilização do hematoma, o que pode ocorrer de 1 a 4 dias após início do sangramento;
10. Usar a insulina regular subcutânea para o tratamento de hiperglicemia, mantendo níveis de glicemia capilar entre 140 a 185 mg/dL;
11. Não utilizar corticoides;
12. Não utilizar anticonvulsivante rotineiramente na profilaxia de convulsões. Apenas na ocorrência destas, administrar fenitoína em dose de ataque e manter por 30 dias; após este período, em caso de não recorrência das crises convulsivas, iniciar a retirada do anticonvulsivante;
13. Quando associados ao uso de anticoagulantes orais, suspender os mesmos e iniciar imediatamente medidas para reversão da anticoagulação com plasma e vitamina K. Se houver necessidade de reversão imediata da anticoagulação, pode ser utilizado complexo protrombínico;
14. A reintrodução do anticoagulante oral deverá ser avaliada caso a caso. Será mandatória nos pacientes portadores de válvula cardíaca metálica e possível nos pacientes com hemorragia profunda associada à hipertensão. Deve-se considerar a suspensão nos pacientes com hemorragia lobar associada a angiopatia amiloide;
15. O fVIIa não deve ser utilizado rotineiramente na HIC. O estudo FAST, embora confirme o papel do fVIIa na redução da expansão do hematoma quando administrado nas primeiras 4 horas, não demonstrou benefício clínico na população do estudo (Figura 11.4).

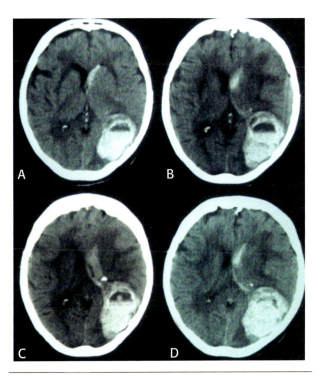

**Figura 11.4** Caso de hemorragia lobar secundário ao uso de anticoagulante oral (varfarina) evoluindo com expansão lenta do volume durante as primeiras 24 horas. Paciente de 70 anos, branca, anticoagulada com varfarina por fibrilação atrial, INR 3.0 e hemorragia de 42 mL de volume na admissão (**A**), evolui com expansão lenta do volume com 52 mL (**B**) após 20h e 60 mL (**C**) após 24 horas. Recebeu fator VII recombinante que reverteu o INR e estabilizou a hemorragia (**D**)

## TRATAMENTO CIRÚRGICO

Várias técnicas cirúrgicas têm sido utilizadas em diferentes estudos e na prática médica com o objetivo de melhorar o prognóstico dos pacientes com HIC: craniotomia aberta para hematomas profundos e lobares (Estudos STICH e STICH 2), neurocirurgia minimamente invasiva com neuroendoscopia ou estereotaxia e uso de doses baixas de alteplase intraventricular (Estudos Clear e Mistie). O estudo STICH comparou o tratamento cirúrgico *versus* tratamento conservador nas primeiras 72 horas após início dos sintomas. Apesar de a cirurgia não ter apresentado superioridade quando comparada a tratamento conservador, pacientes mais jovens e aqueles com localização lobar do hematoma tiveram um melhor prognóstico com a cirurgia. Este resultado motivou a realização do estudo STICH 2, incluindo pacientes com hematomas lobares, mas, diferentemente do observado no primeiro estudo, não foi comprovado o benefício da cirurgia por craniotomia aberta nesses casos. Atualmente, o foco do manejo cirúrgico está nas técnicas minimamente invasivas. O estudo CLEAR 3 nos apresentará em breve os resultados do uso de alteplase na hemorragia intraventricular. Os mesmos investigadores iniciaram o MISTIE II, em que será avaliado o uso de alteplase na HIC após colocação de um cateter de derivação externa no centro do hematoma.

Atualmente, a abordagem cirúrgica deve ser considerada:

a) Nos hematomas cerebelares, quando há sinais de deterioração neurológica, compressão do tronco cerebral ou hidrocefalia obstrutiva, a craniotomia com drenagem do hematoma é a medida de emergência a ser adotada. Nestes casos, a derivação ventricular externa sozinha pode, inclusive, favorecer uma herniação ascendente, não sendo uma medida recomendada;

b) Nos hematomas lobares volumosos com alteração do nível de consciência;

c) Nas hemorragias intraventriculares volumosas, com inundação do III e IV ventrículos, por causa dos riscos de hidrocefalia obstrutiva e consequente hipertensão intracraniana;

d) Pacientes jovens que evoluem com rebaixamento da consciência com escore na escala de coma de Glasgow entre 9 a 10 (Figura 11.5).

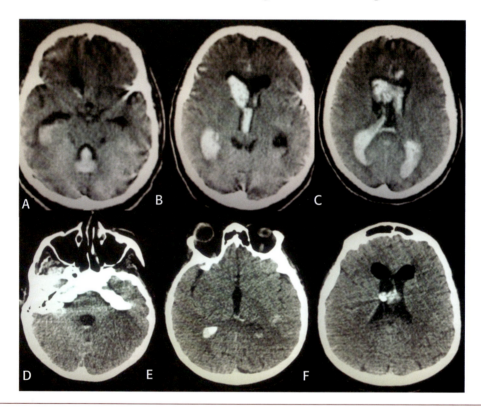

**Figura 11.5** Caso *off label* de hemoventrículo tratado com alteplase intraventricular de acordo com o protocolo do estudo Clear 3. Paciente do sexo feminino, 49 anos, branca, ECG 7 na admissão, com hemorragia ventricular preenchendo 3 e 4 ventrículos associado a hidrocefalia (**A**, **B**, **C**). Após colocação de catéter de derivação externa recebeu 1 mg de alteplase intraventricular a cada 8 horas. As imagens inferiores (**D**, **E**, **F**) foram obtidas após 3 doses de alteplase onde se observa importante resolução do hemoventrículo.

## REFERÊNCIAS CONSULTADAS

1. Anderson C, Heeley E, Huang Y, Jiguang, Wang J, Stapf C, et al. Rapid blood-pressure lowering in patients with acute intracerebral hemorrhage (INTERACT2). N Engl J Med 2013;368:2355-65.

2. Anderson CS, Huang Y, Arima H, et al. Effects of early intensive blood pressure-lowering treatment on the growth of hematoma and perihematomal edema in acute intracerebral hemorrhage: the Intensive

Blood Pressure Reduction in Acute Cerebral Haemorrhage Trial (INTERACT). Stroke 2010;41:307.

3. Broderick J, Brott T, Tomsick T, Leach A. Lobar Hemorrhage In The Elderly. The Undiminishing importance of hypertension. Stroke 1993a Jan;24:49-51.

4. Brouwers HB, Chang Y, Falcone GJ, Cai X, Ayres AM, Battey TW, Vashkevich A, McNamara KA, Valant V, Schwab K, Orzell SC, Bresette LM, Feske SK, Rost NS, Romero JM, Viswanathan A, Chou SH, Greenberg SM, Rosand J, Goldstein JN. Predicting hematoma expansion after primary intracerebral hemorrhage. JAMA Neurol. 2014 Fev;71(2):158-64.

5. Bruce SS, Appelboom G, Piazza M, Hwang BY, Kellner C, Carpenter AM, Bagiella E, Mayer S, Connolly ES. A comparative evaluation of existing grading scales in intracerebral hemorrhage. Neurocrit Care 2011;15(3):498-505.

6. Chen CC, Liu CL, Tung YN, et al. Endoscopic surgery for intraventricular hemorrhage (IVH) caused by thalamic hemorrhage: comparisons of endoscopic surgery and external ventricular drainage (EVD) surgery. World Neurosurg 2011;75:264-8.

7. Fisher CM. Pathological observations in hypertensive cerebral hemorrhage. J Neuropathol Exp Neurol 1971;30:536-550.

8. Greenberg SM, Briggs ME, Hyman BT, et al. Apolipoprotein E epsilon 4 is associated with the presence and earlier onset of hemorrhage in cerebral amyloid angiopathy. Stroke 1996;27:1333-1337.

9. Greenberg, S.M. Cerebral Amyloid angiopathy: prospects for clinical diagnosis and treatment. Neurology 1998 Set;51:p. 690-694.

10. Hemphill JC 3rd, et al. The ICH Score: a simple, reliable grading scale for intracerebral hemorrhage. Stroke 2001;32:891-97.

11. Hinson HE, Hanley DF, Ziai WC. Management of intraventricular hemorrhage. Curr Neurol Neurosci Rep 2010;10:73-82.

12. Inaji M, Tomita H, Tone O, Tamaki M, Suzuki R, Ohno K. Chronological changes of perihematomal edema of human intracerebral hematoma. Acta Neurochir. Suppl. 2003;86:445-448.

13. Knudsen KA, Rosand J, Karluk D, Greenberg SM, Clinical diagnosis of cerebral amyloid angiopathy: validation of the Boston criteria, Neurology 2001;5:537-9.

14. Kothari RU, Brott T, Broderick JP, et al. The ABCs of measuring intracerebral hemorrhage volumes. Stroke 1996;27:1304-05.

15. Kurtz P, Fitts V, Sumer Z, et al. How does care differ for neurological patients admitted to a neurocriti-

cal care unit versus a general ICU? Neurocrit Care 2011;15:477-80.

16. Langhorne P, Fearon P, Ronning OM, et al. Stroke unit care benefits patients with intracerebral hemorrhage: systematic review and metaanalysis. Stroke 2013;44:3044-9.

17. Mayer SA, Brun NC, Begtrup K, et al. Efficacy and safety of recombinant activated factor VII for acute intracerebral hemorrhage. N Engl J Med 2008; 358:2127.

18. Mendelow AD, Gregson BA, Fernandes HM, Murray GD, Teasdale GM,Hope DT, Karimi A, Shaw MD, Barer DH, STICH investigators. Early surgery versus initial conservative treatment in patients with spontaneous supratentorial intracerebral hematomas in the International Surgical Trial in Intracerebral Hemorrhage (STICH): a randomized trial. Lancet 2005;365(9457):387-97.

19. Mendelow AD, Gregson BA, Rowan EN, Murray GD, Gholkar A, Mitchell PM. Early surgery versus initial conservative treatment in patients with spontaneous supratentorial lobar intracerebral haematomas (STICH II): a randomised trial. Lancet 2013;382:397-408.

20. Morgan T, Zuccarello M, Narayan R, Keyl P, Lane K, Hanley D. Preliminary findings of the minimally-invasive surgery plus rtPA for intracerebral hemorrhage evacuation (MISTIE) clinical trial. Acta Neurochir Suppl. 2008;105:147-151.

21. Morgenstern L, Hemphill III J, Anderson C, Becker K, Broderick J, Conolly S, Greenberg S, et al. On behalf of the Stroke Council and Council on Cardiovascular Nursing. Guidelines for the management of spontaneous intracerebral hemorrhage: a guideline for healthcare professionals from the American Heart Association/American Stroke Association. Stroke 2010;41:2108.

22. Naff N, Williams M, Keyl P, PhD; Tuhrim S, MD; Zuccarello M, Awad I, Hanley D, et al. Low-dose recombinant tissue-type plasminogen activator enhances clot resolution in brain hemorrhage: the intraventricular hemorrhage thrombolysis trial (CLEAR II). Stroke 2011;42:3009-3016.

23. Pontes-Neto OM, Auriel E, Greenberg SM. Advances in our Understanding of the Pathophysiology, Detection and Management of Cerebral Amyloid Angiopathy. Eur Neurol Rev. 2012;7(2):134-139.

24. Pontes-Neto OM, Oliveira-Filho J, Valiente R, Friedrich M, Pedreira B, Rodrigues BC, Liberato B, Freitas GR; Comitê Executivo da Sociedade Brasileira de Doenças Cerebrovasculares; Departamento Cien-

tífico de Doenças Cerebrovasculares, Academia Brasileira de Neurologia. Arq Neuropsiquiatr. 2009 Set;67(3B):940-50.

25. Qureshi AI, Tuhrim S, Broderick JP, Batjer HH, Hondo H, Hanley DF. Spontaneous intracerebral hemorrhage. N Engl Med 2001 Maio;344:1450-1460.

26. Steiner T, Salman R, Beer R, Christensen H, et al. World Stroke Organization. DOI: 10.1111/ijs.12309. European Stroke Organisation (ESO) guidelines for the management of spontaneous intracerebral hemorrhage.

27. Valiente RA, Miranda-Alves MA, Brucki SMD, Rocha MSG, Massaro AR, et al. Time of hospital arrival of intracerebral hemorrhage: an opportunity for combined interventions. Cerebrovasc Dis 2008;26:404-08.

28. Valiente RA, Miranda-Alves MA, Brucki SMD, Rocha MSG, Massaro AR, et al. ICH Score assessment in acute intracerebral hematoma: The importance of hematoma enlargement. European Stroke Conference 2005.

29. Vinters HV. Cerebral amyloid angiopathy. A critical review. Stroke 1987;18:311-324.

30. Xi G, Keep RF, Hoff JT. Pathophysiology of brain edema formation. Neurosurg Clin N Am. 2002;13:371-383.

31. Zazulia AR, Diringer MN, Derdeyn CP, Powers WJ. Progression of mass effect after intracerebral hemorrhage. Stroke 1999:30:1167-1173.

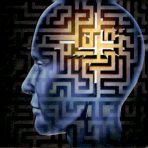

- Andrew M. Bauer
- Flávio Augusto de Carvalho
- Peter Rasmussen

# Hemorragia Subaracnóidea

## PONTOS-CHAVE

- A hemorragia subaracnóidea (HSA) aneurismática apresenta altas taxas de morbimortalidade. O tratamento em centros especializados é o maior responsável pela diminuição dessas taxas.
- Entre os fatores de risco modificáveis para a formação de aneurismas, o tabagismo e a hipertensão arterial são os mais importantes.
- A apresentação clínica típica (cefaleia súbita, "pior cefaleia da vida") e a realização de uma tomografia de crânio nas primeiras horas permitem o diagnóstico da HSA na maioria das vezes.
- Nos casos suspeitos sem a presença de sangue na CT, é obrigatória punção lombar para pesquisa de hemácias e/ou xantocromia no líquor.
- A angiotomografia e a arteriografia digital cerebral permitem o diagnóstico do aneurisma e o planejamento terapêutico.
- O tratamento definitivo deve ser realizado o mais rápido possível para prevenir o ressangramento do aneurisma. A escolha *clipe* x *coil* depende de análise individual das características do aneurisma e *expertise* técnica local.
- O vasoespasmo é a principal complicação tardia da doença (entre o 4º e 14º dias pós-HSA). Doppler transcraniano diário pode identificar precocemente e auxiliar no tratamento para evitar isquemia cerebral tardia (ICT).
- Nimodipina é usada do 1º ao 21º dias da HSA, com intuito de prevenir a isquemia cerebral tardia.
- O tratamento endovascular do vasoespasmo atualmente é reservado para casos refratários à terapia de otimização hemodinâmica.

## INTRODUÇÃO

### Epidemiologia

A hemorragia subaracnóidea (HSA) não traumática tem incidência bastante variada ao redor do mundo, indo de 2 casos a cada 100.000 pessoas na China a 22,5 casos a cada 100.000 pessoas na Finlândia. A ruptura de um aneurisma é relatada em uma taxa de 5 a 8 casos a cada 100.000 habitantes anualmente nos EUA e apresenta um pico de incidência por volta da 5ª década de vida. No Brasil, as taxas de incidência são comparáveis às dos EUA, havendo menos estudos populacionais que sustentem essas estatísticas. A hemorragia subaracnóidea é claramente mais comum em mulheres do que homens e os negros e hispânicos são mais afetados do que os caucasianos. Já os aneurismas que nunca romperam parecem afetar 2% a 5% da população geral.

A mortalidade da doença é alta ainda, a despeito da queda de mortalidade observada em países industrializados nas últimas décadas. Taxas medias de mortalidade nos EUA são estimadas em 32%, comparadas com 43% na Europa e 27% no Japão. Mundialmente, essas taxas são afetadas principalmente pela qualidade e facilidade de acesso ao sistema de saúde local, assim como pela disponibilidade e uso do serviço de verificação da causa de óbito através da autópsia.

### Fatores de risco

Estudos de análise multivariada realizados em diversas regiões distintas étnica e geograficamente têm mostrado consistentemente que o tabagismo, a hipertensão arterial sistêmica e o abuso de álcool são fatores de risco independentes para a hemorragia subaracnóidea. É consenso que o tabagismo é um dos maiores fatores de risco por levar à destruição das propriedades elásticas da parede vascular. O uso de drogas simpatomiméticas é também um fator de risco, assim como o uso de drogas ilícitas por via endovenosa contribui para a formação de aneurismas micóticos. Algumas síndromes genéticas, como a doença renal policística autossômica dominante e a síndrome de Ehlers-Danlos tipo IV, também trazem um risco maior de formação e ruptura de aneurismas. A síndrome de aneurismas múltiplos intracranianos familiar pode levar à HSA precocemente e a um risco aumentado da formação de múltiplos aneurismas; ela ocorre quando dois ou mais familiares de primeiro a terceiro grau desenvolvem aneurismas intracranianos. Parece claro que o rastreio de aneurismas com Angiorressonância ou Angiotomografia deve ser realizado nesta população, já que o risco de um aneurisma assintomático chega a 8%. O mecanismo genético específico desta síndrome não está totalmente elucidado. A formação de novos aneurismas pode ocorrer numa taxa de 1% a 2% ao ano em pacientes previamente tratados para um aneurisma roto, sugerindo que alguma forma de seguimento a longo prazo para esses pacientes deva ser considerada.

## Apresentação clínica e diagnóstico

A hemorragia subaracnóidea tem uma das mais conhecidas e distintas apresentações em toda a medicina: a manifestação *súbita* da pior cefaleia que o paciente já teve em sua vida. Ainda que a cefaleia seja de longe o sintoma inicial mais comum, ela pode ser acompanhada de náusea, vômitos, sinais meníngeos (especialmente rigidez nucal), acometimento de nervos cranianos e perda transitória ou duradoura da consciência. Uma apresentação interessante é a da "cefaleia sentinela", que ocorre em até 20% dos pacientes entre 2 a 8 semanas precedendo a HSA e se caracteriza por uma cefaleia mais leve que pode durar alguns dias. A importância do reconhecimento deste fenômeno não deve ser subestimada, uma vez que é a oportunidade de diagnóstico e tratamento de um aneurisma antes de um sangramento potencialmente fatal.

Nas últimas duas décadas, a tomografia computadorizada (TC) de crânio não contrastada se tornou uma das ferramentas mais importantes para o diagnóstico da HSA. A sensibilidade da tomografia depende do tempo de apresentação pós-hemorragia e do grau de sangramento que o paciente apresenta, podendo chegar a 98 a 100% nas primeiras 12 horas, caindo para 93% após 24 horas e menos de 85% após 1 semana. A angiotomografia (angioTC) de vasos cranianos tem sensibilidade entre 95% a 100% para aneurismas > 5 mm e é geralmente reservada para aqueles pacientes que já têm o diagnóstico de HSA pela TC não contrastada. A sensibilidade do método pode ser significativamente menor para aneurismas < 5 mm e em instituições com aparelhos de pior qualidade, tecnologia menos avançada ou radiologistas menos experientes. O uso rotineiro da AngioTC como exame inicial para toda suspeita de HSA ainda é debatido na literatura; ao mesmo tempo que pode auxiliar no diagnóstico precoce da fonte de sangramento, pode também gerar ansiedade ao revelar a presença de um aneurisma incidental não roto e que não teria relação alguma com a cefaleia em investigação.

Pacientes com uma TC de crânio inicial negativa, mas com história clínica convincente, devem ser submetidos a punção lombar para análise de líquido cefaloraquidiano (LCR). A técnica correta de coleta, análise e interpretação do LCR é fundamental. A presença de xantocromia, bilirrubina e alta contagem de hemácias nos últimos frascos ou mL da retirada do LCR são sugestivos de hemorragia subaracnóidea verdadeira e podem ser úteis para diferenciar de uma punção traumática (acidente de punção). A xantocromia é geralmente presente após 4 horas do sangramento. Em pacientes com TC e punção lombar negativas e sem quaisquer alterações no exame físico neurológico, a cefaleia pode possivelmente ser tratada com sintomáticos e os pacientes, liberados com orientações adequadas.

Nos últimos anos o uso da ressonância magnética (RM) e da angioressonância (AngioRM) para o diagnóstico da HSA tem despertado mais interesse. No entanto, por causa do caráter urgente da doença, dos custos, das dificuldades técnicas e da baixa disponibilidade dos aparelhos de RM, seu uso fica limitado. Novas técnicas de aquisição de imagem, como *proton density weighted* e FLAIR, podem igualar-se à sensibilidade da punção lombar no diagnóstico de HSA. Geralmente, em nossa rotina, RM do crânio e coluna cervical são o passo seguinte de investigação após uma HSA, tendo AngioTC e angiografia digital negativas.

A angiografia digital cerebral é o exame padrão ouro para o diagnóstico de aneurismas intracranianos. Atualmente, aparelhos e técnicas modernas que permitem a reconstrução dos angiogramas em 3D têm contribuído enormemente para as informações pré-operatórias ou pré-procedimento endovascular. A angiografia diagnóstica pode ser realizada com o intuito de tratar o aneurisma e esse tratamento pode ser realizado via embolização por molas (*coils*) no mesmo procedimento. A desvantagem do método é sua natureza invasiva, com riscos de complicações mínimos, mas existentes, como acidente vascular cerebral (AVC), dissecção arterial, hematomas relacionados à punção arterial, complicações relacionadas a anestesia e reações adversas ao contraste. Aproximadamente 20% a 25% dos pacientes com HSA terão uma angiografia negativa para a pesquisa de aneurismas. Em casos em que não se encontra um aneurisma no primeiro exame, a repetição do exame após 1 semana pode revelar um aneurisma não diagnosticado em 1% a 2% dos casos.

Na prática, em nosso serviço, para um paciente com suspeita clínica de HSA, utilizamos inicialmente uma TC de crânio sem contraste. A decisão de acrescentar um estudo de angiotomografia de crânio já no primeiro exame fica a critério do médico que avalia o caso e deve levar em conta vários fatores, como o grau de suspeita clínica, a idade, função renal e a chance de reações ao contraste.

Se há sangue na TC de crânio sem contraste inicial, o exame a seguir deve ser direcionado para a pesquisa da fonte de sangramento (um aneurisma) e pode ser uma AngioTC ou uma angiografia digital cerebral. Se não há sangue visível na TC, o próximo passo é a punção lombar. Se positiva, o paciente deve ir para uma arteriografia digital diagnóstica de urgência. Nos pacientes com um estudo negativo na angiografia, geralmente uma RM de Crânio e coluna cervical é realizada, e a angiografia pode ser repetida em 1-2 semanas. Se nenhum dos exames revelar alguma etiologia para o HSA, o tratamento sintomático é iniciado.

## Avaliação e tratamento inicial

Pacientes com a suspeita de HSA devem ser transferidos o mais rapidamente possível para um centro de excelência neurocirúrgico, neuroendovascular e neurointensivo. Como em qualquer paciente crítico, a prioridade inicial envolve garantir uma via aérea, ventilação adequada e estabilidade hemodinâmica. Se existir preocupação com o nível de consciência, o paciente deve ser prontamente entubado para prevenir hipercapnia, o que poderia resultar em aumento da pressão intracraniana (PIC). A pressão arterial (PA) deve ser agressivamente controlada até que o aneurisma seja tratado, com um alvo sistólico máximo de 160 mm Hg. Este numero é de certa forma arbitrário e os benefícios para essa conduta não são claros, apesar de estudos sugerirem uma tendência na redução de ressangramento nos pacientes que tiveram sua PA agressivamente controlada.

Diversas escalas clínico-radiográficas existem para a HSA, incluindo a escala de Hunt e Hess, a escala da *World Federation of Neurosurgeons* (WFNS), a escala de coma de Glasgow (GCS) e a escala de Fisher, muitas delas elaboradas retrospectivamente. As escalas de Hunt e Hess e a WFNS baseiam-se na condição clínica do paciente e no nível de consciência, traduzindo muitas vezes piora por hipertensão intracraniana. Nesses pacientes torporosos ou comatosos, a intubação é indicada e, na maioria das vezes, o manejo inicial com administração de manitol ou salina hipertônica até o tratamento definitivo é recomendado. Nos casos de hipertensão intracraniana, geralmente com Hunt Hess > 3 ou WFNS > 3, o tratamento inicial envolve a instalação de um cateter ventricular de derivação externa (DVE).

O sistema hospitalar tem papel importante no prognóstico dos doentes com HSA. Diversos estudos correlacionam melhor prognóstico desses pacientes a centros com alto volume de casos de HSA e centros com maior experiência em serviços endovasculares. Além disso, pacientes com HSA têm melhores chances de recuperação quando tratados em uma NeuroUTI ou por uma equipe de neurointensivismo.

Todos os pacientes devem ser admitidos em uma unidade de cuidados intensivos e geralmente ali permanecem pelos próximos 10 a 14 dias para observação. Os pacientes mais críticos recebem monitorização invasiva de PA e hemodinâmica, incluindo cateteres centrais que permitam monitorar pressão venosa central e, ocasionalmente, pressão de artéria pulmonar e débito/índice cardíaco. Em nossa opinião, esses pacientes são mais bem tratados por uma equipe dedicada ao neurointensivismo.

Crises epiléticas podem ocorrer em pacientes com HSA em 6% a 18% dos casos. A maior parte ocorre precocemente, no momento do sangramento, o que deixa dúvida sobre a natureza epilética desses eventos. Crises tardias são menos frequentes, mas merecem atenção. Não há neste momento evidências suficientes para sustentar ou refutar o uso de medicações antiepilépticas com o intuito de profilaxia de crises nesses pacientes. Em nossa prática, geralmente recomendamos o uso de fenitoína nos primeiros sete dias do evento ou até que o aneurisma seja tratado. O tratamento pode prolongar-se caso o paciente apresente um hematoma intraparenquimatoso, seja submetido a procedimento cirúrgico para clipagem do aneurisma ou apresente crises clínicas ou eletrográficas.

Finalmente, o manejo do sódio nesses pacientes deve ser agressivo. Hiponatremia é um achado comum, ocorrendo em 10% a 50% dos pacientes, além de ser um fator de risco independente para um mau desfecho. A hiponatremia é provavelmente um alarme para natriurese e contração do volume vascular. Na experiência de nossos coautores da Cleveland Clinic, é comum observar um queda no sódio nos dias que antecedem o vasoespasmo sintomático. Não está claro se isso é causa ou efeito dos sintomas de vasoespasmo, mas recomenda-se corrigir agressivamente os níveis de sódio para um alvo de normonatremia entre 135-145 (Figura 12.1).

## Tratamento definitivo do aneurisma

Existem poucas controvérsias no estudo da neurologia e da neurocirurgia vascular que estejam tão bem estabelecidas quanto o debate clipe × *coil*. Apesar de algumas tentativas de estabelecer as evidências em favor de um lado ou de outro, uma visita a qualquer congresso de doenças cerebrovasculares irá revelar que o debate está longe de terminar. Um grupo grande de neurocirurgiões mais experientes, mas em cujo treinamento foram expostos apenas às técnicas de clipagem, ainda argumenta contra um grupo mais jovem já exposto às técnicas endovasculares. Um novo tipo de especialista surgiu desses debates, mas, em muitos casos, mesmo os neu-

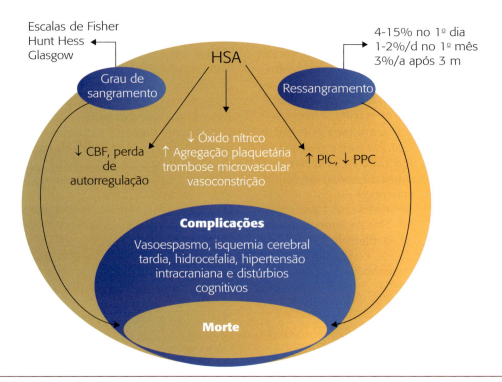

**Figura 12.1** Panorama geral e alvos do tratamento.
CBF = *Cerebral Blood Flow* (Fluxo Sanguíneo Cerebral), PIC = Pressão Intracraniana, PPC = Pressão de Perfusão Cerebral.

rocirurgiões mais híbridos tendem a preferir um método ou outro. Dois fatores contribuem para a eficácia no tratamento dos aneurismas cerebrais: as taxas de ressangramento pós-tratamento e a recorrência angiográfica de aneurismas pós-tratamento. O primeiro fator é relativamente simples de se estudar, já que o desfecho é binário. No *International Subarachnoid Hemorrhage Trial* (ISAT), 28/1073 (2,6%) dos pacientes tratados com embolização por *coil* e 11/1073 (1,0%) dos pacientes tratados cirurgicamente sofreram um ressangramento do aneurisma tratado ao longo do primeiro ano pós tratamento. Esta hemorragia foi fatal em 53,6% e 45,5% dos pacientes, respectivamente. Após um ano, o número de ressangramentos foi de 7/1073 (0,65%) dos pacientes embolizados e 2/1070 (0,19%) dos tratados cirurgicamente. Esses números têm sido consistentes com outras séries de casos de antes e depois do ISAT, os quais mostram taxas de ressangramento pós-*coiling* de aproximadamente 0,9% a 2,9% por ano. As taxas de sangramento pós-clipagem são prejudicadas pelo fato de que muitos dos estudos mais antigos não tinham angiografia pós-clipagem para ter certeza da oclusão do aneurisma, além de muitos estudos terem usado técnicas cirúrgicas mistas como clipagem, "*wrapping*" e ligação do vaso nutridor. Imagina-se que, atualmente, quando tanto a inspeção visual quanto a angiografia de controle demonstram obliteração do aneurisma após clipagem cirúrgica, a taxa de ressangramento nesses casos seja próxima de zero.

A recorrência angiográfica após o tratamento é um tópico mais controverso, tanto pela definição do que constitui uma recorrência quanto pelo que fazer com os achados. Inicialmente, uma metanálise demonstrou que apenas 54% dos aneurismas eram completamente ocluídos no primeiro tratamento com embolização por *coil* e 88% dos aneurismas eram mais de 90% ocluídos. A taxa de crescimento e recorrência de um aneurisma está fortemente relacionada com o tamanho do aneurisma e a morfologia do colo (largo ou estreito). Murayama *et al* publicaram o seguimento angiográfico de 665 aneurismas embolizados (nos últimos 6 anos, para eliminar o efeito da curva de aprendizado) divididos em categorias de acordo com seu tamanho e morfologia do colo. Em aneurismas menores com colos menores que 4mm, a obliteração completa foi alcançada em 74,5% das vezes com 1,1% de recorrência em aneurismas completamente embolizados e crescimento de 21% dos aneurismas incompletamente embolizados. Em aneurismas menores com colos mais largos que 4 mm, a obliteração completa foi alcançada em apenas 41% com recorrência em 7,5% dos completamente embolizados e 29,4% dos incompletamente embolizados. Em aneurismas maiores (11 a 25 mm), a obliteração completa foi alcançada em 44% das vezes, com 30% de recorrência em aneurismas completamente ocluídos e crescimento em 44% dos incompletamente ocluídos. Em aneurismas gigantes, a oclusão completa foi atingida em 37% das vezes apenas, com 42% de recorrência nos aneurismas completamente ocluídos e crescimento em 60% dos que não foram totalmente embolizados. Deve ser levado em conta que esses aneurismas foram tratados antes de 2001 e desde então as técnicas endovasculares evoluíram muito, fazendo com que as taxas de recorrência pós-tratamento venham diminuindo.

Por último, as taxas de morbimortalidade do procedimento ou da hospitalização devem ser consideradas. O ISAT revelou que 250/1063 (23,5%) dos pacientes alocados para terapia endovascular estavam mortos ou dependentes em 1 ano, comparado com 326/1055 (30,9%) selecionados para tratamento cirúrgico. Este achado inicial como análise interina do estudo provocou o término precoce da inclusão de pacientes no estudo, e certamente mudou a abordagem da HSA em muitos centros no mundo. O procedimento endovascular é mais tolerável para muitos pacientes, e há claramente uma tendência a menores taxas de complicações hospitalares como infecções, intubação prolongada, hipovolemia e perda sanguínea que podem acompanhar um procedimento neurocirúrgico. Ainda não está claro, no entanto, quando, e nem se, as maiores taxas de recorrência e ressangramento após tratamento endovascular afetariam os índices de morbimortalidade encontrados.

No nosso centro e no centro de nossos coautores, a opinião é que o melhor tratamento existe quando o centro tem neurocirurgiões e neurointervencionistas experientes e que possam discutir caso a caso sobre a melhor técnica para o paciente em questão. O objetivo do tratamento deve ser a oclusão completa do aneurisma, da maneira mais segura. A técnica escolhida, portanto, é a que preenche esses critérios. À medida que as técnicas endovasculares continuam a se aperfeiçoar, é provável que o tratamento dos aneurismas siga nesta direção; ainda assim, acreditamos que sempre haverá espaço para o tratamento cirúrgico e devemos garantir que sempre existam neurocirurgiões vasculares qualificados para os desafios impostos.

## Diagnóstico e tratamento do vasoespasmo e isquemia cerebral tardia

Vasoespasmo é um termo genérico que na maior parte das vezes refere-se a uma variedade de sintomas de deterioração neurológica e cujo correlato angiográfico é a constrição das artérias cerebrais. O termo vasoespasmo sintomático é usado similarmente ao termo isquemia cerebral tardia (ICT) e a tendência é o uso deste último ao descrever os sintomas clínicos do vasoespasmo. A ICT ocorre em 20% a 40% dos pacientes pós-HSA e é um dos menos compreendidos componentes no cuidado a esses pacientes, levando à piora do prognóstico. A presença de vasoespasmo pode determinar o método de tratamento; os benefícios de evitar a cirurgia durante os dias de pico de vasoespasmo foram caracterizados em 1990 com o estudo "International Cooperative Study on the Timing

of Aneurysm Surgery", que mostrou que a cirurgia em vigência de vasoespasmo levaria a piores desfechos. O desenvolvimento das técnicas endovasculares tiveram impacto positivo nesse conceito, já que o tratamento com *coil* pode ser acoplado ao tratamento do vasoespasmo sem piorar o prognóstico dos doentes.

Os mecanismos finais do desenvolvimento do vasoespasmo são pouco compreendidos, mas sabe-se que o risco de desenvolvimento de ICT está intimamente ligado ao tamanho do sangramento. Em 1980, Fisher publicou um estudo seminal, estabelecendo um sistema de classificação para os pacientes com HSA, que conseguia predizer o risco de estes desenvolverem ICT. Apesar de muito usado ainda na prática médica, a classificação de Fisher baseava-se na TC de crânio em seus primórdios; ainda assim, os riscos relacionados à quantidade de sangue subaracnóideo ou intraventricular já foram verificados por outros estudos.

O estudo padrão ouro para o diagnóstico de vasoespasmo é a angiografia digital cerebral, mas sua natureza invasiva o torna um exame pouco prático para rastreio do vasoespasmo. Até 70% dos pacientes com HSA aneurismática exibem espasmo das artérias cerebrais na angiografia depois do 3º dia pós-sangramento, mas apenas metade desses pacientes apresentarão um déficit neurológico atribuível ao território arterial em espasmo, e aproximadamente 1/5 deles irão de fato desenvolver um infarto isquêmico nessa região. O aspecto mais difícil do vasoespasmo é determinar quais pacientes devem ser tratados, já que nem todos os pacientes com vasoespasmo apresentarão uma ICT. Na nossa rotina, pacientes com HSA que desenvolvem um novo déficit neurológico não explicado por resangramento, hidrocefalia ou complicações clínicas (distúrbios hidroeletrolíticos, infecções, crises) por volta do 3º ao 14º dia pós-sangramento são tratados agressivamente, de início com terapia hemodinâmica (indução de hipertensão) e, se necessário, com resgate angiográfico (infusão de drogas vasodilatadoras ou angioplastia). Um alto grau de suspeição deve ser mantido para pacientes graves, com redução da consciência ou sedados e que apresentem exame neurológico limitado. O Doppler transcraniano seriado é muito útil nesta situação. O uso de DTC mostrou-se confiável no rastreio de vasoespasmo com uma sensibilidade de 67%, especificidade de 99%, valor preditivo positivo de 97% e valor preditivo negativo de 78%. Em nossa rotina os DTCs são realizados diariamente ou a cada 2 dias em pacientes com HSA de alto grau, como um exame de rastreio para vasoespasmo.

O primeiro passo para redução da morbimortalidade do vasoespasmo na HSA é a prevenir a isquemia. Diversas estratégias preventivas foram estudadas e muitas são usadas no cuidado do paciente com HSA atualmente. O tratamento com nimodipina via oral, um bloqueador do canal do cálcio, se tornou padronizado no tratamento de todos os pacientes com HSA. Isso se baseia no estudo de Allen *et al.*, de 1983, no qual 13% dos pacientes do grupo placebo sofreram um déficit neurológico grave relacionado a vasoespasmo *versus* 1,7% dos que estiveram no grupo que recebeu nimodipina (p < 0,03). Curiosamente, demonstrou-se que a nimodipina melhorou a morbimortalidade, mas não teve ação significativa na prevenção do vasoespasmo angiográfico. Isso abre a possibilidade de que sua ação possa ser mais neuroprotetora do que vasodilatadora. Outras medicações, como as estatinas, não tiveram sua eficácia comprovada nos últimos estudos de prevenção de vasoespasmo ou aguardam ensaios clínicos maiores, como no caso de infusões intratecais de bloqueadores do canal de cálcio.

## Tratamento do vasoespasmo

O objetivo final no tratamento do vasoespasmo cerebral após a hemorragia subaracnóidea é evitar a isquemia através da redução da PIC e da otimização do fluxo sanguíneo cerebral e da taxa de demanda de oxigênio cerebral. Assim, o tratamento precoce do aneurisma e a instalação de um cateter de derivação ventricular em pacientes com aumento da pressão intracraniana tornam-se necessários. O tratamento precoce do aneurisma permite que a equipe neurointensiva seja mais agressiva no tratamento do vasoespasmo ao longo do evento.

A terapia dos 3 Hs tem sido uma corrente de tratamento da HSA por muitos anos. A ideia de que evitar hipovolemia e hemoconcentração pode ajudar a melhorar o fluxo cerebral não é nova e parece intuitiva; no entanto, colocar essa ideia em prática parece ser um tanto mais controverso. Os efeitos deletérios destes tratamentos, que incluem edema pulmonar, insuficiência respiratória, insuficiência cardíaca, disfunção renal e exacerbação do edema cerebral, tornam essas condutas muito questionáveis. Para melhor análise, é melhor que dividamos os 3 hs nas explicações abaixo.

Um dos sinais que geralmente anunciam a instalação do vasoespasmo/ICT é uma elevação da pressão arterial, em uma tentativa do que restou dos mecanismos de autorregulação cerebral de aumentar o fluxo sanguíneo cerebral ao aumentar a pressão arterial sistêmica. Uma questão fundamental é a se o aumento da pressão arterial conseguiria prevenir uma ICT. Foi demonstrado, por exemplo, que o aumento da pressão arterial conseguiu aumentar o fluxo sanguíneo em territórios em isquemia, mas ainda não infartados, apesar de não ter mudado o fluxo sanguíneo cerebral global (global CBF). No entanto, nenhum estudo de indução de hipertensão conseguiu demonstrar uma diminuição na incidência de vasoespasmo angiográfico. Portanto, é provável que a hipertensão seja útil para reverter déficits neurológicos que resultem do vasoespasmo e evitar a ICT, mas não tenha ação como profilaxia para o desenvolvimento do vasoespasmo. Em nossa rotina, permitimos que o paciente autorregule até atingir níveis de pressão sistólica de 180 a 200 mm Hg assim que o aneurisma esteja tratado (clipado ou embolizado). Se o

paciente desenvolver sinais de ICT com PAS menor que 180 mm Hg, geralmente utilizamos drogas vasoativas para aumentar a pressão até obter resposta clínica.

A hipervolemia é talvez o mais controverso dos componentes dos 3 hs. Muitos centros continuam a usar hipervolemia no tratamento do vasoespasmo, guiados pelo uso dos cateteres centrais e de artéria pulmonar, apesar da falta de evidência de seus benefícios. Um estudo randomizou 82 pacientes para hipervolemia *versus* euvolemia, mantidas até o 14º dia após ruptura do aneurisma. As pressões venosas centrais estiveram mais elevadas no grupo da hipervolemia, mas não houve diferença em CBF ou CBV e a incidência de vasoespasmo foi de 20% em ambos os grupos. Outro estudo não encontrou diferença na incidência de vasopespasmo ou no desfecho clínico, mas os custos hospitalares e as taxas de complicações foram muito maiores nos pacientes tratados com hipervolemia. Há pouca dúvida de que a hipovolemia seja deletéria a esses pacientes, mas ela pode ser maléfica também. Em nossa rotina, preferimos euvolemia e monitoramos o status volêmico e o peso do paciente de perto.

Pouca atenção tem sido dada à hemodiluição como um componente da terapia dos 3 hs. Muitos pacientes com HSA se tornam hemodiluídos como resultado das perdas sanguíneas no intraoperatório e da reposição volêmica agressiva com cristalóides. A hemodiluição acaba por aumentar o CBF local ao diminuir a viscosidade sanguínea, mas faz isso às custas de grandes perdas na capacidade de distribuir e ofertar oxigênio. Outros estudos mostraram que a transfusão sanguínea é um fator de risco independente para mau desfecho, mas este achado pode ser simplesmente o resultado do insulto inicial que motivou a transfusão sanguínea. Os autores da última diretriz de manejo na HSA não encontraram evidências suficientes para recomendar contra ou a favor da hemodiluição. Em nossos serviços, geralmente mantemos o hematócrito em 30% e usamos indicadores clínicos, como taquicardia ou sinais de diminuição da oferta de oxigênio, para indicar a transfusão.

## Manejo endovascular do vasoespasmo

As técnicas de angioplastia por balão para o tratamento do vasoespasmo por meio endovascular foram descritas em 1984. Ainda existem muitas controvérsias a respeito de quais técnicas seriam melhores, quais pacientes são candidatos à terapia e o momento ideal da intervenção. No geral, a qualidade de evidência para as terapias intra-arteriais é baixa, mas elas tem ganhado aceitação no algoritmo de tratamento da HSA, especialmente em centros que dispõem de bons serviços endovasculares.

O momento ideal para a realização da terapia endovascular é algo controverso. Um estudo randomizado foi conduzido para a angioplastia por balão como medida profilática. Os pacientes tratados assim (profilaticamente) tinham uma diminuição significativa da necessidade de terapia de resgate urgente para o vasoespasmo sintomático (12% *versus* 26%, P = 0,03), mas não houve diferença estatística na taxa de infarto cerebral (23,5% *versus* 31,8%, P > 0,05) ou nas taxas de desfecho ruim após 3 meses (redução de risco relativo 29,4%, p > 0,05). Diversos estudos demostraram que os pacientes tinham melhor recuperação neurológica se a intervenção (angioplastia ou administração de vasodilatadores arteriais) fosse realizada o quanto antes no paciente com déficit neurológico por vasoespasmo. O risco de complicações deve ser levado em consideração ao determinar o momento de intervenção. No estudo de intervenção profilática, 4/85 (4,7%) dos pacientes tiveram perfurações nos vasos acessados, o que levou à morte de 3 pacientes.

A escolha da terapia é amplamente motivada pelos segmentos arteriais afetados. Se houver pouco espasmo angiográfico na região do sifão carotídeo ou segmento M1 e o espasmo for mais difuso, distal ou ainda microvascular, a administração de vasodilatadores arteriais pode ser a melhor opção. Os estudos conduzidos utilizaram diversas drogas, mas muitos deles são pequenos e retrospectivos. Em 1993, Kassel *et al.* descreveram a administração intra-arterial de papaverina para o tratamento do vasoespasmo e revelaram uma importante melhora angiográfica (66%) e clínica (33%). Estes achados foram replicados em outros estudos. No entanto, a papaverina parece ser neurotóxica e resultou em piora neurológica em um estudo.Verapamil e nicardipina também foram usados com sucesso em infusão intra-arterial para o tratamento do vasoespasmo. O protocolo exato da dose e infusão destas drogas não está disponível. Alguns preferem um tempo longo de administração lenta, enquanto outros infundem a droga em bólus. Todos esses agentes são vasodilatadores e a administração pode causar um aumento no CBF e CBV; portanto, é recomendado que a PIC seja monitorada durante o tratamento. É importante também evitar hipotensão arterial durante a infusão, já que isso pode ser ainda mais deletério para o paciente em vasoespasmo.

Nos vasos maiores acometidos (sifão carotídeo, M1, basilar), a angioplastia por balão tem se mostrado muito efetiva e talvez tenha efeitos mais duradouros. A angioplastia geralmente não é considerada segura além do sifão ou de M1, apesar da probabilidade de novos cateteres mais seguros em segmentos mais distais se tornarem disponíveis com o avanço da técnica. No geral, a literatura a respeito de angioplastia por balão no tratamento do vasoespasmo tem poucos estudos de qualidade. Um deles comparou a eficácia da angioplastia por balão *versus* nimodipina intra-arterial e revelou igualdade entre as terapias no tratamento de vasoespasmo angiográfico, sem diferença no desfecho clínico. Um estudo valioso de angioplastia profilática na HSA demonstrou uma diminuição significativa na ICT e na necessidade de novas angioplastias terapêuticas, sugerindo que o tratamento é eficaz e duradouro. Outros estudos menores mostraram tendência similar, mas são limitados pelo seu tamanho amostral.[63] Novos estudos clínicos nesta área são necessários para investigar os benefícios reais da angioplastia por balão no tratamento do vasoespasmo. Em nossos serviços, geralmente usamos a angioplastia por balão como terapia de resgate a um quadro de ICT refratário a terapia hemodinâmica, principalmente nos vasos maiores (sifão carotídeo ou M1), e geralmente usamos terapia com vasodilatadores intra-arteriais no vasoespasmo de vasos mais distais.

## CONSIDERAÇÕES FINAIS

Apesar dos muitos avanços que foram realizados no tratamento da hemorragia subaracnóidea, as taxas de morbimortalidade permanecem elevadas. Os pacientes que se apresentam com cefaleia de início súbito ou coma requerem um alto grau de suspeição e seu tratamento deve ser agilizado. Este é um processo em que os melhores resultados costumam ser obtidos em centros de alto volume e grande experiência neurovascular. Reforçamos nossa opinião de que estes centros devem oferecer tratamento multimodal (cirúrgico e endovascular) e também dispor de cuidados neurointensivos especializados. Os melhores resultados aparecem quando a discussão de tratamento é individualizada e todos os especialistas podem opinar no caso, racionalizando a controvérsia clipe *versus* coil. Por fim, a discussão sobre o tratamento desses pacientes não acaba com a definição do tratamento dos aneurismas; se quisermos melhores resultados no futuro, devemos também lançar esforços para melhor prevenir, reconhecer e tratar o vasoespasmo e a isquemia cerebral tardia.

## REFERÊNCIAS CONSULTADAS

1. Aburto-Murrieta Y, Marquez-Romero JM, et al. Endovascular Treatment Balloon Angioplasty Versus Nimodipine Intra-arterial for Medically Refractory Cerebral Vasospasm Following Aneurysmal Subarachnoid Hemorrhage. Vasc Endovasculas Surg.2012 Ago;46(6):460-465.

2. Allen GS, Ahn HS, Preziosi TJ, et al. Cerebral arterial spasm--a controlled trial of nimodipine in

patients with subarachnoid hemorrhage. N Engl J Med. 1983;308(11):619–624. doi:10.1056/NEJM198303173081103.

3. Al-Tamimi YZ, Orsi NM, Quinn AC, Homer-Vanniasinkam S, Ross SA. A review of delayed ischemic neurologic deficit following aneurysmal subarachnoid hemorrhage: historical overview, current treatment, and pathophysiology. WNEU 2010;73(6):654–667. doi:10.1016/j.wneu.2010.02.005.

4. Badjatia N, Topcuoglu MA, et al. Preliminary experience with intra-arterial nicardipine as a treatment for cerebral vasospasm. Am J Neuroradiol 2004 Maio;25(5):819-826.

5. Bardach NS, Olson SJ, Elkins JS, Smith WS, Lawton MT, Johnston SC. Regionalization of Treatment for Subarachnoid Hemorrhage A Cost-Utility Analysis. Circulation 2004 Maio;109(18):2207-2212.

6. Bardach NS, Zhao S, Gress DR, Lawton MT, Johnston SC. Association between subarachnoid hemorrhage outcomes and number of cases treated at California hospitals. Stroke 2002;33(7):1851-1856.

7. Bederson JB, Connolly ES, Batjer HH, et al. Guidelines for the management of aneurysmal subarachnoid hemorrhage: a statement for healthcare professionals from a special writing group of the Stroke Council, American Heart Association. Stroke 2009;40(3):994-1025. doi:10.1161/STROKEAHA.108.191395.

8. Bejjani GK, Bank WO, Olan WJ, Sekhar LN. The efficacy and safety of angioplasty for cerebral vasospasm after subarachnoid hemorrhage. Neurosurgery 1998;42(5):979-86 – discussão 986–7.

9. Brilstra EH, Rinkel G, van der Graaf Y, van Rooij W. Treatment of Intracranial Aneurysms by Embolization with Coils A Systematic Review. Stroke 1999 30(2):470-476.

10. Chou SH-Y, Smith EE, Badjatia N, et al. A randomized, double-blind, placebo-controlled pilot study of simvastatin in aneurysmal subarachnoid hemorrhage. Stroke 2008;39(10):2891-2893. doi:10.1161/STROKEAHA.107.505875.

11. Cioffi F, Pasqualin A, Cavazzani P, Da Pian R. Subarachnoid haemorrhage of unknown origin: clinical and tomographical aspects. Acta Neurochir (Wien) 1989;97(1-2):31-39.

12. Claassen J, Bernardini GL, Kreiter K, et al. Effect of cisternal and ventricular blood on risk of delayed cerebral ischemia after subarachnoid hemorrhage: the Fisher scale revisited. Stroke 2001;32(9):2012-2020.

13. Darby JM, Yonas H, Marks EC, Durham S, Snyder RW, Nemoto EM. Acute cerebral blood flow response to dopamine-induced hypertension after subarachnoid hemorrhage. J Neurosurg 1994;80(5):857-864. doi:10.3171/jns.1994.80.5.0857.

14. David CA, Vishteh AG, Spetzler RF, Lemole M, Lawton MT, Partovi S. Late angiographic follow-up review of surgically treated aneurysms. J Neurosurg 1999;91(3):396-401. doi:10.3171/jns.1999.91.3.0396.

15. Egge A, Waterloo K, Sjøholm H, Solberg T, Ingebrigtsen T, Romner B. Prophylactic hyperdynamic postoperative fluid therapy after aneurysmal subarachnoid hemorrhage: a clinical, prospective, randomized, controlled study. Neurosurgery 2001;49(3):593-605– discussão 605-6.

16. Ekelund A, Reinstrup P, Ryding E, et al. Effects of iso- and hypervolemic hemodilution on regional cerebral blood flow and oxygen delivery for patients with vasospasm after aneurysmal subarachnoid hemorrhage. Acta Neurochir (Wien) 2002;144(7):703-12 – discussão 712-3. doi:10.1007/s00701-002-0959-9.

17. Feng L, Fitzsimmons B-F, Young WL, et al. Intraarterially administered verapamil as adjunct therapy for cerebral vasospasm: safety and 2-year experience. AJNR Am J Neuroradiol 2002;23(8):1284-1290.

18. Fisher CM, Kistler JP, Davis JM. Relation of cerebral vasospasm to subarachnoid hemorrhage visualized by computerized tomographic scanning. Neurosurgery 1980;6(1):1-9.

19. Forster DM, Steiner L, Hakanson S, Bergvall U. The value of repeat pan-angiography in cases of unexplained subarachnoid hemorrhage. J Neurosurg 1978;48(5):712-716. doi:10.3171/jns.1978.48.5.0712.

20. Fujii Y, Takeuchi S, Sasaki O, Minakawa T, Koike T, Tanaka R. Ultra-early rebleeding in spontaneous subarachnoid hemorrhage. J Neurosurg 1996;84(1):35-42. doi:10.3171/jns.1996.84.1.0035.

21. Greenberg ED, Gold R, Reichman M, et al. Diagnostic accuracy of CT angiography and CT perfusion for cerebral vasospasm: a meta-analysis. American Journal of Neuroradiology 2010;31(10):1853-1860. doi:10.3174/ajnr.A2246.

22. Haley EC, Kassell NF, Torner JC, Truskowski LL, Germanson TP. A randomized trial of two doses of nicardipine in aneurysmal subarachnoid hemorrhage. A report of the Cooperative Aneurysm Study. J Neurosurg 1994;80(5):788-796. doi:10.3171/jns.1994.80.5.0788.

23. Hauerberg J, Andersen BB, Eskesen V, Rosenørn J, Schmidt K. Importance of the recognition of a warning leak as a sign of a ruptured intracranial aneurysm. Acta Neurol Scand 1991;83(1):61-64.

24. Ingall T, Asplund K, Mähönen M, Bonita R. A multinational comparison of subarachnoid hemorrhage epidemiology in the WHO MONICA stroke study. Stroke 2000 Maio;31(5):1054-1061.

25. Johnston SC. Effect of endovascular services and hospital volume on cerebral aneurysm treatment outcomes. Stroke 2000 Jan;31(1):111-117.

26. Juvela S, Poussa K, Lehto H, Porras M. Natural history of unruptured intracranial aneurysms: a long-term follow-up study. Stroke 2013;44(9):2414-2421. doi:10.1161/STROKEAHA.113.001838.

27. Kassell NF, Helm G, Simmons N, Phillips CD. Treatment of cerebral vasospasm with intra-arterial papaverine. J. Neurosurg 1992 Dez;77(6):848-852.

28. Kassell NF, Torner JC, Jane JA, Haley EC, Adams HP. The International Cooperative Study on the Timing of Aneurysm Surgery. Part 2: Surgical results. J Neurosurg 1990;73(1):37-47. doi:10.3171/jns.1990.73.1.0037.

29. Keuskamp J, Murali R, Chao KH. High-dose intraarterial verapamil in the treatment of cerebral vasospasm after aneurysmal subarachnoid hemorrhage. J Neurosurg 2008;108(3):458-463. doi:10.3171/JNS/2008/108/3/0458.

30. Khatri R, Memon MZ, Zacharatos H, et al. Impact of percutaneous transluminal angioplasty for treatment of cerebral vasospasm on subarachnoid hemorrhage patient outcomes. Neurocrit Care 2011;15(1):28-33. doi:10.1007/s12028-010-9499-y.

31. Kimball MM, Velat GJ, Hoh BL, Participants in the International Multi-disciplinary Consensus Conference on the Critical Care Management of Subarachnoid Hemorrhage. Critical care guidelines on the endovascular management of cerebral vasospasm. Neurocrit Care 2011 Set:15(2):336-341. doi:10.1007/s12028-011-9600-1.

32. Knekt P, Reunanen A, Aho K, et al. Risk factors for subarachnoid hemorrhage in a longitudinal population study. J Clin Epidemiol 1991;44(9):933-939.

33. Koivisto T, Vanninen R, Hurskainen H, Saari T. Outcomes of early endovascular versus surgical treatment of ruptured cerebral aneurysms A prospective randomized study. Stroke 2000 Out;31(10):2369-2377.

34. Labovitz DL, Halim AX, Brent B, Boden-Albala B, Hauser WA, Sacco RL. Subarachnoid hemorrhage incidence among Whites, Blacks and Caribbean Hispanics: the Northern Manhattan Study. Neuroepidemiology 2006;26(3):147-150. doi:10.1159/000091655.

35. Lennihan L, Mayer SA, Fink ME, Beckford A, Paik MC. Effect of Hypervolemic Therapy on Cerebral Blood Flow After Subarachnoid Hemorrhage A Randomized Controlled Trial. Stroke 2000 Fev:31(2):383-391.

36. Linfante I, Delgado-Mederos R, Andreone V, Gounis M, Hendricks L, Wakhloo AK. Angiographic and hemodynamic effect of high concentration of intra-arterial nicardipine in cerebral vasospasm. Neurosurgery 2008;63(6):1080-6 – discussão 1086-7. doi:10.1227/01.NEU.0000327698.66596.35.

37. Linn F, Rinkel G, Algra A, Van Gijn J. Incidence of subarachnoid hemorrhage role of region, year, and rate of computed tomography: a meta-analysis. Stroke 1996;27:625-629.

38. Molyneux A. International Subarachnoid Aneurysm Trial (ISAT) of neurosurgical clipping versus endovascular coiling in 2143 patients with ruptured intracranial aneurysms: a randomised trial. Lancet 2002;360(9342):1267-1274.

39. Molyneux AJ, Kerr R, Yu LM, Clarke M, Sneade M. International subarachnoid aneurysm trial (ISAT) of neurosurgical clipping versus endovascular coiling in 2143 patients with ruptured intracranial aneurysms: a randomised trial. Lancet 2002:360(9342):1267-1274.

40. Muizelaar JP, Becker DP. Induced hypertension for the treatment of cerebral ischemia after subarachnoid hemorrhage. Direct effect on cerebral blood flow. Surgical Neurology 1986;25(4):317-325.

41. Nieuwkamp DJ, Setz LE, Algra A, Linn FHH, de Rooij NK, Rinkel GJE. Changes in case fatality of aneurysmal subarachnoid haemorrhage over time, according to age, sex, and region: a meta-analysis. Lancet Neurol 2009;8(7):635-642. doi:10.1016/S1474-4422(09)70126-7.

42. Qureshi AI, Suri M, Sung GY, Straw RN. Prognostic significance of hypernatremia and hyponatremia among patients with aneurysmal subarachnoid hemorrhage. Neurosurgery 2002 Abr:50(4):749-755.

43. Qureshi AI, Suri M, Yahia AM, Suarez JI. Risk factors for subarachnoid hemorrhage. Neurosurgery 2001 Set:49:607-612.

44. Raaymakers T, Rinkel G, Ramos L. Initial and follow-up screening for aneurysms in families with familial subarachnoid hemorrhage. Neurology 1998 Out;51(4):1125-1130.

45. Rhoney DH, Tipps LB, Murry KR, Basham MC. Anticonvulsant prophylaxis and timing of seizures after aneurysmal subarachnoid hemorrhage. Neurology 2000 Jul 25;55(2):258-265.

46. Rinkel GJ, Djibuti M, Algra A, Van Gijn J. Prevalence and risk of rupture of intracranial aneurysms: a systematic review. Stroke 1998;29(1):251-256.

47. Rosenwasser RH, Armonda RA, Thomas JE, Benitez RP, Gannon PM, Harrop J. Therapeutic modalities for the management of cerebral vasospasm: timing of endovascular options. Neurosurgery 1999;44(5):975-9 – discussão 979–80

48. Sames TA, Storrow AB, Finkelstein JA. Sensitivity of New-generation Computed Tomography in Subarachnoid Hemorrhage. Academic Emergency Med 1996 Jan;3(1):16-20.

49. Sillberg VAH, Wells GA, Perry JJ. Do statins improve outcomes and reduce the incidence of vasospasm after aneurysmal subarachnoid hemorrhage: a meta-analysis. Stroke 2008;39(9):2622-2626. doi:10.1161/STROKEAHA.107.508341.

50. Sloan MA, Alexandrov AV, Tegeler CH, et al. Assessment: transcranial Doppler ultrasonography: report of the Therapeutics and Technology Assessment Subcommittee of the American Academy of Neurology. Neurology 2004;62(9):1468-1481.

51. Smith MJ, Le Roux PD, Elliott JP, Winn HR. Blood transfusion and increased risk for vasospasm and poor outcome after subarachnoid hemorrhage. J Neurosurg 2004 Jul;101(1):1-7.

52. Smith WS, Dowd CF, Johnston SC, Ko NU. Neurotoxicity of intra-arterial papaverine preserved with chlorobutanol used for the treatment of cerebral vasospasm after aneurysmal subarachnoid hemorrhage. Stroke 2004 Nov;35(11):2518-2522.

53. Unruptured intracranial aneurysms--risk of rupture and risks of surgical intervention. International Study of Unruptured Intracranial Aneurysms Investigators. N Engl J Med 1998;339(24):1725-1733. doi:10.1056/NEJM199812103392401.

54. Vajkoczy P, Meyer B, Weidauer S, et al. Clazosentan (AXV-034343), a selective endothelin A receptor antagonist, in the prevention of cerebral vasospasm following severe aneurysmal subarachnoid hemorrhage: results of a randomized, double-blind, placebo-controlled, multicenter phase IIa study. J Neurosurg 2005;103(1):9-17. doi:10.3171/jns.2005.103.1.0009.

55. Velat GJ, Kimball MM, Mocco JD, Hoh BL. Vasospasm after aneurysmal subarachnoid hemorrhage: review of randomized controlled trials and meta-analyses in the literature. WNEU 2011;76(5):446-454. doi:10.1016/j.wneu.2011.02.030.

56. Vergouwen M, Meijers J, Geskus RB. Biologic effects of simvastatin in patients with aneurysmal subarachnoid hemorrhage: a double-blind, placebo-controlled randomized trial. Journal of Cerebral 2009;29:1444-1453.

57. Vieco PT, Shuman WP, Alsofrom GF, Gross CE. Detection of circle of Willis aneurysms in patients with acute subarachnoid hemorrhage: a comparison of CT angiography and digital subtraction angiography. AJR Am J Roentgenol 1995;165(2):425-430. doi:10.2214/ajr.165.2.7618571.

58. Washington CW, Zipfel GJ, Participants in the International Multi-disciplinary Consensus Conference on the Critical Care Management of Subarachnoid Hemorrhage. Detection and monitoring of vasospasm and delayed cerebral ischemia: a review and assessment of the literature. Neurocrit Care 2011;15(2):312-317. doi:10.1007/s12028-011-9594-8.

59. Webb A, Kolenda J, Martin K, Wright W, Samuels O. The effect of intraventricular administration of nicardipine on mean cerebral blood flow velocity measured by transcranial Doppler in the treatment of vasospasm following aneurysmal subarachnoid hemorrhage. Neurocrit Care 2010 Abr;12(2):159-164.

60. Wiesmann M, Mayer TE, Yousry I, Medele R, Hamann GF, Brückmann H. Detection of hyperacute subarachnoid hemorrhage of the brain by using magnetic resonance imaging. J Neurosurg 2002;96(4):684-689. doi:10.3171/jns.2002.96.4.0684.

61. Yuichi Murayama, Yih Lin Nien, Gary Duckwiler, et al. Guglielmi Detachable Coil embolization of cerebral aneurysms: 11 years' experience 2003 Maio;98(5):959-966.

62. Zubkov YN, Nikiforov BM, Shustin VA. Balloon catheter technique for dilatation of constricted cerebral arteries after aneurysmal SAH. Acta Neurochir (Wien) 1984:70(1-2):65-79.

63. Zwienenberg-Lee M, Hartman J, Rudisill N, Madden LK. Effect of Prophylactic Transluminal Balloon Angioplasty on Cerebral Vasospasm and Outcome in Patients With Fisher Grade III Subarachnoid Hemorrhage: Results of a phase II multicenter, randomized, clinical trial Stroke 2008 Jun;39(6):1759-1765.

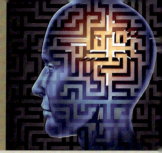

- Marcelo Marinho de Figueiredo
- Renata Carolina Acri Nunes Miranda

# Ataque Isquêmico Transitório

### PONTOS-CHAVE

- A nova definição de Ataque Isquêmico Transitório (AIT) muda o referencial de tempo para a presença ou não de lesão tecidual à neuroimagem, entretanto, a maioria dos AITs revertem em até 60 minutos.
- A triagem sistematizada por enfermeiros capacitados utilizando escalas já estabelecidas como a LAPSS é fundamental para o reconhecimento precoce do AIT.
- Identificar e manejar corretamente o AIT significa reduzir a incidência de AVC isquêmico, reforçando a importância do diagnóstico e terapêutica precoce. Uma história clínica detalhada é o ponto mais importante no diagnóstico diferencial desta doença.
- O AIT agudo é uma emergência neurológica que necessita de investigação etiológica imediata logo após a primeira avaliação médica. De acordo com a disponibilidade local, isso deve ser feito através de internação hospitalar ou unidades de AIT.
- O escore ABCD2 não deve ser utilizado para definir sobre a necessidade de internação hospitalar × investigação ambulatorial, uma vez que cerca de 20% daqueles classificados com escores de baixo risco podem ser na verdade de alto risco para a ocorrência de AVCI.
- As unidades de AIT, apesar de não disponíveis no Brasil, configuram boa estratégia para uma rápida investigação etiológica. A avaliação complementar está indicada para todos os pacientes com AIT.
- A ressonância com sequência de difusão é o método de escolha para avaliação; se não disponível, pode ser realizada a tomografia de crânio.
- A investigação vascular não invasiva cervical e cerebral é imprescindível, além de avaliação laboratorial e eletrocardiograma.
- Até 20% dos AITs são cardioembólicos, sendo o ECO-TT indicado em casos suspeitos ou de etiologia ainda não determinada. O ECO-TE e a monitorização cardíaca com holter estão indicados em casos selecionados.

## INTRODUÇÃO

Estudos científicos recentes têm revisto o entendimento de três aspectos fundamentais do ataque isquêmico transitório (AIT): sua melhor definição, qual o risco precoce de acidente vascular cerebral (AVC) e como melhor avaliar o paciente que apresenta um AIT. Essa afirmação comenta e sintetiza os avanços científicos recentes sobre a definição, a urgência e avaliação do AIT.

O AIT é atualmente definido como um episódio transitório de disfunção neurológica causada por isquemia focal do encéfalo, medula espinhal ou retina, na ausência de infarto agudo nos exames de neuro-imagem. No passado, AIT era definido arbitrariamente como qualquer evento isquêmico focal com duração inferior a 24 horas. Diversos estudos, entretanto, demonstraram que essa definição temporal não é ideal, uma vez que 30% a 50% dos pacientes classicamente definidos como tendo um AIT apresentam lesão isquêmica detectada pela sequência de difusão da ressonância magnética (RM). Desta forma, a definição atual retira o critério temporal de reversibilidade em até 24 horas e coloca a ausência de lesão tecidual na neuro-imagem como definidor de isquemia transitória.

Estudos demonstram que há um risco superior a 10% de acidente vascular cerebral isquêmico (AVCI) agudo no período de 90 dias após um AIT. O risco é particularmente elevado nos primeiros dias após o evento, sendo que até 1/4 dos AVCIs ocorrem nos primeiros dois dias após o AIT. A incidência de AIT é maior no território carotídeo, com uma taxa anual estimada de 110 por 100.000 quando comparada com uma taxa de 30 por 100.000 no território vertebrobasilar. A determinação da presença de fatores de risco para AVC e a introdução de tratamento apropriado nesses pacientes reduzem o risco de morte e sequelas. Vários estudos têm demonstrado a importância do diagnóstico e medidas terapêuticas precoces em pacientes com AIT.

Os fatores de risco para o AIT são semelhantes aos do AVCI, discutidos em outro capítulo: hipertensão arterial, diabetes *mellitus*, tabagismo, etilismo, dislipidemia, sedentarismo, história familiar de AVC, presença de doença vascular cerebral ou carotídeas prévias e fibrilação atrial (FA). O AIT deve ser classificado em relação à sua etiologia de forma semelhante ao AVCI.

- A nova definição de AIT muda o referencial de tempo para a presença ou não de lesão tecidual à neuroimagem, entretanto, a maioria dos AITs revertem em até 60 minutos.
- Identificar e manejar corretamente o AIT significa reduzir a incidência de AVC isquêmico, reforçando a importância do diagnóstico e terapêutica precoce.

## Quadro clínico/avaliação inicial

A triagem dos pacientes em um serviço de urgências é o primeiro passo no atendimento intra-hospitalar. Nos pacientes com AIT, ela tem um papel essencial, sendo fundamental a valorização dos sintomas, pois o reconhecimento precoce pode resultar em um melhor prognóstico. De acordo com a definição de uma disfunção neurológica focal, pacientes com queixa de um ou mais desses sintomas são suspeitos de estarem sendo acometidos por um AVC/AIT e devem ter prioridade na avaliação do neurologista:

- amaurose fugaz
- diplopia
- paresia de membros

- alterações da sensibilidade
- alterações de linguagem
- disartria
- déficit de coordenação
- alterações da marcha

Com o intuito de acelerar o atendimento do paciente com AIT, a triagem deve ser realizada por um profissional de enfermagem devidamente treinado para reconhecer os sinais de alerta presentes nas doenças neurológicas. Dentre as diversas escalas existentes, utilizamos a *LAPSS* (*Los Angeles Prehospital Stroke Screen*) para triagem de pacientes em nosso serviço (Tabela 13.1).

O diagnóstico diferencial do AIT é amplo, envolvendo doenças não vasculares como crises epilépticas associadas à paralisia de Todd, enxaqueca com aura complexa, infecções do sistema nervoso central, neoplasias e anormalidades metabólicas, particularmente hipoglicemia e hiperglicemia. Outras doenças de etiologia vascular também podem ocasionar déficits neurológicos transitórios, como hemorragia cerebral intraparenquimatosa ou o hematoma subdural. Desta forma, dados simples na admissão, como o relato de crises convulsivas, temperatura, níveis pressóricos e glicemia são fundamentais.

- A triagem sistematizada por enfermeiros capacitados utilizando escalas já estabelecidas como a LAPSS é fundamental para o reconhecimento precoce do AIT.
- Uma história clínica detalhada é o ponto mais importante no diagnóstico diferencial desta doença.

## LOCAL PARA AVALIAÇÃO: INTERNAÇÃO HOSPITALAR *VERSUS* UNIDADES DE AIT

Pacientes com AIT possuem um maior risco de serem acometidos por um AVCI, principalmente nos primeiros dias após o evento. Desta forma, faz-se necessária uma avaliação urgente, uma vez que a instituição precoce de tratamento pode prevenir a ocorrência de um re-evento vascular.

A avaliação inicial de um paciente com quadro clínico compatível com AIT preferencialmente deve ocorrer na fase aguda dos sintomas, especialmente em um pronto-socorro neurológico. Entretanto, em virtude do pouco conhecimento da população sobre os sinais e sintomas típicos de um AVC, muitas vezes ela é feita em uma fase mais tardia ambulatorialmente. Diante de um paciente com AIT agudo, não existe clareza na literatura médica sobre o local ideal para ser conduzida a investigação etiológica do evento, seja através de internação hospi-

Ataque Isquêmico Transitório

**Tabela 13.1** Escala LAPSS (*Los Angeles Prehospital Stroke Screen*).

| Critérios de Seleção | | | |
|---|---|---|---|
| Idade > 45 anos | ☐ Sim | ☐ Desconhecido | ☐ Não |
| Ausência de história de crises convulsiva | ☐ Sim | ☐ Desconhecido | ☐ Não |
| Sintomas neurológicos iniciaram nas últimas 24 horas | ☐ Sim | ☐ Desconhecido | ☐ Não |
| Paciente deambulava antes do evento | ☐ Sim | ☐ Desconhecido | ☐ Não |
| Glicemia capilar entre 60 e 400 mg/dL | ☐ Sim | | ☐ Não |
| Exame (procurar assimetrias) | | **Direita** | **Esquerda** |
| Facial: sorriso e careteamento | ☐ Normal | ☐ Queda | ☐ Queda |
| Aperto de mão | ☐ Normal | ☐ Fraco<br>☐ Ausente | ☐ Fraco<br>☐ Ausente |
| Fraqueza no braço | ☐ Normal | ☐ Fraco<br>☐ Ausente | ☐ Fraco<br>☐ Ausente |

talar imediata ou avaliação rápida através da chamada unidade de AIT. Independentemente do local a ser escolhido, recomenda-se que a avaliação complementar seja iniciada imediatamente após o diagnóstico do AIT.

Os mais recentes consensos sobre o diagnóstico e manejo do AIT utilizam-se do escore ABCD2 para definir como será a condução da investigação desses pacientes. O escore ABCD2 é uma ferramenta de fácil utilização, que tem por objetivo identificar o risco da ocorrência de um AVCI nas primeiras 48 horas após o AIT. As variáveis utilizadas na pontuação deste escore podem ser visualizadas na Tabela 13.2, enquanto o risco de re-evento de acordo com a pontuação pode ser visualizado na Tabela 13.3. De acordo com a AHA (American Heart Association), os pacientes com AIT nas últimas 72 horas deveriam ser internados nas seguintes situações: escore ≥ 3, escore < 3 e incapacidade de completar investigação ambulatorial em até 48 horas ou escore < 3 e outra evidência de que o evento foi causado por uma isquemia focal.

Estudos mais recentes demonstraram que cerca de 20% dos pacientes com escore ABCD2 baixo (< 4) apresentam alterações como estenoses vasculares e arritmias, que os levam a ter um risco de re-evento semelhante àqueles com escore mais alto (≥ 4). Desta forma, esse escore isolado não deve ser utilizado como o definidor do local e momento para investigação, uma vez que todos os pacientes necessitam de avaliação complementar imediata independente do escore ABCD2. Além disso, o início precoce da profilaxia secundária direcionada à etiologia consiste no principal responsável por diminuir o risco de um novo evento cerebrovascular e não deve ser retardado.

**Tabela 13.2** Escore ABCD2.

| Idade | |
|---|---|
| ≥ 60 anos | 1 ponto |
| < 60 anos | 0 pontos |
| **Pressão arterial** | |
| Sistólica ≥ 140 mmHg ou diastólica ≥ 90 mmHg | 1 ponto |
| Sistólica < 140 mmHg e diastólica < 90 mmHg | 0 pontos |
| **Apresentação clínica** | |
| Fraqueza unilateral | 2 pontos |
| Alteração isolada da linguagem | 1 ponto |
| Outros | 0 pontos |
| **Duração dos sintomas** | |
| ≥ 60 minutos | 2 pontos |
| 10 a 59 minutos | 1 ponto |
| < 10 minutos | 0 pontos |
| **Diabetes** | |
| Presente | 1 ponto |
| Ausente | 0 pontos |

**Tabela 13.3** Risco AVCI nas primeiras 48 horas de acordo com escore ABCD2.

| Escore ABCD2 | Risco de AVCI em 48 horas |
|:---:|:---:|
| 0 a 1 | 0% |
| 2 a 3 | 1,30% |
| 4 a 5 | 4,10% |
| 6 a 7 | 8,10% |

AVCI – acidente vascular cerebral isquêmico.

A internação hospitalar tem como grande vantagem permitir uma observação neurológica contínua, de forma que esta população em risco de ser acometida por um AVCI tenha maior probabilidade de ser tratada com trombolítico e em tempo mais curto, caso necessário. Além disso, em geral há uma maior disponibilidade de exames complementares no ambiente hospitalar, a taxa de adesão às medidas de prevenção secundárias são melhores, a monitorização cardíaca com telemetria é amplamente disponível e, caso diagnosticada estenose carotídea sintomática, a possibilidade de realização da endarterectomia mais rápida é maior no paciente internado. Por outro lado, a internação implica em maiores gastos com saúde.

No modelo de avaliação hospitalar, todos os pacientes com AIT agudo seriam internados, uma vez que o ponto fundamental é a avaliação rápida e a instituição de medidas profiláticas de maneira urgente. Sendo assim, o escore ABCD2 não definiria aqueles que seriam internados, mas poderia definir em que ambiente hospitalar seria feita a observação neurológica. Para aqueles com escore ≥ 4, uma unidade de terapia intensiva (UTI) neurológica ou unidade de AVC seria o espaço mais adequado, enquanto os pacientes de risco mais baixo, com escore < 4, poderiam permanecer em enfermarias ou apartamentos. A utilização do escore ABCD2 como definidor do local de internação hospitalar não é algo definido em consenso sobre AIT, mas é uma estratégia atualmente utilizada em alguns serviços de neurologia vascular. Independente dos valores do escore, o neurologista pode realizar uma avaliação individualizada do risco e definir o melhor local de internação.

A unidade de AIT consiste em um setor que dispõe de todos os exames complementares necessários para uma rápida investigação etiológica, podendo ser localizada na emergência de um hospital, em um setor para atendimento ambulatorial nas unidades de AVC ou em unidades de hospital dia. Após o primeiro contato médico, a investigação deve ser completada em até cerca de 4 horas.

O escore ABCD2 pode ser utilizado em unidades de AIT, mas não para definir quais pacientes devem realizar investigação complementar, uma vez que ela deve ser feita rapidamente em todos os pacientes com AIT agudo. Possivelmente o escore tem valor em definir, após a investigação, quais deveriam ser internados para observação neurológica pelo maior risco de re-evento isquêmico. Nos pacientes com investigação completa sem resultados relevantes, observa-se que, se o escore ABCD2 for < 4, o risco de AVCI em até 90 dias é de 0,4%, enquanto naqueles com escore ≥ 4, o risco é de 3%. Desta forma, estudos poderão definir se a melhor abordagem seria alta com instituição da profilaxia secundária naqueles com escore < 4 e internação para aqueles com escore ≥ 4.

A investigação através de unidades de AIT implicaria em alta com profilaxia secundária instituída para cerca de 75% dos pacientes e internação hospitalar para 25%, estes em sua maioria para realização de endarterectomia carotídea ou anticoagulação nos pacientes com FA.

O modelo de investigação através de unidades de AIT parece ter melhor custo-efetividade quando comparado ao modelo hospitalar, de acordo com estudos recentes. Entretanto, analisando a estrutura de saúde do Brasil, seja na saúde pública ou na privada, esta estratégia parece ser uma realidade distante.

- O AIT agudo é uma emergência neurológica que necessita de investigação etiológica imediata logo após a primeira avaliação médica. De acordo com a disponibilidade local, isso deve ser feito através de internação hospitalar ou unidades de AIT.

- O escore ABCD2 não deve ser utilizado para definir sobre a necessidade de internação hospitalar × investigação ambulatorial.

- As unidades de AIT, apesar de não disponíveis no Brasil, configuram boa estratégia para uma rápida investigação etiológica.

## MANEJO INICIAL

A avaliação dos pacientes com AIT tem por objetivo elucidar a fisiopatologia do evento para que a terapêutica preventiva específica possa ser feita de maneira mais eficaz. Além de avaliação clínica detalhada, os exames complementares são fundamentais na investigação etiológica. A Figura 13.1 demonstra uma sugestão de fluxograma da avaliação e manejo inicial.

A investigação laboratorial possibilita a avaliação das comorbidades associadas que influenciam na etiologia do evento, além de ser útil também na exclusão dos diagnósticos diferenciais. Devem ser realizados: hemograma, função renal, eletrólitos, enzimas cardíacas, coagulograma, glicose, perfil lipídico e VHS. Nos pacientes com idade inferior a 45 anos, com antecedente de trombose

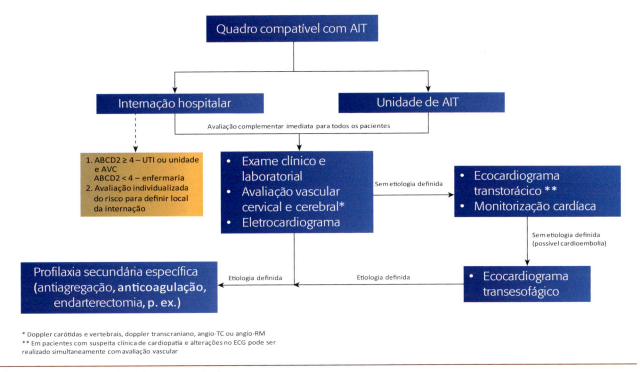

**Figura 13.1** Fluxograma da avaliação e manejo dos AITs.

arterial ou venosa, deve-se realizar estudo para possíveis trombofilias.

A avaliação por imagem cerebral está indicada para todos os pacientes com AIT, devendo ser feita preferencialmente nas primeiras 24 horas após início dos sintomas. A ressonância magnética (RM) com sequência de difusão é o método de escolha; caso nao disponível, uma tomografia computadorizada (TC) de crânio deve ser realizada. A escolha da RM com difusão como padrão ouro é decorrente da sua maior sensibilidade em detectar lesões agudas e prévias. Entretanto, este método de imagem implica em maiores custos, sendo menos disponível do que a tomografia computadorizada (TC).

A mudança na definição do AIT, agora baseando-se na ausência de lesão tecidual, implicou em um papel fundamental na avaliação por imagem no diagnóstico diferencial do AIT, uma vez que, mesmo com a reversão completa dos sintomas, a identificação de isquemia aguda no território responsável pelos sintomas do paciente caracteriza na verdade um AVCI. Além disso, hemorragias intracranianas também podem apresentar-se com sintomas transitórios.

A presença de doença esteno-oclusiva nos grandes vasos cervicais ou cerebrais responsáveis pela vascularização do território afetado no AIT implica em um maior risco de re-evento cerebrovascular. Desta forma, a realização de uma avaliação vascular não invasiva cervical e cerebral está indicada em todos os pacientes. O exame clínico através da ausculta pode detectar sopros na região cervical, sendo um primeiro indicativo de estenose vascular cervical.

A escolha do método a ser utilizado dependerá da disponibilidade dos exames em cada serviço, além de considerações sobre as características individuais dos pacientes. Os métodos de avaliação neurológica vascular disponíveis, assim como suas principais vantagens e desvantagens, podem ser visualizados na Tabela 13.4.

Dentre os métodos relatados, o ultrassom Doppler de carótidas e vertebrais é o método com maior disponibilidade para avaliação cervical, sendo capaz de localizar a placa aterosclerótica, sua extensão, composição e oferecer dados sobre sua superfície. Entretanto, a avaliação da circulação posterior é limitada, uma vez que os processos transversos vertebrais limitam-se apenas a uma avaliação segmentar e a origem das artérias vertebrais é de difícil acesso. Uma melhor avaliação da circulação posterior pode ser feita através da angiotomografia (angio-TC) ou angiorressonância (angio-RM). Estes dois métodos podem ser feitos na admissão dos pacientes juntamente com a TC ou RM de crânio, encurtando o tempo de avaliação complementar e possibilitando a avaliação tanto da circulação cervical como da intracraniana em um mesmo momento. Em pacientes com suspeita de nefropatia, é recomendável uma avaliação prévia da função renal.

A aquisição de imagens da angio-RM tende a superestimar o grau e a extensão das estenoses vasculares.

**Tabela 13.4** Vantagens e desvantagens dos métodos de avaliação neurovascular.

| | Doppler carótidas e vertebrais | Doppler transcraniano | Angio-TC | Angio-RM |
|---|---|---|---|---|
| Vantagens | • Barato<br>• Portátil<br>• Grande disponibilidade | • Monitorização vascular em tempo real<br>• Portátil | • Grande disponibilidade<br>• Rápida realização<br>• Técnica independente do fluxo<br>• Acurácia perto da arteriografia<br>• Poucos artefatos de movimentação | • Não necessita de contraste (TOF)<br>• Informação hemodinâmica do arco aórtico aos vasos cerebrais |
| Desvantagens | • Operador dependente<br>• Avaliação limitada das artérias vertebrais | • Operador dependente<br>• Qualidade dependente de janela óssea | • Necessário uso de contraste iodado<br>• Exposição à radiação | • Disponibilidade reduzida<br>• Necessário uso de contraste<br>• Artefatos de fluxo e movimentação<br>• Contraindicado em portadores de MCP |

angio-TC: angiotomografia, angio-RM: angiorressonância, TOF: sequência *time-of-flight*, MCP: marca-passo.

Sendo assim, na presença de sub-oclusão vascular, a angio-RM pode levar a um resultado falso positivo de oclusão, fato que modificaria consideravelmente a abordagem da profilaxia secundária. Nessas situações, é recomendável a complementação com um outro método de imagem vascular.

A etiologia cardioembólica responde por cerca 10% a 20% das isquemias transitórias. A investigação cardiológica deve se iniciar através da realização de um eletrocardiograma (ECG) e exame clínico com pesquisa de antecedentes cardiológicos e sinais clínicos de cardiopatia. Um ECG normal não exclui causas importantes e comuns de cardioembolia como FA paroxística, lesões valvulares ou miocardiopatias; assim, a realização de um ecocardiograma transtorácico (ECO-TT) e a monitorização cardíaca estão indicados em pacientes com AIT sem etiologia evidente após investigação neurovascular e cardiológica inicial.

O ecocardiograma transesofágico (ECO-TE) é um método invasivo que pode ser empregado em pacientes com janela de insonação inadequada do ECO-TT. Além disso, ele deve ser realizado em pacientes com suspeita de origem cardioembólica mesmo após a realização de um ECO-TT, uma vez que é superior na detecção de trombos intracavitários, disfunção valvar, anormalidades do septo interatrial, quantificação da função do ventrículo esquerdo e avaliação do arco aórtico. O uso de solução salina agitada aumenta a probabilidade de detecção de *shunts* direita-esquerda.

A monitorização cardíaca prolongada através do uso do holter de 24 horas ou da telemetria aumenta a probabilidade de diagnosticar arritmias paroxísticas, mesmo após um ECG normal, especialmente em pacientes cardiopatas ou com relato prévio de palpitações. Avaliações por períodos mais prolongados vêm se mostrando superiores na detecção destas arritmias paroxísticas, principalmente pela monitorização com holter por 7 dias ou através da implantação de dispositivos de monitorização cardíaca.

Ao final desse período de avaliação e manejo espera-se que a etiologia do AIT esteja determinada, de forma a ser instituída a profilaxia secundária específica que irá diminuir consideravelmente o risco de um novo evento cerebrovascular. Uma discussão detalhada sobre esse tema pode ser visualizada no capítulo 16 deste livro, "Prevenção Secundária Pós-Acidente Vascular Cerebral".

- A avaliação complementar está indicada para todos os pacientes com AIT.

- A ressonância com sequência de difusão é o método de escolha para avaliação; caso não disponível, pode ser realizada a tomografia de crânio.

- A investigação vascular não invasiva cervical e cerebral é imprescindível, além de avaliação laboratorial e eletrocardiograma.

- Até 20% dos AITs são cardioembólicos, sendo o ECO-TT indicado em casos suspeitos ou de etiologia ainda não determinada. O ECO-TE e a monitorização cardíaca com holter estão indicados em casos selecionados.

## REFERÊNCIAS CONSULTADAS

1. Amarenco P. Not all patients should be admitted to the hospital for observation after a transient ischemic attack. Stroke 2012 Maio;43(5):1448-9. doi: 10.1161/STROKEAHA.111.636753.

2. Council on Peripheral Vascular Disease. Stroke 2009;40:2276-2293.

3. Cucchiara BL, Kasner SE. All patients should be admitted to the hospital after a transient ischemic attack. Stroke. 2012 Maio;43(5):1446-7. doi: 10.1161/STROKEAHA.111.636746.

4. Donald Easton, MD, FAHA, Chair; Jeffrey L. Saver, MD, FAHA, Vice-Chair; Gregory W. Albers, MD; et al. Definition and Evaluation of Transient Ischemic Attack A Scientific Statement for Healthcare Professionals From the American

5. Easton JD, Saver JL, Albers GW, et al. Definition and evaluation of transient ischemic attack: a scientific statement for healthcare professionals from the American Heart Association/American Stroke Association Stroke Council; Council on Cardiovascular Surgery and Anesthesia; Council on Cardiovascular Radiology and Intervention; Council on Cardiovascular Nursing; and the Interdisciplinary Council on Peripheral Vascular Disease. The American Academy of Neurology affirms the value of this statement as an educational tool for neurologists. Stroke 2009;40:2276.

6. Feinberg WM, Albers GW, Barnett HJ, et al. Guidelines for the Management ofTransient Ischemic Attacks From the Ad Hoc Committee on Guidelines for the Management of Transient Ischemic Attacks of the Stroke Council of the American Heart Association. Circulation 1994 Jun;89(6):2950-2965.

7. Furie KL, Kasner SE, Adams RJ, Albers GW, Bush RL, Fagan SC, Wentworth D. Guidelines for the prevention of stroke in patients with stroke ortransient ischemic attack: A guideline for healthcare professionals from the American Heart Association/American Stroke Association. Stroke 2011;42:227-276.

8. Heart Association/American Stroke Association Stroke Council; Council on Cardiovascular Surgery and Anesthesia; Council on Cardiovascular Radiology and Intervention; Council on Cardiovascular Nursing; and the Interdisciplinary

9. Joshi JK, Ouyang B, Prabhakaran S. Should TIA patients be hospitalized or referred to a same-day clinic?: a decision analysis. Neurology 2011 Dez 13;77(24):2082-8. doi: 10.1212/WNL.0b013e31823d763f. Epub 2011 Nov 16

10. National Institutes of Health and Clinical Excellence. NICE clinical guideline 68, Juy 23, 2008. Stroke diagnosis and initial management of acute stroke and transient ischaemic attack (TIA). Disponível em: www.nice. org.uk/nicemedia/live/12018/41331/41331.pdf.

11. Rothwell PM, Giles MF, Chandratheva A, et al. Effect of urgent treatment of transient ischaemic attack and minor stroke on early recurrent stroke (EXPRESS study): a prospective population-based sequential comparison. Lancet 2007;370:1432.

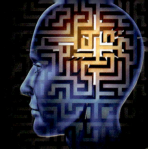

- Ana Claudia Ferraz de Almeida
- Antônio Capone Neto

# Terapia Intensiva Neurológica no Paciente com Acidente Vascular Cerebral

**PONTOS-CHAVE**

- O acidente vascular cerebral (AVC) é uma emergência médica frequente e de alta morbimortalidade. As taxas de letalidade em 30 dias do AVC isquêmico variam de 15% a 30%.
- O paciente com AVC com frequência apresenta instabilidade clínica e/ou neurológica que exige vigilância estreita, sobretudo nas primeiras 24 a 48 horas.
- Pacientes neurológicos agudos em geral, e com AVC isquêmico em especial, são vulneráveis à hipotensão. Porém, a hipotensão arterial é rara na fase aguda do AVC, e sua ocorrência obriga a investigação de outras causas, sendo a hipovolemia uma causa comum.
- A hipertensão arterial tem implicações prognósticas e terapêuticas diversas no AVC isquêmico e hemorrágico.
- A craniectomia descompressiva é uma terapia efetiva no infarto maligno da artéria cerebral média. A decisão terapêutica, no entanto, deve ser individualizada, considerando o estado funcional e clínico prévios, além de envolver a participação ativa dos familiares e cuidadores.
- O edema pulmonar neurogênico em geral manifesta-se subitamente e pouco tempo (minutos ou horas) após a lesão do sistema nervoso central. O principal mecanismo parece ser a alteração da permeabilidade capilar pulmonar.

## INTRODUÇÃO

O acidente vascular cerebral (AVC) é uma emergência médica frequente e de altíssima morbimortalidade. As taxas de letalidade (*case fatality*) em 30 dias do AVC isquêmico (AVCI) são muito diferentes nos diversos estudos, variando de 15% a 30%, com uma taxa média mundial ao redor de 22%. Além de diferenças regionais entre os diversos subtipos de AVCI, essa variação também reflete diferenças de acesso aos serviços médico-hospitalares adequados.

O tratamento em uma unidade especializada em AVC é uma das intervenções disponíveis de maior impacto positivo em pacientes com AVC, e este benefício independe do uso de trombolítico. O cuidado multidisciplinar em unidades especializadas em doenças cerebrovasculares melhora notadamente os desfechos clínicos nos pacientes com AVC, de forma que atualmente esta é uma recomendação com alto nível de evidência. Estudos randomizados têm confirmado que o manejo em unidades AVC reduz a mortalidade, a dependência funcional, a necessidade de institucionalização e a taxa de recorrência de AVC.

Pacientes com AVC isquêmico podem ser admitidos em uma unidade de cuidados intermediários, preferencialmente uma unidade de AVC, desde que não apresentem critérios de internação em uma unidade de tratamento intensivo (UTI). A internação na UTI é recomendada para pacientes que receberam trombolítico para tratar o AVC, e também para aqueles que apresentam sinais de gravidade e/ou de instabilidade clínica. Os critérios de gravidade incluem: escore na escala "National Institute of Health Stroke Scale" (NIHSS) igual ou maior que 10, sinais de deterioração neurológica progressiva, uso de drogas vasoativas, desconforto respiratório, insuficiência cardíaca descompensada, arritmias cardíacas (mais frequentemente fibrilação atrial), sepse grave com disfunção respiratória ou hemodinâmica (hipotensão arterial e/ou sinais de hipoperfusão tecidual).

A hemorragia intraparenquimatosa espontânea é uma situação ainda de maior gravidade que o AVCI, com taxas de letalidade em 30 dias acima de 40%. Em geral, todos os pacientes com hemorragia intraparenquimatosa espontânea devem ser inicialmente admitidos na UTI.

A seguir, apresentamos o manuseio das principais situações que requerem tratamento intensivo em pacientes com AVC.

## ATENDIMENTO INICIAL

O tratamento inicial do paciente com AVC envolve o controle da via aérea, respiração e circulação. A observação clínica do padrão respiratório desses pacientes é de fundamental importância, principalmente naqueles com alteração do nível de consciência.

O paciente com AVC com frequência apresenta instabilidade clínica e/ou neurológica que exige vigilância estreita, sobretudo nas primeiras 24 a 48 horas. Estes cuidados incluem avaliação neurológica frequente, monitorização eletrocardiográfica e oximetria de pulso contínuas, medidas seriadas da pressão arterial (preferencialmente com equipamento automatizado) e verificação seriada dos dados vitais e glicemia capilar. Em pacientes em uso de drogas vasoativas, a monitorização invasiva da pressão arterial deve ser considerada, particularmente em pacientes com necessidade de doses crescentes e/ou instabilidade clínica.

## CUIDADOS RESPIRATÓRIOS

Nos pacientes com AVC isquêmico em geral não há envolvimento respiratório precoce, exceto nos infartos hemisféricos extensos, nos infartos do tronco encefálico ou na presença de outras condições clínicas, como crises epilépticas, infecção respiratória, sepse grave, intoxicação exógena (álcool, sedativos) e edema agudo de pulmão. Já nos pacientes com AVC hemorrágico, o comprometimento respiratório precoce é bem mais frequente, em geral ainda na sala de emergência.

Nos pacientes com AVC isquêmico que necessitam de ventilação mecânica, geralmente a intubação ocorre após 48 horas do ictus. A necessidade de intubação pode ser decorrente de complicações neurológicas e/ou não neurológicas. Complicações neurológicas do AVC isquêmico, tais como edema, hidrocefalia, transformação hemorrágica e crises convulsivas, podem causar rebaixamento da consciência e dificuldade de proteção das vias aéreas. Rebaixamento significativo da consciência ocorre nos infartos extensos da circulação anterior, infartos da circulação posterior envolvendo o tronco encefálico ou como consequência de compressão do tronco em infartos cerebelares extensos.

Complicações não neurológicas que precipitam necessidade de intubação costumam ser tardias (após 48 horas do ictus), sendo a infecção respiratória a mais frequente. Outras causas não neurológicas incluem atelectasia, insuficiência cardíaca, embolia pulmonar, isquemia miocárdica e exacerbação de doença pulmonar crônica.

A intubação orotraqueal e a ventilação mecânica devem ser realizadas de forma eletiva, a fim de proteger vias aéreas e evitar complicações decorrentes de desconforto respiratório, como estimulação simpática, hipóxia e catabolismo induzido pelo estresse. O nível de consciência é o principal parâmetro para indicação de intubação orotraqueal nos pacientes com AVC, exceto nos casos de complicações cardiopulmonares evidentes. A Escala de Coma de Glasgow pode ser utilizada para quantificação sequencial, porém tem valor mais limitado em pacientes afásicos, já que um dos itens (melhor resposta verbal) para graduação nesta escala depende da linguagem. Pacientes com score < 9 na Escala de Coma de Glasgow em geral não têm controle efetivo da via aérea e devem ser intubados.

Pacientes com rebaixamento da consciência frequentemente apresentam dificuldade em manter os mecanismos protetores das vias aéreas, aumentando o risco de hipoxemia grave. Além disso, existe o risco de vômitos, principalmente nos infartos da circulação posterior e na hemorragia intracraniana, muitas vezes potencializado pela presença de conteúdo gástrico. O emergencista deve estar preparado para a possibilidade de vômitos e deve ter um plano de ação estabelecido. Um aspirador calibroso deve estar disponível.

A intubação orotraqueal (IOT) deverá ser realizada somente após sedação adequada, visando evitar estímulo orofaríngeo e traqueal que provoque vômitos. Precedendo a intubação, o paciente deve ser receber oxigênio a 100% por 5 minutos, com uso de máscara com reservatório. Nesta fase, devem-se evitar compressões da bolsa-reservatório, por causa da possibilidade de distensão gástrica e vômitos. Variações do método de intubação conhecido como "Sequência Rápida de Intubação" são muito utilizadas e apresentam um bom perfil de segurança. Porém, o procedimento de intubação traqueal em pacientes neurológicos merece considerações adicionais, comentadas a seguir.

Pacientes neurológicos agudos em geral, e com AVC isquêmico em especial, são vulneráveis à hipotensão. Hipotensão é frequente durante e após o procedimento de intubação, decorrente do uso de drogas sedativas e da ventilação com pressão positiva. Pacientes previamente hipovolêmicos são mais propensos a apresentar hipotensão acentuada após o uso de sedativos e o início de ventilação com pressão positiva. Devemos nos antecipar a este cenário tendo uma estratégia bem definida, avaliar o *status* volêmico antes do procedimento, priorizar drogas com menor potencial de indução de hipotensão e garantir o acesso rápido às medidas de ressuscitação volêmica e pressórica.

As drogas sedativas quase sempre provocam ou agravam a hipotensão. A associação de fentanil e etomidato apresenta a vantagem de ter menor feito hipotensor. O fentanil ajuda a suprimir a resposta fisiológica à intubação, incluindo a hipertensão arterial, o que pode ser útil principalmente nos pacientes com hemorragia intracraniana. O etomidato é a droga de escolha na maioria das vezes, devido ao seu rápido início de ação e pouco efeito hemodinâmico. O midazolam apresenta desvantagens significativas em relação ao etomidato, sobretudo pelo início de ação muito lento e necessidade de dose alta para atingir o nível de sedação suficiente para a intubação. Tiopental e propofol devem ser evitados neste momento, pelo grande potencial de produzir hipotensão.

Outra particularidade da intubação no paciente neurológico grave é o potencial de o procedimento induzir aumento da pressão intracraniana (PIC). Tem sido preconizado o uso de lidocaína durante o procedimento de IOT em pacientes neurológicos com suspeita de hipertensão intracraniana, com o objetivo de reduzir a chance de aumento da PIC durante a intubação. A lidocaína parece reduzir os reflexos das vias aéreas e as alterações hemodinâmicas induzidas pela intubação, o que pode ser especialmente desejável nos pacientes com hipertensão intracraniana.

Finalmente, além das ressalvas apresentadas anteriormente, vale ressaltar que os pacientes com AVC frequentemente apresentam fatores preditivos de dificuldade para ventilação com máscara, como: idade avançada, obesidade e ausência de dentes. Diante de uma situação em que se antecipa dificuldade ou contraindicação de ventilação com máscara, o uso de bloqueadores neuromusculares está contraindicado. Vômitos são muito frequentes no AVC da fossa posterior e também nas hemorragias intracranianas. Na presença de vômitos, ou mesmo na percepção de risco muito aumentado de vômitos, está contraindicada a ventilação com máscara. Todos esses fatores devem ser considerados na escolha da estratégia para intubação traqueal.

Após a intubação, deve-se garantir ventilação adequada para manter normoventilação, ou seja, $PaCO_2$ entre 35 e 40 mmHg. Não se recomenda a hiperventilação profilática, pois a hipocapnia é um potente vasoconstritor cerebral e causa redução do fluxo sanguíneo cerebral. A hiperventilação pode ser usada por curtos períodos, se houver deterioração neurológica, ou por períodos maiores na hipertensão intracraniana refratária, que será discutida adiante.

A ventilação mecânica com pressão positiva aumenta a pressão intratorácica e reduz o retorno venoso, elevando consequentemente a PIC. Por isso, a pressão nas vias aéreas deve ser mantida no mínimo suficiente para evitar hipoxemia (manter saturação de $O_2 > 92\%$) e deve ser mantida $PaCO_2$ em níveis de normoventilação (entre 35 e 40 mmHg). A manutenção de uma pressão baixa nas vias aéreas durante a ventilação mecânica já é um dos objetivos da estratégia de ventilação protetora, e pode ser usada nos pacientes neurológicos. A ventilação protetora é uma estratégia que tem como objetivo impedir o desenvolvimento de lesão pulmonar induzida pela ventilação mecânica, e preconiza o uso de volume corrente baixo, a manutenção da pressão alveolar de pico abaixo de 30 cm $H_2O$ e o uso de pressão expiratória final positiva (PEEP) para prevenir o colapso das pequenas vias aéreas. Em casos de síndrome de desconforto respiratório agudo, em que é necessário utilizar PEEP mais alta, a monitorização da PIC deve ser considerada se houver suspeita de hipertensão intracraniana, devido ao risco potencial de aumento da PIC com PEEP muito alta.

Em pacientes com suspeita de hipertensão intracraniana, a cabeceira do leito deve permanecer elevada a 30º e a cabeça deve permanecer alinhada, para evitar que a rotação da cabeça dificulte o retorno venoso do segmento cefálico, o que poderia provocar estase venosa intracraniana e elevação da PIC.

## MANUSEIO DA PRESSÃO ARTERIAL NA FASE AGUDA DO AVC

O manuseio da pressão arterial é a primeira questão com a qual o médico se depara após a estabilização inicial do paciente e a tomada de decisão sobre o tratamento antitrombótico inicial (trombólise ou não trombólise). Nesta sessão, será abordado o manuseio da pressão arterial no paciente não candidato à trombólise, já que nos pacientes tratados com trombolítico a abordagem da pressão arterial é diferente, as recomendações são mais claras, e o tema será abordado em capítulo específico.

A hipotensão arterial é rara na fase aguda do AVC e sua ocorrência obriga a investigação de outras causas, sendo a hipovolemia a mais comum. Outras situações que podem provocar hipotensão na fase aguda do AVC são: sepse, insuficiência cardíaca, infarto do miocárdio e efeito de medicamentos.

A hipertensão arterial é muito comum na admissão do paciente com AVC, mesmo nos pacientes previamente normotensos. A pressão arterial encontra-se elevada em cerca de 2/3 dos casos de AVC agudo e tende a cair espontaneamente durante a primeira semana. Ansiedade, dor e retenção urinária, muitas vezes com volumosos bexigomas, constituem causas frequentes de hipertensão arterial, que é facilmente controlada ao se tratar a condição de base.

A pressão arterial tem implicações prognósticas e terapêuticas diversas no AVC isquêmico e hemorrágico, e por isso será analisada separadamente a seguir.

### Manuseio da pressão arterial no AVC isquêmico

O melhor tratamento da hipertensão arterial na fase aguda do AVC continua sendo um tema muito controverso. De maneira geral, recomenda-se retardar por pelo menos 24 a 48 horas o início do tratamento anti-hipertensivo, até que haja uma estabilização do quadro clínico inicial, preferencialmente levando-se em consideração o mecanismo do AVCI. Infelizmente, na imensa maioria dos centros em nosso meio não é possível definir o mecanismo do AVC (e determinar o subtipo) antes de 48 a 72 horas, em função da indisponibilidade dos exames complementares apropriados de forma imediata.

Na vigência de isquemia, o tecido cerebral é particularmente vulnerável à hipotensão, já que a isquemia leva a graus variáveis de redução da autorregulação do fluxo sanguíneo cerebral. Esta autorregulação do fluxo é uma propriedade da vasculatura cerebral que garante a manutenção de um fluxo constante, a despeito de variações amplas na pressão de perfusão tecidual. Esta capacidade da vasculatura intracraniana encontra-se reduzida no AVC, tornando o fluxo mais dependente da pressão de perfusão e, portanto, da pressão arterial. A redução da pressão arterial pode ser especialmente deletéria nos pacientes com estenose grave de grandes vasos craniocervicais.

A faixa ideal de pressão arterial no AVCI infelizmente ainda não foi determinada, e deve ser ajustada de forma individualizada, considerando comorbidades específicas e o mecanismo provável do AVCI em cada caso. Diversos estudos investigaram os parâmetros pressóricos na fase aguda do AVCI. Porém, os resultados destes estudos não são uniformes e refletem a dificuldade de se controlar todos os fatores que afetam o comportamento da pressão arterial. O estudo avaliou a reintrodução precoce (dentro das primeiras 48 horas após o AVC) dos anti-hipertensivos que já estavam em uso pelos pacientes. Os resultados não mostraram benefício na redução da morbimortalidade precoce ou tardia com a reintrodução precoce do tratamento anti-hipertensivo. Neste contexto, chamam a atenção os estudos que mostraram piora dos desfechos clínicos ao se reduzir a pressão arterial na fase aguda do AVCI.

Pelos motivos anteriores, o tratamento da hipertensão arterial na fase aguda do AVC deve ser reservado para situações específicas, tais como: congestão pulmonar, isquemia miocárdica, dissecção aórtica, encefalopatia hipertensiva, ou na vigência de níveis pressóricos arteriais extremamente elevados (pressão sistólica maior que 220 mmHg e diastólica maior que 120 mmHg), obtidos por medidas repetidas da pressão arterial.

Quando julgado apropriado, o tratamento anti-hipertensivo deve ser iniciado cuidadosamente, com redução de 15% a 20% dos níveis pressóricos, além de vigilância estrita do quadro neurológico. Se houver piora do quadro neurológico, o tratamento com hipotensores deve ser interrompido ou titulado para um nível acima. As drogas de escolha para o tratamento da hipertensão em pacientes na fase aguda do AVC devem ser de ação curta e manejo fácil, preferencialmente por via endovenosa, de modo a permitir a titulação das doses e reduzir os riscos de hipotensão acentuada, abrupta ou duradoura.

As drogas comumente utilizadas no nosso meio são os betabloqueadores e o nitroprussiato de sódio. O uso de bloqueadores de canal de cálcio, via oral ou sublingual, é fortemente contraindicado, pois eles podem causar reduções abruptas e acentuadas na pressão arterial.

## Manuseio da pressão arterial na hemorragia intracerebral espontânea

A hipertensão arterial é muito frequente na fase aguda da hemorragia intracerebral espontânea, e provavelmente resulta de vários fatores, cuja prevalência e intensidade variam de caso a caso. Entre estes fatores destacam-se: a própria hemorragia intracraniana, cefaleia, hiperatividade simpática, retenção urinária, hipertensão intracraniana e interrupção das drogas anti-hipertensivas.

Diferentemente do que ocorre no AVCI, na hemorragia intracerebral espontânea a hipertensão arterial tem-se mostrado um fator preditivo consistente de piores desfechos. O manuseio da hipertensão arterial na hemorragia intracraniana tem sido objeto de intensa discussão. Por um lado, suspeita-se que a hipertensão arterial nesta fase possa aumentar o risco de expansão do hematoma e piorar o edema perilesional. Por outro lado, até recentemente havia incerteza sobre a segurança da terapia anti-hipertensiva nesta fase, em que pode haver comprometimento da autorregulação do fluxo sanguíneo cerebral.

A incerteza acerca do manuseio da HA na hemorragia intracerebral espontânea foi parcialmente dirimida após a publicação de estudos evidenciando a segurança da redução da pressão arterial na fase aguda da hemorragia intraparenquimatosa. Recentemente, foram publicados os resultados do estudo Interact 2, avaliando alvos pressóricos de pressão arterial. Neste estudo, randomizado e multinacional, foram incluídos 2.839 pacientes cuja pressão sistólica na admissão estava entre 150 e 220 mmHg. Os pacientes foram divididos em 2 grupos: no grupo controle, a pressão arterial foi tratada segundo as diretrizes da American Stroke Association, que recomenda a intervenção farmacológica para redução da pressão arterial quando a pressão sistólica ultrapassa 180 mmHg. No grupo de intervenção, a pressão sistólica alvo era abaixo de 140 mmHg. Em ambos os grupos a pressão arterial alvo era mantida por 7 dias. Os resultados mostraram que houve melhora funcional no grupo intervenção. Não houve diferença na mortalidade nem nos eventos adversos sérios entre os 2 grupos. Esses dados mostraram que a redução intensiva da hipertensão arterial na fase aguda da hemorragia intraparenquimatosa é segura e eficaz, melhorando os desfechos clínicos.

Em pacientes com suspeita de hipertensão intracraniana, recomenda-se a monitorização da pressão intracraniana. Com o conhecimento da pressão intracraniana, o manuseio da pressão arterial passa a ser regido pela pressão de perfusão cerebral, que deverá ser mantida acima de 60 mmHg.

## CONTROLE GLICÊMICO E DA TEMPERATURA

A hiperglicemia é frequente em pacientes neurológicos críticos, sejam eles diabéticos ou não. Muitos estudos mostram que a hiperglicemia é um fator independente de pior prognóstico em pacientes neurológicos graves, particularmente no AVC.

Muito se tem debatido recentemente sobre a melhor estratégia de controle glicêmico em pacientes críticos. Estudos iniciais com pacientes críticos cirúrgicos mostraram que o controle glicêmico agressivo poderia reduzir a mortalidade. Porém, estes resultados não foram reproduzidos em outros estudos. Em estudos recentes com pacientes críticos, o controle estrito não mostrou benefício, além de expor os pacientes a um risco bastante aumentado de hipoglicemia. O objetivo do controle glicêmico atualmente recomendado é manter a glicemia abaixo de 180 mg/dL.

Febre está associada a piores desfechos neurológicos em diferentes contextos, incluindo trauma craniano, encefalopatia anóxica e AVC. A febre aumenta a demanda metabólica cerebral, aumentando o fluxo sanguíneo cerebral e, desta forma, pode elevar a PIC. A febre deve ser evitada e tratada agressivamente. Associação de antitérmicos com horários intercalados e medidas físicas (compressas frias, exposição a temperatura ambiente, colchões térmicos) muitas vezes são necessárias para o controle da temperatura.

## EDEMA ENCEFÁLICO E HIPERTENSÃO INTRACRANIANA

O edema encefálico e a hipertensão intracraniana têm significado clínico muito diferente em função da topografia da lesão oclusiva (circulação anterior *versus* circulação posterior) e do tipo de AVC (isquêmico e hemorrágico), por isso, serão abordados nas situações específicas.

### Edema cerebral no infarto em território da circulação anterior

Na grande maioria dos casos, o edema não é clinicamente importante, exceto nos infartos maciços. Os infartos maciços decorrentes da oclusão de grandes vasos da circulação anterior caracterizam-se por grandes volumes de tecido cerebral acometido, levando a efeito expansivo expressivo, além de apresentarem alta morbimortalidade. A lesão isquêmica unilateral, com edema crescente, promove diferença da pressão intracraniana entre os compartimentos intracranianos, suficiente para causar deslocamento das estruturas adjacentes, o que configura as herniações.

Estima-se que infartos extensos, acometendo todo o território da artéria cerebral média (ACM), sejam responsáveis por 2% a 8% de todos os casos de hospitalização por AVC isquêmico. Cerca de metade dos pacientes com infarto ex-

tenso no território da artéria cerebral média, por sua vez, evoluem com edema cerebral progressivo, com efeito expansivo, e alto risco de herniação e morte. A mortalidade deste quadro é de aproximadamente 80%, por isso tem sido chamado de "infarto maligno da artéria cerebral média".

O infarto maligno da artéria cerebral média é definido como infarto extenso, com efeito expansivo e deterioração neurológica progressiva. A piora neurológica ocorre precocemente, em geral dentro das primeiras 48 horas após o início dos sintomas do AVC, e é caracterizada por redução do nível de consciência e, em casos graves, por sinais clínicos de herniação encefálica. O efeito expansivo do edema pode ser notado nas tomografias sequenciais.

As hérnias comprimem estruturas anatômicas vitais, incluindo artérias intracranianas, com consequências geralmente catastróficas decorrentes do aumento das áreas de infarto, além de aumento progressivo da pressão intracraniana. Infelizmente, porém, a monitorização da pressão intracraniana não é útil na detecção precoce dos pacientes que vão evoluir com edema cerebral maligno. No infarto extenso, os estudos mostram que a herniação das estruturas intracranianas ocorrem antes da elevação da pressão intracraniana, já que em 80% desses pacientes a pressão intracraniana está normal no início do desvio compartimental. Nas horas subsequentes, após a herniação, a pressão intracraniana eleva-se progressivamente e atinge níveis elevadíssimos.

O tratamento emergencial do edema cerebral e da hipertensão intracraniana está indicado na ocorrência de deterioração neurológica ou no aparecimento de sinais de herniação. O uso de agentes osmóticos, como o manitol e a solução salina hipertônica, é eficaz em reduzir temporariamente os sintomas e reverter os sinais de herniação. Já os corticosteroides não estão indicados na redução do edema cerebral dos pacientes com AVCI agudo, uma vez que o principal tipo de edema nesses casos é citotóxico, que não responde aos corticosteroides. Estes aumentam o risco de infecção, hiperglicemia e sangramento gastrointestinal.

### Craniectomia descompressiva

A craniectomia descompressiva tem sido usada há várias décadas para tratar pacientes com lesões intracranianas expansivas. Recentemente, novos estudos permitiram reavaliar o benefício desta cirurgia para os pacientes com infartos extensos do território da artéria cerebral média. A cirurgia permite a expansão do encéfalo edemaciado, evitando a compressão de estruturas vitais intracranianas. Estudos randomizados têm demonstrado redução significativa da mortalidade em pacientes com infarto maligno da cerebral média.

O paciente com infarto extenso apresenta sinais evidentes de lesão neurológica, com uma combinação de hemiplegia, disartria grave, afasia global, heminegligência, paresia do olhar conjugado (com desvio do olhar para o lado contralateral ao da paresia), dificuldade para abertura ocular (decorrente de apraxia da abertura ocular). A pontuação na escala NIHSS auxilia na identificação dos pacientes sob risco de edema maligno, apesar de carecer de especificidade por ser, na realidade, um marcador de infarto extenso, e não de edema. Pacientes com infartos malignos quase sempre apresentam escores no NIHSS acima de 15 nas lesões no hemisfério não dominante, e acima de 20 nas lesões do hemisfério dominante.

A monitorização do nível de consciência e a realização de tomografia sequencial ajudam a identificar precocemente os pacientes que estão evoluindo com edema cerebral potencialmente letal. A craniectomia descompressiva é uma terapia efetiva, cujo resultado parece ser melhor quando o procedimento é realizado precocemente, antes que ocorra a temida herniação do tecido cerebral. O melhor marcador de edema parece ser o rebaixamento progressivo do nível de consciência, que deve ser avaliado de forma cuidadosa e frequente nos primeiros 5 dias. Outros preditores clínicos de edema progressivo incluem: antecedente de insuficiência cardíaca, sexo feminino, náuseas, vômitos e leucocitose.

Dados de neuroimagem oferecem grande ajuda na identificação dos pacientes de maior risco. Na tomografia, são sinais preditores de piora clínica: presença do sinal da hiperdensidade da artéria cerebral média (indicando oclusão persistente), hipodensidade franca nas primeiras 6 horas, acometendo mais que um terço do território da artéria cerebral média, envolvimento dos núcleos da base e desvio da linha média maior que 5 mm. A tomografia sequencial pode ajudar na definição sobre a causa de piora clínica. O volume do infarto, calculado com precisão na ressonância magnética, também é um bom preditor de piora clínica. Infartos com volume acima de 80 mL, detectados por ressonância realizada ao redor de 6 horas após o início dos sintomas, associam-se a um grande risco de edema e rápida piora clínica.

Embora seja um tratamento com potencial de salvar vidas, e merecer uma recomendação com classe I de evidência, nível B (pela classificação da American Stroke Association), a craniectomia descompressiva é uma terapia agressiva e pode não ser adequada para todos os pacientes e suas famílias. O grau de incapacidade funcional permanente é alto em boa parte dos sobreviventes, e a idade é o principal fator determinante da recuperação funcional. A recuperação funcional é muito melhor nos indivíduos com menos de 50 anos. Apesar de a chance de boa recuperação funcional ser menor em pacientes com idade acima de 60 anos, muitos autores consideram que não se pode negar uma terapia com potencial de aumentar a sobrevida, mesmo que seja às custas de um aumento significativo de sobreviventes com alto grau de incapacidade funcional. Desta forma, a decisão deve ser individualizada, considerando o estado funcional e clínico prévio, e envolver a participação ativa dos familiares

e cuidadores. O tema infarto maligno da artéria cerebral média será também discutido em capítulo específico.

## Edema nos infartos cerebelares

Cerca de 20% dos Infartos cerebelares podem cursar com piora neurológica progressiva, decorrente de edema e compressão das estruturas do tronco (principalmente da ponte) e, eventualmente, por hidrocefalia. Tais infartos geralmente decorrem de oclusão da artéria cerebelar posteroinferior ou da artéria cerebelar superior, e os sintomas incluem vertigem, náuseas e vômitos, ataxia, oftalmoparesia, soluços e nistagmo. Assim como nos infartos extensos supratentoriais, aqui também o rebaixamento progressivo da consciência é o principal indicador de edema progressivo, que geralmente é bem mais tardio do que nos infartos hemisféricos, com a piora dos sintomas ocorrendo vários dias após o início dos sintomas.

O diagnóstico é confirmado por neuroimagem. Vale lembrar que a ressonância tem sensibilidade bem maior na identificação dos infartos cerebelares, que podem passar despercebidos na tomografia. Nos infartos cerebelares, o principal marcador radiológico de edema é o apagamento do $4°$ ventrículo, seguido pela compressão das cisternas basais, compressão e deformação do tronco, hidrocefalia, herniação tonsilar e herniação transtentorial ascendente.

O tratamento clínico do edema em pacientes que apresentam piora dos sintomas pode ser tentado, e o uso de terapia osmótica pode ser útil. Porém, o tratamento é cirúrgico naqueles pacientes que continuam piorando a despeito de medidas clínicas máximas. A ventriculostomia está indicada nos pacientes com hidrocefalia obstrutiva e piora clínica, e nestes casos a intervenção cirúrgica deve incluir a craniectomia descompressiva occipital. A recuperação funcional dos pacientes tratados cirurgicamente é boa na maioria dos casos.

## Hipertensão intracraniana na hemorragia intracraniana espontânea

A hipertensão intracraniana é a maior responsável pela mortalidade na *hemorragia intracraniana espontânea*, sendo que aproximadamente 60% das mortes são consequência direta do sangramento intracerebral. Hematomas volumosos e hidrocefalia têm participação no desenvolvimento da hipertensão intracraniana.

A monitorização da pressão intracraniana deve ser considerada nas seguintes situações: deterioração neurológica (definida por escore na escala de coma de Glasgow menor que 9), sinais de herniação transtentorial, hemorragia intraventricular significativa e hidrocefalia. No controle da hipertensão intracraniana, utilizam-se os mesmos princípios aplicados aos casos de trauma craniano, cujos objetivos terapêuticos são: manter a pressão intracraniana < 20-25 mmHg e a pressão de perfusão cerebral > 60 mmHg (recomendação classe IIb de evidência, nível C).

As medidas de controle da pressão intracraniana também seguem as mesmas recomendações daquelas usadas no trauma craniano. O tratamento da hipertensão intracraniana pode ser dividido em clínico e cirúrgico. É fundamental que o paciente seja constantemente avaliado com relação à possibilidade cirúrgica, para evacuação de hematomas e tratamento de hidrocefalia. A possibilidade de lesão cirúrgica deve ser sempre investigada diante de qualquer piora clínica ou diante da ocorrência de HIC de difícil controle. O intensivista pode e deve lançar mão de medidas clínicas, porém não pode descartar a possibilidade de uma nova lesão neurocirúrgica.

A hidrocefalia está associada a piores desfechos na *hemorragia intracraniana espontânea*. Ocorre em cerca de 20% a 25% dos casos de hemorragia intraparenquimatosa; é muito mais frequente quando há hemorragia intraventricular, estando presente em 55% desses casos. A drenagem ventricular é uma opção razoável nos pacientes com hidrocefalia e rebaixamento da consciência (recomendação classe IIa de evidência, nível B). Nos pacientes com hematoma cerebelar e deterioração neurológica, compressão de tronco cerebral ou hidrocefalia obstrutiva, o procedimento deve incluir drenagem de hematoma, pois a derivação ventricular isoladamente é considerada insuficiente.

Contamos hoje com várias alternativas terapêuticas efetivas na redução da pressão intracraniana (Tabela 14.1). A maioria delas, porém, está associada a efeitos colaterais significativos. As medidas iniciais são aquelas com menor potencial deletério, e incluem o correto posicionamento da cabeça, sedação e analgesia adequadas, drenagem de líquor, hiperventilação e terapia hiperosmolar. A falta de resposta a estas medidas gerais caracteriza a HIC refratária e requer o uso de medidas agressivas e com efeitos colaterais potencialmente deletérios, e por isso devem ser usadas em centros especializados, capazes de oferecer condições seguras para seu uso.

**Tabela 14.1** Tratamento da hipertensão intracraniana (HIC) em pacientes com hemorragia intracraniana espontânea.

| Opções para o tratamento da HIC* |
| --- |
| **1.** Posicionamento da cabeça: centralizada e elevada a 30° |
| • Facilita o retorno venoso da cabeça, evitando que uma potencial estase venosa contribua para elevar a PIC |
| **2.** Sedação e analgesia adequadas |
| • Utilizar preferencialmente sedativos de ação curta, de modo a permitir reavaliações neurológicas quando apropriado |
| **3.** Drenagem de líquor, caso o cateter de monitorização esteja na posição intraventricular |
| **4.** Terapia Osmótica |
| • Manitol 20% 0,25 a 1,0 g/kg/dose |
| • Solução salina hipertônica 20%, 30 mL/dose, infundir lentamente, em 15 min, preferencialmente por acesso venoso central (risco de flebite) |
| • É necessário garantir euvolemia e monitorar osmolaridade sérica |
| • Manter a osmolaridade plasmática alvo em 300-320 mOsm |
| • Hiponatriemia deve ser excluída antes do uso de soluções salinas hipertônicas, devido ao risco de desmielinização osmótica |
| **5.** Hiperventilação leve |
| • Manter $PaCo_2$ entre 30 e 35mmHg, por curtos períodos |
| **Opções para o tratamento da HIC refratária*** |
| **6.** Hipotermia Terapêutica |
| • A hipotermia é eficaz em controlar a HIC e constitui uma opção para o controle da HIC refratária |
| • Temperatura-alvo: 32 °C a 34 °C |
| • Há complicações potencialmente graves, por isso só deve ser realizada em centros especializados |
| **7.** Barbitúricos |
| • Barbitúricos em altas doses são recomendados para controlar a HIC refratária ao tratamento médico e cirúrgico máximos. Recomendação classe II |
| • Estabilidade hemodinâmica é essencial antes e durante a administração de barbitúrico |
| • Tiopental (Thionembutal®): |
| • Dose inicial: 5 mg/kg, em 30 minutos. Pode ser repetida até o controle da HIC |
| • Dose de manutenção: 1-4 mg/kg/hora |
| **8.** Craniectomia descompressiva |

*Na ocorrência de piora neurológica, em qualquer momento, considerar tomografia de crânio de controle, para excluir lesões adicionais, ou lesões com potencial tratamento cirúrgico.

## HIPOTERMIA TERAPÊUTICA

A hipotermia tem efeito neuroprotetor e seu potencial terapêutico foi extensamente demonstrado em pacientes com encefalopatia após a parada cardíaca. A hipotermia moderada (33 °C a 34 °C) tem o potencial de reduzir a mortalidade dos pacientes com AVC extenso da artéria cerebral média, mas seu efeito parece menor que o da craniectomia descompressiva, conforme demonstraram estudos observacionais.

A hipotermia terapêutica tem sido estudada também fora do contexto do infarto maligno. Há estudos em andamento testando o potencial benefício da hipotermia, isoladamente ou associada a terapias de recanalização no AVC isquêmico. Um dos recentes avanços é o uso de cateteres venosos especiais para indução de hipotermia, que, além de maior rapidez para indução, propiciam um melhor controle da temperatura ao longo de todo o procedimento.

Embora a hipotermia no AVC tenha demonstrado resultados iniciais encorajadores, os dados são apenas preliminares. No presente momento, a hipotermia terapêutica no AVC é considerada experimental e não se pode fazer nenhuma recomendação baseada em evidência.

## COMPLICAÇÕES CARDIOVASCULARES

Lesões graves do sistema nervoso central podem desencadear alterações cardiocirculatórias importantes, mesmo em pacientes sem doença cardíaca prévia. Como discutiremos a seguir, essas alterações cardíacas poderão aumentar a morbidade e a mortalidade desses pacientes não só pela lesão cardíaca em si, mas também pelas lesões cerebrais secundárias que poderão acontecer como consequência da diminuição do débito cardíaco e da oferta cerebral de oxigênio.

A verdadeira incidência dessas complicações não é conhecida. Sabe-se que quanto mais grave o evento neurológico, maior é a incidência dessas complicações, e que elas ocorrem com maior frequência nos acidentes vasculares cerebrais hemorrágicos (hemorragia subaracnóidea e hemorragia intraparenquimatosa), embora também possam acontecer no AVCI, no traumatismo cranioencefálico, no estado de mal epiléptico e nas meningoencefalites, entre outras doenças.

O mecanismo fisiopatológico básico das alterações cardiocirculatórias parece ser a hiperatividade simpática secundária à lesão neurológica. Estudos anatomopatológicos em pacientes que morreram por lesões neurológicas agudas mostram lesões miocárdicas caracterizadas por miocitólise, degeneração miofibrilar, hemorragia subendocárdica e intramiocárdica, necrose em bandas, edema e infiltração de células mononucleares. A seguir, apresentaremos as principais manifestações cardiovasculares em pacientes neurológicos graves.

## Arritmias cardíacas

Lesões intracranianas podem desencadear alterações do eletrocardiograma (ECG). Os mecanismos envolvidos nessas alterações dependem da estimulação simpática excessiva, causando mudanças na repolarização ventricular sem que haja isquemia/infarto miocárdico ou desencadeando isquemia/infarto miocárdico na ausência de doença coronária. Essas alterações podem ser divididas em duas categorias: alterações morfológicas do ECG e alterações da frequência e do ritmo cardíaco.

As alterações morfológicas do ECG mais comuns são: aparecimento de ondas Q, prolongamento de QT, anormalidades no segmento ST e na onda T (depressão de ST, inversão de T) e presença de ondas U. Estima-se que a frequência desses distúrbios seja de 61% a 71% nos acidentes vasculares hemorrágicos e de 5% a 17% nos acidentes vasculares isquêmicos.

As lesões do sistema nervoso central têm sido associadas a quase todas as arritmias, tais como taquicardia/bradicardia sinusal, taquicardia paroxística, extrassístoles supraventriculares, fibrilação/*flutter* atrial (aparecimento de FA em até um terço dos pacientes neurológicos), bloqueio AV intermitente, extrassístoles, taquicardia, *flutter* e fibrilação ventriculares. Essas arritmias podem ocorrer com ou sem sinais eletrocardiográficos de lesão miocárdica subjacente. Estima-se que a incidência de alterações do ritmo na presença de lesões cerebrais agudas seja superior a 75%, sendo a maioria deles benignos e autolimitados.

A presença de anormalidades cardíacas parece associar-se a uma maior mortalidade. Esse aumento na mortalidade estaria relacionado à gravidade da lesão neurológica (quanto mais grave o evento neurológico, maior a incidência de arritmias) ou às consequências de uma arritmia grave (quanto mais grave a arritmia, maior a chance de lesão cerebral secundária ao baixo débito cardíaco).

O tratamento das arritmias secundárias aos processos intracranianos envolve o controle da doença de base (incluindo tratamento neurocirúrgico, quando indicado), controle da hipertensão intracraniana, manutenção da oferta sistêmica e cerebral de oxigênio e correção dos distúrbios hidroeletrolíticos. O tratamento específico das arritmias segue as recomendações habituais, com ênfase na utilização de betabloqueadores, dada a fisiopatologia envolvida.

Sugere-se que os pacientes com acidente vascular cerebral sejam monitorizados com ECG contínuo durante os três primeiros dias após o evento. Naqueles em que se detectaram distúrbios da repolarização ventricular, a monitorização deve continuar até que as alterações desapareçam. Esses pacientes, juntamente com os que apresentam comprometimento da ínsula ou cardiomiopatia isquêmica, têm maior risco de morte súbita ou de extensão da área do infarto cerebral pelo aparecimento de arritmias graves.

## Alterações isquêmicas do miocárdio

As alterações eletrocardiográficas frequentemente encontradas em pacientes neurológicos graves nem sempre são fenômenos puramente elétricos, pois muitos pacientes apresentam evidências de dano miocárdico estrutural, como elevação de enzimas (em até 15% dos casos) e anormalidades ecocardiográficas sugestivas de disfunção cardíaca.

Nos pacientes que apresentam alterações da contratilidade miocárdica, é frequente a presença de instabilidade hemodinâmica e edema pulmonar, dando suporte à noção de que essas lesões contribuem para aumentar morbidade e a mortalidade. A lesão miocárdica pode manifestar-se como alterações eletrocardiográficas isquêmicas, como arritmias ou como um quadro de baixo débito cardíaco (*stunned myocardium*, miocárdio atordoado), acompanhada ou não de elevações enzimáticas. As anormalidades no ECG que parecem se correlacionar com lesão miocárdica são a inversão simétrica da onda T e o prolongamento de QT ($\geq$ 500 m/s).

O tratamento deve ser apenas de suporte, com ênfase na manutenção do débito cardíaco e de níveis pressóricos adequados. Se existir instabilidade hemodinâmica, deve-se considerar precocemente a utilização de monitorização hemodinâmica invasiva. O tratamento segue as orientações para o tratamento clínico do choque cardiogênico. Existem relatos do uso de balão intra-aórtico com sucesso. Além das implicações hemodinâmicas, a lesão cardíaca neurogênica tem o potencial trombogênico/embolígeno e de desencadear arritmias fatais. Não havendo contraindicações, o uso precoce de betabloqueadores parece oferecer alguma proteção contra essa complicação.

## Edema pulmonar neurogênico

O edema pulmonar neurogênico em geral manifesta-se subitamente e pouco tempo (minutos ou horas) após a lesão do sistema nervoso central, embora tenham sido descritos casos de aparecimento mais tardio.

É frequente que o edema pulmonar neurogênico seja confundido com edema pulmonar por sobrecarga hídrica, síndrome do desconforto respiratório agudo ou broncopneumonia aspirativa. É provável que formas leves ou subclínicas sejam muito comuns, ao passo que o edema pulmonar neurogênico grave seja mais raro. O diagnóstico deverá ser feito pela história e pela exclusão de outras causas, já que não existem exames específicos para tal. A incidência relatada nos casos neurológicos graves varia de 17% a 71%, dependendo dos critérios diagnósticos utilizados.

A fisiopatologia do edema pulmonar neurogênico não está completamente esclarecida. Esse tipo de edema pulmonar tem sido classicamente descrito como não cardiogênico, ou seja, com pressão de oclusão da artéria pulmonar normal e com proteína aumentada no fluido do edema. O componente de aumento da permeabilidade capilar (não cardiogênico) parece ser o mais importante, embora nas fases iniciais o aumento da pressão intravascular (cardiogênico) possa também desempenhar um papel significativo.

O principal mecanismo do edema pulmonar neurogênico, entretanto, parece ser a alteração da permeabilidade capilar pulmonar. O aumento da permeabilidade capilar seria secundário à hipertensão pulmonar transitória, mas intenso, decorrente da descarga simpática maciça (*blast theory*). Outra hipótese é de que o edema pulmonar seja mediado diretamente pelo sistema nervoso central, secundário à liberação de mediadores neuronais e inflamatórios. De fato, a estimulação simpática acarreta aumento na permeabilidade capilar pulmonar. Um mecanismo provável seria a abertura das junções endoteliais.

Além do controle da condição neurológica, especialmente da pressão intracraniana, o tratamento dessa complicação é de suporte. O uso de vasodilatadores, cardiotônicos e diuréticos é controverso e deve ser avaliado caso a caso. O uso de pressão expiratória final positiva (PEEP) pode ser benéfico, apesar do risco potencial de elevar a PIC. Na suspeita de hipertensão intracraniana, a monitorização da PIC deve ser considerada nos casos em que se pretende utilizar PEEP elevada.

Não se conhece o verdadeiro impacto do edema pulmonar neurogênico na morbidade e na mortalidade do paciente neurológico grave. O fato de esta complicação geralmente ocorrer nos casos mais graves dificulta a avaliação de sua influência nos resultados finais. Sabe-se, contudo, que hipotensão, baixo débito cardíaco e hipoxemia são determinantes de lesões cerebrais secundárias com consequente piora da morbidade e mortalidade.

## REFERÊNCIAS CONSULTADAS

1. Anderson CS, Heeley E, Huang Y, et al; for the INTERACT2 Investigators. Rapid Blood-pressure lowering in patients with acute intracerebral hemorrhage. N Engl J Med 2013;368:2355-2365.

2. Bardutzky J, Schwab S. Antiedema therapy in ischemic stroke. Stroke 2007;38:3084-3094.

3. Capone Neto A, Knobel E. Complicações Cardiovasculares na Doença Neurológica Grave. In Knobel E.

Terapia Intensiva: Neurologia. São Paulo: Atheneu; 2002.

4. Jauch, EC, Saver JL, Adams HP, et al. Guidelines for the Early Management of Patients With Acute Ischemic Stroke: A Stroke Association Guideline for Healthcare Professionals From the American Heart Association/American. Stroke 2013;44:870-947.

5. Jüttler E, Unterberg A, Woitzik J, et al; for the DESTINY II Investigators. Hemicraniectomy in Older Patients with Extensive Middle-Cerebral-Artery Stroke. N Engl J Med 2014;370:1091-1100.

6. Maramattom BV, Manno EM, Fulgham JR, Jaffe AS, Wijdicks EF. Clinical importance of cardiac troponin release and cardiac abnormalities in patients with supratentorial cerebral hemorrhages. Mayo Clin Proc 2006;81(2):192-6.

7. Morgenstern LB, Hemphill JC III, Anderson C, et al. Guidelines for the management of spontaneous intracerebral hemorrhage: a guideline for healthcare professionals from the American Heart Association/ American Stroke Association. Stroke 2010;41:2108-29.

8. Organised inpatient (stroke unit) care for stroke. Stroke Unit Trialists Collaboration. Cochrane Database of Syst Rev 2013 Set:11;(9):CD000197.

9. Robinson TG, Potter JF, Ford GA, et al. COSSACS Investigators. Effects of antihypertensive treatment after acute stroke in the Continue or Stop Post-Stroke Antihypertensives Collaborative Study (COSSACS): a prospective, randomised, open, blinded-endpoint trial. Lancet Neurol 2010;9:767-775.

10. Vahedi K, Hofmeijer J, Juettler E, et al. DECIMAL, DESTINY, and HAMLET Investigators. Early decompressive surgery in malignant infarction of the middle cerebral artery: a pooled analysis of three randomized controlled trials. Lancet Neurol 2007;6:215–222.

11. Wijdicks EFM, Sheth KN, Carter BS, et al. Recommendations for the Management of Cerebral and Cerebellar Infarction with Swelling. A Statement for Healthcare Professionals from the American Heart Association/American Stroke Association. Stroke 2014;45:1222-1238.

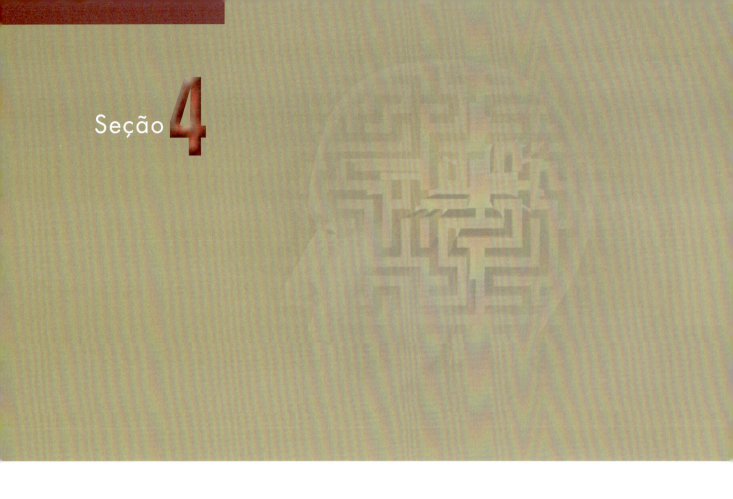

# Seção 4

## Etiologia da Doença Cerebrovascular

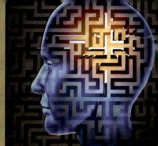

# 15

- Camila Catherine Henriques de Aquino
- Daniela Laranja Gomes Rodrigues

# Prevenção Secundária Pós-acidente Vascular Cerebral

**PONTOS-CHAVE**

- O controle dos fatores de risco tem um impacto significativo na redução de recorrência do AVC em longo prazo. Fatores como hipertensão, diabetes, tabagismo, estão entre os preditores de recorrência, assim como a doença vascular em outros sítios (infarto miocárdico, doença arterial periférica) e a presença de fontes emboligênicas (fibrilação atrial, êmbolos de grandes vasos).
- Dentre os tratamentos específicos para prevenção de recorrência do AVC isquêmico estão o uso de antiagregantes plaquetários nos casos de causa aterosclerótica, anticoagulação nos casos de causa cardioembólica de alto risco e intervenções cirúrgicas como endarterectomia carotídea, stent carotídeo ou fechamento de forames cardíacos em casos selecionados.

## INTRODUÇÃO

O acidente vascular cerebral (AVC) é a terceira causa de morte no mundo e a principal causa de incapacidade no Brasil. Ao longo das últimas décadas, grandes avanços foram realizados no que se refere ao tratamento da fase aguda do AVC, bem como na prevenção primária e controle dos fatores de risco. No entanto, cerca de 25% a 30% dos AVCs são na verdade recorrência após um primeiro AVC ou ataque isquêmico transitório (AIT), e esses eventos caracterizam-se por maior morbidade, mortalidade e altos custos com hospitalização e reabilitação. Diante desses fatos, faz-se extremamente necessária a implementação de medidas eficazes de prevenção secundária após um AVC ou AIT. Tais medidas de prevenção secundária consistem em controle dos fatores de risco (interrupção do tabagismo, controle glicêmico, perda de peso, atividade física) e também em tratamentos específicos direcionados para a etiologia do AVC apresentado por cada paciente.

A utilização de escalas para a classificação etiológica do AVC, como a escala TOAST-SSS, que divide os subtipos etiológicos de AVC em evidente, possível ou provável através de achados de exames de imagem, apresentação clínica e investigação complementar, é uma boa maneira de direcionar o tratamento específico do AVC.

**Os fatores de risco para AVC são comumente** divididos em fatores de risco não modificáveis e fatores de risco modificáveis (Tabela 15.1).

Neste capítulo iremos abordar os tratamentos com foco nas intervenções nos fatores de risco *modificáveis*. Após cada item discutido faremos um resumo das últimas recomendações da *American Heart Association* (2014) no tocante à prevenção secundária no AVC.

**Tabela 15.1** Fatores de risco no AVC.

| Fatores de risco não modificáveis | Fatores de risco modificáveis |
|---|---|
| Idade | Hipertensão |
| Raça (risco maior em negros) | Diabetes *Mellitus* |
| Sexo masculino | Tabagismo |
| História familiar | Dislipidemia |

# MUDANÇA DOS HÁBITOS DE VIDA

O controle dos fatores de risco tem um impacto significativo na redução de recorrência do AVC em longo prazo. Fatores como hipertensão, diabetes e tabagismo estão entre os preditores de recorrência, assim como a doença vascular em outros sítios (infarto miocárdico, doença arterial periférica) e a presença de fontes emboligênicas (fibrilação atrial, êmbolos de grandes vasos). A mudança dos hábitos de vida é de fundamental importância para o controle dos fatores de risco modificáveis e, muitas vezes, requer o envolvimento de uma equipe multidisciplinar e dos familiares dos pacientes para que possam ser implementadas de maneira eficaz. Dentre as principais recomendações para mudança dos hábitos de vida destacam-se:

## Cessação do tabagismo

O tabagismo está diretamente relacionado a um maior risco de doenças cardio e cerebrovasculares e, por isso, a cessação deve ser encorajada o quanto antes, mesmo que para isso seja necessário tratamento medicamentoso e acompanhamento psicológico. Não havendo contraindicações, estão entre as opções farmacológicas para auxílio da cessação do tabagismo as seguintes drogas: nicotina (nas formas de adesivo transdérmico e gomas de mascar), bupropiona e vareniclina. Acompanhamento psicológico e terapia comportamental podem ser indicados em associação com tratamento medicamentoso ou isoladamente.

De acordo com a última *diretriz* da American Heart Association (AHA), as recomendações no tocante ao controle do tabagismo são (Tabela 15.2).

**Tabela 15.2** Recomendações da AHA quanto ao tabagismo.

| Recomendação | Nível de evidência |
|---|---|
| Profissionais de saúde devem recomendar a interrupção do tabagismo em paciente com AVC | Classe I, nível de evidência C |
| Deve-se recomendar a suspensão do tabagismo passivo | Classe IIa, nível de evidência B |
| Aconselhamento, produtos à base de nicotina e medicamentos específicos são efetivos | Classe I, nível de evidência A |

## Redução da ingestão de bebidas alcoólicas

Embora o consumo moderado de bebidas alcoólicas esteja relacionado com a redução no risco do primeiro AVC, não há uma generalização deste benefício a todos os subtipos de AVC. Acredita-se que este efeito "protetor" em pessoas que apresentam consumo moderado de bebidas alcoólicas seja devido ao aumento nos níveis de HDL-colesterol, apolipoproteína A1 e adiponectina.

A ingestão excessiva de bebidas está associada a descontrole metabólico e aumento do risco de AVC isquêmico e hemorrágico. A ingestão máxima deve ser menor que duas doses diárias para homens e menor que uma dose diária para mulheres.

As recomendações de acordo com a última *diretriz* de prevenção secundária da AHA (Tabela 15.3) são:

**Tabela 15.3** Recomendações da AHA quanto ao uso de bebidas alcoólicas.

| Recomendação | Nível de evidência |
|---|---|
| Pacientes com história de AVC isquêmico ou hemorrágico devem reduzir ou suspender a ingesta alcoólica | Classe I, nível de evidência C |
| Quantidades moderadas de ingesta alcoólica (2 doses/dia homens e uma dose/dia mulheres) pode ser tolerado | Classe IIb, nível de evidência B |

## Atividade física, alimentação e redução do índice de massa corpórea (IMC)

Atividade física, alimentação e manutenção de peso corporal adequado são importantes para melhor controle metabólico, de pressão arterial (PA) e para condicionamento vascular, fatores que estão diretamente relacionados ao risco de AVC. Atividade física moderada, como caminhada rápida, bicicleta ou natação, devem ser realizadas por 30 a 60 minutos, pelo menos 4 a 7 dias por semana. É importante ressaltar que essas atividades devem ser complementares às atividades do dia-a-dia do paciente, e que os exercícios realizados no contexto das funções diárias, como atividades domésticas, não substituem o exercício físico regular. Em pacientes com cardiopatia, pneumopatia ou doenças ortopédicas, a supervisão por um profissional é indispensável.

Uma dieta balanceada, pobre em gordura saturada, colesterol e sódio, e rica em frutas, vegetais frescos, fibras solúveis e grãos deve ser implementada. A quantidade máxima de sódio sugerida por dia é de 1500 mg (entre 9 a 50 anos), 1300 mg (50 a 70 anos) e 1200 mg (acima de 70 anos). Havendo outras indicações, como insuficiência cardíaca ou hepatopatia, esses valores podem ser ainda mais restritos, conforme recomendação médica. O acompanhamento por um profissional da área de nutrição, quando possível, deve ser recomendado.

A dieta e o exercício físico implementados irão também contribuir para a perda de peso e redução do IMC, o qual deve ser mantido entre 18,5 a 25 kg/m². A circunferência abdominal idealmente deve ser menor que 80 cm em mulheres e menor que 94 cm em homens.

As recomendações de acordo com a última diretriz de prevenção secundária da AHA estão na Tabela 15.4

Prevenção Secundária Pós-acidente Vascular Cerebral

**Tabela 15.4** Recomendações da AHA quanto à realização de atividades físicas e alimentação.

| Recomendação | Nível de evidência |
| --- | --- |
| A pacientes com história de AVC isquêmico e capazes de realizar atividades físicas, estas devem ser indicadas pelo menos 3 a 4 sessões/semana de exercícios com intensidade moderada a alta | Classe IIa, nível de evidência C |
| Pacientes com sequelas após AVC devem ser acompanhados por equipe de reabilitação para avaliação específica | Classe IIb, nível de evidência C |
| Recomenda-se avaliação nutricional em pacientes com AVC | Classe IIa, nível de evidência C |
| Não é recomendada reposição vitamínica de rotina a não ser que seja identificada deficiência específica | Classe III, nível de evidência C |
| Recomenda-se em pacientes com antecedente de AVC a redução na ingesta de sódio para < 1,5 g/dia | Classe IIa, nível de evidência C |

## Controle dos níveis pressóricos

Ao longo dos últimos anos, o conhecimento acerca do mecanismo de autorregulação do fluxo sanguíneo cerebral evoluiu e permitiu que fossem estabelecidos protocolos de monitorização e manejo da PA na fase aguda do AVC isquêmico e hemorrágico. Os conceitos mudaram significativamente e, como foi abordado no respectivo capítulo, a redução abrupta da PA na fase aguda do AVC isquêmico é atualmente contraindicada. No entanto, após a fase aguda, o restabelecimento de níveis pressóricos adequados é de fundamental importância para redução do risco de recorrência.

O momento ideal para a implementação ou otimização da terapia anti-hipertensiva ainda não foi definido, porém, é consensual que seja feito antes da alta hospitalar. A normalização da PA deve ser feita de forma gradual e sustentada, evitando-se quedas abruptas e picos hipertensivos. Nos pacientes com doença carotídea e vertebrobasilar, deve-se evitar a hipoperfusão cerebral, mas ainda assim a redução dos níveis pressóricos é recomendada. A escolha da terapia anti-hipertensiva deve ser feita de acordo com as indicações e comorbidades de cada paciente (Tabela 15.5), no entanto, alguns estudos apontam para o uso de inibidores da enzima conversora de angiotensina (iECA) ou antagonistas dos receptores de angiotensina 2 (ARA2) em combinação com bloqueadores de canais de cálcio ou diuréticos. A PA otimizada deve ser menor que 140/90 mmHg e, em pacientes diabéticos, deve ser menor que 130/80 mmHg.

A recomendação da AHA é iniciar a terapia anti-hipertensiva se PAS for maior ou igual a 140 mmHg ou PAD for maior ou igual a 90 mmHg, associada à mudança no estilo de vida como salientado nos itens anteriores deste mesmo capítulo (Tabela 15.6).

## Controle glicêmico

Diabetes *mellitus* está associada a um maior risco de AVCs recorrentes e principalmente de AVCs lacunares. Ainda na fase aguda, a hiperglicemia é correlacionada com maior morbidade e, por este motivo, os distúrbios glicêmicos, hiper ou hipoglicemia, são monitorados e corrigidos desde a admissão do paciente (vide capítulo de fase aguda). No que se refere à profilaxia secundária, até o momento nenhum estudo demonstrou que a redução dramática dos níveis glicêmicos esteja associada a menor risco de AVC, bem como nenhum estudo apon-

**Tabela 15.5** Considerações para terapia anti-hipertensiva na profilaxia secundária de AVC.

| Características clínicas | Medicamentos de escolha |
| --- | --- |
| Pacientes com insuficiência cardíaca congestiva | Diuréticos, IECA, ARA2, Betabloqueadores e/ou antagonista da aldosterona |
| Pacientes pós-infarto agudo do miocárdio | Betabloqueadores, IECA, antagonista da aldosterona |
| Pacientes com doença arterial coronariana | Diuréticos, betabloqueadores, bloqueadores de canal de cálcio, IECA |
| Pacientes diabéticos | Diuréticos, betabloqueadores, bloqueadores de canal de cálcio, IECA ou ARA2 |
| Pacientes com doença renal crônica | IECA ou ARA2 |
| Pacientes afrodescendentes | Diuréticos ou bloqueadores de canal de cálcio |
| Pacientes com hipertrofia ventricular esquerda | Evitar vasodilatadores diretos como hidralazina ou minoxidil |

**CAPÍTULO 15**

Acidente Vascular Cerebral — Etiologia da Doença Cerebrovascular

**Tabela 15.6** Recomendações da AHA quanto ao controle pressórico após AVC.

| Recomendação | Nível de evidência |
|---|---|
| Tratamento específico é indicado em pacientes com AVC com PAS ≥ 140 mmHg ou PAD ≤ 90 mmHg | Classe I, nível de evidência B |
| Reavaliação do tratamento pressórico deve ser feito em pacientes previamente hipertensos e tratados e com AVC | Classe I, nível de evidência A |
| A pacientes com AVC classificado como lacunar recomenda-se manutenção da PAS ≤ 130 mmHg | Classe IIb, nível de evidência B |
| Não há regime terapêutico específico indicado no tratamento da HAS em pacientes com AVC. A associação de diuréticos e IECA parece ser útil | Classe I, nível de evidência A |

tou maior benefício para classes específicas de hipoglicemiantes. Portanto, o objetivo do controle glicêmico na prevenção secundária do AVC é alcançar hemoglobina glicada (HbA1c) menor que 7% utilizando-se hipoglicemiantes orais e/ou insulina quando necessário, sempre combinados a dieta e exercícios físicos.

Na Tabela 15.7, especificamos as recomendações da AHA no tocante ao controle glicêmico.

**Tabela 15.7** Recomendações da AHA quanto ao controle glicêmico após AVC.

| Recomendação | Nível de evidência |
|---|---|
| Após um AVC os pacientes deverão ser investigados para DM através da realização de exames de glicemia de jejum, dosagem de HbA1c ou mesmo teste de tolerância à glicose oral de acordo com o julgamento do médico. | Classe IIa, nível de evidência C |

## Controle da dislipidemia

Na últimas décadas, grandes estudos têm apontado para níveis ideais de lipídios cada vez mais baixos para a redução do risco de doenças cardiovasculares; consequentemente, as diretrizes têm reduzido os valores aceitáveis de colesterol, principalmente no que se refere ao LDL. Em relação ao AVC, os estudos ainda são controversos e limitados devido à inclusão de pacientes com AVCs de etiologias e fatores de risco distintos. Uma importante metanálise apontou para a associação entre LDL e AVC, portanto, a meta no manejo da dislipidemia após o AVC é a redução do LDL através do uso de estatinas. O risco relativo de recorrência de um AVC diminui em 21% após uma redução aproximada de 39 mg/dL no LDL.

A diretriz em prevenção secundária de AVC da *American Heart Association* (AHA) recomenda redução do LDL em pelo menos 50%, ou valores absolutos menores que 70 mg/dL, para todos os pacientes com AVC ou AIT com evidência de aterosclerose (de grandes ou pequenos vasos), e/ou para aqueles com LDL maior que 100 mg/dL e/ou doença coronariana ou equivalentes. A escolha da estatina é individual, levando-se em consideração tolerância e custo, embora a atorvastatina e a rosuvastina sejam as mais potentes (Tabela 15.8). Inicialmente, recomenda-se monitorar o perfil lipídico a cada 6 semanas até alcance da meta e, a partir de então, a cada 6 meses ou anualmente. A monitorização dos efeitos adversos deve ser guiada pela presença de queixas clínicas, como mialgia ou fraqueza muscular.

Na Tabela 15.9, especificamos as recomendações da AHA no tocante ao níveis aceitáveis de colesterol.

## Apneia do sono

Hipertensão e obesidade são sabidamente fatores de risco para síndrome de apneia obstrutiva do sono (SAHOS). Por sua vez, a SAHOS também está associada a

**Tabela 15.8** Tratamento com estatinas de acordo com a necessidade de redução do LDL.

| Terapia intensa | Terapia moderada | Terapia leve |
|---|---|---|
| Dose diária (mg) reduz em média 50% do LDL | Dose diária (mg) reduz entre 30% a 50% do LDL | Dose diária (mg) reduz em até 30% do LDL |
| Atorvastatina 80 mg<br>Rosuvastatina 20 mg | Atorvastatina 10 mg Rosuvastatina 10 mg Sinvastatina 20-40 mg Pravastatina 40 mg Lovastatina 40 mg Fluvastatina 80 mg Pitavastatina 2-4 mg | Sinvastatina 10 mg<br>Pravastatina 10-20 mg<br>Losuvastatina 20 mg<br>Fluvastatina 20-40 mg<br>Pitavastatina 1 mg |

170

**SEÇÃO 4**

**Tabela 15.9** Recomendações da AHA quanto ao nível de lípides após AVC.

| Recomendação | Nível de evidência |
| --- | --- |
| Tratamento com estatinas é recomendado para redução do risco de AVC em pacientes com antecedentes AVC de causa aterosclerótica e LDL-C ≥ 100 mg/dL | Classe I, nível de evidência B |
| Pacientes com AVC e outros fatores de risco cardiovasculares, além do tratamento específico, também devem realizar modificação no estilo de vida | Classe I, nível de evidência A |

maior risco de hipertensão, cardiopatia e fibrilação atrial, contribuindo para elevação do risco de AVC. O diagnóstico é feito de acordo com o índice de apneia-hipopneia (IAH), o qual descreve o número de eventos respiratórios observados durante o sono. A apneia do sono é definida se ocorrem mais de 5 IAH por hora.

Em pacientes com AVC, sabe-se também que a SAHOS está relacionada a maior morbidade e mortalidade; sendo assim, embora ainda não haja *guideline* específico para indicação de polissonografia e uso de ventilação com pressão positiva (CPAP) pós-AVC, é consensual que a SAHOS seja investigada, principalmente em pacientes com história clínica sugestiva, fibrilação atrial e hipertensão refratária.

As recomendações da AHA sugerem a investigação de SAHOS em paciente com AVC caso a história clínica seja sugestiva (Classe IIb, Nível de Evidência B) e considerar o tratamento com CPAP em pacientes com AVC e diagnóstico de SAHOS (Classe IIB, Nível de Evidência B).

## TRATAMENTOS ESPECÍFICOS

Dentre os tratamentos específicos para prevenção de recorrência do AVC isquêmico estão o uso de antiagregantes plaquetários nos casos de causa aterosclerótica, anticoagulação nos casos de causa cardioembólica de alto risco e intervenções cirúrgicas como endarterectomia carotídea, stent carotídeo ou fechamento de forames cardíacos em casos selecionados.

## Antiagregantes plaquetários

- **Aspirina:** a aspirina (AAS) é o antiagregante plaquetário mais difundido e mais comumente utilizado no contexto das doenças cerebrovasculares. Seu mecanismo de ação envolve a inibição da enzima ciclo-oxigenase, com redução na produção de tromboxane A2 e consequente diminuição no estímulo à agregação plaquetária, interferindo na formação do trombo.

  A dose utilizada de AAS nos estudos varia de 50 a 1.300 mg/dia. A maioria dos estudos utilizou doses entre 50 e 325 mg/dia, demonstrando que qualquer dose nesta faixa de variação é efetiva na prevenção secundária, além de não ocorrer efeito somatório com o aumento da dose do medicamento.

O benefício no uso de AAS na prevenção secundária do AVC está na redução em 22% no risco de recorrência de novos eventos, independentemente de variáveis como sexo, idade, frequência de diabetes ou hipertensão, como demonstrado na meta-análise do *Antithrombotic Trialists Collaboration* (ATC) em 2002.

O uso de AAS está relacionado também com alguns efeitos colaterais, principalmente sangramento gastrintestinal, que pode ser de grande magnitude, em até 0,4% de risco/ano, cerca de quase 2,5 vezes mais quando comparado a não usuários. Este efeito colateral varia de acordo com as doses do medicamento.

A ocorrência de resistência farmacológica ao AAS é rara e geralmente causada pelo uso irregular da mesma, e menos frequentemente pelo tipo de formulação farmacêutica. A utilização de testes de agregação plaquetária não é indicada de rotina.

- **Clopidogrel (CLP):** é um antagonista do receptor de ADP da classe das tienopiridinas que também atua inibindo a agregação plaquetária. A comparação de AAS com CLP foi feita no estudo CAPRIE (19) que randomizou 19.185 pacientes com antecedente de AVC, IAM (infarto agudo do miocárdio) ou doença arterial periférica (DAP) para o tratamento com AAS 325 mg/dia ou CLP 75 mg/dia. Neste estudo, a redução de ocorrência de novos eventos foi de 8,7% no grupo que utilizou CLP comparado com AAS, sendo o principal benefício observado no grupo com DAP, não havendo diferença significativa nos demais grupos.

No estudo PRoFESS foi comparado o uso de CLP *versus* a associação de aspirina e dipiridamol (AAS-DIP) de liberação prolongada (vide associações abaixo). O estudo não mostrou diferença nas taxas de AVC nos pacientes tratados com AAS-DIP quando comparados aos pacientes que receberam CLP.

A segurança no uso do CLP é comparável à da aspirina, apresentando menor ocorrência de problemas gastrintestinais e alguns relatos de ocorrência de púrpura trombocitopênica. Caso ocorra necessidade do uso de antiácidos, recomenda-se preferencialmente o uso de bloqueadores de receptor H2 ou pantoprazol.

Acidente Vascular Cerebral | Etiologia da Doença Cerebrovascular

A associação de AAS-CLP foi avaliada nos estudos MATCH e CHARISMA. No primeiro, foram randomizados 7.599 pacientes com antecedente de AVC ou AIT que foram acompanhados por 3,5 anos e avaliados quanto à ocorrência de novo AVC, IAM, óbito por causas vasculares ou DAP. Este estudo não mostrou benefício na terapia combinada em comparação com CLP sozinho e houve aumento do risco de sangramentos significativos com a associação. No estudo CHARISMA, comparou-se AAS sozinho *versus* AAS-CLP em 15.603 pacientes randomizados com antecedentes de doença cardiovascular definida, incluindo AVC ou AIT, acompanhados por 2 anos e meio. Neste estudo a incidência de recorrência de eventos (AVC, IAM ou óbito) foi de 6,8% no grupo associação *versus* 7,3% no grupo AAS, com aumento do risco de hemorragia intracraniana no primeiro grupo (2,1% *versus* 1,3%).

- **Dipiridamol (DIP):** o dipiridamol age através da inibição da atividade da adenosina deaminase e da fosfodiesterase, causando acúmulo de adenosina, nucleotídeos de adenina e AMP cíclico. Além de seu efeito na agregação plaquetária, o DIP também causa vasodilatação. No Brasil, só está disponível a formulação de liberação imediata. Cumpre salientar que nos estudos de prevenção secundária foi utilizada a formulação *de liberação prolongada ainda não disponível no nosso país.*

A efetividade do dipiridamol na prevenção secundária do AVC foi demonstrada em uma meta-análise publicada em 2005 que demonstrou o benefício na redução de recorrência de AVC quando comparado com controles em 18% (odds ratio (OR) 0,82, 95% CI 0,68-1,0). Entretanto, como os dados de um estudo (ESPS-2) foram excluídos por problemas de interpretação, esses dados perderam a força estatística.

A associação AAS-DIP tem demonstrado maior efetividade terapêutica em vários estudos internacionais como o ESPS-1, ESPS-2 e ESPRIT. Destes, o ESPRIT foi o penúltimo e definiu a presença da associação AAS-DIP no arsenal terapêutico cerebrovascular.

O ESPRIT foi um estudo que avaliou 2.739 pacientes com história de AVC ou AIT de causa aterosclerótica que foram randomizados em dois grupos: AAS (média de dose de 75 mg/dia) *versus* AAS-DIP (75 mg/dia-200 mg/ duas vezes ao dia) e seguimento por 3,5 anos. Deve-se salientar que a formulação utilizada de DIP foi a de liberação prolongada. Neste estudo a ocorrência de novos eventos como AVC e IAM foi menor no grupo AAS-DIP (13%) quando comparado com AAS apenas (16%).

Dentre os efeitos colaterais do uso de DIP está a cefaleia, mas que não é sintoma incapacitante e com boa resposta ao analgésicos comuns. Outros efeitos colaterais como diarreia também foram mais comuns com o uso de DIP em alguns estudos como o ESPS-2.

- **Outros antiagregantes plaquetários:** outros antiagregantes também estudados foram a ticlopidina, o cilostazol e o terutroban. A ticlopidina possui estrutura química semelhante ao CLP e seu benefício foi demonstrado em dois estudos (CATS e TASS) comparando seu efeito *versus* placebo e *versus* AAS, respectivamente. Apesar do benefício demonstrado, este medicamento não é comumente utilizado devido à ocorrência de neutropenia.

O Cilostazol é um inibidor da fosfodiesterase 3 e é bastante utilizado nos pacientes portadores de doença arterial periférica com claudicação. Os estudos envolvendo o uso de cilostazol na prevenção secundária do AVC foram realizados principalmente em países do oriente, envolvendo uma enorme população de chineses e japoneses e comprovando o seu benefício nesta população específica.

O terutroban foi utilizado no estudo PERFORM, sendo comparado com AAS na recorrência de AVC na dose de 100 mg duas vezes ao dia, e não demonstrou superioridade ao AAS.

As recomendações da AHA quanto à utilização de antiagregantes plaquetários estão na Tabela 15.10.

## Anticoagulantes

O uso de anticoagulantes é usualmente recomendado nos pacientes classificados como de etiologia cardioembólica de alto risco, como nos portadores de fibrilação atrial (FA).

A medicação mais conhecida e difundida desta classe é, sem dúvida, a varfarina. Entretanto, para casos específicos, em que o paciente não tolera seu uso ou possui contraindicações sociais (como quedas frequentes, moradia isolada com dificuldade de acompanhamento), alguns antiagregantes plaquetários foram analisados.

O uso de AAS reduziu em cerca de 21%, quando comparado com placebo, o risco de recorrência de AVC em pacientes com FA. A associação de AAS-CLP foi um pouco mais efetiva na prevenção de novos eventos (28%), mas com maior risco de sangramentos, como demonstrado no estudo ACTIVE.

- **Varfarina:** o uso de varfarina com dose corretamente ajustada pelo RNI entre 2,0 e 3,0 reduz a recorrência de AVC cardioembólico em 61% quando comparado com controles também portadores de FA, além de aumentar o risco de sangra-

Prevenção Secundária Pós-acidente Vascular Cerebral

**Tabela 15.10** Recomendações da AHA quanto ao uso de antiagregantes plaquetários.

| Recomendação | Nível de evidência |
| --- | --- |
| Recomenda-se o uso de antiagregantes plaquetários em pacientes com recorrência de AVC ISQUÊMICO de causa não cardioembólica | Classe I, nível de evidência A |
| Monoterapia com AAS (50 a 325 mg/d) ou a combinação de AAS (25 mg/d) e DIP (200 mg/ 2 vezes ao dia) estão indicados como terapia inicial após AVC | Classe I, nível de evidência A Classe I, nível de evidência B |
| Monoterapia com CLP (75 mg/d) é uma opção na impossibilidade de uso das duas opções anteriores | Classe IIA, nível de evidência B |
| A combinação de AAS-CLP pode ser considerada após 24 horas do ictus em pacientes com AVCI pequenos e mantida por até 90 dias | Classe IIB, nível de evidência B |
| A combinação de AAS-CLP iniciada após AVC e mantida por 2-3 anos não é recomendada | Classe III, nível de evidência A |
| A paciente com recorrência de AVC e já em uso de AAS não é indicado o aumento da dose, mas sim considerar alternativas | Classe IIb, nível de evidência C |

mentos quando comparado com antiagregantes plaquetários.

Na análise do *European Atrial Fibrillation TRIAL (EAFT)*, 669 pacientes com antecedentes de AVC ou AIT e FA foram randomizados em três grupos: AAS, varfarina e placebo. Comparado com os demais grupos, o uso de varfarina apresentou a maior redução do risco anual de novos eventos.

A efetividade da varfarina declina à medida que níveis do RNI caem abaixo de 2,0, daí a necessidade de monitorização continuada. Em pacientes que apresentam recorrência de AVC mesmo com níveis de RNI ideais, não há estudos que indiquem que o aumento do nível de anticoagulação seria mais protetor, além de estar associado a um maior risco de sangramentos.

- **Novos anticoagulantes orais:** devido às limitações no uso da varfarina (estreita margem terapêutica, necessidade de exames de controle, interação com alimentação), surgiram as novas opções de anticoagulantes que se caracterizam pela inibição direta da trombina ou pela inibição do fator Xa.

*Dabigatrana* é um inibidor direto da trombina. Suas doses variam de 110 mg duas vezes ao dia a 150 mg duas vezes ao dia. No estudo RE-LY, a eficácia da dabigatrana nas duas doses (110 e 150 mg) foi comparada com varfarina com dose de RNI ajustado. A dose de 110 mg de dabigatrana preencheu os critérios de não inferioridade, enquanto a dose de 150 mg foi superior quando comparada com a varfarina.

No estudo ROCKET AF foi avaliada a eficácia da rivaroxabana, um inibidor do fator Xa, comparada com varfarina. Um total de 14.265 pacientes com FA foram randomizados entre ri-

varoxabana na dose de 20 mg/dia (ou 15 mg/dia no caso de clearence de creatinina entre 30 e 49 mL/mim) *versus* varfarina. A ocorrência de sangramentos foi semelhante nos dois grupos, embora a incidência de hemorragia intracraniana tenha sido menor no grupo tratado com rivaroxabana. Entretanto, neste estudo, apenas 55% dos pacientes com varfarina encontravam-se na faixa terapêutica.

Outro inibidor do fator Xa, a apixabana, foi comparada com varfarina em estudo com 18.201 pacientes (ARISTOTLE Trial) portadores de FA e pelo menos um fator de risco para AVC. Os pacientes foram randomizados em um grupo com varfarina (dose ajustada pelo RNI) e apixabana 5 mg duas vezes ao dia. Pacientes com dois ou mais dos seguintes fatores de risco utilizaram a dose de 2,5 mg duas vezes ao dia: idade $\geq$ 80 anos, peso $\leq$ 60 kg ou creatinina $\geq$ 1,5 mg/dL. Após quase dois anos de seguimento, apixabana foi superior à varfarina na prevenção dos desfecho primário de AVC ou embolia sistêmica, além de ter se associado a uma frequência menor de hemorragias intracranianas. Neste estudo, a média de pacientes dentro da faixa terapêutica com varfarina foi de 62%.

- **Os novos anticoagulantes orais possuem uma grande vantagem:** não há necessidade de exames laboratoriais para controle de níveis terapêuticos, como ocorre com a varfarina, além da certeza de que em menos de 24 horas do início dessas medicações o paciente já está anticoagulado. As desvantagens, no entanto, residem no preço, quando comparado ao valor da varfarina, e na ausência de um antídoto no caso de complicações hemorrágicas.

**CAPÍTULO 15**

173

Acidente Vascular Cerebral | Etiologia da Doença Cerebrovascular

Existem alguns testes para se avaliar a eficácia dessas medicações no caso de emergências, como tempo de ecarina para a dabigatrana e os testes imunológicos antifator Xa para a rivaroxabana e apixabana, infelizmente ainda com distribuição limitada. Antídotos anti Dabigatrana, apixabana e rivaroxabana estão em estudo.

- **Combinação de anticoagulantes com antiagregantes plaquetários:** Não há evidências que suportem esta associação de medicamentos em pacientes com AVC cardioembólico, sendo o risco de sangramentos elevado. A AHA recomenda o uso indefinido de AAS nas diretrizes de angina instável e de IAM com elevação de segmento ST, independente do uso de varfarina. Não há estudos específicos para pacientes com AVC.

Em pacientes com AVC e FA com contraindicações ao uso de anticoagulação, pode-se avaliar a possibilidade de oclusão do apêndice atrial esquerdo através de um dispositivo autoexpansivo, colocado dentro desta cavidade *WATCHMAN device*. Na comparação com varfarina, a frequência de AVC, embolia sistêmica ou óbito foram semelhantes, mas a incidência de complicações com o uso do dispositivo ainda foram elevadas (Tabela 15.11).

## CONSIDERAÇÕES FINAIS

Após a ocorrência de um AVC é importante a identificação mais rápida possível da etiologia (aterosclerose, cardioembolia, criptogênico etc). A combinação de AAS, tratamento anti-hipertensivo, estatinas, atividade física (se possível) e mudança dos hábitos alimentares pode responder por 80% na redução do risco de recorrência de AVC. Cabe à equipe multidisciplinar que acompanha este paciente realizar intervenções frequentes, checando nas consultas de rotina o uso correto das medicações prescritas além de insistir na adesão aos novos hábitos de vida.

**Tabela 15.11** Recomendações da AHA quanto ao uso de anticoagulantes orais na prevenção secundária do AVC.

| Recomendação | Nível de evidência |
| --- | --- |
| Uso de anticoagulantes orais como varfarina, apixabana (Classe I, Nível de Evidência A) e dabigatrana (Classe I, Nível de Evidência B) são indicados na prevenção de novos AVC em pacientes com FA | Classe I, nível de evidência A<br>Classe I, nível de evidência B |
| Pode-se fazer o uso da rivaroxaba para a prevenção de novos eventos em pacientes com AVC cardioembólico | Classe IIa, nível de evidência B |
| A combinação de anticoagulantes com antiagregantes plaquetários não é recomendada para todos os pacientes, mas pode ser avaliada em pacientes com associação de AVC cardioembólico e doença coronariana | Classe IIb, nível de evidência C |
| Em pacientes com AVC cardioembólico e FA que não podem utilizar anticoagulantes, recomenda-se o uso de AAS | Classe I, nível de evidência A |
| Após um AVC cardioembólico, recomenda-se iniciar anticoagulação dentro de 14 dias do ictus | Classe IIa, nível de evidência B |
| Em situações de transformação hemorrágica ou hipertensão de difícil controle deve-se estender o início da anticoagulação para além de 14 dias | Classe IIa, nível de evidência B |
| A utilidade do fechamento do apêndice atrial esquerdo é incerta | Calsse IIb, nível de evidência B |

## REFERÊNCIAS CONSULTADAS

1. American College of Emergency Physicians; Society for Cardiovascular Angiography and Interventions, O'Gara PT, Kushner FG, Ascheim DD, Casey DE Jr,Chung MK, de Lemos JA, Ettinger SM, Fang JC, Fesmire FM, Franklin BA, Granger CB, Krumholz HM, Linderbaum JA, Morrow DA, Newby LK, Orna- to JP, Ou N, Radford MJ, Tamis-Holland JE, Tommaso CL, Tracy CM, Woo YJ, Zhao DX, Anderson JL, Jacobs AK, Halperin JL, Albert NM, Brindis RG, Creager MA, DeMets D, Guyton RA, Hochman JS, Kovacs RJ, Kushner FG, Ohman EM, Stevenson WG, Yancy CW. 2013 ACCF/AHA guideline for the management of

ST-elevation myocardial infarction: a report of the American College of Cardiology Foundation/American Heart Association Task Force on Practice Guidelines. J Am Coll Cardiol. 2013 Jan 29;61(4):e78-140. doi: 10.1016/j.jacc.2012.11.019. Epub 2012 Dec 17.

2. Antithrombotic Trialists' (ATT) Collaboration, Baigent C, Blackwell L, et al. Aspirin in the primary and secondary prevention of vascular disease: collaborative meta-analysis of individual participant data from randomised trials. Lancet 2009;373:1849.

3. Aspirin and clopidogrel compared with clopidogrel alone after recent ischaemic stroke or transient ischaemic attack in high-risk patients (MATCH): randomised, double-blind, placebo-controlled trial. Diener HC, Bogousslavsky J, Brass LM, Cimminiello C, Csiba L, Kaste M, Leys D, Matias-Guiu J, Rupprecht HJ, MATCH investigators. Lancet 2004;364(9431):331.

4. Ay H, Furie KL, Singhal A, et al. An evidence-based causative classification system for acute ischemic stroke. Ann Neurol 2005;58:688.

5. Brien SE, Ronksley PE, Turner BJ, Mukammal KJ, Ghali WA. Effect os alcohol consuption on biological markers associated with risk of coronary heart disease: systematic review and meta-analysis of interventional studies. BMJ 2011;342:d636.

6. CAPRIE Steering Committee A randomised, blinded, trial of clopidogrel versus aspirin in patients at risk of ischaemic events (CAPRIE) Lancet 1996;348:1329-1339.

7. CL Sudlow, G Mason, JB Maurice, CJ Wedderburn, GJ Hankey. Thienopyridine derivatives versus aspirin for preventing stroke and other serious vascular events in high vascular risk patients Cochrane Database Syst Rev 2009;4:CD001246.

8. Connolly SJ, Ezekowitz MD, Yusuf S, et al, and the RE-LY Steering Committee and Investigators. Dabigatran versus warfarin in patients with atrial fi brillation. N Engl J Med 2009; 361:1139-51.

9. Dipyridamole for preventing recurrent ischemic stroke and other vascular events: a meta-analysis of individual patient data from randomized controlled trials. Leonardi-Bee J, Bath PM, Bousser MG, Davalos A, Diener HC, Guiraud-Chaumeil B, Sivenius J, Yatsu F, Dewey ME, Dipyridamole in Stroke Collaboration (DISC) Stroke 2005;36(1):162.

10. DL Bhatt, KA Fox, W Hacke, the CHARISMA Investigators, et al. Clopidogrel and aspirin versus aspirin alone for the prevention of atherothrombotic events. N Engl J Med 2006;354:1706-1717.

11. EAFT (European Atrial Fibrillation Trial) Study Group Secondary prevention in non-rheumatic atrial fibrillation after transient ischaemic attack or minor stroke Lancet 1993;342:1255-1262.

12. EAFT (European Atrial Fibrillation Trial) Study Group. Secondary prevention in non-rheumatic atrial fibrillation after transient ischaemic attack or minor stroke. Lancet 1993;342:1255-1262.

13. ESPRIT Study Group, Halkes PH, van Gijn J, et al. Aspirin plus dipyridamole versus aspirin alone after cerebral ischaemia of arterial origin (ESPRIT): randomised controlled trial. Lancet 2006;367:1665.

14. Farrel B, Godwin J, Richards S, Warlow C. The Unidet Kingdom transient ischemic attack (UK-TIA) aspirin trial: final results. J Neurol Neurosurg Psychiatry 1991;54:1044-1054.

15. Gent M, Blakely JA, Easton JD, et al. The Canadian American Ticlopidine Study (CATS) in thromboembolic stroke. Lancet 1989;1:1215.

16. Granger CB, Alexander JH, McMurray JJ, et al. Apixaban versus warfarin in patients with atrial fibrillation. N Engl J Med 2011;365:981.

17. Grysiewicz RA, Thomas K, Pandey DK. Epidemiology of ischemic and hemorrhagic stroke: incidence, prevalence, mortality, and risk factors. Neurol Clin 2008;26:871.

18. Hackam DG, Spence JD. Combining multiple approaches for the secondary prevention of vascular events after stroke: a quantitative modeling study. Stroke 2007;38:1881-1885.

19. Hankey GJ. Secondary stroke prevention. The Lancet Neurology. Elsevier; 2014;13(2):178-194.

20. Hass WK, Easton JD, Adams HP Jr, et al. A randomized trial comparing ticlopidine hydrochloride with aspirin for the prevention of stroke in high-risk patients. Ticlopidine Aspirin Stroke Study Group. N Engl J Med 1989;321:501.

21. Holmes DR, Reddy VY, Turi ZG, et al, and the PROTECT AF Investigators. Percutaneous closure of the left atrial appendage versus warfarin therapy for prevention of stroke in patients with atrial fibrillation: a randomised non-inferiority trial. Lancet 2009;374:534-542.

22. Howard VJ. Reasons underlying racial differences in stroke incidence and mortality. Stroke 2013;44:S126.

23. Jauch EC, Saver JL, Adams HP, Bruno A, Connors JJ, Demaerschalk BM, et al. Guidelines for the Early Management of Patients With Acute Ischemic Stroke: A Guideline for Healthcare Professionals From the American Heart Association/American Stroke Association. Stroke. 2013 Fev 25;44(3):870-947.

24. Jerrard-Dunne P, Cloud G, Hassan A, Markus HS. Evaluating the genetic component of ischemic stroke subtypes: a family history study. Stroke 2003;34:1364.

25. Jneid H, Anderson JL, Wright RS, Adams CD, Bridges CR, Casey DE Jr, Ettinger SM, Fesmire FM, Ganiats TG, Lincoff AM, Peterson ED, Philippides GJ, Theroux P, Wenger NK, Zidar JP. 2012 ACCF/AHA focused update of the guideline for the management of patients with unstable angina/non-ST-elevation myocardial infarction (updating the 2007 guideline and replacing the 2011 focused update): a report of the American College of Cardiology Foundation/American Heart Association Task Force on Practice Guidelines. J Am Coll Cardiol. 2012 Ago 14;60(7):645-81. doi: 10.1016/j.jacc.2012.06.004. Epub 2012 Jul 16.

26. Johnson ES, Lanes SF, Wentworth CE 3rd, et al. A metaregression analysis of the dose-response effect of aspirin on stroke. Arch Intern Med 1999;159:1248.

27. Jood K, Ladenvall C, Rosengren A, et al. Family history in ischemic stroke before 70 years of age: the Sahlgrenska Academy Study on Ischemic Stroke. Stroke 2005;36:1383.

28. Kernan et al. Stroke Prevention in Patients with Stroke and TIA. Stroke 2014.

29. Loube D, Gay P, Sthrol K, Pack A, White D, Collop N. Indications for positive airway pressure treatment of adult obstructive sleep apnea patients: a consensus statement. Chest 1999;115: 863-86.

30. Lu G, DeGuzman FR, Hollenbach SJ, et al. A specifi c antidote for reversal of anticoagulation by direct and indirect inhibitors of coagulation factor Xa. Nat Med 2013;19:446-51.

31. Meschia JF, Worrall BB, Rich SS. Genetic susceptibility to ischemic stroke. Nat Rev Neurol 2011;7:369.

32. MG Bousser, P Amarenco, A Chamorro, the PERFORM Study Investigators, et al. Terutroban versus aspirin in patients with cerebral ischaemic events (PERFORM): a randomised, double-blind, parallel-group trial. Lancet 2011:377:2013-2022.

33. Oliveira-Filho J, Martins SCO, Pontes-Neto OM, Longo A, Evaristo EF, Carvalho JJF de, et al. Guidelines for acute ischemic stroke treatment: part I. Arq Neuropsiquiatr. SciELO Brasil; 2012;70(8):621-629.

34. Patel MR, Mahaffey KW, Garg J, et al. Rivaroxaban versus warfarin in nonvalvular atrial fibrillation. N Engl J Med 2011;365:883.

35. Prabhakaran S, Chong JY. Risk factor management for stroke prevention. Continuum (Minneap Minn). 2014 Abr;20(2 Cerebrovascular Disease):296-308.

36. R Saxena, PJ Koudstaal. Anticoagulants for preventing stroke in patients with nonrheumatic atrial fibrillation and a history of stroke or transient ischaemic attack. Cochrane Database Syst Rev 2004;2.

37. RL Sacco, H-C Diener, S Yusuf, the PRoFESS Study Group, et al. Aspirin and extended-release dipyridamole versus clopidogrel for recurrent stroke. N Engl J Med 2008:359:1238-1251.

38. Schiele F, van Ryn J, Canada K, et al. A specifi c antidote for dabigatran: functional and structural characterization. Blood 2013;121:3554-3562.

39. Shinohara Y, Katayama Y, Uchiyama S, et al. Cilostazol for prevention of secondary stroke (CSPS 2): an aspirin-controlled, double-blind, randomised non-inferiority trial. Lancet Neurol 2010;9:959.

40. SJ Connolly, JW Eikelboom, J Ng, the ACTIVE (Atrial Fibrillation Clopidogrel Trial with Irbesartan for Prevention of Vascular Events) Steering Committee and Investigators, et al. Net clinical benefit of adding clopidogrel to aspirin therapy in patients with atrial fibrillation for whom vitamin K antagonists are unsuitable Ann Intern Med 2011;155:579-586.

41. Stone N. 2013 ACC/AHA Guideline on the Treatment of Blood Cholesterol to Reduce Atherosclerotic Cardiovascular Risk in Adults. 2013 Nov 6;1-85.

42. T Grosser, S Fries, JA Lawson, SC Kapoor, GR Grant, GA FitzGerald. Drug resistance and pseudoresistance: an unintended consequence of enteric coating aspirin. Circulation 2013;127:377-385.

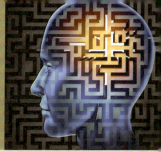

# 16

- Marcos Knobel
- Flávio Augusto de Carvalho

# Doenças Cardíacas e Acidente Vascular Cerebral

## PONTOS-CHAVE

- Dentre os mecanismos do AVC isquêmico (AVCI), o embólico pode ser dividido em relação ao sítio do êmbolo em: cardíaco e aórtico, arterial e de origem indeterminada.
- Dos sítios mais frequentes de origem dos eventos embólicos, destaca-se o apêndice atrial esquerdo em casos de fibrilação atrial, o trombo mural de ventrículo esquerdo nos casos pós-infarto e em algumas miocardiopatias, próteses mecânicas em posição mitral e aórtica e placas de ateroma localizadas na porção proximal da aorta.
- A entidade clínica mais comumente relacionada a eventos cardioembólicos é a fibrilação atrial (FA), quer seja ela crônica, quer paroxística.
- A presença de trombose mural do ventrículo esquerdo é um importante fator de risco para o desenvolvimento de evento tromboembólico, dentre eles o AVC.
- O tratamento inicial para pacientes com AVCI e forame oval patente deve incluir antiagregação plaquetária ou anticoagulação para pacientes com diagnóstico de trombofilias. O fechamento do (FOP) pode ser indicado em casos selecionados.

## INTRODUÇÃO

Entre os tipos de acidente vascular cerebral (AVC), o isquêmico é o que guarda uma maior relação etiológica com as doenças cardíacas. Dentre os mecanismos do AVC isquêmico, o embólico pode ser dividido em relação ao sítio do êmbolo em:

- Cardíaco e aórtico;
- Arterial;
- Origem indeterminada.

Dos sítios mais frequentes de origem dos eventos embólicos, destaca-se o apêndice atrial esquerdo em casos de fibrilação atrial (Figura 16.1), o trombo mural de ventrículo esquerdo nos casos pós-infarto e em algumas miocardiopatias, próteses mecânicas em posição mitral e aórtica e placas de ateroma localizadas na porção proximal da aorta.

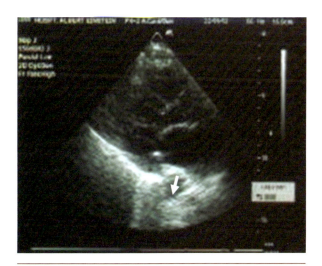

**Figura 16.1** Ecodopplercardiograma transtorácico evidenciando trombo (seta) em aurícula esquerda em paciente portador de fibrilação atrial.

## FIBRILAÇÃO ATRIAL

A FA é uma arritmia supraventricular caracterizada por uma ativação ventricular não coordenada.

A FA é um problema de saúde pública mundial, constituindo-se na arritmia cardíaca clinicamente mais frequente. Ela apresenta maior prevalência no homem, afetando 0,4% da população geral e atingindo de 6 a 8,8% dos indivíduos entre 80 e 89 anos de idade. Estima-se que 2,2 milhões de norte-americanos tenham FA paroxística ou crônica. A FA pode ocorrer isoladamente (*"lone atrial fibrillation"*) ou associada à insuficiência cardíaca congestiva, a valvopatias, outras cardiopatias e alterações metabólico-infecciosas sistêmicas. A consequência clínica mais relevante da FA são os fenômenos tromboembólicos. Pacientes com FA não reumática têm 2 a 7 vezes mais acidentes vasculares cerebrais do que pacientes em ritmo sinusal. Um em cada 6 acidentes vasculares cerebrais ocorre em pacientes com FA. Se incluirmos o ataque isquêmico transitório (AIT) nesta estatística, a incidência de isquemia cerebral chega a 7% ao ano. Indivíduos com FA associada a doença valvar reumática têm 17 vezes mais chance de serem acometidos por um evento cerebrovascular. A mortalidade desses pacientes é duas vezes maior que pacientes em ritmo sinusal.

A terapia antitrombótica oral através do uso de inibidores de vitamina K (varfarina) reduz em 61% o risco de acidente vascular cerebral em pacientes com FA (mantendo-se o tempo de protrombina com RNI entre 2 e 3), quando comparada ao ácido acetilsalicílico. Portanto, o uso do ácido acetilsalicílico na prevenção de fenômenos tromboembólicos na FA está reservado para aqueles casos em que o paciente se recusa a fazer uso de anticoagulação oral ou tem uma contraindicação formal à mesma. O uso de inibidores de vitamina K aumenta sensivelmente o risco de hemorragias, incluindo maior chance de sangramento cerebral, especialmente em pacientes com mais de 75 anos e sem monitorização intensiva da anticoagulação. Este fato ilustra a estreita faixa terapêutica dos inibidores de vitamina K, além das diversas interações medicamentosas e alimentares que tornam necessária a monitorização permanente dos níveis de anticoagulação. Novos anticoagulantes orais surgiram como alternativas que atuam como inibidores diretos da trombina ou do fator Xa, como a dabigatrana, a rivaroxabana e a apixabana. A vantagem destas drogas é a conveniência, pois não se faz necessário monitorizar o TP (RNI).

Os estudos com estas três drogas em pacientes com FA demonstraram que elas são pelo menos tão seguras e eficazes quanto a varfarina para a prevenção de eventos isquêmicos cerebrais, com risco de sangramento equivalente e até mesmo com menor incidência de sangramento intracraniano.

Dabigatrana – Baseando-se no estudo RE-LY, as doses de 110 e 150 mg foram aprovadas para uso em pacientes com pelo menos 1 fator de risco do score CHA2DS2-VASc, sempre levando-se em conta as comorbidades e idade dos pacientes para o ajuste da dosagem ideal a fim de se atingir uma melhor relação risco-benefício.

Rivaroxabana (antifator Xa) – O estudo ROCKET–AF, que abordou pacientes de alto risco para acidente vascular cerebral e comparou a rivaroxabana com varfarina, comprovou a não inferioridade da rivaroxabana no quesito eficácia (redução da incidência de acidente vascular cerebral), além de demonstrar menor incidência de sangramento cerebral fatal que a varfarina. Seu uso foi aprovado nas doses de 15 e 20 mg uma vez ao dia.

Apixabana (anti-fator Xa) – O estudo ARISTOTLE foi um estudo duplo cego, multicêntrico em pacientes com FA crônica e com ao menos um fator de risco adicional para o desenvolvimento de acidente vascular cerebral (idade > 75 anos, acidente vascular cerebral ou AIT prévios, embolia sistêmica, insuficiência cardíaca congestiva nos últimos 3 meses, fração de ejeção de ventrículo esquerdo < 40%, diabetes *mellitus* ou hipertensão arterial sistêmica), randomizados para receber apixabana 5 mg 2 vezes ao dia ou varfarina, objetivando RNI entre 2 e 3. Concluiu-se que a apixabana foi superior à varfarina no que se refere à prevenção de AVC ou de embolia sistêmica, causando menor sangramento e menor mortalidade, além de não apresentar os inconvenientes da monitorização da anticoagulação.

Um dos pontos mais importantes para a decisão de iniciar a anticoagulação oral neste grupo de pacientes é o risco × beneficio do tratamento. Para isso, nos baseamos em escores de risco para auxiliar a melhor estratégia terapêutica. O escore de risco CHADS2 (*Congestive heart failure, Hypertension, Age ≥ 75, Diabetes, Stroke* (pontuação em dobro)), elaborado em 2001, foi por muito tempo utilizado por ser simples e eficaz na estratificação de risco de acidente vascular cerebral nos pacientes com FA não valvar. Porém, com a limitação de não relevar alguns fatores de risco significativos neste contexto, como a presença de doença vascular prévia. Muitos pacientes com CHADS2 = 0 (baixo risco) tinham risco de desenvolver acidente vascular cerebral > 1,5% ao ano. Diante deste fato, um novo escore de risco foi desenvolvido, abordando novos fatores de risco: o escore CHA2DS2-VASc (Tabela 16.1).

Baseados neste escore de risco, podemos tratar os pacientes portadores de FA não valvar com mais segurança, seguindo as recomendações das principais associações de cardiologia do mundo. Porém, sempre devemos pesar os riscos de uma anticoagulação neste grupo de pacientes. Para isso, vários escores de risco para sangramento foram desenvolvidos com o intuito de definir o risco × beneficio para o tratamento com anticoagulantes nos pacien-

## Doenças Cardíacas e Acidente Vascular Cerebral

**Tabela 16.1** Escore CHA2DS2-VASc.

| Fator de risco | Pontuação |
| --- | --- |
| Insuficiência cardíaca | 1 |
| Hipertensão arterial | 1 |
| Idade ≥ 75 | 2 |
| Diabetes | 1 |
| Acidente vascular cerebral | 2 |
| Doença vascular | 1 |
| Idade 65-74 anos | 1 |
| Sexo (feminino) | 1 |

tes portadores de FA não valvar. O escore de risco para sangramento mais utilizado é o *HAS-BLED Hypertension* (hipertensão arterial), *Abnormal renal/liver function* (alteração nas funções renais/hepáticas), *Stroke* (acidente vascular cerebral), *Bleeding history or predisposition* (histórico ou predisposição de sangramento), *Labile RNI* (RNI lábil), *Elderly* (Idosos, ou seja, idade> 65 anos),*Drugs/alcohol* (uso de álcool ou drogas). Este escore de risco não visa contraindicar o uso de anticoagulantes, mas orientar o médico a identificar pacientes com alto risco de sangramento que merecem uma monitorização mais rigorosa.

Diante de todos esses dados, foram publicadas as diretrizes americanas e europeias para a prevenção de fenômenos tromboembólicos nos pacientes com FA não valvar, cujas recomendações são:

- Terapia antitrombótica é indicada para todos os pacientes com FA, exceto os de baixo risco (idade < 65 anos e sem alteração da anatomia valvar). CLASSE I com nível de evidência A.

- Pacientes com CHA2DS2-VASc score = 1 devem ser anticoagulados com varfarina (RNI entre 2 e 3), Dabigatrana, Rivaroxabana ou Apixabana, baseados na análise de risco e benefício das complicações hemorrágicas. CLASSE IIa com nível de evidência A.

- Pacientes com CHA2DS2-VASc score >= 2 devem ser anticoagulados com varfarina (RNI entre 2 e 3), Dabigatrana, Rivaroxabana ou Apixabana, exceto se houver contraindicações. CLASSE I com nível de evidência A.

- Pacientes que recusam o uso de inibidores da vitamina K ou dos novos anticoagulantes podem ser medicados com a associação de aspirina 100 mg com clopidogrel 75 mg. CLASSE IIa com nível de evidência B.

- Quando está indicado o uso de inibidores da vitamina K, o uso dos novos anticoagulantes (Dabigatrana, Rivaroxabana ou Apixabana) pode ser considerado para boa parte destes pacientes, baseados em seus benefícios clínicos. CLASSE IIa com nível de evidência A.

As diretrizes de profilaxia secundária da *American Heart Association* fazem uma distinção entre o nível de evidência dado à varfarina e apixabana (IA), dabigatrana (IB) e rivaroxabana (IIA) com base no número de estudos realizados com cada medicação e nos achados de superioridade ou não inferiodade quando comparadas à varfarina. Recentemente, mais uma medicação inibidora do fator Xa (edoxabana) foi avaliada na prevenção de eventos tromboembólicos em pacientes com FA não valvar, tendo se mostrado não inferior à varfarina e mais segura quanto à frequência de sangramentos intracranianos.

## TROMBO MURAL EM VENTRÍCULO ESQUERDO

A presença de trombose mural do ventrículo esquerdo é um importante fator de risco para o desenvolvimento de evento tromboembólico, dentre eles o AVC. Podemos dividir a trombose mural em dois tipos: relacionada ao infarto do miocárdio (cardiopatia isquêmica) e às miocardiopatias.

1. **Relacionado ao infarto do miocárdio:** Em quase sua totalidade, ocorre após um infarto do miocárdio, acometendo a parede anterior do ventrículo esquerdo. Nos pacientes com disfunção ventricular esquerda, a incidência de trombose mural pode chegar até 40% e evidências clínicas de isquemia cerebral, em torno de 5%. Geralmente os eventos embólicos ocorrem nas primeiras 2 semanas e o trombo pode ser visto pelo ecocardiograma transtorácico bidimensional em torno do sexto dia do início do evento, que é um exame extremamente sensível para a sua detecção. Outros exames, como o cateterismo, a ressonância magnética de coração, o ecocardiograma transesofágico e o ecocardiograma tridimensional, podem ser usados para o seu diagnóstico. Atualmente as diretrizes americanas recomendam anticoagulação sistêmica com antagonistas de vitamina K para pacientes com infarto agudo do miocárdio com elevação do segmento ST com a presença de trombo mural em ventrículo esquerdo sem evidência de embolização (Classe II A com nível de evidência C). A anticoagulação deve ser considerada na presença de acinesia ou discinesia de parede anterior (Classe II B com nível de evidência C). A duração do tratamento anticoagulante depende da presença do trombo, da recuperação da área infartada e do risco de sangramento que o paciente apresentar,

CAPÍTULO 16

179

visto que nestes casos geralmente ocorre o uso de tratamento antiagregante plaquetário.

2. **Miocardiopatias:** Muitas vezes o diagnóstico da doença cardíaca pode ser feito através do evento embólico, visto que a doença pode cursar de maneira assintomática por muitos anos. Geralmente a formação do trombo mural ocorre na parede apical, local que apresenta afilamento do músculo. Encontramos o trombo mural de ventrículo esquerdo na miocardiopatia chagásica e na endomiocardiofibrose (Figura 16.2) com maior frequência.

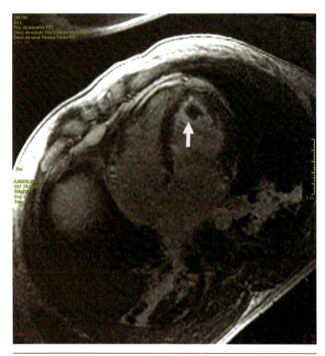

**Figura 16.2** Ressonância magnética cardíaca evidenciando trombo mural apical em ventrículo esquerdo (seta) em paciente portador de endomiocardiofibrose cuja primeira manifestação da doença cardíaca foi um acidente vascular cerebral isquêmico de origem embólico.

## FORAME OVAL PATENTE E AVC

Um forame oval patente (FOP) é conceitualmente uma comunicação entre o átrio direito e o esquerdo, encarada como remanescente do septum primum e secundum, estruturas fetais que, ao não se fundirem para a formação do septo atrial, acabam deixando um pertuito entre os átrios. No feto, o objetivo é criar um atalho para a passagem de sangue oxigenado materno, sem que este passe pelo pulmão fetal. Após os primeiros anos de vida, 75% dos indivíduos têm esta passagem fechada, porém cerca de 1/4 das pessoas acabam ficando com o que se chama de forame oval patente. Anatomicamente, o FOP lembra mais um túnel formado entre as camadas do septo atrial que se sobrepõem do que um pequeno buraco; muitas vezes, esta passagem é virtual e cria um sentido de comunicação direita-esquerda exacerbado com aumentos da pressão do átrio direito (como ocorre na manobra de Valsalva). Isso diferencia o FOP dos defeitos de septo atrial, que exibem comunicação bidirecional. Um *shunt* direita-esquerda é, na maioria das vezes, inofensivo do ponto de vista cardiológico, mas pode permitir a passagem de estruturas e substâncias indesejadas (trombos, neurotransmissores, agentes infecciosos) para a circulação arterial sem que ocorra a filtragem pelo endotélio pulmonar. Ao admitir que um trombo proveniente do sistema venoso possa atingir a circulação arterial através de um FOP (embolia paradoxal), este mecanismo deve ser encarado como uma possível causa de AVC. Portanto, esta pequena comunicação entre os átrios direito e esquerdo tem sido alvo de grandes discussões entre cardiologistas e neurologistas no tratamento do AVC.

### O diagnóstico do FOP

O ecocadiograma transtorácico é um exame de baixa sensibilidade para visualização e caracterização do FOP. Para o diagnóstico acurado da condição, o ecocardiograma transesofágico com teste de injeção de solução salina agitada (teste de microbolhas) revela-se o exame padrão ouro, podendo-se através dele avaliar o tamanho, o padrão de condutância e as características, como a presença associada de um aneurisma de septo atrial. O exame, no entanto, requer sedação e pode impedir manobra de Valsalva adequada. Uma alternativa com excelente sensibilidade é o ultrassom Doppler transcraniano com teste de microbolhas. Neste exame, pode ser analisado o padrão de condutância, dividido em graus leve, moderado e importante, com presença ou não de sinal da cortina (passagem de incontáveis sinais de microêmbolo), mas não é possível a caracterização do FOP e a detecção de aneurisma de septo atrial.

Caso haja suspeita de embolia paradoxal, é necessário ampliar a investigação para detecção de trombose venosa oculta. Com esta intenção pode ser realizada uma ultrassonografia venosa de membros inferiores ou uma angiorressonância de vasos pélvicos e de membros inferiores para ampliar a sensibilidade do teste.

### O papel do FOP no AVC

Muitas vezes a investigação etiológica de um AVC revela-se infrutífera. É comum que as principais causas (aterosclerose de pequenos e grandes vasos e cardioembolia relacionada a FA) sejam excluídas e, em até 30% dos casos, a etiologia permanece indefinida. Nesses indivíduos, curiosamente, a prevalência de FOP chega a 40%. Os pacientes com AVC criptogênico têm 3,32 mais chances de apresentar um FOP do que os pacientes com AVC por causas conhecidas e essas chances são maiores nos pacientes com menos de 55 anos. Além do mecanismo já mencionado de embolia paradoxal, no qual um trom-

Doenças Cardíacas e Acidente Vascular Cerebral

bo sai do sistema venoso para atingir a circulação arterial através do FOP sem passar pela circulação pulmonar, há outros possíveis mecanismos: 1- êmbolo originado no próprio FOP, por estase ou turbilhonamento sanguíneo local, 2 – arritmias atriais, facilitadas por alteração estrutural local. É provável também que esses pacientes apresentem trombofilias associadas; em casos como estes, o FOP pode ser visto apenas como a chamada porta dos fundos para o cérebro, como alguns autores propõem.

Obviamente, nem todos os AVCs são creditados em pacientes portadores do forame e várias perguntas surgem a partir da descoberta de um forame oval pós-AVC. A primeira delas e a mais importante: o FOP encontrado é o responsável pelo AVC ou é mero coadjuvante? A segunda pergunta implica em saber como tratar um FOP que é relacionado ao AVC.

Para responder à primeira pergunta, é necessário afastar outras possíveis causas de AVC e analisar algumas características do FOP e do paciente (Tabela 16.2):

Certas características do FOP conferem risco muito maior de AVC, como, por exemplo, a presença de aneurisma de septo atrial. O tamanho do FOP também está relacionado ao risco de AVC; no entanto, ainda não se sabe se o padrão de *shunt* detectado por Doppler Transcraniano, especialmente os *shunts* importantes e com sinal da cortina, conferem maior risco ao AVC.

A segunda pergunta pode ser respondida apenas à luz das evidências científicas. Tratar o FOP significa dispor de algum método que evite a recorrência de AVCs. Estes métodos podem ser: antiagregação plaquetária, anticoagulação e fechamento do FOP.

Vários estudos já compararam anticoagulação *versus* antiagregação como profilaxia secundária pós-AVC. O estudo WARSS (*Warfarin–Aspirin Recurrent Stroke Study*) não encontrou diferença entre os dois tratamentos para pacientes com AVC criptogênico; estes resultados não levaram em conta a presença de FOP. O estudo PICCS, derivado do WARSS, também teve resultados negativos na comparação entre antiagregação e anticoagulação para pacientes com AVC e FOP. No entanto, a anticoagulação mostrou tendência de proteção para um subgrupo de pacientes de alto risco num acompanhamento prolongado.

Com relação ao tratamento do FOP em si, a literatura mostra-se incerta a respeito do papel do fechamento do FOP quando comparado ao uso de medicação antitrombótica, embora os últimos estudos permitam considerar que o fechamento do FOP seja vislumbrado para pacientes específicos. Para que o tratamento tenha sucesso, algumas condições devem ser cumpridas:

1. O FOP é fortemente considerado como a causa do AVC, e não há outras possíveis etiologias.
2. As complicações inerentes ao procedimento são mínimas e o benefício é maior que o risco.
3. A taxa de recorrência do *shunt* (ou shunt residual) é baixa.

O primeiro grande estudo a analisar o fechamento de FOP para prevenção de recorrência de AVC foi o estudo CLOSURE. O estudo foi negativo e não conseguiu provar superioridade do fechamento percutâneo do FOP sobre o melhor tratamento medicamentoso. No entanto, foi usado um dispositivo hoje considerado obsoleto (STAR-Flex®) com altas taxas de complicações periprocedimento (FA e formação de trombos).

Recentemente, a publicação de dois estudos (RESPECT e PC Trial) acendeu novamente a discussão sobre o fechamento do FOP. Estes estudos utilizaram dispositivos mais modernos, como o Amplatzer® e o GORE Helix® e, apesar de não terem demonstrado diferença estatística entre os grupos *intervenção × tratamento medicamentoso* na prevenção de recorrência de AVC, mostram resultados mais animadores a favor do fechamento do FOP nas análises "*per-protocol*" e "*as treated*", bem como uma tendência de maior proteção que se evidencia após dois anos do procedimento. Há também tendência de benefício em pacientes com aneurisma de septo atrial ou *shunts* de tamanho substancial mostrada pelo estudo RESPECT. A maioria dos estudos, no entanto, não incluiu pacientes de alto risco, com condições como trombofilias.

Portanto, atualmente, a recomendação é que sejam considerados pacientes com fatores de alto risco (ASA, *shunts* substanciais, recorrência de AVC em pacientes em uso de antitrombóticos) para avaliação de fechamento do FOP, bem como afastadas todas as outras possíveis causas como mecanismo de AVC.

**Tabela 16.2** Características do forame oval patente e do paciente que podem influenciar a conduta terapêutica.

| Características do FOP | Características do paciente |
| --- | --- |
| Aneurisma de septo atrial – aumenta o *shunt*, aumenta o risco de AVC em até 20x | Trombofilias |
| Válvula de Eustáquio – aumenta a chance de trombose *in situ* | Trombose venosa profunda/Sd de May Thurner (compressão de veia ilíaca) |
| Rede de Chiari – aumenta a chance de trombose *in situ* | Síndrome de apneia obstrutiva do sono |
| Tamanho do FOP (> 2mm) | Enxaqueca |
| | Ocupação (mergulho, voos frequentes) |

**CAPÍTULO 16**      181

## PÓS-OPERATÓRIO DE CIRURGIAS CARDÍACAS

Outra situação em que pode ocorrer o AVC isquêmico é no pós-operatório de cirurgia cardíaca, em que muitas vezes a manipulação de uma aorta calcificada pode levar à embolização de placas de cálcio para o cérebro. Quase a metade dos AVCs neste grupo de pacientes ocorre em pacientes que desenvolvem FA no período perioperatório, configurando esta arritmia importante preditor de complicação neurológica no pós-operatório de cirurgia cardíaca.

## REFERÊNCIAS CONSULTADAS

1. Brand FN, Abbott RD, Kannel WB, Wolf PA. Characteristics and prognosis of lone atrial fibrillation.30-year follow-up in theFraminghamStudy. JAMA 1985; 254:3449-53.

2. Carroll JD, Saver JL, Thaler DE, Smalling RW, Berry S, MacDonald LA, et al. (2013). Closure of Patent Foramen Ovale versus Medical Therapy after Cryptogenic Stroke. New England Journal of Medicine 2013 Mar;368(12):1092-1100. doi:10.1056/NEJMoa1301440.

3. Furlan, A. J., for the CLOSURE I Investigators. PFO Closure: CLOSURE. Stroke 2013;44(6, Supplement 1):S45–S47. doi:10.1161/STROKEAHA.113.000975.

4. Furberg CD, Psaty BM, Manolio TA, Gardin JM, Smith VE, Rautaharju PM. Prevalence of atrial fibrillation in elderly subjects (the Cardiovascular Health Study). Am J Cardiol. 1994;74:236-41.

5. Hart RG, Benavente O, McBride R, Pearce LA. Antithrombotic therapy to prevent stroke in patients with atrial fibrillation: a meta-analysis. Ann Intern Med. 1999;131:492-501.

6. Homma S, Sacco RL, Di Tullio MR, et al. Effect of medical treatment in stroke patients with patent foramen ovale: Patent Foramen Ovale in Cryptogenic Stroke Study. Circulation 2002;105:2625-2631.

7. O'Gara, et al. ACC/AHA STEMI Guideline. JACC 2013;61(4):e110-111.

8. Mattle HP, Meier B, Nedeltchev K. Prevention of Stroke in patients with patent foramen ovale. International Journal of Stroke 2010 Abr;5:92-102.

9. Meier B, Kalesan B, Mattle HP, Khattab AA, Hildick-Smith D, Dudek D, et al.. Percutaneous Closure of Patent Foramen Ovale in Cryptogenic Embolism. New England Journal of Medicine 2013;368(12):1083-1091. doi:10.1056/NEJMoa1211716.

10. Mohr J, Thompson JLP, Lazar RM, Levin B, Sacco RL, Furie KL, Kistler JP, Albers GW, Pettigrew LC, Adams HP Jr, et al, for the Warfarin-Aspirin Recurrent Stroke Study Group. A comparison of warfarin and aspirin for the prevention of recurrent ischemic stroke. N Engl J Med. 2001;345:1444-1451.

11. Ning M, Lo EH, Ning PC, Xu SY, McMullin D, Demirjian Z, et al. The brain's heart — Therapeutic opportunities for patent foramen ovale (PFO) and neurovascular disease. Pharmacology & Therapeutics. Pharmacology and Therapeutics 2013;139(2):111-123. doi:10.1016/j.pharmthera.2013.03.007.

12. Seiler, C. How should we assess patent foramen ovale? Heart 2004;90(11):1245-1247. doi:10.1136/hrt.2003.031500.

13. Sastry S, MacNab A, Daly K, Ray S, & McCollum C. Transcranial Doppler detection of venous-to-arterial circulation shunts: Criteria for patent foramen ovale. Journal of Clinical Ultrasound 2009;37(5):276-280. doi:10.1002/jcu.20564.

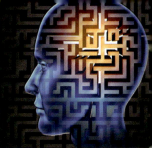

# 17

■ Maramélia Miranda Alves

# Aterosclerose Intracraniana

**PONTOS-CHAVE**

Doença Aterosclerótica Intracraniana (DAIC)

- Os casos suspeitos de Acidente Vascular Cerebral Isquêmico (AVCI) ou Ataque Isquêmico Transitório (AIT) por DAIC devem ser investigados com exames de neuroimagem vascular, incluindo preferencialmente métodos não invasivos como angiorressonância e/ou angiotomografia dos vasos intracranianos.
- Os pacientes devem ser rastreados para a presença dos fatores de risco comumente relacionados à aterosclerose, como hipertensão arterial, diabetes, dislipidemias, tabagismo, etilismo e aterosclerose em outros territórios (coronariopatia e doença vascular periférica), condições que são bastante prevalentes neste grupo de pacientes.
- Pacientes com estenoses intracranianas moderadas (estenoses entre 50 a 70%) ou AVCI/AIT ocorridos há mais de 30 dias (mesmo com estenoses severas, > 70%) devem ser tratados com aspirina 325 mg ao dia e controle intensivo dos fatores de risco cardiovasculares.
- Dentro do manejo da hipertensão arterial e dislipidemia, as metas de tratamento são PAS < 140 mmHg (< 130 mmHg em diabéticos) e nível sérico de LDL-colesterol < 70 mg/dL.
- O tratamento agressivo dos fatores de risco cardiovasculares inclui, além do manejo da pressão arterial e dislipidemia, com anti-hipertensivos e terapia intensiva com estatinas, a orientação aos pacientes para modificação de estilo de vida, com estímulo à realização regular de atividade física e cessação de tabagismo ou do uso excessivo de álcool.
- Pacientes com estenoses intracranianas severas (entre 70 a 99%) e eventos ocorridos até 30 dias devem ser tratados com a combinação de aspirina 325 mg ao dia e clopidogrel 75 mg ao dia por pelo menos 90 dias, com base nos resultados do estudo randomizado SAMMPRIS; após este período de dupla antiagregação, aspirina 325 mg ao dia deve ser mantida; concomitantemente, o mesmo manejo intensivo dos fatores de risco cardiovasculares deve ser feito.
- Não é recomendada terapia dupla antiplaquetária a longo prazo em DAIC.
- A terapia endovascular, com angioplastia e *stenting* da lesão intracraniana responsável pelo evento (AVCI ou AIT), só deve ser feita em casos refratários ao tratamento médico de primeira linha (descrito acima) ou no contexto de pesquisa clínica.

## INTRODUÇÃO

A aterosclerose intracraniana, também denominada doença aterosclerótica intracraniana (DAIC), é uma causa importante de acidente vascular cerebral isquêmico (AVCI), pela particularidade de sua maior prevalência em certas populações e pelas altas taxas de recorrências neste subtipo de AVCI. A DAIC é conhecidamente mais prevalente em populações orientais, negras e hispânicas. Embora tenha sido bastante estudada nos últimos anos, esta distribuição étnica particular e a morbidade associada à doença ainda são características que intrigam os pesquisadores no mundo inteiro.

Os estudos clínicos mais recentes relacionados à DAIC demonstraram a importância do reconhecimento e controle dos fatores de risco cardiovasculares relacionados à aterosclerose, impactando nas taxas de recorrência dos eventos cerebrovasculares destes pacientes.

## EPIDEMIOLOGIA

A DAIC é causa de cerca de 8 a 10% dos casos de AVCI em caucasianos, e tem a particularidade de maior prevalência em determinados grupos étnicos, como negros (15 a 29%) e orientais (20 a 50%), provavelmente associada a diferentes hábitos de vida e suscetibilidade genética destas populações.

Os fatores de risco cerebrovasculares tradicionalmente envolvidos em aterosclerose são os mesmos da DAIC: hipertensão arterial, diabetes *melitus*, dislipidemia e tabagismo. O que é interessante na DAIC é a frequente concomitância destes fatores de risco e o impacto diferente que cada um deles pode causar em relação à recorrência de eventos. Por exemplo, o estudo WASID, maior estudo clínico até hoje realizado com pacientes com DAIC, demonstrou que níveis de pressão arterial sistólica acima de 140 mmHg e níveis séricos de colesterol total maiores de 200 mg/dL foram os maiores preditores de risco de eventos vasculares e recorrência de AVCI. Pesquisadores já demonstraram correlação direta entre maior recorrência de AVCI e síndrome metabólica, níveis séricos de lipoproteína, maior grau de estenose e menor rede de circulação colateral.

## FISIOPATOLOGIA

Três são os mecanismos envolvidos nos infartos cerebrais secundários à DAIC: hemodinâmico, embolia arterio-arterial e doença obstrutivas das artérias penetrantes. Para esta classificação, é fundamental uma avaliação com neuroimagem para diferenciar os diferentes mecanismos envolvidos: infartos em zonas de fronteira são mais sugestivos de mecanismo de hipoperfusão (Figura 17.1); aspecto de embolias distais ou AVCI corticais distais à estenose intracraniana ocorrem por embolia das placas ateroscleróticas; lesões isquêmicas agudas nas regiões subcorticais ou nos gânglios da base indicam doença das artérias penetrantes, devido à extensão das placas ateroscleróticas obstruindo a origem destes vasos (Figura 17.2). Tais mecanismos não apresentam relação com prognóstico de recorrência de eventos, mas seu conhecimento é importante para se suspeitar de DAIC em casos com lesões que seriam a princípio consideradas como de etiologia lacunar ou cardioembólica.

As artérias classicamente acometidas na DAIC são:

- Segmento M1 da artéria cerebral média;
- Segmento intracraniano da artéria carótida interna – sifão carotídeo;
- Segmento V4 da artéria vertebral;
- Segmentos proximal e médio da artéria basilar;
- Segmento P1 da artéria cerebral posterior.

Há autores que não costumam incluir pacientes com estenoses do segmento P1 como local de DAIC pela maior frequência de embolia distal para esta artéria; do mesmo modo, lesões com características de aterosclerose no segmento A1 ou A2 são incomuns.

## DIAGNÓSTICO E NEUROIMAGEM NA DAIC

Por definição, de acordo com os critérios diagnósticos utilizados no estudo randomizado *Warfarin versus*

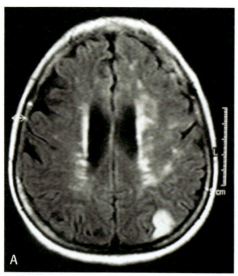 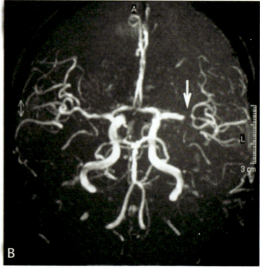

**Figura 17.1** Ressonância magnética do crânio (**A**) de uma paciente de 59 anos que teve confusão mental e alteração de linguagem aguda, com sequência axial FLAIR mostrando infartos na substância branca profunda do centro semioval e córtex parietal esquerdo. A angiorressonância intracraniana (**B**) confirma a estenose no segmento M1 da artéria cerebral média esquerda: o local da estenose aparece com perda de sinal de fluxo local – sinal denominado *flow gap* (seta branca).

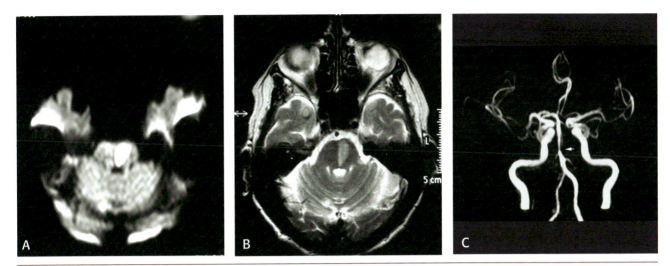

**Figura 17.2** Ressonância do crânio, sequências de difusão (**A**) e T2 (**B**) de um paciente com AVCi agudo pontino, devido a aterosclerose intracraniana: a estenose foi identificada na angiorressonância (**C**), na porção proximal da artéria basilar (seta branca), e ocluiu os ramos penetrantes que irrigam o tronco cerebral.

*Aspirin in Symptomatic Intracranial Atherosclerotic Disease* (WASID) e nos estudos subsequentes, é considerada estenose intracraniana uma obstrução maior ou igual a 50% da luz de uma grande artéria intracraniana.

Apenas métodos de neuroimagem dos vasos intracranianos, como a angiorressonância (Figuras 17.1 e 17.2), angiotomografia ou angiografia cerebral, e mais recentemente o uso ressonância magnética de alto campo para estudo da placa aterosclerótica, são capazes de confirmar a presença de estenoses arteriais intracranianas. Estes métodos neurorradiológicos localizam o estreitamento luminal no vaso acometido.

O Doppler transcraniano (DTC) convencional, sendo método de imagem cego, que analisa apenas as curvas espectrais das velocidades de fluxo sanguíneo, costuma ser usado como exame de triagem na DAIC. Uma vez detectado o aumento focal da velocidade de fluxo sanguíneo, parte-se para outro método que visualize a lesão.

Nas imagens de angiorressonância, a presença da falha do sinal de fluxo sanguíneo no vaso, denominado "flow gap" (Figura 1B), identifica o local da placa aterosclerótica, mas não consegue quantificar o grau da estenose. A angiotomografia e a angiografia cerebral digital são mais sensíveis para mensurar as estenoses (Figura 17.3). A angiografia cerebral é o exame considerado padrão ouro no diagnóstico da aterosclerose intracraniana, com maior acurácia da quantificação do grau de estenose intraluminal, e foi o método usado em todos os principais estudos clínicos prospectivos e controlados em DAIC. Entretanto, na prática clínica diária, deve-se dar preferência aos métodos não invasivos, por serem mais

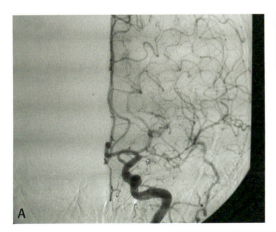
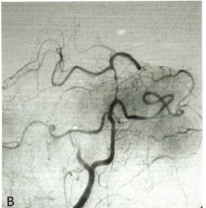
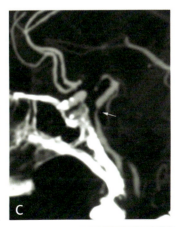

**Figura 17.3** Angiografia cerebral digital de dois casos de aterosclerose intracraniana comprometendo as artérias cerebral média (**A**) e basilar (**B**). Em **C**, visão sagital de angiotomografia, mostrando estenose da artéria basilar (seta branca).

seguros e geralmente mais baratos do que a angiografia cerebral, a despeito dos resultados controversos de estudos comparando o método padrão ouro com estes exames complementares.

O trial *Stroke Outcomes and Neuroimaging of Intracranial Atheroclerosis* (SONIA), sub-estudo do WASID que avaliou a acurácia da angiorressonância e do DTC no diagnóstico de DAIC, mostrou que esses exames tiveram altas taxas de predição negativa para o diagnóstico (86 a 91%), mas valor preditivo positivo baixo (36 a 59%). Estudos mais recentes apontam que a angiotomografia intracraniana é melhor que a angiorressonância para o diagnóstico da DAIC.

Além da análise das estenoses nos grandes segmentos arteriais intracranianos, é importante definir qual artéria foi a responsável pelo evento (artéria e estenose sintomática) e avaliar a presença de doença assintomática, relativamente frequente nestes pacientes, bem como concomitância de doença extracraniana (carotídea ou ostial vertebral) associada.

Por fim, é importante nos casos de DAIC a propedêutica habitual de investigação do AVCI ou ataque isquêmico transitório (AIT), incluindo avaliação cardíaca, laboratorial, ecocardiograma transesofágico e/ou holter de 24 horas, triagem infecciosa ou reumatológica em casos selecionados, como, por exemplo, em pacientes jovens ou casos com estenoses em locais atípicos, para a exclusão de estenoses intracranianas não ateroscleróticas (Tabela 17.1).

**Tabela 17.1** Principais causas não ateroscleróticas de estenoses nas grandes artérias intracranianas.

| |
|---|
| Recanalização parcial de trombo em grande artéria intracraniana, após AVCI cardioembólico |
| Arteriopatia de causa infecciosa (Lues, varicela etc) |
| Arterites inflamatórias não infecciosas<br>   Arterite de células gigantes<br>   Arterite de Takayasu<br>   Síndrome do anticorpo antifosfolípide<br>   Vasculites sistêmicas |
| Arteriopatias não inflamatórias<br>   Doença de Moya-Moya<br>   Uso crônico de cocaína<br>   Anemia falciforme<br>   Estenose arterial por compressão (processo expansivo, edema)<br>   Estenose arterial por doenças infiltrativas |
| Vasoespasmo cerebral |
| Dissecção de artéria intracraniana |

## TRATAMENTO

### Antitrombóticos

Até meados da década de 2000, a terapia de primeira linha para DAIC sintomática era a anticoagulação oral com varfarina. O estudo WARSS (*Warfarin-Aspirin Recurrent Stroke Study*), que avaliou aspirina e varfarina em AVCI não cardioembólico, concluiu a igualdade destas terapias na prevenção de recorrência, demonstrando desfechos semelhantes no subgrupo de pacientes com aterosclerose extra e intracraniana. O WARSS antecedeu a publicação do estudo WASID, que avaliou prospectivamente apenas pacientes com DAIC sintomática (pacientes com AIT ou AVCI decorrentes de estenoses intracranianas entre 50 a 99%), comparando 1300 mg de aspirina *versus* a anticoagulação com varfarina (alvo de INR entre 2,0-3,0). O estudo foi interrompido prematuramente, quando já havia randomizado 569 pacientes, por questões de segurança devido ao braço do estudo usando varfarina, que apresentou altas taxas de sangramento a despeito de similares desfechos clínicos durante o decorrer do seguimento dos pacientes do estudo, que durou uma média de 1,8 anos.

Algumas das principais conclusões do estudo WASID publicado em 2005:

- Os desfechos primários combinados de AVCI, AVC hemorrágico e morte de causa vascular foram semelhantes nos dois braços de tratamento (22,1 *vs* 21,8, para aspirina e varfarina, respectivamente);

- Observou-se altas taxas de recorrência de AVCI no território da artéria estenosada (12 a 15%) no primeiro ano de seguimento;

- O braço tratado com aspirina teve menores taxas de morte (4,3 *vs* 9,7%) e hemorragia maior (3,2 *vs* 8,3%).

Com base nesses dados, o WASID mostrou que a aspirina foi mais segura e igualmente eficaz quando comparada à varfarina na prevenção de recorrência de AVCI ou AIT na aterosclerose intracraniana, mudando radicalmente a prática anterior de anticoagular todos os casos de DAIC. A partir daí, a aspirina passou a ser a escolha inicial no tratamento de prevenção secundária dos pacientes com DAIC.

Diversas publicações com análises *post-hoc* do grupo de pacientes do WASID responderam outras dúvidas a respeito de subgrupos distintos:

- Casos com estenose da artéria basilar tiveram desfechos clínicos diferentes em relação aos dois tratamentos, favoravelmente ao uso de varfarina;

- Não houve diferenças significantes entre os demais subgrupos: estenoses críticas ($\geq$ 70%), estenoses das artérias vertebrais, estenoses em mais de um vaso, uso de varfarina em pacientes com uso prévio de antiagregante plaquetário.

O uso de outros antiagregantes plaquetários ou de dupla antiagregação começou a ganhar força com estudos preliminares pequenos como o CLAIR (*CLopidogrel plus Aspirin for Infarction Reduction*) e o CARESS (*Clopidogrel and Aspirin for Reduction of Emboli in Symptomatic Carotid Stenosis*), que estudaram a adição de clopidogrel à aspirina na fase aguda e seus efeitos na redução de microembolia, detectada por DTC. Estes foram alguns dos trabalhos que suportaram a realização do estudo prospectivo SAMMPRIS (*Stenting and Aggressive Medical Management for Preventing Recurrent stroke in Intracranial Stenosis*), estudo clínico multicêntrico financiado pelo *National Institutes of Health* (NIH) que comparou o tratamento clínico agressivo sozinho *versus* tratamento clínico agressivo combinado à terapia endovascular (angioplastia e *stenting*) das estenoses intracranianas entre 70 a 99%.

No tratamento clínico agressivo, o SAMMPRIS usou a terapia antiagregante dupla por 90 dias (325 mg de aspirina e 75 mg de clopidogrel), além do tratamento clínico agressivo dos fatores de risco cardiovasculares. Após os 90 dias de dupla antigregação, aspirina 325 mg ao dia foi o tratamento antitrombótico de manutenção. Na prática clínica diária, recomenda-se o uso de apenas um antiagregante a longo prazo, seja ele clopidogrel ou aspirina.

O cilostazol, um antiagregante inibidor da fosfodiesterase com ação vasodilatadora e potencialmente antiaterogênica, é um agente bastante utilizado na Ásia e foi avaliado em dois grandes estudos randomizados, testado em combinação com a aspirina e comparado a outras combinações antiplaquetárias. A combinação aspirina-cilostazol foi benéfica em retardar a progressão da DAIC e reduzir recorrência de AVC, quando comparada à monoterapia com aspirina.

## Controle dos fatores de riscos cardiovasculares

Análises posteriores dos dados do estudo WASID demonstraram que pacientes com controle irregular da hipertensão arterial, com pressão arterial sistólica (PAS) > 140 mmHg e > 200 mg/dL de colesterol total, apresentaram maiores taxas de recorrência de eventos cerebrovasculares, incluindo AVCI e AVC no território da artéria estenosada. Portanto, contrariando a ideia de que a permissividade de pressões arteriais elevadas seriam protetoras para eventos hemodinâmicos na DAIC, estes dados suportam o controle rigoroso da pressão arterial nesses pacientes. O estudo SAMMPRIS utilizou como metas de controle clínico agressivo nos seus pacientes tratados (medidas realizadas em ambos os grupos de tratamento) os seguintes parâmetros:

- Níveis de PAS < 140 mmHg (< 130 mmHg em diabéticos), com uso regular de agentes anti-hipertensivos;

- Nível de LDL-colesterol < 70 mg/dL, com uso regular de estatinas (no estudo, tendo sido utilizada a rosuvastatina);

- Controles regulares da hemoglobina glicada para monitorar o diabetes;

- Orientação para cessação do tabagismo e mudança de hábitos de vida, com estímulo para a realização regular de atividades físicas.

Os pacientes do grupo clínico do SAMMPRIS tiveram menores taxas de AVC do que o esperado historicamente (5,8% em 30 dias e 12,2% em um ano), de acordo com dados prévios do WASID (10,7 e 25%, em 30 dias e um ano, respectivamente). A menor proporção de desfechos primários após 90 dias, que persistiu no grupo de pacientes estudado no SAMMPRIS mesmo após a retirada do clopidogrel, é um dos indicadores de que o controle estrito dos fatores de risco cardiovasculares atuou como variável importante, o que ficou claramente comprovado com os resultados finais do estudo, publicados em 2014, que mostraram a persistência do maior benefício (menores taxas de AVC) no grupo de tratamento médico, mesmo com o *follow-up* extendido (32 meses de seguimento).

## Tratamento endovascular

Desde as décadas de 1980 e 1990, séries de casos de estenoses intracranianas tratadas com angioplastias e, posteriormente, com a combinação de angioplastia e colocação de *stents*, mostram opções de tratamento para DAIC descritas na literatura. A experiência adquirida com esses procedimentos demonstrou inicialmente taxas de AVC periprocedimento muito variáveis, entre 4 a 50% (lembrando que estes são dados de estudos retrospectivos), com grupo de pacientes heterogêneos e tratados sem qualquer seguimento controlado externamente.

O primeiro dispositivo aprovado oficialmente para procedimentos intracranianos pelo FDA (*Food and Drug Administration*), órgão regulador norte-americano, foi o *Wingspan*, em 2005. Antes desta data, os materiais utilizados eram na grande maioria *stents* derivados da experiência prévia em neurorradiologia intervencionista, como uso de *stents* modeladores para *coiling* de aneurismas cerebrais ou *stents* usados em procedimentos coronarianos, cujos diâmetros dos vasos assemelham-se com os dos vasos intracranianos. Na década de 2000, muitos procedimentos de angioplastia e implantação de *stents* intracranianos foram feitos na Europa e nos Estados Unidos, derivados da aprovação do *Wingspan* e da publicação de estudos de registro que demonstravam a efetividade do tratamento endovascular na DAIC sintomática refratária ao tratamento clínico e em casos de DAIC com estenoses intracranianas de 50 a 99% – indicações clássicas aprovadas pelo FDA naquela ocasião.

A experiência inicial com a terapia endovascular na DAIC sinalizava que esta poderia ser uma modalidade de tratamento promissora, a despeito das descrições de taxas consideráveis de re-estenoses e complicações peri-procedimentos, como ruptura vascular intraoperatória, AVC ou dissecções de placas durante as angioplastias ou destacamentos dos *stents*, além de tromboses intra-*stents*. O estudo SAMMPRIS veio para tentar comprovar se a terapia endovascular era realmente superior ao tratamento clínico, até então testado nos estudos do grupo WASID.

O SAMMPRIS usou o *Wingspan* no braço de tratamento endovascular, mas optou por tratar apenas pacientes sintomáticos e com estenoses mais severas, incluindo pacientes com 70 a 99% de estenose intraluminal. Este estudo, ao contrário do que se esperava, foi interrompido prematuramente em abril de 2011, por causa das taxas mais elevadas de AVC e morte periprocedimento (14,7%), e após um ano de *follow-up* (20%) no grupo tratado por via endovascular.

Após a publicação do SAMMPRIS, a terapia endovascular para a DAIC como primeira linha de tratamento foi praticamente abandonada. As recomendações atuais sugerem o tratamento neurointervencionista na DAIC apenas em casos refratários ao melhor tratamento médico possível, dentro dos moldes realizados no estudo SAMMPRIS ou no contexto de estudos clínicos controlados.

Ainda assim, há muita discussão sobre os possíveis fatores responsáveis pela falha da terapia endovascular do estudo SAMMPRIS. Muitos neurointervencionistas advogam que há a necessidade de desenvolvimento de novos *stents* intracranianos, menos calibrosos, com maior facilidade de destacamento durante a micronavegação, diferentes do *Wingspan*, além de melhor escolha dos pacientes em um possível futuro estudo, como, por exemplo, a exclusão de pacientes com placas complexas, extensas ou com maior número de perfurantes a partir das estenoses – fatores conhecidamente relacionados à maior morbidade do procedimento endovascular.

## REFERÊNCIAS CONSULTADOS

1. Arenillas JF, Molina CA, Chacon P, et al. High lipoprotein (a), diabetes, and the extent of symptomatic intracranial atherosclerosis. Neurology 2004;63:27-32.
2. Bash S, Villablanca JP, Jahan R, et al. Intracranial vascular stenosis and occlusive disease: evaluation with CT angiography, MR angiography, and digital subtraction angiography. AJNR Am J Neuroradiol 2005;26:1012.
3. Chaturvedi S, Turan TN, Lynn MJ, et al. Risk factor status and vascular events in patients with symptomatic intracranial stenosis. Neurology 2007;69:2063-2068.
4. Chimowitz MI, Lynn MJ, Howlett-Smith H, et al. Comparison of warfarin and aspirin for symptomatic intracranial arterial stenosis. N Engl J Med 2005;352:1305-1316.
5. Derdeyn CP, Chimowitz MI, Lynn MJ, Fiorella D, Turan TN, Janis LS, Montgomery J, et al. Stenting and Aggressive Medical Management for Preventing Recurrent Stroke in Intracranial Stenosis Trial Investigators. Lancet 2014;383:333-341.
6. Kwon SU, Cho YJ, Koo JS, et al. Cilostazol prevents the progression of the symptomatic intracranial arterial stenosis: the multicenter double-blind placebo-controlled trial of cilostazol in symptomatic intracranial arterial stenosis. Stroke 2005;36:782.
7. Lau AY, Wong EH, Wong A, Mok VC, Leung TW, Wong KS. Significance of good collateral compensation in symptomatic intracranial atherosclerosis. Cerebrovasc Dis 2012;33:517-524.
8. Ovbiagele B, Saver JL, Lynn MJ, Chimowitz M. Impact of metabolic syndrome on prognosis of symptomatic intracranial atherostenosis. Neurology 2006;66:1344-1349.
9. Sacco RL, Kargman DE, Gu Q, Zamanillo MC. Race-ethnicity and determinants of intracranial atherosclerotic cerebral infarction. The Northern Manhattan Stroke Study. Stroke 1995;26:14220.
10. Rincon F, Sacco RL, Kranwinkel G, et al. Incidence and risk factors of intracranial atherosclerotic stroke: the Northern Manhattan Stroke Study. Cerebrovasc Dis 2009;28:65-71.
11. Turan TN, Cotsonis G, Lynn MJ, Chaturvedi S, Chimowitz M. Relationship between blood pressure and stroke recurrence in patients with intracranial arterial stenosis. Circulation 2007;115:2969-2975.
12. Turan TN, Cotsonis G, Lynn MJ, Wooley RH, Swanson S, Williams JE, Stern BJ, Derdeyn CP, Fiorella D, Chimowitz MI. Intracranial stenosis: impact of randomized trials on treatment preferences of US neurologists and neurointerventionists. Cerebrovasc Dis 2014;37:203-211.

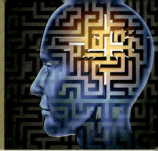

- Jorge Murilo Barbosa de Sousa
- Daniela Laranja Gomes Rodrigues

# Doença de Pequenas Artérias Intracranianas

**PONTOS-CHAVE**

- Acidentes vasculares cerebrais (AVC) lacunares são, por definição, isquemias cerebrais pequenas, não corticais, causadas por oclusão de um ramo perfurante oriundo de artéria de grande calibre.
- A maior parte das lacunas ocorre nos núcleos da base, substância branca subcortical e ponte.
- Vários mecanismos para doença de pequenos vasos e infartos lacunares têm sido sugeridos: lipo-hialinólise, microateroma e microembolia, sendo os dois primeiros os mais aceitos.
- Hipertensão arterial, diabetes *mellitus*, tabagismo, idade e dislipidemia também são considerados fatores de risco para AVC lacunar.
- Cinco síndromes clínicas são bem reconhecidas como preditoras de lacunas radiológicas: síndrome motora pura, síndrome sensitiva pura, síndrome sensitivo-motora pura, ataxia hemiparesia e *dysarthria-clumsy hand syndrome*.
- O manejo dos fatores de risco incluindo uso de anti-hipertensivos, antiplaquetários e terapia com estatinas é recomendado para a maioria dos pacientes com AVC isquêmico lacunar.

## INTRODUÇÃO

Acidentes vasculares cerebrais (AVC) lacunares são, por definição, isquemias cerebrais pequenas (0,2 a 15 mm), não corticais, causadas por oclusão de um ramo perfurante oriundo de artéria de grande calibre.

Decambre cunhou o termo "lacuna" em 1983 para descrever regiões subcorticais de encefalomalacia/gliose vistas em exames de autópsia. Naquela época ainda existiam dúvidas a respeito da etiologia destas lesões. Em 1960, Fisher já havia feito a correlação clinicopatológica, sugerindo que lacunas decorrem de uma vasculopatia crônica relacionada à hipertensão arterial sistêmica (HAS), e que causam uma variedade de síndromes clínicas, tendo geralmente um bom prognóstico.

## ANATOMIA VASCULAR

A maior parte das lacunas ocorre nos núcleos da base (putâmen, globo pálido, tálamo, caudado), substância branca subcortical (cápsula interna e coroa radiada) e ponte. Estas localizações correspondem a territórios vasculares de ramos lenticuloestriados das artérias cerebrais média e anterior; da artéria recorrente de Heubner (ramo da artéria cerebral anterior); da artéria coroideia anterior (ramo do segmento distal da artéria carótida interna); de ramos talamoperfurantes da artéria cerebral posterior e de ramos paramedianos da artéria basilar.

Estes pequenos vasos originam-se diretamente de artérias de grande calibre, sendo particularmente vulneráveis a efeitos da hipertensão, provavelmente explicando esta distribuição particular.

## ETIOLOGIA

Vários mecanismos para doença de pequenos vasos e infartos lacunares têm sido sugeridos:

- Lipo-hialinólise das artérias perfurantes é considerada uma causa comum, especialmente para infartos pequenos (3 a 7 mm);

- Microateroma da origem das artérias penetrantes;
- Microembolia.

Os dois primeiros mecanismos são comprovados em estudos patológicos e geralmente associados à HAS. Em um estudo retrospectivo, infartos lacunares no território de ramos perfurantes da artéria cerebral média (ACM) se associaram mais com doença aterosclerótica da ACM do que com doença aterosclerótica carotídea ou cardioembolismo. Isso suporta a hipótese de que alguns AVCs lacunares são causados por ateroma de grande vaso intracraniano, levando à oclusão da origem do ramo penetrante.

Microembolia é considerada um dos mecanismos para lacunas isquêmicas, uma vez que existem relatos de casos de AVCs lacunares em pacientes com alto risco para fonte cardioembólica ou após realização de angiografia de arco aórtico.

De forma geral, AVCs lacunares possuem mecanismos diferentes dos outros subtipos de AVC. Uma revisão sistemática de 19 estudos de coorte envolvendo 5.864 pacientes mostrou que aqueles que haviam apresentado infarto lacunar como primeiro evento foram mais propensos a ter o mesmo tipo de AVC ao invés de recorrer com AVC não lacunar.

## EPIDEMIOLOGIA

Os dados epidemiológicos deste subtipo de AVC isquêmico variam conforme a população estudada. Entre a população de pacientes participantes do *Stroke Data Bank*, nos Estados Unidos, de 1.273 pacientes com diagnóstico de AVC isquêmico, 26% apresentavam AVC lacunar.

Na população predominantemente caucasiana em Rochester (EUA), a incidência de infartos lacunares entre 1985 e 1989 foi de 29 casos por 100.000 habitantes por ano, e foram responsáveis por 16% dos primeiros eventos isquêmicos cerebrais. Em estudo de base populacional da Itália, a taxa de incidência no ano de 1996 foi de 26,3 casos por 100.000 habitantes, sendo responsável por 15% dos AVCs isquêmicos.

Estudo de base populacional do Japão sugere que a incidência de AVC lacunar está em declínio desde 1960. Da mesma forma, no Brasil, estudo comparativo na cidade de Joinvile (SC), entre 1995 e 2005-2006, também mostrou redução da incidência de AVC. Estes dados sugerem melhora de controle de fatores de risco, como HAS e tabagismo.

## FATORES DE RISCO E ASSOCIAÇÕES

Além da HAS, como já mencionado, diabetes *mellitus* (DM), tabagismo, idade e dislipidemia (aumento de *low-density-lipoprotein* – LDL) também são considerados fatores de risco para AVC lacunar.

As condições HAS e DM estão associadas com um aumento do risco de infartos lacunares em 5,0 e 4,4 vezes (*odds ratios*), respectivamente. Da mesma forma, a proporção de casos que pode ser atribuída a estas condições foi 68 e 30%, respectivamente. Além disso, HAS, DM e tabagismo ativo foram significativamente mais frequentes em pacientes com AVC lacunar quando comparados com outros subtipos de AVC.

Outras condições que se associam com arteriopatias de pequenos vasos incluem: CADASIL (*cerebral autosomal dominant arteriopathy with subcortical infarcts and leukoencephalopathy*); CARASIL (*cerebral autosomal recessive arteriopathy with subcortical infarcts and leukoencephalopathy*); angiopatia amiloide cerebral familiar (embora mais fortemente associada com hemorragias intraparenquimatosas) e HERNS (*hereditary endotheliopathy with retinopathy nephropathy and stroke*).

## CARACTERÍSTICAS CLÍNICAS

Mais de 20 síndromes lacunares já foram descritas, embora cinco sejam bem reconhecidas como preditoras de lacuna radiológica:

- Síndrome motora pura;
- Síndrome sensitiva pura;
- Síndrome sensitivo-motora pura;
- Ataxia hemiparesia;
- *Dysarthria-clumsy hand syndrome*.

De forma geral, não se espera encontrar sinais corticais como: afasia, agnosia, apraxia, negligência ou hemianopsia. Da mesma forma, rebaixamento do nível de consciência e crises epilépticas tipicamente não são vistos. A Tabela 18.1 correlaciona dados clínicos e topografia.

Alguns estudos mostram associação entre lacunas novas e declínio cognitivo, indicando este subtipo de AVC como um mecanismo potencial para demência vascular.

## DIAGNÓSTICO

O diagnóstico de infarto lacunar depende de achados clínicos e exame de imagem (tomografia computadorizada (TC) e/ou ressonância magnética (RM) de crânio). A investigação de outros mecanismos de AVC é indicada para excluir potenciais causas adjacentes de recorrência.

A TC de crânio sem contraste é a modalidade de imagem inicial para qualquer paciente que se apresente com déficit neurológico súbito. Embora tenha sensibilidade limitada para o diagnóstico de lacunas (30 a 44%), deve ser realizada na fase hiperaguda com objetivo de excluir outras causas.

A RM de crânio é superior à TC para diagnóstico e localização da lacuna. A sequência difusão (*diffusion-*

Doença de Pequenas Artérias Intracranianas

**Tabela 18.1** As principais síndromes lacunares.

| Síndrome Lacunar | Topografia | Quadro Clínico |
| --- | --- | --- |
| Síndrome motora pura (45-57%) | Cápsula interna, coroa radiada, base da ponte ou bulbo medial | Hemiparesia/plegia completa (envolvendo face, braço e perna) sem outros achados |
| Síndrome sensitiva pura (7-18%) | Tálamo, tegmento pontinho ou coroa radiada | Hemiparestesia, hemi-hipoestesia/anestesia completa (face, braço e perna) |
| Ataxia hemiparesia (3-18%) | Cápsula interna, coroa radiada, base da ponte ou tálamo | Hemiparesia associada a ataxia apendicular unilateral. Nistagmo e disartria podem estar presentes |
| Síndrome sensitivo-motora pura (15-20%) | Tálamo-capsular, base da ponte ou bulbo lateral | Déficits sensitivos e motores dimidiados |
| *Dysarthria-clumsy hand Syndrome* (2-6%) | Base da ponte, cápsula interna ou coroa radiada | Paresia facial, disartria, disfagia, paresia leve da mão unilateral |

*-weighted imaging* – DWI) demonstra hipersinal sempre que há restrição à difusão as moléculas de água. Esta sequência tem sua vantagem por ser mais sensível que as sequências T2 e FLAIR, e por diferenciar infartos lacunares agudos de crônicos.

A imagem dos vasos através de angio-TC ou angio-RM pode ser realizada ao mesmo tempo que a aquisição das imagens do encéfalo, excluindo oclusão de grandes vasos, que pode mimetizar um AVC lacunar. Em pacientes negros e asiáticos é importante a investigação das artérias intracranianas, uma vez que aterosclerose intracraniana é comum nessas populações.

Mais recentemente, estudo da parede de vasos intracranianos através de RM de alta resolução tem se mostrado uma ferramenta valiosa para determinar o mecanismo etiológico do AVC lacunar. Chung e colaboradores evidenciaram que nove de 15 pacientes com infartos lacunares apresentavam placas ateroscleróticas nas artérias que davam suprimento ao território da lacuna.

## TRATAMENTO E PREVENÇÃO SECUNDÁRIA

O tratamento medicamentoso do AVC lacunar na fase aguda não difere dos demais subtipos de AVCs isquêmicos. Sendo assim, a terapia trombolítica com alteplase endovenosa (ativador do plasminogênio tecidual recombinante) melhora desfechos funcionais e seus benefícios superam os riscos para pacientes elegíveis de receber este tratamento dentro de 4,5 horas do início dos sintomas. Já a trombectomia mecânica não se aplica para AVCs lacunares, e sim, para oclusão aguda de grandes vasos.

Passado o tempo para terapia trombolítica/fase aguda, deve-se manter o foco na prevenção secundária para todos os pacientes. O manejo dos fatores de risco, incluindo uso de anti-hipertensivos, antiplaquetários e terapia com estatinas, é recomendado para a maioria dos pacientes com AVC isquêmico lacunar.

A eficácia de antiplaquetários para prevenção secundária de mortalidade está bem estabelecida para pacientes com AVC isquêmico não cardioembólico. Para pacientes com AVC *minor* (classificação na escala de AVC do *National Institutes of Health – NIHSS* menor que quatro pontos) ou ataques isquêmicos transitórios, a terapia dupla com ácido acetilsalicílico e clopidogrel mostrou-se superior à monoterapia com ácido acetilsalicílico para redução do risco de AVC, bem como demonstrou ser segura se utilizada por 90 dias do *ictus*. O uso de dupla antiagregação a longo prazo não se mostrou benéfica.

O controle rigoroso da pressão arterial em longo prazo (sistólica menor que 130 mmHg *versus* 130-149 mmHg) foi avaliado especificamente em pacientes com AVC lacunar e, embora não tenha demonstrado diferença significativa entre os grupos para recorrência de AVC, foi uma intervenção segura e possivelmente benéfica. Vários outros estudos (englobando AVCs isquêmicos de todos os subtipos) mostraram benefício da redução da pressão arterial, especialmente com os inibidores da enzima de conversão da angiotensina.

## PROGNÓSTICO

O prognóstico de infartos lacunares é melhor que o dos demais subtipos quando avaliados um ano após o *ictus*. A mortalidade é significativamente menor neste grupo, bem como é melhor a recuperação em escalas funcionais quando comparado a AVCs isquêmicos não lacunares.

## REFERÊNCIAS CONSULTADAS

1. Arboix A, Martí-Vilalta JL, García JH. Clinical study of 227 patients with lacunar infarcts. Stroke 1990;21:842.

2. Bezerra DC, Sharrett AR, Matsushita K, et al. Risk factors for lacune subtypes in the Atherosclerosis Risk in Communities (ARIC) Study. Neurology 2012;78:102.

3. Cabral NL, et al. Trends in stroke incidence, mortality and case fatality rates in Joinville, Brazil:1995-2006. J Neurol Neurosurg Psychiatry 2009;80:749-754.

4. Chamorro A, Sacco RL, Mohr JP, et al. Clinical-computed tomographic correlations of lacunar infarction in the Stroke Data Bank. Stroke 1991;22:175.

5. Chung JW, et al. Branch atheromatous plaque: a major cause of lacunar infarction (high-resolution MRI study). Cerebrovascular Dis Extra 2012;2(1):36-44.

6. Dechambre A. Mémoire sur la curabilité du ramollissement cérébral. Gaz Med Paris 1838;6:305.

7. Feekes JA, Hsu SW, Chaloupka JC, Cassell MD. Tertiary microvascular territories define lacunar infarcts in the basal ganglia. Ann Neurol 2005;58:18.

8. Fisher CM. Lacunar strokes and infarcts: a review. Neurology 1982;32:871.

9. Hacke W, et al. Association of outcome with early stroke treatment: pooled analysis of ATLANTIS, ECASS and NINDS rt-PA stroke trials. Lancet 2004;363:768-774.

10. Gijn JV et al. The progress trial: preventing strokes by lowering blood pressure in patients with cerebral ischemia. Stroke 2002;33:319-320.

11. Jackson C, Sudlow C. Comparing risks of death and recurrent vascular events between lacunar and non-lacunar infarction. Brain 2005;128:2507.

12. Kubo M, Kiyohara Y, Ninomiya T, et al. Decreasing incidence of lacunar vs other types of cerebral infarction in a Japanese population. Neurology 2006;66:1539.

13. Kwok CS, Shoamanesh A, Copley HC, et al. Efficacy of antiplatelet therapy in secondary prevention following lacunar stroke: pooled analysis of randomized trials. Stroke 2015;46:1014.

14. Lee DK, Kim JS, Kwon SU, et al. Lesion patterns and stroke mechanism in atherosclerotic middle cerebral artery disease: early diffusion-weighted imaging study. Stroke 2005;36:2583.

15. Oliveira-Filho J, et al. Lacunar infarcts. Uptodate. 2015. Disponível em: www.uptodate.com.

16. Oliveira-Filho J, Ay H, Schaefer PW, et al. Diffusion-weighted magnetic resonance imaging identifies the "clinically relevant" small-penetrator infarcts. Arch Neurol 2000;57:1009.

17. Petty GW, Brown RD Jr, Whisnant JP, et al. Ischemic stroke subtypes: a population-based study of incidence and risk factors. Stroke 1999;30:2513.

18. Sacco S, Marini C, Totaro R, et al. A population-based study of the incidence and prognosis of lacunar stroke. Neurology 2006;66:1335.

19. Samuelsson M, Söderfeldt B, Olsson GB. Functional outcome in patients with lacunar infarction. Stroke 1996;27:842.

20. SPS3 Investigators, Benavente OR, Hart RG, et al. Effects of clopidogrel added to aspirin in patients with recent lacunar stroke. N Engl J Med 2012;367:817.

21. Vermeer SE, Prins ND, den Heijer T, et al. Silent brain infarcts and the risk of dementia and cognitive decline. N Engl J Med 2003;348:1215.

22. The National Institute of Neurological Disorders and Stroke rt-PA stroke study group. Generalized efficacy of t-PA for acute stroke. Subgroup analysis of the NINDS t-PA Stroke Trial. Stroke 1997;28:2119-2125.

23. The SPS3 Study Group. Blood pressure targets in patients with recente lacunar stroke: the SPS3 randomised trial. Lancet 2013;382:507-15.

24. Wang Y, et al. Clopidogrel with aspirin in acute minor stroke or transiente ischemic attack. N Engl J Med. 2013;369:11-19.

25. Wardlaw JM. What causes lacunar stroke? J Neurol Neurosurg Psychiatry 2005;76:617.

26. Woo D, Gebel J, Miller R, et al. Incidence rates of first-ever ischemic stroke subtypes among blacks: a population-based study. Stroke 1999;30:2517.

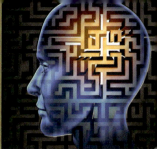

- Rodrigo Meirelles Massaud
- Nelson Wolosker

# Doença Aterosclerótica de Carótidas

### PONTOS-CHAVE

- O grau da carotídea prevê adequadamente o risco de recorrência de acidente vascular cerebral (AVC) ou ataque isquêmico transitório (AIT) nos pacientes sintomáticos quando o paciente está em tratamento medicamentoso otimizado, durante os dois primeiros anos após o último evento neurológico.
- O grau de estenose não prevê adequadamente o risco de AVC ou AIT nas estenoses assintomáticas. A seleção de pacientes assintomáticos para revascularização deve utilizar outras váriáveis, como: gênero, grau de estenose, características morfológicas da placa, idade (expectativa de vida) e comorbidades (diabetes *mellitus*, insuficiência coronariana, doença vascular periférica, DPOC grave, hipertensão).
- Os procedimentos de revascularização devem ser feitos em centros com baixo índice de complicações dos procedimentos de revascularização (endarterectomia e angioplastia com *stent*) e os índices de complicações devem ser acompanhados e divulgados de forma independente dos médicos que participam dos procedimentos.
- Os pacientes com doença carotídea que forem submetidos a procedimentos de revascularização devem ter seu risco cardiovascular avaliado antes da realização dos procedimentos.
- Os procedimentos de endarterectomia e angioplastia possuem índices de complicações bem semelhantes. Há uma leve tendência a menor incidência de complicações neurológicas nos primeiros 30 dias após as endarterectomias e menor índice de complicações cardiológicas pós angioplasties com *stent*, apesar de evidências conflitantes devido a diferenças na seleção de pacientes e diferença de experiência da equipe que realiza os procedimentos.
- Devido ao avanço do tratamento clínico otimizado, muitos dos pacientes que eram submetidos a procedimentos de revascularização vêm sendo mantidos em tratamento clínico por períodos longos com baixo risco de AVC ou AIT.

## INTRODUÇÃO

O acidente vascular cerebral (AVC) é considerado a primeira causa de morte e de incapacidade no Brasil, segundo dados do DATASUS divulgados em 2010.

Estima-se que a doença aterosclerótica de carótida seja responsável por 15 a 20% dos casos de acidente vascular cerebral isquêmico (AVCI). Algumas séries hospitalares mostram que aproximadamente 9% dos pacientes internados com AVCI ou ataque isquêmico transitório (AIT) apresentam estenose crítica de carótida ipsilateral como provável etiologia do evento isquêmico.

O início da era moderna das doenças cerebrovasculares remetem a observações realizadas em 1951 por Miller Fisher, que relacionou pela primeira vez sintomas neurológicos à doença aterosclerótica estenosante da artéria carótida interna ao nível do pescoço. Este autor descreveu os sintomas oculares e os sintomas hemisféricos encefálicos, relacionando-os diretamente à doença carotídea aterosclerótica estenosante.

Na década de 1960, com a evolução das técnicas de angiografia, ocorreu um aumento da segurança do método, levando a um reconhecimento da doença aterosclerótica carotídea sintomática.

Após o surgimento das técnicas não invasivas de imagem, a doença carotídea nos pacientes assintomáticos passou a ser encontrada com maior frequência, levando a um maior entendimento da história natural da doença, da fisiopatologia e a melhores resultados das intervenções cirúrgicas. A primeira endarterectomia de carótida foi realizada em 1954.

Nas décadas de 1960 e 1970, com a melhora dos métodos diagnósticos, maior segurança anestésica, avanço das técnicas cirúrgicas e aumento do número de cirurgiões vasculares treinados, houve uma explosão no número de endarterectomias – a ponto de, no ano de 1985, essa cirurgia ser a terceira cirurgia mais realizada nos EUA. Devido a isso, ensaios clínicos randomizados e controlados foram iniciados. A partir de 1991, os resultados desses estudos foram publicados, demonstrando o benefício da endarterectomia nos pacientes sintomáticos, com estenose acima de 70% e, em assintomáticos, com estenose maior que 60%. Com o melhor conhecimento das indicações e das complicações relacionadas ao procedimento, menos cirurgias passaram a ser realizadas.

No final da década de 1990, com o desenvolvimento dos procedimentos endovasculares (angioplastia com *stent*), ocorreu uma euforia inicial que gerou aumento expressivo desses procedimentos, apesar da falta de evidências de superioridade dos mesmos em ensaios clínicos randomizados.

Mais recentemente, a partir de 2000, surgiu a necessidade de novos ensaios clínicos para comparar o tratamento endovascular ao tratamento cirurgico (endarterectomia), o que acendeu novamente o interesse na epidemiologia da doença carotídea, nos aspectos clínicos e fisiopatológicos, nos métodos diagnósticos de neuroimagem, na análise de custo-efetividade das intervenções e na comparação das intervenções de revascularização *versus* o tratamento clínico otimizado.

O tratamento clínico também sofreu grandes mudanças desde a década de 1980. Naquela época, os pacientes dispunham apenas de antiagregação plaquetária com AAS para o tratamento profilático. Atualmente, novos antiagregantes plaquetários, além das estatinas e melhor controle pressórico de pacientes hipertensos, encontram-se no arsenal terapêutico de pacientes com estenose carotídea, gerando melhores resultados, ainda não adequadamente avaliados.

## FISIOPATOLOGIA

O local mais frequentemente acometido pela doença aterosclerótica é a região do bulbo carotídeo, principalmente na sua parede posterior, penetrando o lume da artéria carótida interna e da artéria carótida externa no sentido cranial e da artéria carótida comum no sentido caudal, distando 2 cm da bifurcação da artéria carótida comum.

Os mecanismos de lesão encefálica relacionados à doença carotídea aterosclerótica estenosante são os apresentados a seguir.

## Embolia arterioarterial

Estudos com angiografia digital e com Doppler transcraniano demonstram a presença de embolia espontânea a partir da placa carotídea cervical, sendo esse um dos principais mecanismos de eventos isquêmicos.

Pacientes que apresentam embolias assintomáticas ao Doppler transcraniano possuem maior risco de eventos isquêmicos agudos.

## Alterações na autorregulação do fluxo sanguíneo cerebral

As alterações da autoregulação são afetadas por:

- Redução progressiva do diâmetro dos vasos causada pelo aumento do volume da placa, levando a um aumento do grau de estenose.
- Redução aguda do diâmetro dos vasos pela formação de trombos agudos sobre a placa, aumentando o grau de estenose agudamente (acidente intraplaca).

O aumento do grau de estenose agudo ou progressivo associado a colaterais ineficientes, associado ainda a alterações hemodinâmicas, aumentam o risco de eventos isquêmicos AVC ou AIT.

A capacidade adequada de autorregulação do fluxo sanguíneo cerebral ou reserva circulatória pode ser avaliada por testes de vasorreatividade cerebral, podendo ser estimada por métodos como perfusão por ressonância magnética, USG Doppler transcraniano com técnicas como o *Breath-holding index* e angiografia com subtração digital. Pacientes com estenose carotídea assintomática possuem capacidade de autorregulação mais eficiente que pacientes sintomáticos.

## Oclusão carotídea

Na oclusão carotídea os AVCs ou AITs ocorrem geralmente próximo ao momento em que ocorreu a oclusão do vaso. Evidências indicam que o risco dos eventos isquêmicos diminuem ao se afastar do momento da oclusão.

## MORFOLOGIA DA PLACA ATEROSCLERÓTICA

Dados prospectivos correlacionando a morfologia da placa com o risco de AVC vêm crescendo. Os estudos de imagem das placas vêm trazendo novas perspectivas. Diferentes métodos de imagem têm sido utilizados, como: ressonância magnética (RM), tomografia de emissão de pósitrons (PET CT) ou ultrassonografia (USG) com técnicas avançadas, como a utilização de contraste.

Evidências correlacionam placas ulceradas com a ocorrência de AVC.

Alguns estudos com ultrassom Doppler transcraniano detectam maior incidência de embolias assintomáticas em placas ulceradas.

Estudo recentes com ressonância magnética sugerem que as hemorragias intraplaca são um importante marcador de risco de AVC.

Estudos com PET-FDG possibilitam a visualização de locais de inflamação nas placas carotídeas. As placas sintomáticas parecem ter um maior grau de inflamação que as assintomáticas.

Os estudos de correlação anatomopatológica com peças de endarterectomia se baseiam em série de casos, com casuísticas pequenas, geralmente retropectivos que, quando analisadas em conjunto, sugerem que as placas ulceradas, com presença de trombos e inflamação, são importantes na patogênese do AVC relacionado a doença carotídea aterosclerótica.

O estudo da morfologia das placas ateroscleróticas pode levar a um entendimento da doença, além da análise objetiva do grau de estenose.

O grau da estenose parece prever adequadamente o risco de recorrência de AVC ou AIT durante os dois primeiros anos após o último evento neurológico, isso quando o paciente se encontra em tratamento clínico otimizado. O grau de estenose parece não ser adequado para prever o risco das estenoses assintomáticas.

Múltiplos aspectos da placa parecem impactar na sua vulnerabilidade à ruptura, entre eles:

## Aspectos morfológicos

- geometria da placa;
- espessura do revestimento fibroso;
- neovascularização;
- proliferação das células da camada muscular;
- hemorragia no interior da placa;
- erosão do endotélio.

## Aspectos mecânicos/hemodinâmicos

- **Aspectos hemodinâmicos:** forças locais atuando na placa (pressão local, *wall shear stress*);
- Os locais de ruptura das placas geralmente ocorrem na porção proximal, onde as forças hemodinâmicas são maiores.

## Aspectos bioquímicos

- O estresse oxidativo;
- A inflamação da placa.

## FISIOPATOLOGIA E ETIOLOGIA DO ACIDENTE VASCULAR CEREBRAL ISQUÊMICO

A classificação de TOAST deriva de um estudo denominado *TOAST trial* e é utilizada em todo o mundo para determinar a etiologia dos AVCIs. No contexto da doença carotídea aterosclerótica, os AVCIs são classificados dentro do grupo denominado doença aterosclerótica de grandes artérias. Essa classificação possui uma boa confiabilidade e concordância entre examinadores. O sistema TOAST tenta classificar os AVCIs levando em consideração a fisiopatologia e as causas.

Desde a criação da classificação de TOAST, no início dos anos 1990, o avanço na avaliação clínica e dos métodos de imagem levou a uma maior identificação de múltiplas causas de AVC, antes não reconhecidas. Após diversos estudos, uma nova classificação foi sugerida, denominada SSS-TOAST. Esse novo sistema dividiu o TOAST original em subcategorias: evidente, provável e possível, atribuindo pesos diferentes a cada variável diagnóstica clínica e de imagem.

Estudos com o sistema modificado geraram uma diminuição na constatação de casos indeterminados, além de demonstrar maior confiabilidade entre examinadores.

Finalmente, ocorreu um refinamento do SSS-TOAST para uma versão computadorizada, com um algoritmo computadorizado com o objetivo de melhorar a acurácia da classificação. Esse algoritmo recebeu o nome de Causative Classification System (CCS). Ele possui boa confiabilidade no ambiente de pesquisa ao comparar diferentes centros. Essa versão se encontra disponível online no endereço: http://ccs.mgh.harvard.edu/ccs_title.php.

A classificação de TOAST divide os AVCs nas seguintes categorias:

- Aterosclerose de grandes artérias
- Embolia cardiogênica
- Oclusão de pequenos vasos
- AVCI de outras etiologias definidas
- AVCI de etiologia indeterminada

## MANIFESTAÇÕES CLÍNICAS

A definição de quem são os pacientes sintomáticos ou assintomáticos é fundamental para a seleção e para a tomada de decisão do melhor tipo de abordagem terapêutica: cirúrgica, endovascular ou clínica.

A avaliação multidisciplinar por neurologistas e médicos (cirurgiões vasculares ou intervencionistas) com

Acidente Vascular Cerebral · Etiologia da Doença Cerebrovascular

experiência nas técnicas de endarterectomia e/ou neurointervenção endovascular levam a melhores resultados terapêuticos.

Nos grandes ensaios clínicos, define-se como paciente sintomático aquele com sintomas isquêmicos ipsilaterais à doença carotídea aterosclerótica, tendo sido afastadas outras etiologias prováveis para os sintomas, como, por exemplo, embolia de origem cardíaca.

Os sintomas podem acometer a visão (sendo definidos como sintomas retinianos) ou acometer artérias encefálicas, ramos diretos das carótidas (sendo denominados sintomas hemisféricos).

A maioria dos ensaios clínicos define os pacientes como sintomáticos quando estes apresentam sintomas isquêmicos relatados ou presenciados compatíveis com a doença carotídea, ocorridos nos últimos seis meses.

Infartos silenciosos ipsilaterais à estenose carotídea, constatados nos exames de imagem, TC ou RM de crânio, não definem o quadro como sintomático, mas muitas vezes influenciam na decisão terapêutica.

## PRINCIPAIS SÍNDROMES VASCULARES

O sistema arterial carotídeo, também conhecido como circulação anterior, é acometido em cerca de 70% dos casos de AVCI. A apresentação clínica depende do território arterial e do hemisfério acometido.

Convém lembrar, no entanto, que a isquemia frequentemente acomete apenas parte de determinado território arterial devido à presença de circulação colateral eficaz. A circulação colateral adequada pode prevenir a instalação de lesão isquêmica decorrente de oclusão arterial focal.

Nas síndromes arteriais carotídeas pode haver o acometimento dos seus principais ramos, que são:

- Artéria oftálmica;
- Artéria cerebral anterior;
- Artéria cerebral média.

### Artéria oftálmica

A artéria oftálmica está relacionada às manifestações clínicas retinianas. O sintoma retiniano mais relacionado a doença carotídea é conhecido pelo termo amaurose fugaz. Amaurose deriva do grego e significa escuro. Fugaz deriva do latim e significa efêmero, transitório. Dessa forma, o termo amaurose fugaz significa a perda completa ou parcial da acuidade visual de forma transitória de um ou ambos os olhos.

Na literatura, outras nomenclaturas são frequentemente empregadas de forma equivocada com diferentes significados, o que pode causar confusão. Alguns autores usam o termo cegueira monocular, que não é o mais

adequado, pois a maior parte dos pacientes não perde completamente a visão.

Alguns autores utilizam inadequadamente o termo amaurose fugaz como sinônimo de doença vascular carotídea. Outras doenças podem gerar esse quadro, motivo pelo qual devem ser aventadas no diagnóstico diferencial, como:

- Enxaqueca;
- Crises epiléptica focais;
- Arterite de células gigantes;
- Embolia cardíaca;
- Papiledema;
- Massas orbitais;
- Neurite optica desmielinizante;
- Trombose venosa retiniana.

A amaurose fugaz relacionada a doença carotídea aterosclerótica pode ter dois mecanismos: embolia arterioarterial ou hipoperfusão, sendo o primeiro o mais comum.

A perda visual pode ser descrita como quadrantopsia ou escotomas centrais. A descrição clássica do sinal da cortina, quando o paciente percebe uma sombra descendo sobre o campo visual, é relativamente incomum (menos de 25% dos casos).

Alguns pacientes experimentam a sensação de turvação progressiva da visão, com tom de cinza da periferia para o centro. Os sintomas geralmente duram de alguns segundos a minutos, raramente passando de 15 minutos. A associação com sintomas hemisféricos como afasia, hipoestesia ou hemiparesia é praticamente patognomônico de doença carotídea extracraniana.

A detecção desses pacientes é fundamental, pois aproximadamente 4% deles vai apresentar AVC anualmente. A pesquisa ativa de sintomas retinianos na anamnese é fundamental, uma vez que boa parte dos pacientes subestimam a importância desses sintomas. O exame de fundo de olho pode demonstrar vários achados retinianos: presença de cristais de colesterol, infartos retinianos, diminuição do calibre arterial, estase venosa, retinopatia hipertensiva menos intensa do lado da carótida afetada e diminuição da pressão da artéria retiniana.

As manifestações clínicas hemisféricas da doença carotídea estão relacionadas à artéria cerebral média ou à artéria cerebral anterior. Essas síndromes podem ocorrer de forma isolada ou conjuntamente, dependendo do sistema de colaterais e do mecanismo envolvido (hemodinâmico ou embolia arterioarterial).

A artéria mais frequentemente afetada é a cerebral média e seus ramos, algumas vezes ocorrendo acometimento da artéria cerebral anterior. Os sintomas podem ser os mais variáveis possíveis:

196

SEÇÃO 4

- **Artéria cerebral anterior:** hemiparesia de predomínio crural contralateral, hemi-hipoestesia contralateral, distúrbios esfincterianos, abulia, déficit de memória.

- **Artéria cerebral média**: hemiparesia de predomínio braquiofacial contralateral, hemi-hipoestesia contralateral, hemianopsia homônima contralateral, afasia (hemisfério dominante), negligência (hemisfério não dominante).

Síncopes e tontura não são considerados sintomas relacionados à estenose carotídea.

## ATAQUES ISQUÊMICOS TRANSITÓRIOS

Os AITS por baixo fluxo são geralmente rápidos, repetitivos, estereotipados e acometem o território da artéria carótida interna.

Os AITS embólicos são mais longos, ocorrem isoladamente e se correlacionam ao território acometido:

- artéria oftálmica;

- artéria cerebral anterior;

- artéria cerebral media.

## DECLÍNIO COGNITIVO E DOENÇA CAROTÍDEA

A correlação de doença carotídea aterosclerótica grave (maior que 70%) com AVC, AIT e com demência vascular após lesão vascular cerebral já é bem estabelecida. Entretanto, a associação entre declínio cognitivo e estenose carotídea grave sem evidência clínica de AVC ou AIT ou outra forma de demência sugere que a estenose carotídea possa ser um fator de risco independente para demência.

O estado cognitivo dos pacientes com doença carotídea geralmente é subestimado. Esses pacientes deveriam ser submetidos sistematicamente a avaliações neuropsicológicas prévias com o intuito de estabelecer um estado basal cognitivo que precede a intervenção de revascularização de carótida e após a revascularização carotídea, a fim de comparar com o estado anterior. Pacientes com déficits cognitivos não são vistos de forma sistemática como indivíduos sintomáticos, porém, alguns autores sugerem que eles deveriam ser.

Há controvérsia quanto à melhora clínica após a revascularização. Os estudos tentam correlacionar medidas de fluxo sanguíneo cerebral com variáveis cognitivas, porém, não existem dados conclusivos por causa da variação do método empregado e do pequeno número de pacientes analisados.

## SOPROS CAROTÍDEOS

Os sopros auscultados na projeção da bifurcação carotídea na região cervical são bastante sugestivos de doença carotídea estenosante, porém, apresentam baixa sensibilidade principalmente para estenoses críticas, em que os sopros podem estar ausentes devido à presença de baixo fluxo.

Grandes ensaios clínicos, como o "NASCET trial", demostraram que os sopros estavam ausentes em um terço dos pacientes com estenose moderada a grave; entretanto, 75% dos pacientes com sopro apresentavam estenose superior a 60%.

O sopro apresenta baixo valor preditivo positivo para detectar os pacientes com maior probabilidade para desenvolver sintomas isquêmicos.

## PREVALÊNCIA DA DOENÇA CAROTÍDEA ASSINTOMÁTICA

A prevalência da doença carotídea aterosclerótica estenosante assintomática na população geral varia de forma significativa na literatura. Essa variação é decorrente de múltiplos fatores:

- Fatores demográficos (idade, sexo);

- O valor de "cutoff" usado para identificar o grau de estenose;

- O método utilizado para definir o grau de estenose.

A prevalência estimada na população geral de estenose assintomática, maior que 70%, a partir de vários trabalhos epidemiológicos, é de 1,7%. Nos indivíduos com mais de 80 anos, a prevalência é de 3,1% para homens e 0,9% para mulheres.

Na análise do estudo "United States Preventive Services Task Force", a prevalência de estenose assintomática entre 60 e 99% foi de aproximadamente 1% na população acima dos 65 anos.

Estima-se que as estenoses carotídeas são responsáveis por aproximadamente 15% dos AVCI. Estudos demonstram que, nos últimos 25 anos, o risco anual de AVC em pacientes com estenose assintomática de carótida vem caindo progressivamente, possivelmente pela melhora do tratamento clínico. Estima-se que o risco de AVC nesses indivíduos não ultrapassa 1% ao ano em indivíduos fazendo o tratamento clínico otimizador.

Devido à baixa prevalência de estenose de carótida assintomática na população geral e ao baixo risco de AVC nesses pacientes, a variabilidade de resultados cirúrgicos e de tratamentos por angioplastia com *stent* e da falta de uma estratégia adequada para rastrear os pacientes de alto risco, recomenda-se não realizar rastreio populacional de pacientes assintomáticos.

**CAPÍTULO 19**

Acidente Vascular Cerebral | Etiologia da Doença Cerebrovascular

O rastreio populacional de pacientes assintomáticos só deve ser realizado em caso de:

- Presença de sopro carotídeo;
- Presença de dois ou mais fatores de risco para doença vascular;
- Evidência de doença arterial periférica, insuficiência coronariana ou aneurisma de aorta.

## DIAGNÓSTICO E EXAMES COMPLEMENTARES

O diagnóstico da doença carotídea aterosclerótica pode ocorrer após um AIT ou AVCI e geralmente é definida como doença sintomática quando os sintomas ocorreram até 6 meses antes da avaliação médica.

A outra possibilidade ocorre nos pacientes assintomáticos que detectam a estenose carotídea a partir de exames complementares solicitados devido ao alto risco cardiovascular, tais como presença de sopro carotídeo, fatores de risco para doenças vasculares, doença coronariana, doença arterial periférica, ou, indevidamente, como forma de rastreio populacional.

O uso de exames complementares não invasivos vem crescendo exponencialmente e praticamente já substituiu a angiografia com subtração digital na avaliação pré-cirúrgica de pacientes com estenose carotídea. A angiografia com subtração digital ficou restrita a indicações particulares ou para o tratamento endovascular.

Múltiplas técnicas não invasivas vêm sendo utilizadas, sendo os exames mais importantes os seguintes:

- USG Doppler de carótidas;
- Angiografia por tomografia computadorizada (angio-TC);
- Angiografia por ressonância magnética (angio-RM);
- O USG Doppler transcraniano é muito utilizado para avaliar a presença de colaterais e avaliar a presença de embolia assintomática a partir da placa de carótida.

## MÉTODOS UTILIZADOS PARA O CÁLCULO DO GRAU DE ESTENOSE CAROTÍDEA

Há três métodos utilizados para mensuração do grau de estenose, sendo o método NASCET o mais utilizado na literatura.

- NASCET (North American Symptomatic Carotid Endarterectomy Trial);
- ECST (European Carotid Surgery Trial);

- CC (Common Carotid Method).

Originalmente esses métodos foram criados para serem utilizados na angiografia com subtração digital; posteriormente, foram adaptados para angio-TC e para outros métodos não invasivos.

Alguns trabalhos comparam os três métodos, demonstrando que existe uma relação linear entre eles e valores prognósticos similares.

### Ultrassom Doppler de carótidas

Utilizando o modo B e o Doppler são detectadas estenoses carotídeas a partir de medidas de velocidade de fluxo e resistência. Os resultados variam muito com a experiência do examinador. Há vantagens significativas, como não ser invasivo, ser seguro e possuir baixo custo.

### Angiografia por tomografia (angio-TC)

Possibilita a análise do lume carotídeo, da parede dos vasos e suas relações com as partes moles e estruturas ósseas adjacentes. As reconstruções bi ou tridimensionais possibilitam a manipulação de imagens com medidas acuradas do lume residual e de outras características das placas, como presença de cálcio, entre outras variáveis morfológicas.

Permite avaliar carótidas com presença de *kinking*, pescoço curto, bifurcação alta, além da análise do arco aórtico e da circulação intracraniana com suas colaterais.

Algumas desvantagens do método são a ulitização de radiação ionizante e a necessidade do uso de contraste iodado, que pode se complicar com insuficiência renal ou reações alérgicas.

### Angiografia por ressonância magnética (angio-RM)

A técnica de angio-RM mais utilizada para a avaliação das artérias cervicais é a angio-RM contrastada com gadolíneo. O uso de contraste paramagnético diminui a incidência de artefatos, produzindo imagens mais acuradas.

Alguns estudos de angio-RM sugerem que o exame pode superestimar o grau de estenose, além de ser mais acurado para casos de estenoses maiores que 70%.

As limitações do método são o seu alto custo, o longo tempo de realização do exame, a dificuldade de realizar o exame em pacientes graves, a dificuldade de alguns pacientes de permanecerem imóveis e deitados, pacientes com claustrofobia e o uso de marca-passo definitivo ou implantes ferromagnéticos.

### Ultrassom Doppler transcraniano

O USG Doppler transcraniano avalia as artérias intracranianas através de janelas na calota craniana. Quando usado em conjunto com USG Doppler de carótidas, ajuda a entender a hemodinâmica cerebral e a circulação colateral, definindo melhor a viabilidade de fluxo através do polígono de Willis e ajudando a planejar a melhor técnica para o tratamento de revascularização. Esse método detecta placas instáveis através da presença de embolia assintomática, o que ajuda a estimar o risco de eventos isquêmicos além do grau de estenose.

## ESCOLHA DO MÉTODO

Os métodos não invasivos oferecem grande sensibilidade e especificidade para a detecção de estenoses maiores que 50%. Os exames devem ser realizados e laudados por médicos com treinamento no diagnóstico da doença carotídea e os serviços de radiologia devem controlar seus indicadores de qualidade, comparando a congruência entre os métodos e entre os médicos que realizam esses exames.

O uso do USG Doppler de carótidas como primeiro método não invasivo é razoável devido à grande disponibilidade dessa tecnologia, ao seu baixo custo e a sua segurança.

Alguns autores sugerem que as placas que levam a estenoses menores que 50% devem ser seguidas anualmente com USG Doppler de carótidas.

Estudos populacionais demonstram que pacientes que realizam endarterectomia somente com o uso do USG Doppler tendem a passar por maior número de cirurgias desnecessárias. O uso de dois ou mais métodos não invasivos, em casos de estenose maior que 50%, melhora a tomada de decisão terapêutica.

O diagnóstico de estenose carotídea com a angiografia digital tem sido cada vez menos utilizado. A angiografia digital tem sido mais utilizada nas situações em que se opta por tratamento com angioplastia com *stent* ou em situações raras, como:

- Na suspeita de baixa qualidade dos exames não invasivos;
- Quando há discordância entre os métodos não invasivos;
- Dúvida diagnóstica, apesar dos resultados dos métodos não invasivos, como: nas dissecções carotídeas, vasculites, doença grave do arco aórtico, acometimento arterial difuso com doença extra e intracranianas necessitando de melhor estudo de colaterais.

## TRATAMENTO

Há três formas de tratamento da doença carotídea estenosante aterosclerótica:

- Tratamento cirúrgico (endarterectomia e outras técnicas);
- Tratamento endovascular por angioplastia com *stent*.

- Tratamento clínico otimizado.

O primeiro passo é classificar os pacientes como sintomáticos ou assintomáticos.

A decisão terapêutica deve ser baseada:

- Nas melhores evidências científicas disponíveis;
- Nas taxas de complicação do local em que o paciente será tratado, sendo este o maior desafio, visto que geralmente não são divulgadas e, quando são coletadas, geralmente são feitas de forma retrospectiva;
- Deve-se considerar a preferência do paciente após explicação detalhada das possibilidades terapêuticas dos seus benefícios e dos seus riscos.

## Tratamento cirúrgico (endarterectomia)

Os estudos clínicos para avaliar os resultados da endarterectomia começaram na década de 1980 e comparavam inicialmente a cirurgia ao tratamento clínico disponível na época. Esses estudos demonstraram superioridade da endarterectomia em relação ao tratamento clínico nos pacientes sintomáticos com estenose maior que 70%. Múltiplos estudos controlados e randomizados demonstraram a eficácia do tratamento com endarterectomia nos pacientes sintomáticos com história de AIT ou AVC ocorrido nos últimos 6 meses, com baixo grau de incapacidade (escala de Rankin modificada 0-2).

Mesmo após resultados de ensaios clínicos mais recentes comparando o tratamento cirúrgico ao endovascular, as evidências ainda favorecem a endarterectomia como a primeira escolha no tratamento de pacientes sintomáticos com estenose de 70 a 99%, com menores taxas de complicações, ao menos no curto prazo.

Algumas variáveis parecem aumentar as taxas de complicação perioperatória das endarterectomias. Os dados relacionados aos fatores preditivos de aumento de morbidade e mortalidade na endarterectomia são controversos. Atualmente, os fatores de risco reconhecidos para aumento de complicações pós-endarterectomia são:

- Idade maior que 80 anos;
- Doença cardíaca grave;
- Doença pulmonar grave;
- Fatores anatômicos: acesso cirúrgico complicado, irradiação cervical prévia, endarterectomia ipsilateral prévia, oclusão carotídea contralateral;
- Número baixo de cirurgias por ano do cirurgião;
- O cirurgião ou o centro onde o procedimento será realizado com taxas de complicações maiores que 6% para pacientes sintomáticos e maiores que 3% para pacientes assintomáticos.

Acidente Vascular Cerebral | Etiologia da Doença Cerebrovascular

O tratamento de revascularização por endarterectomia nos pacientes com estenose assintomática maior que 70%, antecedendo a realização de outras cirurgias, é controverso e raramente é necessário. Essas decisões devem ser individualizadas, dependendo do risco perioperatório de AVC.

Alguns centros consideram a realização da endarterectomia em conjunto com a realização da revascularização do miocárdio nos pacientes com estenose acima de 70%, sintomáticos ou assintomáticos. Não há grandes ensaios clínicos analisando essa questão, não havendo consenso se a cirurgia de carótida deve ser realizada no mesmo tempo cirúrgico, antes ou após a cirurgia de revascularização do miocárdio.

Todos os pacientes que serão submetidos à endarterectomia devem ser avaliados e liberados pelo cardiologista, devido à alta prevalência de doença coronariana na população com doença aterosclerótica das carótidas.

Pacientes com doença carotídea bilateral com indicação cirúrgica devem realizar o procedimento em dois estágios, com intervalo mínimo de 1 mês entre os dois lados, dando-se preferência a tratar o lado sintomático primeiro.

Antes da realização da endarterectomia carotídea recomenda-se iniciar antiagregação plaquetária com 81 a 325 mg de aspirina ao dia e continuar o tratamento indefinidamente (Grau 1B). Para os pacientes alérgicos à aspirina, o clopidogrel pode ser um alternativa.

Pacientes com estenose carotídea sintomática devem iniciar terapia com estatinas antes da realização da endarterectomia de carótida. Nos pacientes que já usam estatina, essa medicação deve ser mantida (Grau 2B), pois ela reduz a morbidade e a mortalidade após a endarterectomia. Na estenose carotídea assintomática, a terapia com estatinas não demonstrou o mesmo benefício, porém, após a realização de endarterectomia, a estatina deve ser indicada para o tratamento da dislipidemia seguindo as recomendações vigentes.

Recomenda-se o uso de profilaxia antibiótica antes da endarterectomia de carótida para reduzir o risco de infecção de sítio cirúrgico, especialmente quando vai ser utilizado material protético (Grau 1B). Os antibióticos devem ser descontinuados 24 horas após o procedimento.

A endarterectomia carotídea pode ser realizada sob anestesia geral ou local, com ou sem bloqueio cervical. Não foram encontradas diferenças estatisticamente significativas entre diferentes técnicas anestésicas para desfechos como AVC perioperatório, infarto do miocárdio e morte. A escolha da técnica anestésica depende das preferências do paciente, do anestesista e do cirurgião. O tipo de anestesia empregado determina quais cuidados devem ser tomados para acessar a perfusão cerebral intraoperatória.

Dados da literatura sugerem que até 85% dos pacientes submetidos a endarterectomia apresentam o polígono de Willis funcionante e, por isso, suportam o clampeamento da artéria carótida sem a necessidade de cuidados especiais para avaliação da perfusão cerebral.

Entretanto, aqueles cujo polígono é insuficiente necessitam de *shunts* para a manutenção da perfusão cerebral de forma adequada. Revisões sistemáticas da literatura não demonstram diminuição de complicações em pacientes que utilizam *shunt*.

Esses pacientes, quando submetidos a anestesia geral, podem utilizar diversos métodos para avaliação da perfusão cerebral, como EEG, Doppler transcraniano, saturação venosa de oxigênio jugular e *stump pressure*. Os submetidos a anestesia local, que permanecem acordados, permitem o acesso da perfusão cerebral através do exame neurológico.

A comparação entre diferentes técnicas cirúrgicas (convencional *versus* a endarterectomia por eversão) não mostrou diferença na incidência de complicações como acidente vascular cerebral, infarto agudo do miocárdio ou morte. Portanto a técnica ideal é aquela com a qual o cirurgião tem maior experiência.

Antes do clampeamento da artéria carótida, os pacientes submetidos a endarterectomia devem ser sempre anticoagulados. Ao término do procedimento, pode ser utilizada a reversão da anticoagulação com protamina, que se mostrou melhor quando comparada a nenhuma recomendação (Grau 2B).

Após a remoção da placa carotídea pela técnica convencional, pode-se utilizar remendo (*patch*) para a recomendação (Grau 1B). Na endarterectomia convencional, o uso de remendo está associado a menores taxas de acidente vascular cerebral e reestenose de carótida. Nenhum material de remendo mostrou ser superior (sintético, pericárdio bovino, tecido venoso).

Após a conclusão da endarterectomia, o paciente deve ter seu quadro neurológico e a pressão arterial cuidadosamente monitorizados, preferencialmente em uma unidade de terapia intensiva. A pressão arterial sistólica deve ser mantida entre 100 e 150 mmHg. A hipotensão e a hipertensão são ambos associados com resultados adversos.

Algumas complicações podem ocorrer após endarterectomia, tais como: acidente vascular cerebral perioperatório, infarto do miocárdio, síndrome de hiperperfusão, lesão de nervos cranianos, parotidite e hematomas cervicais com insuficiência respiratória aguda.

A síndrome de hiperperfusão é provavelmente a causa da maioria das hemorragias intraparenquimatosas e convulsões no pós-operatório das endarterectomias, principalmente nas duas primeiras semanas após a cirurgia. O mecanismo de hiperperfusão está relacionada à perda de autorregulação cerebral. Os pacientes que se queixam de dor de cabeça grave ipsilateral no prazo de duas semanas após o procedimento devem ser avaliados para a síndrome de hiperperfusão.

## ENSAIOS CLÍNICOS RELEVANTES EM PACIENTES COM ESTENOSE CAROTÍDEA SINTOMÁTICA

### Análise combinada NASCET e ECST

- A endarterectomia foi benéfica para estenose sintomática maior que 70%, mas não para suboclusão;
- O número necessário para tratar (NNT) foi de 6,3 para prevenir um AVC, redução de risco absoluto de 16%;
- A endarterectomia foi benéfica para estenose sintomática de 50 a 69%;
- Nesse grupo, o NNT foi de 22 e a redução de risco absoluto, 4,6%;
- Endarterectomia não foi benéfica em pacientes com estenose de 30 a 49%.
- A endarterectomia causa danos a pacientes com estenoses menores que 30%;
- A análise combinada do NASCET e do ECST tentou determinar o tempo ideal para realização da cirurgia após AVC "minor".
- Nos pacientes com estenose superior a 70%, houve uma redução do risco absoluto, relacionada ao tempo transcorrido do último evento isquêmico até a intervenção cirúrgica;
  - Até 2 semanas do último evento, foi de 30,2%;
  - Entre duas e quatro semanas, 17,6%;
  - Entre quatro e doze semanas, 11,4%;
  - Acima de doze semanas, 8,9%;
- Nos pacientes com estenose de 50 a 69%, o benefício da endarterectomia só foi visto até duas semanas do último evento;
- O declínio do benefício da cirurgia no tempo foi maior para as mulheres. Nesse grupo, o benefício foi visto somente até duas semanas do último evento;
- A endarterectomia de emergência ou superaguda ou ultraprecoce é definida como procedimento realizado até dois dias do último evento isquêmico. Evidências sugerem que o risco de morte e AVC perioperatório foi maior para o grupo que realizou endarterectomia ultraprecoce (14 versus 4%);
- A cirurgia após AVC maior apresenta benefício duvidoso e não foi estudada de forma adequada nos grandes ensaios clínicos;
- Evidências sugerem que a endarterectomia é segura após 6 semanas de grandes AVCs;

- O risco de hemorragia após a endarterectomia é maior devido à síndrome de hiperperfusão e pode ser reduzido por um controle pressórico rigoroso no intraoperatório e no perioperatório.

### Endarterectomia em pacientes assintomáticos

A conduta para os pacientes assintomáticos com estenose carotídea ainda é motivo de controvérsia e depende muito das taxas de complicações cirúrgicas, tanto do cirurgião quanto do centro em que o procedimento será realizado. A partir da década de 1980, o risco relativo de AVCI ou AIT ipsilateral a doença carotídea caiu progressivamente com o desenvolvimento do tratamento clínico, principalmente após o uso difundido das estatinas e melhor controle dos fatores de risco para doença vascular.

A comprovação da eficácia da endarterectomia para pacientes assintomáticos com estenose grave de carótida baseia-se no resultado de três ensaios clínicos randomizados principais, que são:

- Assintomatic Carotid Atherosclerosis Study (ACAS trial);
- Veterans Affairs Cooperative Study Group (VA trial);
- Asymptomatic Carotid Surgery Trial (ACST trial).

### Assintomatic carotid atherosclerosis study (ACAS trial)

- Estudo randomizado;
- Avaliou 1.662 pacientes;
- Idade 40 a 79 anos;
- Estenose assintomática de 60 a 99% avaliada por USG Doppler e angiografia digital;
- Endarterectomia + AAS 325 mg versus AAS 325 mg;
- O desfecho primário foi a ocorrência de AVC no território da carótida tratada ou qualquer AVC ou morte ocorridos no período perioperatório de 30 dias.

Após 2,7 anos de acompanhamento, as seguintes observações foram feitas:

- A incidência de qualquer AVC ipsilateral e AVC ou morte foi significativamente menor no grupo cirúrgico (5% versus 11%), com redução de risco relativo de 0,53 (95% CI 0,22-0,72);
- O estudo não teve poder estatístico para determinar diferença entre gêneros;
- Na análise de subgrupos, a endarterectomia foi menos efetiva em mulheres;
- Homens, redução de risco absoluto de 8%; mulheres, redução de risco absoluto de 1,4%;

Maior incidência de complicações perioperatórias nas mulheres comparadas aos homens (3,6 x 1,7%).

## Veterans affair cooperative study group (VA trial)

- Estudo multicêntrico randomizado;
- Avaliou 444 homens;
- Estenose de 50 a 99% avaliada por angiografia;
- Endarterectomia +AAS *versus* AAS isolado;
- O desfecho primário foi a presença de AIT hemisférico ou retiniano e AVCI;
- Seguimento de 48 meses;
- A incidência de AIT ou AVC foi significativamente menor no grupo cirúrgico (8% *versus* 20,6%) com redução de risco relativo de 0,38 (IC de 95% 0,22-0,67);
- Houve um incidência menor de AVCI ipsilateral, porém sem diferença estatística (4,7% *versus* 9,4%);
- Nenhuma diferença na taxa de AVCI ou óbito em 30 dias ou 48 meses;
- A maioria das mortes ocorreu devido a doença coronariana.

## Assintomatic carotid surgery trial (ACST)

- O ACST é o maior estudo multicêntrico randomizado de cirurgia de carótida assintomática que demonstrou o benefício da terapia com endarterectomia;
- Foram estudados 3.120 pacientes;
- Idade de 40 a 91 anos;
- Estenose superior a 60% pelo USG Doppler;
- Os pacientes foram randomizados para um grupo de endarterectomia imediata (metade desse grupo realizou endarterectomia em até um mês e 88%, até um ano da indicação), enquanto o outro grupo esperava até uma indicação definitiva para endarterectomia, o que levou a uma taxa de 4% ao ano de indicação para endarterectomia;
- Os critérios de exclusão foram: endarterectomia prévia ipsilateral, fonte emboligênica provável e alto risco cirúrgico;
- Os desfechos primários foram AVC e óbito, IAM e AVCI ipsilateral perioperatório até 30 dias do procedimento;

Ocorreu seguimento médio de 3,4 anos com os seguintes resultados:

- O grupo de endarterectomia imediato teve um risco de 3,1% de AVCI ou morte no prazo de 30 dias pós-procedimento;

- O risco de qualquer AVC ou morte perioperatórios foi reduzido à metade no grupo de endarterectomia imediata (6,4% *versus* 11,8%, IC 95% 2,96-7,75);
- O risco de acidentes vasculares cerebrais fatais ou incapacitantes também diminuiu no grupo cirúrgico (3,5% *versus* 6,1%). Cerca de metade dos acidentes vasculares perioperatórios foram fatais ou incapacitantes;
- A redução de risco absoluto no período de 5 anos de AVC foi diferente para homens e mulheres (8,2% para homens *versus* 4,08% para mulheres, IC 95% 0,74%-7,41);
- O benefício foi significativo na população abaixo dos 75 anos. No grupo acima de 75 anos, o benefício foi incerto;
- A cirurgia preveniu AVC ipsilateral e contralateral, provavelmente pela melhora de colaterais;
- O benefício se manteve em longo prazo de seguimento com mediana de 9 anos;
- Apesar da baixa taxa de complicações perioperatórias de 3%, o benefício liquido da endarterectomia foi percebido somente após dois anos de seguimento.

## Fatores que podem influenciar o risco e o benefício das endarterectomias em pacientes assintomáticos

- Gênero: múltiplos ensaios mostram que homens se beneficiam mais da endarterectomia que as mulheres;
- A presença de embolia assintomática ao USG Doppler transcraniano aumenta o risco de AVCI, podendo aumentar o benefício da endarterctomia nos pacientes assintomáticos com placas emboligênicas;
- Morfologia da placa: placas ulceradas parecem ter maior risco de AVC, entretanto, as placas ulceradas são geralmente as com maior grau de estenose. A presença de 3 ou mais úlceras pode ser um preditor de pacientes que se beneficiam da endarterectomia;
- Oclusão carotídea contralateral diminui o benefício da endarterectomia em pacientes assintomáticos;
- Estudos populacionais sugerem que até 50 a 75% dos pacientes com estenose carotídea assintomática apresentarão um AIT precedendo o AVC;
- A correlação do grau de estenose com eventos isquêmicos em pacientes assintomáticos é controversa.

## Tratamento endovascular por angioplastia com *stent*

A partir da década de 1990, a angioplastia se difundiu como uma alternativa à endarterectomia, principalmente nos pacientes de alto risco cirúrgico.

O uso da angioplastia com *stent* se tornou progressivamente mais atrativa por ser vista pelos pacientes como um procedimento não invasivo com baixa taxa de complicações. A promessa de uma tecnologia em constante evolução, associada ao incentivo do mercado de material médico, ajudaram a impulsionar os procedimentos de angioplastia. Entretanto, as taxas de AVC e morte periprocedimento (até 30 dias da intervenção) ainda são maiores nas angioplastias que nas endarterectomias. As taxas de complicações de longo prazo são semelhante entre os dois procedimentos.

Alguns fatores parecem estar associados a uma maior taxa de complicações na angioplastia:

- Idade maior ou igual 80;
- Placa ulcerada com trombo;
- Placa alongada maior que 10 mm;
- Placa intensamente calcificada/calcificação circunferencial;
- Presença de suboclusão;
- Doença aterosclerótica grave do arco aórtico;
- Estenose de valva aórtica;
- Tortuosidade acentuada das carótidas;
- Diabetes *melitus* com HBA1c > 7%;
- Insuficiência renal crônica;
- Admissão pela emergência.

Todos os pacientes submetidos à angioplastia devem passar por uma avaliação cardiológica para afastar doença coronariana, devido a sua alta prevalência.

Na indicação de angioplastia bilateral, sugere-se realizar o procedimento com intervalo de pelo menos 1 mês entre os dois lados. O procedimento escalonado diminui a incidência de síndrome de hiperperfusão e de bradicardia e hipotensão relacionadas à manipulação dos barorreceptores.

Os pacientes que forem submetidos à angioplastia devem receber antiagregante plaquetário aspirina ou clopidogrel pelo menos 48 horas antes do procedimento.

Os pacientes submetidos à angioplastia devem permanecer pelo menos 6 semanas duplamente antiagregados (AAS + clopidogrel) e os com antecedente de radioterapia cervical devem permanecer duplamente antiagregados (AAS + clopidogrel) indefinidamente. Os outros pacientes devem permanecer em uso de aspirina AAS indefinidamente.

O uso de dispositivos de proteção contra embolia (DPE) apresenta resultados conflitantes, dependendo da curva de aprendizado do cirurgião, e apresentam custo elevado. O tipo de dispositivo proximal ou distal, filtro ou balão, é outra fonte de controvérsia.

O procedimento de angioplastia pode cursar ainda com outras complicações, como hematoma e sangramento no local de punção, formação de pseudoaneurisma, embolia sistêmica, insuficiência renal aguda, reações alérgicas graves relacionadas ao contraste iodado, trombose e fratura do *stent* e maior taxa de AVC perioperatório, porém com menor taxa de angina pectoris e IAM quando comparado à endarterectomia.

### Registros/banco de dados

Após as primeiras publicações sobre angioplastia carotídea com *stent*, na década de 1990, os registros de centros isolados e multicentricos cresceram nos EUA e na Europa. Bancos de dados com resultados de cirurgias de endaterectomia e angioplastia com *stent* foram coletados em diversos centros, entretanto, várias limitações desses registros são verificadas, como:

- Critérios de inclusão inconsistentes;
- Seguimento incompleto de vários pacientes;
- Definição de eventos adversos diferentes;
- Nível variável de experiência dos cirurgiões e hemodinamicistas.

Vantagens:

- Os registros se aproximam do mundo real e podem ser comparados aos ensaios clínicos randomizados.

### Ensaios clínicos randomizados comparando endarterectomia x angioplastia

- Resultados conflitantes;
- Populações de pacientes heterogêneas;
- Uso de diferentes desfechos;
- Uso de dispositivos endovasculares diferentes;
- Nível de experiência diferente entre cirurgiões e hemodinamicistas;
- Metanálises conflitantes por diferentes combinações de trials e métodos estatísticos.

### Metanálise angioplastia versus endarterectomia

No ano de 2012 foram selecionados sete ensaios clínicos randomizados que compararam tratamento endovascular com endarterectomia nos pacientes com estenose sintomática e quatro ensaios clínicos com estenose sinto-

Acidente Vascular Cerebral | Etiologia da Doença Cerebrovascular

mática e assintomática para a realização de uma metanálise. Os principais ensaios clínicos foram:

- ICSS trial;
- SPACE trial;
- EVAS- 3S trial;
- CREST trial;
- SAPPHIRE trial.

Nessa metanálise, pacientes com angioplastia apresentaram maior risco de AVC ou morte periprocedimento (8,2% x 5,0%). A análise de subgrupos mostra maior risco periprocedimento para angioplastia em pacientes com mais de 80 anos. Não houve diferença para pacientes com menos de 70 anos.

A angioplastia apresenta maior risco de morte e AVC periprocedimento e maior risco de AVC ipsilateral durante seguimento (10,4 *versus* 7,7%). A angioplastia apresentou menores taxas de IAM periprocedimento, paralisia de nervos cranianos e hematoma no local do procedimento quando comparada à incisão cirúrgica.

## Tratamento clínico

A prevenção primária permanece a forma mais efetiva para diminuir os impactos sociais das doenças cerebrovasculares, sobretudo pela elevada incidência do acidente vascular cerebral em todo o mundo e devido à forte contribuição dos fatores de risco modificáveis e ao baixo percentual de pacientes elegíveis para o tratamento da fase aguda do AVC.

Estudos longitudinais identificam vários fatores de risco, que são divididos em fatores não modificáveis e fatores modificáveis. Estudos demonstram que aproximadamente 90% dos acidentes vasculares cerebrais podem ser explicados por 10 fatores de risco modificáveis. O tratamento clínico de prevenção primária e secundária tem impacto em todos os subtipos de AVC e deve ser utilizado em todos os pacientes com estenose carotídea sintomática e, especialmente, nos pacientes com estenose assintomática, nos quais pode substituir os procedimentos de revascularização em um número cada vez maior de pacientes.

### Hipertensão arterial

É considerado o mais importante fator de risco modificável para AVC isquêmico. Atinge mais de 75 milhões de adultos acima dos 20 anos de idade nos EUA. Devido à sua prevalência generalizada, acometendo diferentes faixas etárias, a hipertensão pode explicar até 50% de risco atribuível para o acidente vascular cerebral isquêmico em estudos populacionais. A prevalência de hipertensão varia de acordo com a etnia, sendo mais frequente entre os negros. O elevado risco de AVC tem sido associado com todos os níveis de hipertensão e com a hipertensão sistólica isolada. Ensaios clínicos mostram que o tratamento com drogas anti-hipertensivas reduzindo em 6 mmHg a pressão diastólica pode levar a uma diminuição da incidência de AVC em 42%.

### Diabetes

Em um estudo de base populacional de mais de 14.000 pacientes, verificou-se que a presença de diabetes era fator de risco independente para o AVC. No *Stroke Study Northern Manhattan* (NOMASS), a prevalência de diabetes foi de 22% entre indivíduos idosos negros e de 20% nos idosos hispânicos, com riscos atribuíveis de AVC de 13 e 20%, respectivamente.

A resistência à insulina sem a presença de diabetes está também associada a um maior risco de acidente vascular cerebral. No estudo *Atherosclerosis Risk in Communities*, elevados níveis de insulina em jejum em não diabéticos correlacionaram-se a um maior risco de acidente vascular cerebral (risco relativo de 1,19). Além disso, entre os indivíduos não diabéticos no estudo (NOMASS), aqueles com alta resistência à insulina foram significativamente mais propensos a ter um primeiro acidente vascular cerebral isquêmico.

O termo síndrome metabólica enquadra-se em uma série de alterações metabólicas que levam à elevação dos níveis de glicose, obesidade, hipertensão e dislipidemia. Além disso, tem sido demonstrado que confere maior risco para o desenvolvimento de AVC, não estando claro se esse risco é maior que seus componentes isolados.

### Dislipidemia

Estudos recentes têm mostrado uma associação dos níveis séricos de triglicérides, colesterol total e colesterol de lipoproteína de baixa densidade (LDL) com risco de acidente vascular cerebral isquêmico, especialmente nos subtipos ateroscleróticos de grandes vasos e aos AVCs lacunares. Níveis elevados de lipoproteína de alta densidade (HDL) funcionam como fator protetor para AVC.

### Tabagismo

Está associado à redução da distensibilidade e da complacência da parede dos vasos sanguíneos, aumentando os níveis de fibrinogênio, a agregação plaquetária, diminuindo os níveis de colesterol HDL e aumentando o hematócrito.

O risco atribuível ao tabagismo para acidentes vasculares cerebrais pode chegar a 18%. O efeito sugere que o risco aumenta em fumantes de grandes quantidades comparados a fumantes de pequenas quantidades. O risco parece atingir níveis de não fumantes após 5 anos da cessação do tabagismo.

O fumo passivo parece aumentar a progressão da aterosclerose. Há um maior risco de acidente vascular cerebral isquêmico, risco relativo de 4,8, entre as mulheres com maridos tabagistas quando comparadas aquelas com maridos não tabagistas. O tabagismo aumenta em até 7 vezes o risco de acidente vascular cerebral em mulheres usuárias de contraceptivos orais.

## Consumo de álcool

O consumo abusivo de álcool está associado à elevação da pressão arterial, maior coagulabilidade e arritmias cardíacas. Por outro lado, o consumo leve a moderado de álcool pode está relacionado a um aumento do HDL.

O aumento do consumo de álcool está associado com um maior risco de acidente vascular hemorrágico, de uma forma dose dependente. No entanto, os estudos que avaliam o impacto do consumo de álcool sobre o risco de acidente vascular cerebral isquêmico não têm mostrado resultados consistentes. Na verdade, a maioria das publicações evidencia um efeito protetor de duas doses diárias.

## Atividade física

O aumento da atividade física está associada a reduções de fibrinogênio, homocisteína e da atividade plaquetária, bem como elevações do HDL e da atividade plasmática do ativador do plasminogênio tecidual. Dados observacionais mostram que a atividade física está relacionada com menor risco de AVC, enquanto o comportamento sedentário está relacionado a um maior risco de AVC. Uma metanálise de 23 estudos examinou a relação da atividade física com o risco de acidente vascular cerebral e observou que os indivíduos que se exercitam experimentam um risco atribuível 27% menor de acidente vascular cerebral ou morte quando comparados aos indivíduos sedentários.

## Obesidade

A obesidade se correlaciona com diversos fatores de risco importantes e modificáveis para as doenças cerebrovasculares, incluindo hipertensão, dislipidemia, resistência à insulina e diabetes.

Os dados de grandes estudos prospectivos têm mostrado consistentemente que os indivíduos com peso corporal superior têm um aumento linear na morbidade e mortalidade por doenças cardiovasculares, após o ajuste para outros fatores de risco.

A seleção de tratamento para indivíduos com sobrepeso é baseada em uma avaliação inicial de risco cardiovascular. Todos devem ser avaliados quanto à motivação e a capacidade de adotar mudanças no estilo de vida, bem como outras intervenções de benefício comprovado. Todos os indivíduos que estão dispostos a perder peso devem receber informações sobre a modificação do comportamento, dieta e aumento da atividade física.

Medir o **índice de massa corporal** (IMC) é o primeiro passo para determinar o grau de adiposidade. O IMC é fácil de medir e se correlaciona bem com a porcentual de gordura corporal. Pode ser utilizado para a identificação de adultos em risco aumentado de morbidade e mortalidade devido à obesidade.

Cálculo do IMC - A distinção entre excesso de peso e obesidade é feita com base no índice de massa corporal (IMC). O IMC é a forma mais prática para avaliar o grau de excesso de peso. É calculado a partir do peso e do quadrado da altura da seguinte forma :

IMC = peso (em kg) ÷ altura (em metros) ao quadrado

## A circunferência abdominal

O aumento da gordura central está associado a maior morbidade e mortalidade por doenças cerebrovasculares. Portanto, além de medir o índice de massa corporal, a circunferência da cintura deve ser medida para avaliar a obesidade abdominal. Pacientes com obesidade abdominal têm risco aumentado de doenças cardiovasculares, diabetes, hipertensão e dislipidemia.

O perímetro da cintura é medido com uma fita flexível colocada sobre um plano horizontal ao nível da crista ilíaca. A tomografia computadorizada (TC) e a ressonância magnética (RM) são mais precisos que as medidas de circunferência da cintura para avaliar a distribuição da adiposidade central, mas possuem alto custo e devem ficar restritas ao ambiente de pesquisa.

Em adultos com o IMC de 25 a 34,9 kg/m$^2$, a circunferência da cintura maior que 102 cm (40 polegadas) para os homens e 88 cm (35 polegadas) para as mulheres está associada a um maior risco de hipertensão, diabetes tipo 2, dislipidemia e doenças cardiovasculares.

Em pacientes com um IMC ≥ 35 kg/m$^2$, a medida da circunferência da cintura é menos útil, pois quase todos os indivíduos com este IMC também têm a circunferência abdominal anormal.

# CONSIDERAÇÕES FINAIS

## Recomendações para o tratamento de revascularização de pacientes com doença carotídea assintomática

Os fatores de risco para doenças cerebrovasculares devem ser sistematicamente rastreados e tratados, pois isso leva a uma diminuição considerável do risco de AVC em pacientes assintomáticos.

Não se deve realizar rastreamento populacional de estenose carotídea assintomática em pacientes sem fatores de risco para doença vascular.

Os modelos de previsão de risco de AIT/AVC dos ensaios clínicos iniciados na década de 1980 vêm sendo questionados nos dias de hoje, principalmente nos pacientes assintomáticos. Alguns ensaios clínicos em andamento tentam determinar novos modelos de predição de risco em pacientes sintomáticos e assintomáticos para selecionar melhor os pacientes elegíveis para revascularização carotídea. O modelo de risco utilizado no ECST vem sendo reavaliado para levar em conta os benefícios dos novos tratamentos clínicos otimizados.

Um dos novos preditores de risco em avaliação denomina-se Carotid artery Risk Score (CAR score). O CAR score foi idealizado para estimar o risco de acidente vascular cerebral ipsilateral nos pacientes com estenose carotídea > que 50% recebendo tratamento clínico otimizado. Esse escore foi adaptado para incluir os pacientes com estenose assintomática e utilizou exames de imagem não invasivos para quantificar estenose e avaliar dados morfológicos das placas.

A seleção de pacientes assintomáticos para revascularização de carótida podem utilizar algumas váriáveis que foram usadas para idealizar o CAR SCORE.

- Gênero;
- Grau de estenose;
- Morfologia da placa;
- Idade (expectativa de vida);
- Diabetes *melitus*;
- Infarto do miocárdio prévio;
- Doença vascular periférica;
- Hipertensão.

O uso de antiagregantes plaquetários. principalmente aspirina e clopidogrel, e o uso de estatinas estão sempre indicados no pré-operatório de revascularização (endarterectomia ou angioplastia).

A endarterectomia realizada com menos de 3% de morbidade e mortalidade pode ser realizada nos pacientes com estenose assintomática maior que 60%, preferencialmente confirmada em dois exames não invasivos diferentes ou por angiografia digital.

Deve-se ter em mente que o benefício da endarterectomia nos pacientes assintomáticos pode ser menor que o proposto previamente e a taxa de complicação de menos de 3% dos casos revascularizados pode ser muito alta, frente ao tratamento clínico otimizado utilizado atualmente.

O uso de angioplastia como alternativa à endarterectomia nos pacientes assintomáticos de alto risco cirúrgico devem ser mais bem estudados.

A diretriz da Society of Vascular Surgery recomenda a endarterectomia como primeira linha para as estenoses assintomáticas com mais de 60%, deixando a angioplastia como alternativa terapêutica para esses casos.

## Recomendações para o tratamento de revascularização de pacientes com doença carotídea sintomática

Nos pacientes com AIT ou AVC "minor", classificados no TOAST como AVC aterosclerótico de grandes vasos ocorrido nos últimos 6 meses, com estenose carotídea de 70 a 99%, a endarterectomia ou angioplastia estão indicadas se a taxa de mortalidade e morbidade perioperatória for menor que 6%.

Nos pacientes com AIT ou AVC, classificados no TOAST como AVC aterosclerótico de grandes vasos, ocorrido nos últimos 6 meses, com estenose carotídea de 60 a 69%, a endarterectomia é recomendada, dependendo de fatores como idade, sexo, comorbidades e morbidade perioperatória < 6%, sendo também importante a análise de dados morfológicos da placa nos exames de imagem, como presença de úlceras, hemorragia intraplaca, embolia assintomática definida ao Doppler transcraniano e análise da presença de placas no arco aórtico. As estenoses menores que 50% não têm indicação de revascularização carotídea.

A revascularização realizada com até duas semanas do último evento isquêmico, considerando os pacientes com AVCs "minor", é considerada a melhor prática. A angioplastia é uma opção à endarterectomia para pacientes com baixo risco para o procedimento endovascular e com estenose maior que 70% confirmada em pelo menos dois métodos não invasivos ou angiografia digital. A angioplastia é a primeira escolha para pacientes com estenose maior que 70% com acesso cirúrgico complicado, comorbidades que aumentem o risco cirúrgico, estenose induzida por radiação e re-estenose após endarterectomia. A angioplastia deve ser realizada por médicos que tenham taxas de complicação periprocedimento inferiores a 6%.

O tratamento clínico otimizado com antiagregantes plaquetários incluindo estatinas e a modificação de fatores de risco está indicado para todos os pacientes com estenose carotídea associados a AIT ou AVC.

Pacientes com anatomia desfavorável para procedimentos endovasculares são candidatos à endarterectomia, estando a angioplastia contraindicada.

Pacientes com anatomia desfavorável para cirurgia devem ser avaliados para à angioplastia com *stent*, como:

- Estenose distal à segunda vértebra;
- Estenose proximal intratorácica;
- Endarterectomia prévia ipsilateral;
- Paralisia da corda vocal contralateral;
- Traqueostomia;
- Radioterapia cervical prévia.

O benefício da resvacularização carotídea nos pacientes com muitas comorbidades não está definido frente ao tratamento clínico otimizado.

A revascularização da carótida não está indicada na oclusão carotídea, assim como em pacientes com graves sequelas neurológicas precedendo o procedimento.

## Perspectivas futuras

- Desenvolver e testar modelos já existentes que possuam melhor capacidade de predizer o risco, comparando o tratamento cirúrgico (endarterectomia), o tratamento endovascular e o tratamento clínico otimizado.

- O modelo de previsão do ECST foi recalibrado para levar em conta os benefícios dos novos tratamentos clínicos otimizados. Esse modelo foi denominado de CAR score (Carotid Artery Risk Score).

- O CAR score foi idealizado para estimar o risco de acidente vascular cerebral ipsilateral, em um período de 5 anos, nos pacientes com estenose carotídea > 50% recebendo o tratamento clínico otimizado. Foi adaptado para incluir os pacientes com estenose assintomática e utilizar exames de imagem não invasivos para quantificar estenose.

- O CAR score usa uma gama de recursos clínicos para prever recorrência de AIT ou AVC, mas seu valor precisa ser testado em ensaios clínicos randomizados como, por exemplo, no ECST2.

- Os principais ensaios clínicos em andamento que irão gerar dados sobre a seleção adequada e o risco de diferentes tratamentos para doença aterosclerótica carotídea:

Ensaios para pacientes com estenose assintomática isolada:

- CREST-2 (endarterectomia × angioplastia com *stent* x tratamento clínico otimizado);

- ACST-2 (endarterectomia × angioplastia de carótida);

- Subgrupo com imagem específica da placa aterosclerótica.

Estenoses sintomática e assintomáticas:

- ECST-2 (endarterectomia × angioplastia com *stent* × tratamento clínico otimizado)

- Esse ensaio se propõe a validar o CAR score e realizar imagem da placa no contexto do tratamento clínico otimizado.

- Os estudos de imagens de placas são uma abordagem promissora para a identificação de pacientes com elevado ou baixo risco de AIT ou AVC, mas também precisam ser testados em ensaios clínicos randomizados.

- Os estudos de imagem das placas podem ser aplicados para caracterização de placas de alto risco, avaliando remodelação da parede do vaso, detecção de placas que não estreitam o lume do vaso, analisar as irregularidades da superfície das placas, avaliar a presença de hemorragia intraplaca, avaliar a concentração de lipídios na placa, grau de impregnação da placa pelo contraste e avaliar o grau de inflamação da placa.

- Os estudos de imagem das placas podem ser utilizados para mensurar o impacto do tratamento clínico com estatinas na progressão da placa aterosclerótica.

- No futuro, a medicina personalizada provavelmente utilizará uma combinação de escores clínicos, de imagem da placa e imagens do cérebro para individualizar o tratamento.

## REFERÊNCIAS BIBLIOGRÁFICAS

1. Hobson RW 2nd, Weiss DG, Fields WS, et al. Efficacy of carotid endarterectomy for asymptomatic carotid stenosis. The Veterans Affairs Cooperative Study Group. N Engl J Med 1993;328:221.
2. Brott TG, Halperin JL, Abbara S, et al. 2011 ASA/ACCF/AHA/AANN/AANS/ACR/ASNR/CNS/SAIP/SCAI/SIR/SNIS/SVM/SVS guideline on the management of patients with extracranial carotid and vertebral artery disease. Stroke 2011;42:e464.
3. Raman G, Moorthy D, Hadar N, et al. Management strategies for asymptomatic carotid stenosis: a systematic review and meta-analysis. Ann Intern Med 2013;158:676.

4. Halliday A, Harrison M, Hayter E, et al. 10-year stroke prevention after successful carotid endarterectomy for asymptomatic stenosis (ACST-1): a multicentre randomised trial. Lancet 2010;376:1074.

5. North American Symptomatic Carotid Endarterectomy Trial Collaborators. Beneficial effect of carotid endarterectomy in symptomatic patients with high-grade carotid stenosis. N Engl J Med 1991;325:445.

6. Combined analysis of the ECST, NASCET & VA trials(1981-96) Rothwell P, et al. Lancet 2003;361:107-116.

7. Barnett HJ, Taylor DW, Eliasziw M, et al. Benefit of carotid endarterectomy in patients with symptomatic moderate or severe stenosis. North American Symptomatic Carotid Endarterectomy Trial Collaborators. N Engl J Med 1998;339:1415.

8. Randomised trial of endarterectomy for recently symptomatic carotid stenosis: final results of the MRC European Carotid Surgery Trial (ECST). Lancet 1998;351:1379.

9. O'Neill L, Lanska DJ, Hartz A. Surgeon characteristics associated with mortality and morbidity following carotid endarterectomy. Neurology 2000;55:773.

10. Markus HS, King A, Shipley M, et al. Asymptomatic embolisation for prediction of stroke in the Asymptomatic Carotid Emboli Study (ACES): a prospective observational study. Lancet Neurol 2010;9:663.

11. Chambers BR, Norris JW. Outcome in patients with asymptomatic neck bruits. N Engl J Med 1986;315:860.

12. Brott TG, Hobson RW 2nd, Howard G, et al. Stenting versus endarterectomy for treatment of carotid-artery stenosis. N Engl J Med 2010;363:11.

13. Cohen DJ, Stolker JM, Wang K, et al. Health-related quality of life after carotid stenting versus carotid endarterectomy: results from CREST (Carotid Revascularization Endarterectomy Versus Stenting Trial). J Am Coll Cardiol 2011;58:1557.

14. Yadav JS. Carotid stenting in high-risk patients: design and rationale of the SAPPHIRE trial. Cleve Clin J Med 2004;71(Suppl 1):S45.

15. Bonati LH, Jongen LM, Haller S, et al. New ischaemic brain lesions on MRI after stenting or endarterectomy for symptomatic carotid stenosis: a substudy of the International Carotid Stenting Study (ICSS). Lancet Neurol 2010;9:353.

16. SPACE Collaborative Group, Ringleb PA, Allenberg J, et al. 30 day results from the SPACE trial of stent-protected angioplasty versus carotid endarterectomy in symptomatic patients: a randomised non-inferiority trial. Lancet 2006;368:1239.

17. Eckstein HH, Ringleb P, Allenberg JR, et al. Results of the Stent-Protected Angioplasty versus Carotid Endarterectomy (SPACE) study to treat symptomatic stenoses at 2 years: a multinational, prospective, randomised trial. Lancet Neurol 2008;7:893.

18. Mas JL, Trinquart L, Leys D, et al. Endarterectomy Versus Angioplasty in Patients with Symptomatic Severe Carotid Stenosis (EVA-3S) trial: results up to 4 years from a randomised, multicentre trial. Lancet Neurol 2008;7:885.

19. Cohen DJ, Stolker JM, Wang K, et al. Health-related quality of life after carotid stenting versus carotid endarterectomy: results from CREST (Carotid Revascularization Endarterectomy Versus Stenting Trial). J Am Coll Cardiol 2011;58:1557.

20. Timaran CH, Rosero EB, Martinez AE, et al. Atherosclerotic plaque composition assessed by virtual histology intravascular ultrasound and cerebral embolization after carotid stenting. J Vasc Surg 2010;52:1188.

21. Stojanov D, Ilic M, Bosnjakovic P, et al. New ischemic brain lesions on diffusion-weighted MRI after carotid artery stenting with filter protection: frequency and relationship with plaque morphology. AJNR Am J Neuroradiol 2012;33:708.

22. Almekhlafi MA, Demchuk AM, Mishra S, et al. Malignant emboli on transcranial Doppler during carotid stenting predict postprocedure diffusion-weighted imaging lesions. Stroke 2013;44:1317.

23. Gensicke H, Zumbrunn T, Jongen LM, et al. Characteristics of ischemic brain lesions after stenting or endarterectomy for symptomatic carotid artery stenosis: results from the international carotid stenting study-magnetic resonance imaging substudy. Stroke 2013;44:80.

24. Howard VJ, Lutsep HL, Mackey A, et al. Influence of sex on outcomes of stenting versus endarterectomy: a subgroup analysis of the Carotid Revascularization Endarterectomy versus Stenting Trial (CREST). Lancet Neurol 2011;10:530.

25. Mercado N, Cohen DJ, Spertus JA, et al. Carotid artery stenting of a contralateral occlusion and in-hospital outcomes: results from the CARE (Carotid Artery Revascularization and Endarterectomy) registry. JACC Cardiovasc Interv 2013;6:59.

26. Dorresteijn LD, Vogels OJ, de Leeuw FE, et al. Outcome of carotid artery stenting for radiation-induced stenosis. Int J Radiat Oncol Biol Phys 2010;77:1386.

27. Matsumura JS, Gray W, Chaturvedi S, et al. Results of carotid artery stenting with distal embolic protection with improved systems: Protected Ca-

rotid Artery Stenting in Patients at High Risk for Carotid Endarterectomy (PROTECT) trial. J Vasc Surg 2012;55:968.

28. Endovascular versus surgical treatment in patients with carotid stenosis in the Carotid and Vertebral Artery Transluminal Angioplasty Study (CAVATAS): a randomised trial. Lancet 2001;357:1729.

29. Lal BK, Beach KW, Roubin GS, et al. Restenosis after carotid artery stenting and endarterectomy: a secondary analysis of CREST, a randomised controlled trial. Lancet Neurol 2012;11:755.

30. Sanders RD, Graham C, Lewis SC, et al. Nitrous oxide exposure does not seem to be associated with increased mortality, stroke, and myocardial infarction: a non-randomized subgroup analysis of the General Anaesthesia compared with Local Anaesthesia for carotid surgery (GALA) trial. Br J Anaesth 2012;109:361.

31. Matas M, Domínguez González JM, Montull E. Antiplatelet therapy in endovascular surgery: the RENDOVASC study. Ann Vasc Surg 2013;27:168.

32. Patti G, Tomai F, Melfi R, et al. Strategies of clopidogrel load and atorvastatin reload to prevent ischemic cerebral events in patients undergoing protected carotid stenting. Results of the randomized ARMYDA-9 CAROTID (Clopidogrel and Atorvastatin Treatment During Carotid Artery Stenting) study. J Am Coll Cardiol 2013;61:1379.

33. Van Der Heyden J, Van Werkum J, Hackeng CM, et al. High versus standard clopidogrel loading in patients undergoing carotid artery stenting prior to cardiac surgery to assess the number of microemboli detected with transcranial Doppler: results of the randomized IMPACT trial. J Cardiovasc Surg (Torino) 2013;54:337.

34. Intraplaque haemorrhage on MR plaque imaging of recently symptomatic carotid stenosis. Hosseini et al Ann Neurol 2013;73:774-784.

35. Kim HJ, Kim EK, Kwon SU, Kim JS, Kang DW. Effect of statin on progression of symptomatic intracranial atherosclerosis. Can J NeurolSci. 2012 Nov;39(6):801-6. PubMedPMID: 23041401.

36. Yoon Y, Lee DH, Kang DW, Kwon SU, Kim JS. Single subcortical infarction and atherosclerotic plaques in the middle cerebral artery: high-resolution magnetic resonance imaging findings. Stroke 2013;44:2462-2467.

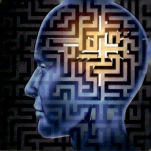

■ Rodrigo Meirelles Massaud

# Acidentes Vasculares Cerebrais da Circulação Vertebrobasilar

## PONTOS-CHAVE

- Os acidentes vasculares cerebrais isquêmicos (AVCI) da circulação posterior se diferenciam dos da circulação anterior de modo significativo. Variações anatômicas e a apresentação clínica na fase aguda influenciam consideravelmente o prognóstico dos AVCIs de circulação posterior.
- Os AVCIs aterotrombóticos de grandes vasos são frequentes, associados à alta frequência de AVCIs cardioembólicos, além das dissecções, entre outras etiologias.
- As escalas como Los Angeles Prehospital Stroke Screen (LAPSS) e National Institutes of Health Stroke Scale (NIHSS) podem não ser suficientes para avaliar esses pacientes na fase aguda devido à baixa sensibilidade para um grupo específico de pacientes que cursam com tontura e ataxia como sintomas iniciais.
- A ressonância magnética é melhor que a tomografia computadorizada para analisar os infartos de circulação posterior.
- O tratamento de primeira linha para os pacientes com AVCI de circulação posterior (CP), dentro da janela de quatro horas e meia, permanece sendo a trombólise endovenosa (EV) com rt-PA, apesar dos estudos NINDS e ECASS III terem avaliado sobretudo pacientes com AVCI de circulação anterior.
- O tratamento endovascular agudo com trombolítico ou com trombectomia mecânica precisa ser melhor estudado para a circulação posterior.
- A prevenção secundária com controle de fatores de risco, como a hipertensão, dislipidemia e o uso de antiagregantes plaquetários, são a principal forma de evitar recorrência.
- O tratamento endovascular com angioplastia e *stent* pode ser uma alternativa para pacientes com estenoses maiores que 50% e recorrência dos sintomas, apesar de tratamento clínico otimizado. São necessários estudos futuros para comprovação de eficácia do tratamento endovascular nos pacientes com AVC de CP.

## INTRODUÇÃO

Os acidentes vasculares cerebrais isquêmicos (AVCIs) da CP são classicamente definidos por infartos ocorridos no território vertebrobasilar. Representam cerca de 10 a 20% dos acidentes vasculares cerebrais isquêmicos (AVCIs), diferindo dos AVCIs de circulação anterior em relação a sua etiologia, manifestações clínicas e prognóstico.

## ANATOMIA DA CIRCULAÇÃO POSTERIOR

O sistema vertebrobasilar com seus ramos penetrantes e circunferenciais irriga o tronco cerebral, o tálamo, o cerebelo, os lobos occipitais, e a porção medial dos lobos temporais. O conhecimento da anatomia desses vasos leva à melhor compreensão clínica, topográfica e etiológica dos AVCIs nessa região.

As artérias vertebrais surgem das artérias subclávias, direita e esquerda, e se estendem cranialmente através do forame transverso das vértebras cervicais. Quando as artérias vertebrais atingem o forame magno, perfuram a dura-máter iniciando seu curso intracraniano. As artérias vertebrais juntam-se na junção bulbopontina formando a artéria basilar. As artérias vertebrais são divididas em quatro segmentos: V1 é o segmento mais proximal da origem ao ponto de entrada no forame transverso inicial, geralmente ao nível do sétimo corpo vertebral.

O segmento que vai do forame vertebral inicial até o último forame vertebral é conhecido como V2. O segmento V3 começa após a saída do forame transverso ao nível de (C2) e segue até (C1) antes de entrar no crânio. O segmento mais distal representado pela porção intracraniana das artérias vertebrais ao passar pela dura-máter é denominado segmento V4.

A junção das artérias vertebrais forma a artéria basilar que segue rostralmente ao longo da porção ventral do bulbo e da base da ponte até a bifurcação nas artérias cerebrais posteriores bilaterais no nível do mesencéfalo.

A classificação descrita por L. Caplan divide o sistema vertebrobasilar intracraniano em proximal, médio e distal (Figura 20.1 e Tabela 20.1).

**Tabela 20.1** Infartos de circulação posterior – população indiana, segundo Caplan. *Posterior Circulation Ischemic Stroke in a North Indian Population: a prospective study.*

| Frequência da localização dos infartos conforme a classificação de L. Caplan | Frequência |
|---|---|
| Proximal | 24 (30%) |
| Médio | 3 (3,75%) |
| Distal | 53 (66,25%) |

- As artérias vertebrais assimétricas são frequentes e podem acometer dois terços das pessoas. Cerca de 70% das pessoas possuem a artéria vertebral esquerda dominante. A artéria vertebral hipoplásica parece aumentar discretamente a incidência de AVCIs ipsilaterais à artéria vertebral hipoplásica.
- O polígono de Willis incompleto pode ser visto em até metade das pessoas.
- A artéria trigeminal persistente é a anastomose carótido-vertebrobasilar mais comum.
- A fenestração da junção vertebrobasilar ocorre em cerca de 0,3-0,6%, e essa variação pode predispor à formação de aneurismas da circulação posterior.
- A artéria de Percheron ocorre quando há somente uma artéria tálamo perfurante surgindo do seguimento P1 da artéria cerebral posterior, entre a artéria basilar e a artéria comunicante posterior, suprindo o mesencéfalo rostral e os tálamos paramedianos. O mecanismo embólico parece ser a etiologia mais comum de AVC nesse território.
- A origem fetal das artérias cerebrais posteriores ocorre quando a artéria cerebral posterior surge direto das artérias carótidas internas intracranianas, geralmente ocorrendo de um dos lados.
- A ausência de uma ou ambas as artérias comunicantes posteriores também pode ocorrer.
- A artéria labiríntica surge, na maioria das vezes, da artéria cerebelar anteroinferior, porém pode surgir diretamente da artéria basilar.

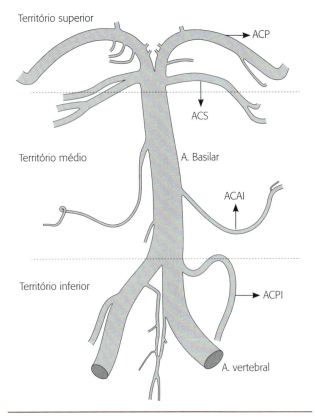

**Figura 20.1** Ilustração mostrando a subdivisão do sistema vertebrobasilar em territórios inferior, médio e superior. ACPI: artéria cerebelar posteroinferior, ACAI: artéria cerebelar anteroinferior, ACS: artéria cerebelar superior, ACP: artéria cerebral posterior.

## Variações anatômicas frequentes

As variações anatômicas da circulação posterior são frequentes, mas comumente assintomáticas. A familiaridade dos clínicos e dos radiologistas com essas variantes é de suma importância para não confundi-las com achados patológicos, embora geralmente sejam descobertas de modo incidental. Raramente são relacionadas com as doenças vasculares da circulação posterior.

Não obstante as variações anatômicas frequentes na CP, a minoria dos AVCIs nesse território estão relacionados com essas variações. Múltiplas características fisiopatológicas e diferenças demográficas influenciam na prevalência de diferentes etiologias dos AVCIs da CP.

## Apresentação clínica dos AVCIs de CP

A apresentação clínica dos AVCIs de CP pode ser bastante variável devido a possibilidade de AVCIs simultâneos em múltiplos territórios, além da presença de colaterais que levam um mesmo território de estenose, como na artéria basilar, a apresentar múltiplas manifestações clínicas.

Lesões pequenas podem levar a sintomas graves, devido à proximidade de estruturas em pequenas áreas, como nos tratos aferentes e eferentes e nos núcleos de nervos cranianos ao longo de todo o tronco cerebral.

Os AVCIs de CP possuem menor frequência de sintomas corticais. Sintomas comuns da CP podem ser variados, como vertigem, desequilíbrio, fraqueza muscular, fala escandida, diplopia, alterações do campo visual, disfagia, alteração da consciência, alterações auditivas, náuseas e vômitos. Ao exame neurológico, podem estar presentes achados como hemiparesia, ataxia de marcha, ataxia apendicular, disartria e nistagmo.

Infartos no território proximal da CP podem causar disfagia, náusea, vômitos, e sintomas, como a síndrome de Horner. Infartos envolvendo o território médio da CP podem cursar com paresia e paralisia facial nuclear. Infartos envolvendo território distal intracraniano da CP podem cursar com alterações da sensibilidade apendicular, sonolência e alterações diversas da consciência e defeitos dos campos visuais.

Alguns estudos resumem os sinais e sintomas mais frequentes encontrados nos infartos da CP (Tabelas 20.2 e 20.3).

**Tabela 20.2** Registro de AVC da Circulação Posterior – *New England Medical Center Posterior Circulation Registry* (NEMC-PCR).

| Sinais e sintomas | NEMC-PCR (n = 407) % |
|---|---|
| Tontura e vertigem | 47 |
| Disartria | 31 |
| Náusea e vômito | 27 |
| Perda ou alteração da consciência | 5 |
| Fraqueza muscular apendicular | 38 |
| Ataxia | 31 |
| Nistagmo | 24 |

**Tabela 20.3** Infartos de circulação posterior – população indiana. Posterior *Circulation Ischemic Stroke in a North Indian Population: a prospective study*.

| Características clínicas | Frequência (n) |
|---|---|
| Vertigem | 45 (56,25%) |
| Ataxia | 39 (48,75%) |
| Paresia | 34 (42,5%) |
| Vômito | 33 (41,25%) |
| Cefaleia | 25 (31,25%) |
| Alteração de nervo craniano | 21 (26,25%) |
| Disfagia | 19 (23,75%) |
| Sintomas visuais | 16 (20%) |

Muitas vezes, os pacientes com AVC da circulação posterior cursam com sintomas inespecíficos, o que torna o diagnóstico das isquemias da circulação posterior um grande desafio.

## Tontura ou vertigem

Tontura é um termo utilizado por pacientes para descrever quadros vertiginosos ou outros tipos de tontura de modo não específico. Os EUA contabilizam cerca de 7,5 milhões de visitas por ano aos ambulatórios e emergências, motivados por quadros de tontura aguda. A queixa de tontura é um dos grandes desafios para os clínicos, sobretudo no departamento de emergência, porque pode representar um grande número de diagnósticos, incluindo causas benignas e causas que ameaçam a vida, como os AVCs. Na maior parte dos casos, a caracterização do tempo de duração e início dos sintomas, a situação na qual ocorreu os sintomas, o exame clínico e neurológico com provas específicas, diferenciam causas centrais de periféricas com segurança e o método de HINTS, um método de três passos à beira do leito para avaliar pacientes com queixas de vertigem, possui 100% de sensibilidade e 96% de especificidade para detecção de AVCs. A bateria HINTS avalia três componentes: o *horizontal head impulse testing*, a presença e o tipo de nistagmo, e a presença de *skew deviation*.

Um estudo com 1.666 pacientes avaliados no setor de emergência com queixa de tontura, vertigem ou desequilíbrio apresentaram o diagnóstico de AVC ou AIT, 3,2%, sendo 33 AVCI, 17 AIT, um acidente vascular cerebral hemorrágico (AVCH) e dois indeterminados.

Entretanto, em estudo com 240 pacientes diagnosticados com neurite vestibular, quadro de vertigem com duração superior a 24h, sem outros sinais e sintomas e apresentando exame neurológico normal, 10% apresentavam um AVC cerebelar, quase todos infartos no território da artéria cerebelar posteroinferior (ACPI). Quando avaliados os pacientes com AVC cerebelar no território da (ACPI), somente 17% possuíam quadro compatível com neurite vestibular. Esses casos devem ser avaliados cuidadosamente pelo neurologista e devem realizar um exame de imagem, preferencialmente ressonância magnética (RM).

## Ataxia

A ataxia de marcha pode ter origem central, vestibular ou sensitiva. Ataxia é um sintoma quase sempre presente nos AVCs de tronco e cerebelo. Quase 100% das ataxias cerebelares levam a desequilíbrio ou queda para o lado da lesão cerebelar, costumam ter início súbito e atingem o máximo dos sintomas desde o início do quadro. A falta da avaliação adequada da marcha, das provas cerebelares, como index nariz, calcanhar joelho e das provas de diadococinesia, são os principais motivos de diagnóstico inadequado.

## Cefaleia

A cefaleia é uma queixa comum na população geral e é inespecífica na maior parte dos casos. A presença relatada de cefaleia em AVCIs chega a 27% dos casos e aumenta para até 70% dos casos de AVCI da CP. A presença de cefaleia associada aos AVCIs de CP pode estar relacionada com a irritação de aferentes trigêmino vasculares presentes em grande quantidade nas artérias da CP (Tabelas 20.4 e 20.5).

## AVC ATEROTROMBÓTICO

A aterosclerose de grandes vasos pode resultar em embolia arterioarterial ou, menos frequentemente, na insuficiência hemodinâmica levando a eventos isquêmicos na circulação posterior. Um estudo de registros combinados demonstram que até 35% dos AVCs de CP ocorrem por lesões ateroscleróticas de grandes vasos, com 13% relacionados com a doença aterosclerótica de pequenos vasos. O local mais comum de aterosclerose das artérias

**Tabela 20.4** Diferentes aspectos das causas periféricas e centrais de vertigem, nistagmo, ataxia e cefaleia.

| | Causas periféricas | Causas centrais |
|---|---|---|
| **Vertigem** | | |
| Início | Agudo ou gradual | Agudo |
| Duração | Minutos a horas | Dias a semanas |
| Impacto da movimentação da cabeça | Geralmente piora | Variável |
| Sintomas auditivos (surdez ou *tinitus*) | Frequentes | Geralmente ausentes |
| Dix-Halpike | Positivo na (VPPB) | Negativo |
| Achados neurológicos associados | Ausentes | Geralmente presentes |
| **Nistagmo** | | |
| Direção da fase rápida | Unidirecional | Pode ser alternante |
| Componente vertical | Ausente | Presente |
| Fatigabilidade | Fatigável em 30 a 60 s | Não fatigável |
| Presença de vertigem | Sempre presente | Pode estar ausente |
| **Ataxia** | | |
| Ataxia de marcha | Presente, mas leve | Presente e grave |
| Ataxia de tronco | Incomum | Comum |
| Provas cerebelares | Normais | Geralmente anormais |
| Início | Agudo ou gradual | Agudo |
| Intensidade no início dos sintomas | Geralmente não começa intenso | Mais comum de atingir o máximo no início |
| **Cefaleia** | **Incomum** | **Comum** |
| Localização | Variável | Occipital |
| Unilateral | Variável | Geralmente unilateral |
| Início | Variável | Geralmente começa associado a outros sintomas |
| **Hints** | | |
| *Head impulse test* | Correção da mirada anormal | Normal |
| Nistagmo | Fase rápida unidirecional | Fase rápida pode mudar de direção |
| Presença de Skew | Ausente | Presente |

## Acidentes Vasculares da Circulação Posterior (Vertebrobasilar)

**Tabela 20.5** Territórios vasculares da circulação posterior e achados clínicos correspondentes.

| Território vascular | Localização anatômica | Síndrome clínica | Sintomas clínicos |
|---|---|---|---|
| Artéria espinhal anterior | | Síndrome da artéria espinhal anterior | Tetraparesia, perda de sensibilidade térmica e dolorosa bilateral, propriocepção preservada, hipotonia do esfíncter urinário, disautonomia e hiper-reflexia |
| Artéria vertebral extracraniana (AV) | Bulbo e medula espinhal cervical | Síndrome do bulbo medial ou síndrome de Dejerine | Paresia dos membros superior e inferior contralateral, hipoestesia tátil, vibratória, proprioceptiva contralateral, paralisia da língua ipsilateral |
| Arteria vertebral porção intracraniana ou ACPI | Bulbo lateral | Síndrome do bulbo lateral ou síndrome de Wallemberg | Vertigem, náusea, vômito com hipoestesia na face, dismetria e síndrome de Horner ipsilaterais, disfagia, disfonia e hipoestesia contralateral poupando a face. |
| Artéria basilar proximal (AB) | Ponte porção inferior | Síndrome do encarceramento (*locked-in syndrome*) | Paralisia da mirada horizontal, diparesia facial, paralisia lingual e mandibular, tetraplegia, consciência preservada |
| Artérias pontinas circunferenciais curtas | Ponte porção anterolateral | Síndrome pontina medial superior | Oftalmoplegia intranuclear ipsilateral, mioclonias palatais, faciais, faríngeas e oculares ipsilaterais, dismetria ipsilateral, bobbing ocular, paresia de membros superiores e inferiores contralateral |
| Artérias perfurantes pontinas paramedianas | Ponte porção anteromedial | Síndrome pontina mediodorsal | Paralisia facial nuclear ipilateral, paresia da mirada horizontal, paresia do membro superior e inferior contralateral |
| Artéria basilar porção média (AB) | Ponte porção medial e lateral | Síndrome pontina mediomedial | Dismetria ipsilateral, paresia do membro superior e inferior contralateral, desvio skew |
| | | Síndrome pontina mediolateral | Perda de sensibilidade facial ipsilateral e da função motora trigeminal e dismetria ipsilateral. |
| Topo da artéria basilar (AB) | Mesencéfalo, tálamo, lobo temporal medial e lobo occipital | Síndrome do topo da basilar | Sonolência, nistagmo na convergência, desvio skew, oscilopsia, sinal de Collier (retração e elevação da pálpebra, paralisia da mirada vertical) |
| Artéria cerebelar anteroinferior (ACAI) | Núcleo vestibular (labiríntico) ipsilateral, tegumento pontino lateral, (brachium pontis) | Síndrome pontina lateral | Dismetria ipsilateral, perda auditiva, síndrome de Horner, discinesias coreiformes, analgesia térmica contralateral |
| Artéria cerebelar superior (ACS) | Tronco cerebral superior dorsolateral e cerebelo e pedúnculo cerebelar superior | Síndrome de artéria cerebelar superior | Ataxia apendicular ipsilateral, vertigem, disartria, nistagmo e ataxia de marcha |
| Artéria cerebelar posteroinferior (ACPI) | Hemisférios cerebelares posteroinferiores, vermis cerebelar inferior, bulbo lateral | Síndrome bulbar lateral ou síndrome de Wallenberg | Vertigem, náusea, vomito com hipoestesia facial, dismetria, síndrome de Horner ipsilaterais, disfagia, disfonia e hipoestesia contralateral poupando a face |
| Infartos border zone ACP-ACM | Infarto border zone occipitotemporais, ventromediais bilaterais | Prosopagnosia | Incapacidade de reconhecer rostos familiares e interpretar expressões faciais. Mantém a capacidade de identificar pela voz. |
| | Infarto border zone occiptoparietal bilateral | Síndrome de Balint | Ataxia ocular – alteração dos movimentos sacádicos do olhar –, ou seja, incapacidade de atingir os alvos com o olhar, apraxia oculomotora incapacidade de mover o olhar voluntariamente, simultoagnosia incapacidade de sintetizar objetos no campo visual |
| | Infarto border zone temporoparietal esquerdo | Afasia sensorial transcortical | Alteração da compreensão, repetição preservada, fala fluente |

(*Continua*)

**CAPÍTULO 20**

215

Acidente Vascular Cerebral — Etiologia da Doença Cerebrovascular

**Tabela 20.5** Territórios vasculares da circulação posterior e achados clínicos correspondentes.

*(Continuação)*

| Território vascular | Localização anatômica | Síndrome clínica | Sintomas clínicos |
|---|---|---|---|
| Artéria cerebral posterior bilateral (ACP) | Ambos os lobos occipitais | Cegueira cortical | Cegueira cortical bilateral com achados oftalmológicos normais |
| | | Síndrome de Anton | Cegueira cortical com negação do quadro associado a confabulações e alucinações visuais |
| Artéria cerebral posterior unilateral (ACP) | Lobo occipital | Hemianopsia homônima contralateral | Hemianopsia homônima com preservação macular |
| | Lobo occipital dominante e o esplênio do corpo caloso | Alexia sem agrafia | Hemianopsia homônima contralateral e alexia sem agrafia |
| | Córtex occipital ventral infracalcarino | Acromatopsia | Perda da diferenciação de cores contralateral ao lado da lesão associada a quadrantanopsia |
| | Radiação óptica ou córtex supracalcarino | Quadrantanopsia inferior | Quadrantanopsia inferior lateral contralateral |
| | Alça de Myers (lobo temporal) ou córtex infracalcarino | Quadrantoanopsia superior | Quadrantanopsia superior lateral contralateral |

vertebrais são o segmento V1 na sua origem e o segmento V4. A população branca de origem europeia possui maior incidência de aterosclerose vertebral extracraniana. Quando se fala de dissecção arterial, o ponto mais acometido costuma ser os segmentos V2 e V3 das artérias vertebrais. Lesões estenosantes ou oclusivas do território vertebral podem servir de fonte emboligênica que frequentemente acometem as artérias cerebelar posteroinferior, a porção distal da artéria basilar, a artéria cerebelar superior e ramos da artérias cerebrais posteriores.

Os negros e asiáticos possuem maior prevalência de aterosclerose intracraniana; os locais mais acometidos na aterosclerose intracraniana são a porção média da artéria basilar e as artérias cerebrais posteriores.

Novas técnicas de neuroimagem vascular, como ultrassom endovascular e algumas técnicas de RM com alta resolução, têm demonstrado características morfológicas das placas ateroscleróticas, correlacionado esses achados com o risco de isquemia.As isquemias intracranianas resultam da hipoperfusão tecidual, trombose *in situ*, ou embolia arterioarterial.

A doença aterosclerótica leve pode ter um efeito mínimo na hemodinâmica cerebral. À medida que a estenose aumenta e as colaterais são insuficientes, o reflexo de vasodilatação leva a um aumento do volume sanguíneo cerebral preservando o fluxo sanguíneo cerebral. Ocorre ainda aumento da taxa de extração de oxigênio à medida que o fluxo sanguíneo cerebral deteriora. A falha dos mecanismos compensatórios leva a um fenômeno conhecido como perfusão "de miséria".

Pacientes com lesões extracranianas e intracranianas, conhecidas como lesões em *tandem,* ou com lesões bilaterais sofrem maior efeito de variações hemodinâmicas súbitas. Lesões em *tandem* são geralmente encontradas em pacientes com estenose de artéria vertebral e infartos da circulação posterior.

## AVC cardioembólico

Cerca de 40% do fluxo sanguíneo cerebral supre cada uma das artérias carótidas, e somente 20% do fluxo sanguíneo cerebral flui pela CP. Por essa razão, apenas um quinto dos êmbolos para circulação cerebral terminam na CP.

Pacientes com doenças que aumentam o risco de embolia incluem aqueles com próteses valvares, fibrilação atrial, trombos intracavitários no átrio ou ventrículo esquerdos, infarto do miocárdio nas últimas quatro semanas, cardiomiopatia dilatada, endocardite infecciosa, estenose mitral sem fibrilação atrial e insuficiência cardíaca congestiva.

Em casos de embolia cardíaca, o território distal da CP é geralmente o mais acometido seguido pelo território médio. Na população asiática com a maior incidência de aterosclerose intracraniana, o território mais acometido é o território médio.

## Dolicoectasia vertebrobasilar (DVB)

O termo dolicoectasia refere-se à dilatação, tortuosidade e alongamento da artéria basilar com anatomia muito variável. Ocorre na maior parte dos pacientes como achado incidental.

Alguns fatores de risco parecem se correlacionar com a DVB como sexo masculino, idade avançada, hipertensão, tabagismo e história de infarto do miocárdio.A DVB também tem sido associada a dilatação aórtica, ectasia das coronárias, síndrome de Marfan, doença de Pompe de início tardio, rins policísticos e doença de Fabry.

A estimativa de complicações na DVB em cinco anos é de 17,6% de AVCs isquêmicos, 10,3% de compressão do tronco cerebral, 10,1% para ataques isquêmicos transitórios (AITs), 4,7% de AVC hemorrágico, 3,3% de hidrocefalia, 2,6% de hemorragia subaracnoide (HSA).

O prognóstico em longo prazo da DVB parece se relacionar com características anatômicas, como deslocamento lateral, aumento no tempo do diâmetro arterial e alongamento vertical.

## Dissecção das artérias vertebrais (DAV)

A dissecção das artérias vertebrais pode ocorrer de modo espontâneo ou relacionada a pequenos traumas. Nos adultos jovens, de 15 a 49 anos, as dissecções arteriais de artérias cervicais são responsáveis por cerca de 15% dos AVCs nessa faixa etária.

A presença de cefaleia, dor cervical, história de trauma ou manipulação cervical associados a AVC devem levar à hipótese de DAV. Os segmentos das artérias vertebrais mais acometidos pela dissecção são os segmentos V2 e V3. Aproximadamente 10% das dissecções vertebrais apresentam extensão intracraniana, que aumenta o risco de hemorragia subaracnóidea, pseudoaneurisma e mortalidade.

Dor cervical ocorre em pelo menos metade dos pacientes com diagnóstico de DAV; cefaleia geralmente occipital ocorre em dois terços dos pacientes. As dissecções vertebrais cursam com isquemia em cerca de 90% dos casos. Os infartos da artéria cerebelar posteroinferior são comuns, acometendo o bulbo lateral e o cerebelo.

Dor cervical e cefaleia sem sintomas de isquemia parecem ocorrer em 12% dos casos. Comparados aos casos de dissecção de carótidas, os pacientes possuem média de idade menor, apresentam dor cervical com mais frequência, levam em média dois dias a mais para o diagnóstico e têm maior probabilidade de apresentar HSA associada.

## Outras etiologias de AVC na CP

- Síndrome do roubo de fluxo da subclávia
- Arterite de células gigantes
- Doença de Fabry;
- MELAS (*mitochondrial encephalopathy latic acidosis and stroke like episodes*);
- Enxaqueca;

- PRES (*posterior reversible encephalopathy syndrome*);
- Síndrome da vasoconstricção cerebral reversível.

## Neuroimagem nos AVCIs de circulação posterior

A tomografia de crânio geralmente é realizada nos pacientes com suspeita de AVC agudo. Infelizmente, a tomografia avalia a fossa posterior de modo inadequado devido à presença de grande quantidade de artefatos causados pelas estruturas ósseas da base do crânio. Os sinais de isquemia precoce podem não ser visualizados.

A ressonância magnética (RM), sobretudo a sequência de difusão, é a melhor técnica para avaliação de áreas de isquemia aguda com menos de 6 h de duração. A RM possui algumas desvantagens, como o tempo de duração do exame, a falta de disponibilidade em alguns hospitais, a contraindicação na presença de metais no corpo ou marca-passo e a presença de claustrofobia.

Embora a ressonância magnética apresente sensibilidade superior à tomografia na detecção de AVCIs da fossa posterior, algumas vezes, a RM pode ser negativa para pequenos infartos. Um estudo demonstrou que até 5,8% das RM na sequência de difusão podem cursar com imagens falso-negativas em todos pacientes com sintomas de AVC com mais de 24 h, quando a imagem é obtida até 48 h do início dos sintomas. A presença de falso-negativo na circulação posterior é 10 vezes maior que na circulação anterior.

Até 12% de falsos-negativos são relatados em RM na sequência de difusão, realizadas em até 48 h do início dos sintomas, em pacientes com sintomas vestibulares agudos causados por AVCI de circulação posterior. Esses estudos fortalecem a necessidade de realizar anamnese adequada, exame neurológico e exame físico geral direcionado. O alto grau de suspeição minimiza os diagnósticos inadequados.

A presença do sinal da artéria basilar hiperdensa na CT de crânio convencional nos AVCIs agudos de circulação posterior pode ser um indicativo de trombose. Esse achado possui 71% de sensibilidade, 98% de especificidade, 94% de acurácia para oclusão da basilar. Possui valor preditivo positivo de 83% e valor preditivo negativo de 95% e é considerado um preditor de prognóstico de curto e longo prazos.

Não obstante a evolução dos exames não invasivos, o padrão-ouro diagnóstico para estudos dos vasos intracranianos e extracranianos cervicais permanece como a angiografia digital por catéter.

Os exames de angiotomografia (angio-TC) e angioressonância (angio-RM) possuem grande sensibilidade e especificidade para lesões vasculares de grandes vasos.

A angio-RM possui alta sensibilidade para detecção de dissecção de artéria vertebral e, quando associada à sequência de T1 com supressão de gordura em um corte axial cervical, apresenta alta especificidade.

O USG Doppler cervical é um método limitado para circulação posterior, pois não consegue avaliar adequadamente V1, apresenta limitações nas porções de V2 dentro do processo transverso-vertebral e não avalia V4, que compõe a porção intracraniana da artéria vertebral.

## Tratamento e prognóstico

### Tratamento da doença aterosclerótica vertebrobasilar

O tratamento das estenoses vertebrobasilares sintomáticas permanece sendo tema de grande controvérsia devido à pobreza de estudos controlados e randomizados.

Os pacientes com estenose sintomática definida, como artéria vertebral ou artéria basilar com mais de 50% de estenose confirmadas por angio-TC ou angio--RM, possuem um risco três vezes maior de AVC ou AIT após o primeiro evento, quando comparado a pacientes sem eventos isquêmicos prévios. O risco de recorrência é maior nas primeiras duas semanas após o evento isquêmico. Os pacientes com estenose intracraniana possuem risco ainda maior de recorrência precoce.

O tratamento inclui a abordagem dos fatores de risco, como dislipidemia, hipertensão, diabetes e cessação de tabagismo. A dupla antiagregação com AAS e clopidogrel vem sendo utilizada para AVCs menores ou AITs com alto risco de recorrência baseados nas menores taxas de AVC e risco semelhante de sangramento. A dupla antiagregação começou a ser utilizada com frequência em estenoses intracranianas após resultados do estudo SAMMPRIS (*Stenting and agressive medical management for preventing recurrent stroke in intracranial stenosis*) e do estudo chinês CHANCE, publicado em 2013, que demonstrou a superioridade da associação de AAS e clopidogrel quando comparado a AAS isolado para prevenção de recorrência, nos primeiros 90 dias, nos pacientes com AVC menor ou AIT.

Estudos com procedimentos como *bypass*, *stents* ou descompressão arterial causada por compressões externas das artérias vertebrais devem ser mais bem estudados.

Uma revisão sistemática recente da utilização de *stent* na artéria vertebral extracraniana demonstrou taxa de 1,1% de AVC até 30 dias pós-procedimento, e taxa de reestenose em dois anos de 11% para *stents* farmacológicos e 30% para *stents* convencionais. Um estudo prospectivo, não randomizado, com centro único, com 114 pacientes sintomáticos com estenose maior que 50% que foram submetidos a *stent* para estenose do *ostium* da artéria vertebral extracraniana, demonstrou taxa de 2% de recorrência de AVC em 1 ano e 25% de restenose maior que 50%, independente do tipo de *stent* utilizado.

No estudo SSYLVIA *Stenting synptomatic atherosclerotic lesions in the vertebral or intracranial arteries* a taxa de AVC periprocedimento, no período de 30 dias, foi de 6,6%. A taxa de reestenose em seis meses relatada foi de 35%, com um terço desses pacientes sintomáticos.

## Dolicoectasia vertebrobasilar

Diretrizes para o tratamento das dolicoectasias vertebrobasilares não são disponíveis. O tratamento é geralmente conservador com uso de antiagregantes. Estes parecem aumentar um pouco a taxa de hemorragia cerebral nas dolicoectasias. O uso de derivações ventriculoperitoneais para hidrocefalia, microcirurgia para descompressão de nervos cranianos e *bypass* têm sido utilizados de modo esporádico.

## Tratamento dos AVCs cardioembólicos da circulação posterior

Pacientes com AVCI de circulação posterior associada à fibrilação atrial devem ser sempre anticoagulados com Warfarina, mantendo INR em 2-3, ou com um dos novos anticoagulantes, como inibidor direto da trombina (dabigatrana ou um dos inibidores do fator Xa, como a apixabana, edoxabana ou rivaroxabana). Os pacientes com prótese valvar metálica devem receber warfarina. O tratamento antiagregante plaquetário para pacientes com outros fatores de risco, como doença coronariana, devem ser individualizados.

## Tratamento da fase aguda dos AVCs da circulação posterior

O tratamento da fase aguda do AVC de circulação posterior pode ser feito com tratamento endovenoso com fibrinolítico (rt-PA), tratamento intra-arterial com fibrinolítico e tratamento endovascular com trombectomia mecânica. O tratamento do AVCI isquêmico é tempo--dependente e depende da gravidade dos sintomas na fase aguda. O uso da escala de NIHSS para quantificar os sintomas dos AVCS de CP pode subestimar os sintomas devido à pouca pontuação para os nervos cranianos e alterações cerebelares agudas. Os pacientes com AVC de circulação posterior possuem pior prognóstico em três meses, mesmo com NIHSS relativamente mais baixos.

## Tratamento com trombólise endovenosa dos AVCs da circulação posterior

Somente 5% dos pacientes com AVCI foram de circulação posterior no estudo NINDS, que levou o FDA a aprovar o uso do rt-PA endovenoso. Faltam dados relevantes a respeito dos AVCs de circulação posterior no estudo ECAS III, que estendeu a janela terapêutica da trombólise endovenosa até 4,5 h. O estudo IST 3 avaliou 3.025 pacientes e somente 246, ou seja, 8,1% dos pacientes randomizados, possuíam AVC da circulação posterior.

A oclusão da artéria basilar é uma emergência neurológica que pode levar a taxas de 80 a 100% de mortalidade sem tratamento.

O prognóstico depende de variáveis, como a presença de colaterais que levam a diferenças individuais na tolerância à isquemia, o que na literatura sobre o assunto leva a medidas heroicas, além das janelas terapêuticas habituais.

Um estudo de pacientes com oclusão de artéria basilar tratados com trombólise endovenosa, seguido por heparinização plena, demonstrou recanalização em até 48 h do início dos sintomas e levou a 50% de bom prognóstico independente do tempo do tratamento.

Um estudo japonês com 25 pacientes com oclusão de artéria basilar tratados com baixas doses de rt-PA (0,6 mg/kg) apresentou taxas de recanalização intra-hospitalar de 78 e 44% de bom prognóstico em três meses. Esses pacientes apresentavam pontuação média mais baixa no NIHSS, tempo porta agulha baixos e um número alto de AVC cardioembólico, o que deve ter levado a melhor prognóstico quando comparado a outra série de casos.

## TRATAMENTO COM TROMBÓLISE INTRA-ARTERIAL DOS AVCS DA CIRCULAÇÃO POSTERIOR

O uso de trombólise intra-arterial nos AVCs de circulação posterior tem sido estudado em alguns estudos randomizados. O bom prognóstico nos pacientes com oclusão da artéria basilar se correlaciona com a presença de recanalização; a taxa de recanalização com trombólise intra-arterial pode chegar a 63%.

Uma análise de 420 pacientes não randomizados, com oclusão de artéria basilar, tratados com trombólise intra-arterial em 82% dos pacientes, comparados com a trombolise endovenosa em 18% dos pacientes, possuem taxa de recanalização de 65 *versus* 53%, respectivamente. A taxa de mortalidade e desfecho favorável não foram diferentes. O bom prognóstico só foi atingido por 2% dos pacientes que não recanalizaram a artéria, o que demonstra a gravidade da oclusão da artéria basilar e a necessidade de buscar altas taxas de recanalização.

O estudo BASICS *The Basilar Artery International Cooperation Study* não demonstrou superioridade da trombólise intra-arterial quando comparado à trombólise endovenosa, sugerindo a necessidade de estudos randomizados maiores.

### Tratamento com trombectomia mecânica dos AVCs da circulação posterior

A recanalização nos pacientes com AVCI tem forte correlação com o desfecho clínico. Uma grande meta-análise reuniu 53 estudos e avaliou as taxas de recanalização, incluindo 2.066 pacientes. Os que recanalizaram demonstraram aumento de cinco vezes na taxa de bom desfecho clínico e, na mesma proporção, redução na taxa de mortalidade.

Os pacientes com recanalização precoce foram melhores que os com recanalização tardia ou oclusão per-

sistente. A trombectomia mecânica vem demonstrando altas taxas de recanalização com os novos dispositivos utilizados (*stent retriever*), porém os dados referentes à circulação posterior são limitados. Somente 10% dos AVCIs foram na CP no estudo Merci, com 50% de taxa de recanalização. Somente 8,5% dos AVCIs incluídos no estudo Multi-Merci apresentaram AVCI na CP, com 86% de taxa de recanalização. Somente 9% dos AVCI foram de CP no Penumbra Pivotal Study, sem dados sobre recanalização específicos da circulação posterior.

O estudo IMS III não demonstrou benefício do resgate intra-arterial após rt-PA endovenoso quando comparado ao rt-PA isolado em 656 pacientes randomizados com AVCI agudo com NIHSS > 10. No entanto, algumas críticas ao resultados negativos foram feitas: parte do estudo utilizou dispositivos antigos de revascularização, como o Merci e o tempo médio para o início do tratamento foi considerado longo, somente 2% dos AVCIs foram na CP. Uma subanálise mostrou desfecho favorável em um grupo de pacientes que receberam rt-PA nas primeiras duas horas após o início dos sintomas e resgate até 90 minutos do início do rt-PA endovenoso.

O estudo SYNTHESIS *expansion* randomizou pacientes com AVCI agudo para rt-PA endovenoso ou trombólise intra-arterial com trombectomia mecânica otimizada. O tratamento endovascular não se mostrou superior ao tratamento com trombolítico endovenoso, poucos pacientes realizaram trombectomia mecânica e somente 8% dos AVCIs foram da CP.

O estudo MR RESCUE avaliou a terapia endovascular e concluiu que a imagem de penumbra favorável não foi capaz de identificar os pacientes que se beneficiariam do tratamento endovascular, na circulação anterior e nas primeiras 8 h após o *ictus*. Os pacientes com AVCs de CP foram excluídos da ressonância e do tratamento com embolectomia. Algumas críticas foram feitas a esse estudo, como *design*, uso infrequente dos novos dispositivos de recanalização, a seleção do paciente, a dose de trombolítico endovenoso. Devido ao grande número de críticas, as conclusões foram desencorajadas. Diversos ensaios clínicos randomizados comparando trombectomia versus melhor tratamento clínico para confirmar o benefício dessa abordagem terminaram recentemente e apontam para um resultado favorável com a terapêutica (ESCAPE, MR CLEAN, EXTEND IA e SWIFT-Prime).

O manejo das dissecções vertebrobasilares será discutido em outro capítulo deste livro.

### Outros cuidados nos AVCs de fossa posterior

Os infartos cerebelares podem levar a volumoso edema citotóxico que, no compartimento da fossa posterior, pode levar a hipertensão intracraniana associada a hidrocefalia e herniação transforame magno com rápida piora neurológica caso as medidas terapêuticas não sejam instituídas rapidamente.

Acidente Vascular Cerebral | Etiologia da Doença Cerebrovascular

Os pacientes devem ser monitorizados para sinais de hipertensão intracraniana como cefaleia, vômitos, sonolência, confusão mental, piora do estado neurológico, bradicardia, hipertensão e irregularidade do padrão respiratório. Os tratamentos, como terapia osmótica, elevação da cabeceira a 30 graus, hiperventilação e controle pressórico, são medidas paliativas de curta duração até que o tratamento cirúrgico adequado seja instituído. Os pacientes submetidos ao tratamento cirúrgico geralmente apresentam melhor prognóstico com menor incapacidade e menor mortalidade que aqueles tratados com tratamento clínico conservador. O tratamento cirúrgico dos AVCIs cerebelares pode ser feito com ventriculostomia, craniotomia descompressiva suboccipital com ou sem retirada do tecido necrótico ou a combinação das técnicas.

## REFERÊNCIAS CONSULTADAS

1. Amre Nouh, Jessica Remke, Sean Rulan. Ischemic posterior circulation stroke: a review of anatomy, clinical presentations, diagnosis, and current management. Front Neurol. 2014 Apr 7; 5:30

2. Al-Ali F, Barrow T, Duan L, Jefferson A, Louis S, Luke K, et al. Vertebral artery ostium atherosclerotic plaque as a potential source of posterior circulation ischemic stroke result from Borgess Medical Center vertebral artery ostium stenting registry. Stroke (2011) 42(9):2544–9

3. Chimowitz MI, Lynn MJ, Derdeyn CP, Turan TN, Fiorella D, Lane BF, et al. SAMMPRIS trial investigators. Stenting versus aggressive medical therapy for intracranial arterial stenosis. N Engl J Med (2011) 365(11):993

4. Coward LJ, mccabe DJ, Ederle J, Featherstone RL, Clifton A, Brown MM.Long-term outcome after angioplasty and stenting for symptomatic vertebral artery stenosis compared with medical treatment in the Carotid and Vertebral Artery Transluminal Angioplasty Study (CAVATAS) a randomized trial. Stroke (2007) 38(5):1526–30

5. Deluca C, Moretto G, Di Matteo A, Cappellari M, Basile A, Bonifati DM, et al. Ataxia in posterior circulation stroke: clinical-MRI correlations. J Neurol Sci (2011) 300(1):39–46

6. Derdeyn CP, Chimowitz MI, Lynn MJ, Fiorella D, Turan TN, Janis LS, et al. Aggressive medical treatment with or without stenting in high-risk patients with intracranial artery stenosis (SAMMPRIS): the final results of a randomised trial. Lancet (2014) 383(9914):333–41

7. Dijkshoorn ML.Is a fetal origin of the posterior cerebral artery a risk factor for TIA or ischemic stroke?J Neurol (2008) 255(2):239–45

8. Goldmakher GV, Camargo EC, Furie KL, Singhal AB, Roccatagliata L, Halpern EF, et al. Hyperdense basilar artery sign on unenhanced CT predicts thrombus and outcome in acute posterior circulation stroke. Stroke (2009) 40(1):134–9

9. Gulli G, Marquardt L, Rothwell PM, Markus HS.Stroke risk after posterior circulation stroke/transient ischemic attack and its relationship to site of vertebrobasilar stenosis pooled data analysis from prospective studies. Stroke (2013) 44(3):598–604

10. Hegde AN, Mohan S, Lath N, Lim CT.Differential diagnosis for bilateral abnormalities of the basal ganglia and thalamus. Radiographics (2011) 31(1):5–30

11. Khan S, Rich P, Clifton A, Markus HS.Noninvasive detection of vertebral artery stenosis a comparison of contrast-enhanced MR angiography, CT angiography, and ultrasound. Stroke (2009) 40(11):3499–503

12. Labropoulos N, Nandivada P, Bekelis K. Stroke of the posterior cerebral circulation. Int Angiol (2011) 30(2):105–14

13. Lutsep HL, Barnwell S, Mawad M, Chiu D, Hartmann M, Hacke W, et al. Stenting of symptomatic atherosclerotic lesions in the vertebral or intracranial arteries (SSYLVIA) study results. Stroke (2004) 35(6):1388–92

14. Manmohan Mehndiratta, Sanjay Pandey, Rajeev Nayak, Anwar Alam. Posterior Circulation Ischemic Stroke – Clinical Characteristics, Risk Factors, and Subtypes in a North Indian Population: a Prospective Study. Neurohospitalist. 2012 April;2 (2): 46-50.

15. Markus HS, van der Worp HB, Rothwell PM.Posterior circulation ischaemic stroke and transient ischaemic attack: diagnosis, investigation, and secondary prevention. Lancet Neurol (2013) 12(10):989–98

16. Pfefferkorn T, Eppinger U, Linn J, Birnbaum T, Herzog J, Straube A, et al. Long-term outcome after suboccipital decompressive craniectomy for malignant cerebellar infarction. Stroke (2009) 40(9):3045–50

17. Savitz SI, Caplan LR.Vertebrobasilar disease. N Engl J Med (2005) 352(25):2618–26

18. Savitz SI, Caplan LR, Edlow JA.Pitfalls in the diagnosis of cerebellar infarction. Acad Emerg Med (2007) 14(1):63–8
19. Schonewille WJ, Wijman CA, Michel P, Rueckert CM, Weimar C, Mattle HP, et al. Treatment and outcomes of acute basilar artery occlusion in the Basilar Artery International Cooperation Study (BASICS): a prospective registry study. Lancet Neurol (2009) 8(8):724–30
20. Stayman AN, Nogueira RG, Gupta R.A systematic review of stenting and angioplasty of symptomatic extracranial vertebral artery stenosis. Stroke (2011) 42(8):2212–61
21. Wolters FJ, Rinkel GJ, Vergouwen MD.Clinical course and treatment of vertebrobasilar dolichoectasia: a systematic review of the literature. Neurol Res (2013) 35(2):131–7

22. Von Babo M, De Marchis GM, Sarikaya H, Stapf C, Buffon F, Fischer U, et al. Differences and similarities between spontaneous dissections of the internal carotid artery and the vertebral artery. Stroke (2013) 44(6):1537–42
23. Wang Y, Wang Y, Zhao X, Liu L, Wang D, Wang C, et al. Clopidogrel with aspirin in acute minor stroke or transient ischemic attack. N Engl J Med (2013) 369(1):11–91
24. Tsitsopoulos PP, Tobieson L, Enblad P, Marklund N.Surgical treatment of patients with unilateral cerebellar infarcts: clinical outcome and prognostic factors. Acta Neurochir (2011) 153(10):2075–83

# 21

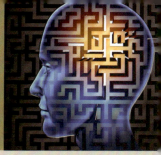

- José Mauro Kutner
- Ana Paula Hitomi Yokoyama

# Alterações da Coagulação e Acidente Vascular Cerebral

**PONTOS-CHAVE**

- O processo hemostático baseado no modelo celular da coagulação é didaticamente dividido em quatro fases: I – Iniciação; II – Amplificação; III – Propagação e IV – Finalização.
- O conhecimento corrente sugere que a ocorrência de tromboses venosas é determinada pela interação entre fatores trombofílicos, ambientais e comportamentais, tendo as trombofilias papel determinante na ocorrência dos eventos.
- Eventos isquêmicos arteriais ocorrem principalmente como consequência de anormalidades nos vasos, particularmente aqueles com lesões ateroscleróticas, sendo o papel das trombofilias pouco determinante. Com exceção da síndrome do anticorpo antifosfolípide (SAAF), não há evidências de que a presença de uma trombofilia deva afetar a decisão clínica na escolha/duração do tratamento antitrombótico.
- Com relação ao benefício da aplicação de *screenings* de trombofilia para previsão de recorrência de trombose venosa cerebral, os guidelines da American Heart Association/American Stroke Association (AHA/ASA) de 2011 recomendam o *screening* de trombofilias 2-4 semanas após o término da anticoagulação.

## INTRODUÇÃO

Distúrbios de hemostasia desempenham papel importante na etiologia da doença cerebrovascular, uma vez que a homeostase dos vasos é mantida por um intrincado equilíbrio entre mecanismos pró-coagulantes e fibrinolíticos.

Discutiremos como distúrbios protrombóticos e hemorrágicos interferem na fisiopatologia e na abordagem terapêutica dos acidentes vasculares cerebrais.

### Fisiopatologia da coagulação

Hemostasia é o processo através do qual um sangramento é contido no leito vascular, pela interação entre endotélio, subendotélio, plaquetas e fatores de coagulação. Esse processo permite a formação de um tampão de plaquetas e fibrina, contendo o sangramento, bem como envolve um sistema de autorregulação: a fibrinólise, capaz de evitar a propagação desenfreada da coagulação no sistema vascular. O processo hemostático baseado no modelo celular da coagulação é didaticamente dividido em quatro fases: I – Iniciação; II – Amplificação; III – Propagação e IV – Finalização; apesar de serem intimamente ligadas e ocorrerem num processo contínuo (Figuras 21.1 e 21.2).

1. **Iniciação:** É mediada pela liberação de agentes vasoativos, resultando em vasoconstrição no sítio de injúria vascular, com redução de fluxo sanguíneo local. A lesão endotelial expõe o colageno e o fator tecidual (FT), que promovem a ativação do fator VII a FVIIa e iniciam um processo que culmina com a geração de pequenas quantidades de trombina, ainda insuficientes para estabilizar o coágulo, mas de suma importância para a fase de amplificação da coagulação.
2. **Amplificação:** Plaquetas e cofatores V, VIII (via cofator de von Willebrand) e XI são ativados. Há formação de fibrina estável com *plug* plaquetário (*hemostasia primária*). Esses fatores, por mecanismos quimiotáticos, são atraídos à superfície das plaquetas, dando início à **fase de propagação**.
3. **Propagação:** Ocorre o recrutamento de plaquetas ao sítio de injúria e a produção dos complexos tenase e protrombinase na superfície das plaquetas ativadas. Há conversão de protrombina em trombina, que, por sua vez, cliva fibrinogênio em fibrina, solidificando o tampão plaquetário inicial.
4. **Finalização:** Formado o coágulo de fibrina, o processo de coagulação deve se limitar à área lesada através da fibrinólise, mecanismo que in-

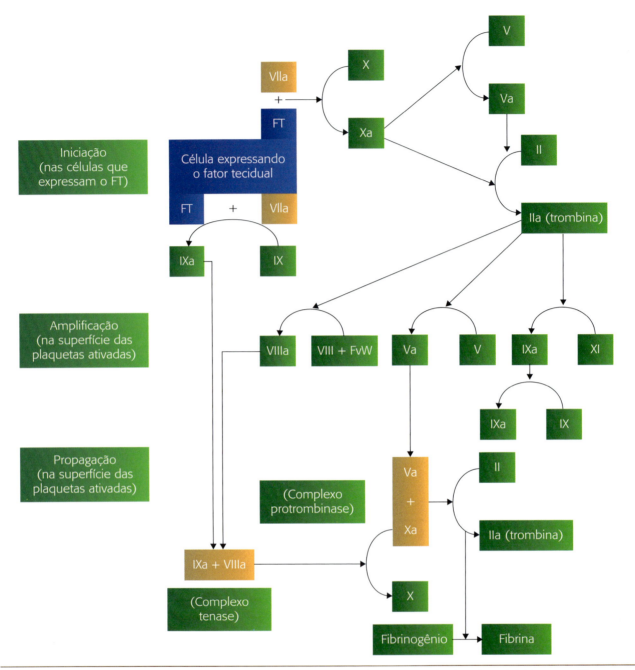

**Figura 21.1** Representação do modelo da coagulação baseado em superfícies celulares compreendendo as fases de iniciação, amplificação e propagação. Fator tecidual (FT), ativado (a). Traduzido e adaptado de Vine Ak. Recent advances in haemostasis and thrombosis. Retina. 2009;29(1):1-7.

terrompe a cascata de coagulação, evitando a hipercoagulabilidade patológica e a oclusão trombótica do vaso. A fibrinólise é mediada pela liberação de plasminogênio tissular (tPA) e por quatro anticoagulantes naturais: o inibidor da via do fator tecidual (TFPI), a proteína C (PC), a proteína S (PS) e a antitrombina. O tPA converte plasminogênio em plasmina, que, por sua vez, cliva a fibrina, interrompendo o processo.

Alterações nesse sistema podem levar tanto a complicações isquêmicas quanto hemorrágicas. Discutiremos inicialmente as complicações no AVC decorrentes dos distúrbios protrombóticos que levam à isquemia.

## DISTÚRBIOS PROTROMBÓTICOS E AVC

Acidentes vasculares cerebrais arteriais e venosos são causas líderes mundiais de morbimortalidade. Classica-

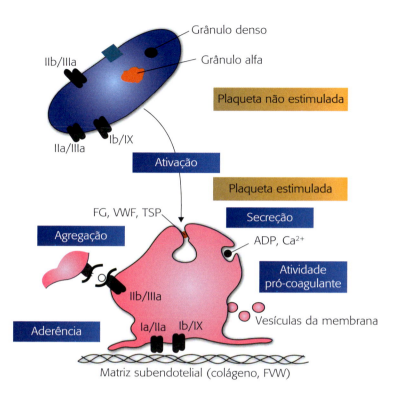

**Figura 21.2** Ativação plaquetária. As plaquetas podem ser submetidas a ativação através de estimulação por agonistas solúveis tais como trombina ou por contato (aderência) com a matriz subendotelial. A ativação muda a plaqueta de disco para esfera com pseudópodes. A ativação é seguida por secreção de conteúdo granular, agregação e rearranjo de fosfolipídeos da membrana, resultando em potencialização de atividade pró-coagulante dependente de fosfolipídeo. Reproduzido com autorização, de George JN, Shattil SJ. The clinical importance of acquired abnormalities of platelet funcion. *N Engl J Med.* 1991.;324:27-39.

mente, a ocorrência de eventos trombóticos está associada a alterações em um ou mais fatores representados pela *tríade de Virchow:* **I - parede vascular**, **II - fluxo sanguíneo (estase)**, **III - hipercoagulabilidade**. Estados hipercoaguláveis são decorrentes de situações multifatoriais, hereditárias ou adquiridas, em que há capacidade intrínseca de o sangue desenvolver trombose.

O grau de contribuição de cada um desses fatores varia entre os eventos arteriais e venosos, dada a patogênese distinta determinante de cada um deles: *isquemias arteriais* desenvolvem-se sobre *leitos vasculares de alto fluxo, pulsáteis, gerando trombos ricos em plaquetas, normalmente sobre vasos ateroscleróticos*, com papel predominante das *plaquetas* (hemostasia primária) em detrimento dos fatores de coagulação. Por sua vez, *tromboses de seio venoso* ocorrem principalmente por *distúrbios no sistema de coagulação (hemostasia secundária), em um leito de fluxo lento, não pulsátil*, formando trombos ricos em fibrina, com as plaquetas desempenhando papel secundário.

Um modelo fisiopatológico sugere que cada indivíduo tem um risco basal de trombose que aumenta com a idade (Figura 21.3A).

Fatores de risco transitórios, tais como cirurgia de grande porte ou terapia com estrógenos, aumentam temporariamente, mas o gatilho desencadeador de trombose raramente é atingido. Portanto, a maioria das pessoas nunca o alcançaria e nunca desenvolveria um evento trombótico. Assim, indivíduos com um risco basal de trombose mais alto, como pacientes com trombofilias adquiridas ou hereditárias, podem cruzar o gatilho quando expostos a um fator de risco transitório e, então, desenvolver o evento (Figura 21.3B).

O conhecimento corrente sugere que a ocorrência de **tromboses venosas** é determinada pela interação entre fatores trombofílicos, ambientais e comportamentais, tendo as trombofilias papel determinante na ocorrência dos eventos. Em contraste, os **eventos isquêmicos arteriais** ocorrem principalmente como consequência de anormalidades nos vasos, particularmente aqueles com lesões ateroscleróticas, sendo o papel das trombofilias pouco determinante. Discutiremos a seguir alguns distúrbios protrombóticos (Tabela 21.1).

## Estados hipercoaguláveis hereditários

- **Fator V de Leiden (FVL):** A mutação do FVL é a trombofilia hereditária mais comum, respondendo por cerca de 40-50% de todos os casos de trombofilia. Trata-se de uma mutação de ponto (G1619A) no gene do fator V, abolindo o sítio de clivagem pela proteína C ativada, o que torna o fator V menos suscetível à inativação, conferindo, portanto, *status*

Acidente Vascular Cerebral  Etiologia da Doença Cerebrovascular

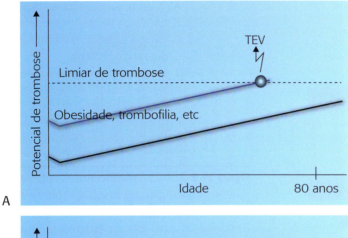

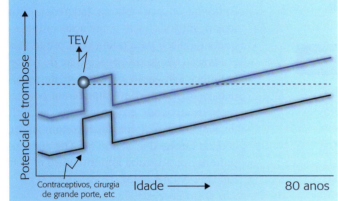

**Figura 21.3** Modelo de limiar de risco de trombose. TEV = Tromboembolismo venoso. Esta figura foi criada com a ajuda da ilustradora Marie Dauenheimer. Modificada a partir de Rosendall FR. *Lancet*. 1999;353;1167-73

**Tabela 21.1** Estados hipercoaguláveis.

| A – Hereditários: Coagulopatias: | B – Adquiridos: |
|---|---|
| • Fator V de Leiden | • Síndrome do Anticorpo Antifosfolípide – SAAF |
| • Mutação do gene da protrombina G20210A | • Neoplasias mieloproliferativas e mutação JAK2 |
| • Deficiência de proteína C | |
| • Deficiência de proteína S | |
| • Deficiência de antitrombina | |
| Hemoglobinopatia • Anemia falciforme | |

mais trombogênico. Heterozigosidade para o FVL é um fator de risco leve (risco de TEV 2,7 superior se comparado à ausência da mutação), enquanto a homozigosidade confere um risco de tromboembolismo venoso (TEV) 18 vezes superior se comparada a indivíduos sem a mutação. Não há relação bem estabelecida entre FVL e eventos trombóticos arteriais, sendo os dados em literatura controversos.

- **Mutação do gene da protrombina G20210A:** Trata-se da segunda trombofilia mais comum, sendo encontrada em indivíduos caucasianos e muito rara em africanos e asiáticos. A heterozigosidade confere um risco de TEV três vezes superior se comparada a indivíduos não portadores. Risco de TEV em pacientes homozigóticos é controverso, e dados disponíveis reportam uma variabilidade fenotípica muito grande entre os homozigotos. Dados referentes à maior incidência de eventos arteriais e portadores da mutação do gene da protrombina são escassos, apontando para uma tendência discreta entre esta condição e o risco de AVC isquêmico apenas entre pacientes jovens.

- **Deficiência de proteína C:** A proteína C é um fator dependente de vitamina K, atuando como agente anticoagulante ao formar um complexo com a proteína S e inativar os FV e FVIII. Há deficiências quantitativas (tipo I) e qualitativas (tipo II), sendo a quantitativa a mais comum (85% dos casos). É considerada uma trombofilia de alto risco, principalmente para eventos venosos, sendo esta condição associada a um risco de TEV 24 vezes superior se comparada a indivíduos não portadores. A associação entre esta condição e eventos arteriais também não é consenso em literatura.

- **Deficiência de proteína S:** A proteína S também é um fator dependente de vitamina K, inativando os FV e FVIII, ao complexar-se com a proteína C. Existe na forma livre ou ligada à proteína carreadora C4b-BP. A deficiência de proteína S também é considerada uma trombofilia de alto risco e apresenta-se clinicamente em três formas: tipo I, em que há redução das formas livre e total; tipo II, defeito qualitativo em que a atividade de proteína S é baixa, mas níveis antigênicos de proteína livre e total são normais; tipo III, em que apenas os níveis antigênicos da forma livre são baixos. O risco de TEV é 31 vezes superior se comparado a indivíduos sem a alteração. Com relação a eventos arteriais, não há evidências concretas que comprovem tal associação.

- **Deficiência de antitrombina:** A AT é uma enzima que interrompe o processo de coagulação primariamente por inibir a trombina e os FIX e X. As deficiências podem ser qualitativas ou quantitativas, sendo ambas as formas consideradas altamente trombofílicas e podendo desencadear eventos trombóticos venosos em cerca de 50% dos indivíduos que sofrem dessa condição. Não há associação concreta demostrando maior ocorrência de eventos arteriais em deficientes de AT.

- **Hemoglobinopatia – Doença falciforme:** O AVC isquêmico é uma das complicações mais graves de doença falciforme, tanto em pacientes com anemia falciforme na forma homozigota (HbSS) quanto em pacientes com S-β talassemia (HbSβ⁰).

A incidência de AVC entre pacientes com doença falciforme é altíssima, cerca de 240:100 mil pessoas/ano. A fisiopatologia envolve hemodinâmica cerebral alterada, secundária à anemia e propriedades intrínsecas das células falcizadas e interações com o endotélio, resultando em suprimento insuficiente de oxigênio ao cérebro. Além da anemia, a vasculopatia própria da doença falciforme também constitui fator de risco importante.

## Estados hipercoaguláveis adquiridos

- **Síndrome do anticorpo antifosfolípide (SAAF):** Anticorpos antifosfolípides (APLA) são autoanticorpos adquiridos que têm como alvo fosfolípides ou proteínas que se ligam a fosfolípides, tais como a B2 glicoproteína e a glicoproteína I. Estão associados fortemente a tromboembolismo arterial e venoso e perdas gestacionais. Os mecanismos que desencadeiam trombose compreendem: atuação dos anticorpos sobre plaquetas, células endoteliais, monócitos, trofoblastos, interferência com a via da proteína C e fibrinólise. O diagnóstico de SAAF requer história de trombose arterial ou venosa, perdas gestacionais precoces sem diagnóstico definido e evidência laboratorial de persistência de APLA por pelo menos 12 semanas (critérios de Sapporo). A SAAF pode ser primária ou secundária, associada a doenças autoimunes e/ou neoplasias.

- **Neoplasias mieloproliferativas e mutação JAK 2:** Trombocitemia essencial e policitemia vera estão associadas com um risco substancial de trombose. Metanálises demonstram que a presença da mutação JAK 2 V617F está associada a risco maior de tromboses, principalmente de seio venoso e esplâncnicas, mesmo na ausência de mieloproliferação manifesta.

- **Considerações sobre hiper-homocisteinemia, polimorfismos de metilenotetra-hidrofolato redutase (MTHFR) e homocistinúria:** Níveis elevados de homocisteína (hiper-homocisteinemia) foram associados a risco aumentado de tromboses arteriais e venosas. Sabe-se que a homocisteína pode estar elevada por uma série de fatores: deficiência de oligoelementos: folato, vitamina $B_6$, vitamina $B_{12}$; insuficiência renal; polimorfismos da metilenotetra-hidrofolato redutase; e, raramente, defeitos autossômicos recessivos (homocistinúria), esses cursando com elevação acentuada dos níveis de homocisteína (> 100 μmol/L). Entretanto, não há dados contundentes a favor da

Acidente Vascular Cerebral | Etiologia da Doença Cerebrovascular

hiper-homocisteinemia leve como causadora dos eventos trombóticos, mas apenas como um marcador do processo.

Pelo fato de os polimorfismos de MTHFR não serem considerados trombofílicos, não há indicação de investigação dessas mutações. O achado de hiper-homocisteinemia não tem consequências clínicas em avaliações de trombofilia; *a não ser em indivíduos jovens, com idade inferior a 30 anos, sobre os quais haja alta suspeição de homocistinúria*. A homocistinúria é uma condição autossômica recessiva na via da homocisteína, mais comumente por comprometimento da enzima cistationina β sintase, com acentuada elevação dos níveis de homocisteína no plasma e na urina, aterosclerose prematura severa, osteoporose, déficit cognitivo e rotura de cristalino.

## Isquemias arteriais

O acúmulo de conhecimentos em hemostasia nas duas últimas décadas levou à aplicação clínica em larga escala de *screenings* de trombofilia para pacientes *com tromboembolismo venoso*. Por outro lado, no cenário dos *eventos tromboembólicos arteriais*, pouco se sabe se as informações obtidas desses *screenings* são relevantes o suficiente para alterar a decisão clínica no que se refere a tempo de anticoagulação, profilaxia e investigação de familiares. Isso se justifica pelo fato de que a maioria dos indivíduos portadores de uma única trombofilia raramente evolui com eventos trombóticos (arteriais ou venosos) na ausência de fatores de risco circunstanciais, conforme mencionado anteriormente.

Sabe-se que as isquemias arteriais são comprovadamente relacionadas a alterações na parede dos vasos ateroscleróticos, com distúrbios do metabolismo de lípides, estresse oxidativo e inflamação, com consequente formação de placas ateroscleróticas. Essas placas possuem alto conteúdo de fator tissular, expresso em monócitos e macrófagos. Rotura da placa aterosclerótica levaria à exposição do colágeno e fator tissular, culminando com a adesão e a agregação plaquetária e subsequente formação de trombo. Essa patogênese foi muito bem estabelecida e estudada. Assim, o questionamento que se faz é se a trombofilia *per se* poderia ser a causa do evento trombótico na ausência dos fatores de risco cardiovasculares, ou se se trata de um achado incidental.

Evidências atuais revelam que a única trombofilia comprovadamente associada a maior risco de isquemia arterial é a Síndrome do Anticorpo Antifosfolípide (SAAF). Com relação a todas as outras trombofilias, nenhuma ou apenas fracas associações foram obtidas, havendo discreta tendência a favor do V de Leiden e mutação G20210A da protrombina por estarem associados à maior incidência de AVC isquêmico em pacientes jo-

vens. Com relação às deficiências de proteína C, proteína S e antitrombina, não há evidências sólidas de associação com isquemias arteriais.

Corroborando os dados anteriores, um estudo de caso-controle realizado com pacientes adultos com idade média de 66,1 anos também revelou não haver nenhuma associação significativa entre as trombofilias hereditárias avaliadas (antitrombina, proteína C e S, e as mutações do fator V de Leiden, mutações do gene da protrombina) e isquemias arteriais, seja na ocorrência de trombofilias isoladas, seja na ocorrência combinada. A avaliação de pacientes com primeiro evento de AVC arterial também mostrou que a prevalência de trombofilias não é mais alta que na população em geral.

Portanto, a experiência clínica demonstra que a grande maioria das isquemias arteriais ocorre na presença de fatores de risco cardiovasculares bem estabelecidos (dislipidemias, hipertensão arterial sistêmica, diabetes *mellitus*, tabagismo). Nesses pacientes com alto risco de doença aterosclerótica como causa do evento trombótico, a probabilidade de também detectar riscos trombofílicos é baixa, corroborando o conceito de que as trombofilias pouco interferem na fisiopatologia da doença isquêmica arterial. Apesar da falta de associação entre trombofilias hereditárias e tromboses arteriais na população de maneira geral, não se pode negligenciar o fato de que talvez haja uma influência significativa em populações altamente específicas, como os pacientes jovens, que não apresentam fatores de risco cardiovasculares habituais.

## Trombose de seio venoso

A trombose de seio venoso (TSV) é uma forma incomum de AVC, com incidência de 2-5 casos por 1.000.000 de indivíduos. Caracteriza-se pela oclusão do sistema venoso responsável pela drenagem do cérebro, com edema a montante da obstrução e, por vezes, transformação hemorrágica.

Diferentemente do que ocorre com eventos arteriais, as trombofilias têm papel bem estabelecido na gênese das tromboses de seio venoso. Em um estudo observacional prospectivo multicêntrico, 34,1% dos pacientes com TSV tinham alguma forma de trombofilia. Há achados estatisticamente significativos comprovando a relação entre trombofilias e TSV. Uma metanálise recente demonstrou associações significativas entre TSV e todas as formas de trombofilia avaliadas (fator V de Leiden, deficiência de proteínas C, S e antitrombina, SAAF, mutação do gene da protrombina G20210A, níveis elevados de fator VIII).

Com relação ao benefício da aplicação de *screenings* de trombofilia para previsão de recorrência de TEV, os *guidelines* da American Heart Association/American Stroke Association (AHA/ASA) de 2011 recomendam o

228

SEÇÃO 4

*screening* de trombofilias 2-4 semanas após o término da anticoagulação (*classe IIa, nível de evidência B*). Por outro lado, uma revisão recente da *Cochrane Database of Systematic Reviews* mostrou não haver estudos clínicos controlados disponíveis que corroborem para tal. Também para TEV, dados observacionais disponíveis mostraram-se inconclusivos com relação ao papel das deficiências de antitrombina, proteína C, S, SAAF e anormalidades combinadas na recorrência de TEV.

Portanto, apesar de haver dados concretos correlacionando trombofilias e ocorrência de TSV, de maneira semelhante com o que ocorre com TEV's, não há consenso sobre o benefício da realização de *screening* disseminado de trombofilias para todos os pacientes com TSV no sentido de prevenir recorrência.

## AVC em crianças

A incidência de isquemias arteriais e tromboses de seio venoso em crianças e neonatos é estimada entre 2,6 e 6,4 a cada 100 mil crianças por ano. Condições subjacentes, como malformações cardíacas congênitas, hemoglobinopatias, doenças do colágeno e erros inatos do metabolismo, frequentemente estão presentes. Porém, considerando-se que nem todos os indivíduos acometidos por essas condições desenvolvem AVC, postula-se que talvez haja outros riscos (trombofilias) que contribuam para a origem desses eventos.

De fato, associações estatisticamente significativas foram encontradas na ocorrência do primeiro AVC e trombofilias entre pacientes com idade inferior a 18 anos. As trombofilias analisadas foram: deficiência de antitrombina, deficiência de proteína C, deficiência de proteína S, mutação do gene da protrombina G20210A, síndrome do anticorpo antifosfolípide, elevação de lipoproteína A, isoladamente ou combinadas.

Esses achados comprovam que as trombofilias são fatores de risco para AVC em crianças (isquemias arteriais e trombose de seio venoso), porém o impacto das trombofilias no desfecho dos pacientes e o risco de recorrência ainda devem ser estudados.

## Manejo e prevenção secundária

### Eventos arteriais

Com exceção da SAAF, não há evidências de que a presença de uma trombofilia deva afetar a decisão clínica na escolha/duração do tratamento antitrombótico. Conforme mencionado anteriormente, as trombofilias não desempenham papel relevante na patogênese da doença arterial, indicando que outros fatores genéticos e ambientais são muito mais importantes na patogênese daquela entidade. Como consequência, não se justifica o *screening* aleatório de trombofilias em pacientes com AVC e risco aterosclerótico pré-estabelecido.

Os *guidelines* AHA/ASA 2011 recomendam que pacientes com isquemia arterial ou acidentes isquêmicos transitórios (AIT's) e diagnóstico de trombofilias hereditárias sejam avaliados quanto à ocorrência concomitante de trombose venosa profunda (TVP), o que seria uma indicação de anticoagulação a longo prazo (*classe I, nível de evidência A*). Na ausência de TVP, tanto a anticoagulação quanto a terapia antiplaquetária são razoáveis (*classe IIa, nível de evidência C*).

- **SAAF:** Não há consenso com relação à melhor terapia dos pacientes com SAAF e trombose arterial. Alguns autores advogam a combinação de warfarina com RNI alvo entre 2,0 e 3,0 e baixa dose (81 mg) de aspirina; enquanto outros especialistas defendem RNI alvo superior a 3,0.

Para pacientes de alto risco aterosclerótico (HAS, diabetes *mellitus*, dislipidemia) e anticorpo antifosfolípide associado, recomenda-se terapia com aspirina.

Para casos de AVC ou AIT criptogênicos associados a anticorpo antifosfolípide *sem* preencher critérios de SAAF, terapia antiplaquetária é suficiente, de acordo com os *guidelines* AHA/ASA 2011.

- **Anemia falciforme:** Os *guidelines* AHA/ASA 2011 recomendam o uso de antiplaquetários e controle de outros fatores de risco cardiovasculares subjacentes a todos os pacientes com AVC ou acidentes isquêmicos transitórios (AIT) (classe IIa, nível B). Recomendam-se também transfusões de sangue de modo a manter uma HbS < 30-50%, bem como uso de hidroxiureia (*classe IIb, nível de evidência C*).

### Eventos venosos

O manejo da fase aguda de trombose de seio venoso em pacientes com trombofilia não difere dos demais pacientes com TEV. O tratamento inicial da trombose de seio venoso consiste no uso de heparina de baixo peso molecular ou heparina não fracionada, seguido por antagonistas de vitamina K – AVK (*classe IIa, nível de evidência B*). Deve haver uso concomitante de anticoagulantes parenterais e AVK por pelo menos 5 dias e com RNI > 2,0, especialmente em pacientes com deficiência de proteína C e S, devido à queda abrupta dos níveis desses anticoagulantes naturais após o início do AVK e risco de necrose de pele.

Atenção especial deve ser dada a pacientes com deficiência de antitrombina, uma vez que estes podem ser resistentes à heparina e necessitarem de doses maiores. O concentrado de antitrombina pode ser utilizado nessas situações, sendo recomendado a pacientes com quadro grave de trombose, eventos recorrentes ou dificuldade de anticoagulação adequada.

Inibidores de trombina e inibidores de Xa também são alternativas terapêuticas aos AVK's na anticoagulação a longo prazo, porém não há dados suficientes a respeito da superioridade de eficácia e segurança desses agentes sobre a warfarina.

Com relação ao tempo de anticoagulação, sendo o seio venoso um sítio não usual, uma vez estabelecida a trombose neste local, recomenda-se anticoagulação para a vida toda com RNI alvo entre 2,0 e 3,0 em pacientes com trombofilia (classe IIb, nível de evidência C).

Em se tratando de pacientes com anticorpo antifosfolípide, as considerações são diferentes para pacientes que preenchem todos os critérios de SAAF e pacientes que apenas apresentam a alteração laboratorial.

Para pacientes com SAAF estabelecida (com critérios preenchidos), terapia antitrombótica para a vida toda é recomendada. Com relação a pacientes com primeiro evento venoso, desencadeado por fator conhecido e perfil antifosfolipídico de baixo risco (anticardiolipina ou antiβ2G em mensuração única, com títulos médios a baixos), sugere-se tratar por período definido de 3-6 meses. Essa abordagem é consistente com revisões sistemáticas e opiniões de especialistas.

Falha de tratamento em SAAF – Se os eventos trombóticos ainda ocorrerem a despeito da terapêutica com warfarina otimizada e níveis de RNI dentro do alvo (2,0 e 3,0), alternativas incluem aumentar o alvo para 3,0 a 4,0 ou adicionar aspirina em baixas doses, heparina de baixo peso molecular ou hidroxicloroquina. A escolha dentre esses agentes deve ser baseada considerando-se as características do paciente (adesão ao tratamento, risco de sangramento), uma vez que não há estudos de comparação de eficácia.

Assim, sendo comprovada a relação de SAAF e eventos trombóticos arteriais, a pesquisa de anticorpos antifosfolípides se justifica em pacientes sem fatores de risco cardiovascular evidentes, especialmente pacientes jovens.

### Screening de trombofilias em eventos venosos

Conforme mencionado anteriormente, não se justifica a realização aleatória de testes de screening de trombofilia. A penetrância clínica dos genes de susceptibilidade de TEV é variável, sendo mais baixa nos portadores heterozigóticos do fator V de Leiden e mutação do gene da protrombina (trombofilias leves), e alta nos raros portadores da deficiência de antitrombina, proteína C e S, e naqueles homozigóticos ou com anormalidades múltiplas (trombofilias de alto risco). O risco absoluto de TEV é baixo, e a utilidade da investigação laboratorial de trombofilias hereditárias em pacientes com TEV e seus familiares assintomáticos tem sido amplamente discutida, levando à produção de diversos guidelines das sociedades científicas (ver Tabela 21.2).

O risco de TEV depende amplamente da história familiar. Portanto, a busca indiscriminada de portadores não tem utilidade, e talvez o screening dirigido seja mais fortuito. Em pacientes com TEV, a presença de trombofilia hereditária não pontua como determinante de recorrência, tampouco influenciando no tempo de anticoagulação. Entretanto, alguns guidelines consideram o screening válido para identificar portadores das trombofilias de alto risco, particularmente aqueles com história familiar de TEV. A identificação dos familiares assintomáticos de pacientes com TEV e trombofilia poderia reduzir casos de TEV provocado, oferecendo-lhes profilaxia antitrombótica primária durante situações de risco. Na maioria dos guidelines, isso é justificável apenas para os familiares de pacientes com deficiência de anticoagulantes naturais (antitrombina, deficiência de proteína C ou S) ou múltiplas trombofilias. Aconselhamento de familiares do sexo feminino de pacientes com TEV e/ou trombofilia antes da gestação ou prescrição de tratamentos hormonais deve ser administrado de acordo com o tipo de trombofilia e a história familiar de TEV.

## DISTÚRBIOS HEMORRÁGICOS

Distúrbios hemorrágicos intrínsecos (deficiências congênitas ou adquiridas de fatores de coagulação, distúrbios qualitativos e quantitativos de plaquetas) e uso de antiplaquetários e anticoagulantes constituem fatores de risco para a ocorrência de hemorragias intracranianas.

O reconhecimento de uma coagulopatia subjacente é fundamental para cessar o sangramento e definir a terapêutica alvo específica, com reposição de fatores de coagulação e/ou plaquetas quando indicada.

### Uso de anticoagulantes e AVC hemorrágico (AVCh)

Pacientes em vigência de anticoagulação oral (ACO) carreiam um risco de 7-10 vezes superior de AVCh, se comparados a pacientes sem essa terapêutica. Aos fatores de risco habituais de AVCh, somam-se a intensidade da anticoagulação, a história prévia de AVCI e vasculopatias cerebrais. O tratamento corrente emergencial consiste na rápida restauração da coagulação, usando os fatores hemostáticos pertinentes a cada situação. Em se tratando de antagonistas de vitamina K e sangramento ameaçador, a recomendação geral é corrigir o RNI o mais rápido possível. Infusões de vitamina K e plasma fresco foram historicamente recomendados por muito tempo, porém, mais recentemente, complexos protrombínicos (PCC's) e fator VII recombinante (FVIIr) emergiram como novas possíveis estratégias terapêuticas.

A vitamina K tem papel adjuvante no tratamento de hemorragias ameaçadoras, uma vez que, mesmo administrada por via intravenosa, requer algumas horas para

*Alterações da Coagulação e Acidente Vascular Cerebral*

**Tabela 21.2** Diretrizes para teste de trombofilia hereditária em pacientes com tromboembolismo venoso, em pacientes com recorrência, nos parentes de indivíduos com trombofilia hereditária e na população geral.

| | Realização de *screening* para determinar a causa de TEV | Realização de *screening* para predizer recorrência após TEV não provocado | Realização de *screening* para prever ocorrência de TEV e prescrição de profilaxia em familiares assintomáticos | Realização de *screening* para prever ocorrência de TEV e prescrição de profilaxia antitrombótica na população geral |
|---|---|---|---|---|
| **International Consensus Statement, 2005** | Sim, em todos os pacientes (exceto aqueles com um único episódio provocado e idade > 50 anos) | Sim (testar deficiência de AT, PC, PS e dupla heterozigosidade para FVL e mutação do gene da protrombina) | Sim (principalmente mulheres em idade fértil) | Não |
| **French Consensus Guideline, 2009** | Sim, em pacientes com episódio único de TEV proximal/TEP não provocado < 60 anos, TEV proximal/TEP recorrente e em pacientes com TVP distal não provocada recorrente | Sim (testar deficiência de AT, PC, PS e dupla heterozigosidade para FVL e mutação do gene da protrombina) | Sim (possível exceção a familiares de pacientes com heterozigose para FVL ou mutação do gene da protrombina, isoladamente | Não |
| **British Committee for Standards in Haematology, 2010** | Não (possível exceção àqueles com forte história familiar de TEV recorrente não provocado) | Não (possível exceção àqueles com forte história familiar de TEV recorrente não provocado) | Não (possível exceção a familiares de pacientes com deficiência de AT, PC, PS) | Não |
| **Evaluation of Genomic Applications in Practice and Prevention (EGAPP) Working Group, 2011** | Não (análise limitada a FVL e mutação do gene da protrombina) | Não (análise limitada a FVL e mutação do gene da protrombina) | Não (análise limitada a FVL e mutação do gene da protrombina) | Não analisado |
| **National Institute for Health ans Clinical Excellence (NICE), 2012** | Sim, em pacientes com TEV não provocado e familiar de 1º grau com TEV < 50 anos (testar para deficiência de AT, PC, PS) | Sim, em pacientes com familiar de 1º grau com TEV < 50 anos se o anticoagulante está para ser interrompido (testar para deficiência de AT, PC, PS) | Não (possível exceção a mulheres em idade fértil que têm familiares com TEV e trombofilia conhecida e planejamento de uso de contraceptivo oral ou gestação) | Não analisado |
| **American College of Chest Physicians (ACCP) Guidelines, 2012** | Não analisado | Não (utilidade questionável em grupo seleto de pacientes como parte de uma avaliação risco/benefício de se manter anticoagulação para a vida toda) | Não analisado | Não analisado |

TEV: tromboembolismo; TVP, trombose venosa profunda; AT, antitrombótico; PC proteína C; OS, proteína S; FVL, fator V de Leiden; PT20210A; protrombina 20210A.

**CAPÍTULO 21**      231

correção do RNI. Está indicada em casos de intoxicação cumarínica sem sangramento ameaçador, não devendo ser utilizada como terapia única na reversão de anticoagulação cumarínica em casos de AVCh.

O PFC também tem algumas limitações para uso, a saber: I – Tempo de disponibilização para uso à beira de leito devido à necessidade de descongelamento prévio; II – possíveis reações transfusionais – *Transfusion acute related lung injury – TRALI, sobrecarga volêmica, reações alérgicas, risco infeccioso*; III – alto volume necessário para correção da coagulopatia. Hoje, sabe-se que o PFC oferece reversão subótima da anticoagulação com vitamina K e só deve ser utilizado se o complexo protrombínico estiver indisponível.

**Complexos protrombínicos** são concentrados de fatores de coagulação derivados de plasma, que contêm os fatores II, VII, IX e X, sendo que algumas apresentações também dispõem dos fatores anticoagulantes de proteína C e S. Esses complexos têm a vantagem da rápida disponibilização, com alta concentração de fatores em um pequeno volume, além do processamento industrial para inativação de agentes infecciosos. As várias apresentações comerciais contêm quantidades diferentes de fatores de coagulação, mas diversos estudos comprovaram a rápida normalização do RNI (em minutos) em pacientes em uso de anticoagulantes orais. Estudos comparando o uso de PCCs e PFC mostraram maior incidência de eventos adversos com PFC, primariamente atribuídos à sobrecarga volêmica. A correção do RNI também foi mais rapidamente obtida com PCC's que com PFC, porém sem diferenças significativas quanto ao desfecho clínico. Apesar de teoricamente apresentarem maior risco de complicações trombóticas, tal risco aparenta ser relativamente baixo. Dessa maneira, o CPP vem sendo recomendado como alternativa ao PFC para a reversão da anticoagulação oral em pacientes com hemorragia de SNC (recomendação classe IIa, nível de evidência B).

- **Fator VII recombinante (FVIIr):** O fator VIIr atua como agente *by-pass* da coagulação e, apesar de rapidamente normalizar o RNI em situações de AVC hemorrágico causado por intoxicação warfarínica, não repõe todos os fatores dependentes de vitamina K, o que, portanto, tem menor capacidade de geração de trombina se comparado aos complexos protrombínicos. Assim, apesar da escassez de dados sobre o assunto, a *American Society of Hematology* **não** recomenda o uso rotineiro de fator VIIr para reversão de anticoagulação por warfarina.

O uso de fator VIIr em AVC's hemorrágicos não relacionados à intoxicação por warfarina também foi estudado, sendo demonstrada redução do hematoma e melhora de desfechos clínicos quando comparado a placebo em um estudo. Por outro lado, é notória a maior ocorrência de eventos tromboembólicos (7% em uso de FVIIa X 2% com placebo). Ainda não se sabe se o fator VIIr poderia beneficiar um grupo específico de pacientes com AVC hemorrágico, mas atualmente não há dados suficientes que corroborem sua indicação rotineira nos casos de AVCh, em vigência ou não de anticoagulação oral (recomendação classe III, nível de evidência A).

- **Novos anticoagulantes e AVC hemorrágico:** Os inibidores de fator Xa rivaroxaban e apixaban e o inibidor direto de trombina dabigatran são novos anticoagulantes usados para prevenção de AVC em pacientes com fibrilação atrial. Em situações de AVCh instalado em pacientes em uso desses agentes, é mandatória a interrupção das drogas, uma vez que ainda não se dispõe de terapêutica específica para reversão da função anticoagulante. O efeito anticoagulante deve ter se dissipado após cerca de três meias-vidas, a contar da última administração, mas pode ainda estar presente em pacientes idosos ou com função renal comprometida. Para o dabigatran, sugerem-se hemodiálise e administração de carvão ativado para remover a droga não absorvida do trato gastrointestinal. Fator VIIr e CPP's podem ser administrados (evidência 2c). Para reversão de rivaroxaban e apixaban, sugerem-se apenas interrupção de administração e carvão ativado. A hemodiálise é ineficaz, uma vez que tais drogas são altamente ligadas a proteínas e não removíveis por essa terapêutica. Podem-se usar também FVIIr e CPP em sangramentos ameaçadores (evidência 2c).

A reintrodução de ACO após AVCh faz-se necessária em pacientes com história de AVC embólico associado a fibrilação atrial (FA), válvulas cardíacas, ou quaisquer outras fontes cardioembólicas. No AVCh lobar, o risco de ressangramento se sobrepõe ao risco de isquemia cerebral, enquanto em AVCh's localizados profundamente no hemisfério, o risco de complicação embólica é maior. Entretanto, escores específicos para avaliação de sangramento em pacientes com FA e AVCh prévio não foram estabelecidos. Novas ferramentas de estratificação de risco são necessárias para melhor abordagem desse grupo específico de pacientes. Dados baseados em evidência a respeito da recorrência de AVCh em pacientes em uso dos novos agentes anticoagulantes ainda não estão disponíveis.

## Plaquetas e AVC hemorrágico

Classicamente, em pacientes com AVC hemorrágico, indica-se transfusão de plaquetas para manutenção da contagem plaquetária > ou igual a 100.000/mm³, ou em casos de uso prévio de agentes antiplaquetários, ou na

Alterações da Coagulação e Acidente Vascular Cerebral

presença de distúrbios qualitativos das plaquetas (Síndrome de Bernard-Soulier, Trombastenia de Glanzmann). Porém, ainda não é bem estabelecida a associação entre transfusão de plaquetas em vigência de uso de agentes antiplaquetários e distúrbios funcionais de plaquetas e desfecho de AVCh's. Um estudo recente demonstrou que a transfusão precoce de plaquetas (administração em até 12 horas do diagnóstico) para pacientes com AVCh de alto risco com atividade plaquetária reduzida foi capaz de diminuir o tamanho da hemorragia, bem como foi associada a maiores índices de independência funcional em três meses. Por outro lado, um estudo retrospectivo revelou que a transfusão de plaquetas não reduziu a expansão do hematoma em pacientes com AVCh em uso de AAS e clopidogrel. A utilidade e a segurança da transfusão de plaquetas nesses cenários não são conhecidas e tal intervenção é considerada ainda investigacional (recomendação classe IIb, nível de evidência B).

Plaquetopenia induzida por heparina (HIT) tem incidência relativamente alta em pacientes com AVCh, cerca de 5%. A ocorrência não está relacionada ao uso de heparina para profilaxia de TEV, mas em decorrência da utilização desse medicamento em muitos dos procedimentos angiográficos. Pacientes com HIT tipo II têm elevados índices de complicações trombóticas, vasoespasmo/isquemia cerebral tardia e prognósticos desfavoráveis. Ainda não são conhecidas estratégias para sua prevenção, mas é clara a necessidade de reconhecimento dessa complicação, a fim de evitar reexposição à heparina e estabelecer alternativas anticoagulantes sob supervisão de um especialista (classe I, nível de evidência B).

## Distúrbios de hemostasia secundária – hemofilias

A fisiologia da coagulação revisada previamente evidenciou o papel crítico dos fatores VIII e IX na geração de trombina e, por fim, na formação de fibrina e formação do coágulo. Geração insuficiente de trombina resulta em produção reduzida de FXIII, o que faz com que o coágulo seja menos estável e mais suscetível à fibrinólise. Esses são os sinais que se traduzem em sangramentos, como observado nas hemofilias A (deficiência congênita de FVIII) e B (deficiência congênita de FIX).

Sangramentos espontâneos de sistema nervoso central são raros em hemofilia, exceto se houve AVC hemorrágico recente (sangramento recorrente) ou na presença de lesões anatômicas que predispõem sangramentos (aneurismas ou malformações arteriovenosas). Os fatores de risco conhecidos para AVCh em hemofilia incluem: infecção por HIV, presença de inibidor de fator da coagulação e extremos de idade (inferior a 5 anos ou superior a 51 anos). O risco de AVCh em pessoa com hemofilia leve é reduzido à metade se comparado a indivíduos com hemofilia grave.

A conduta imediata objetiva restabelecimento pleno da hemostasia próxima ao nível fisiológico (100% de atividade de fator), tanto para contenção do sangramento quanto para preparação para eventual intervenção cirúrgica. Deve-se monitorar a atividade do respectivo fator, de modo a garantir que não haja queda a níveis abaixo dos fisiológicos. Esta estratégia se aplica apenas a pacientes que não possuem inibidores; nesta situação, a utilização de agentes de *bypass* (FVIIr ou CPP) é mandatória. A duração do tratamento não é consenso; sabe-se que o risco de recorrência é alto, principalmente em situações em que se permitem níveis de fator abaixo do fisiológico. Habitualmente, a recomendação é manter a atividade de fator acima de 50% por pelo menos três semanas do evento. Uma duração maior pode ser necessária no pós-operatório de neurocirurgias extensas. A retirada da reposição dos fatores deve ser gradual e considerada a inclusão em protocolos de profilaxia.

## REFERÊNCIAS CONSULTADAS

1. Boekholdt SM, Kramer MHH. Arterial Thrombosis and the role of thrombophilia. *Semin Thromb Hemost* 2007; 33:588-596.

2. De Stefano V, Rossi E. Testing for inherited thrombophilia and consequences forantithrombotic prophylaxis in patients with venous thromboembolism and their relative. *Semin Thromb Hemost* 2013;39:913-927.

3. Jauch E C, Saver J L, Adams HP, Jr, Bruno A, Connors JJ, Demaerschalk BM, Khatri P, McMullan Jr PM, Qureshi AI, Rosenfield J, Scott PA, Summers DR, Wang, DZ, Wintermark M and Yonas on H. *Guidelines for the Early Management of Patients With Acute Ischemic Stroke*: A Guideline for Healthcare Professionals From the American Heart Association/American Stroke Association Stroke. 2013;44:870-947.

4. Kenet G, Lütkhoff LK, Albisetti M, Bernard T, Bonduel M, Brandao L, Chabrier S, ChanA, deVeber G, Fiedler B, Fullerton HB, Goldenberg NA, Grabowski

E, Günther G, Heller C, Holzhauer S, Iorio A, Journeycake J, Junker R, Kirkham FJ, KurniRk K, Lynch JK, Male C, Manco-Johnson M, Mesters, Monagle P, van Ommen HC, Raffini L, Rostásy K, Simioni P, Sträter RD, Young G and Nowak-Göttl U. *Impact of Thrombophilia on Risk of Arterial Ischemic Stroke or Cerebral Sinovenous Thrombosis in Neonates and Children*: A Systematic Review and Meta-Analysis of Observational Studies Circulation. 2010;121:1838-1847.

5.  Lauw MN, Barco S, Middeldorp S, Coutinho J. *Cerebral Venous Thrombosis and Thrombophilia*: A Systematic Review and Meta-AnalysisSemin Thromb Hemost 2013;39:913-927.

6.  Linneman B, Schindewolf M, Zgouras D, Erbe M, Jaroosch-Proeusche M, Lindhoff-Last E. Are patients with thrombophilia and previous venous thromboembolism at higher risk to arterial thrombosis? *Thrombosis Research* (2008) 121, 743-750.

7.  Moll S, Journeycake JM. Thrombosis and thrombophilia. *ASH Self-Assessment Program*, Fourth edition, 2010.

8.  Morgenstern LB, J. Hemphill III C, Anderson C, Becker K, Broderick JP, Connolly ES, Greenberg Jr SM, Huang JN, RL Macdonald, Messé SR, Mitchell PH, Selim M, Tamargo RJ. *Guidelines for the Management of Spontaneous Intracerebral Hemorrhage*: A Guideline for Healthcare Professionals From the American Heart Association/American Stroke Association Stroke. 2010;41:2108-2129.

9.  Saposnik G, Barinagarrementeria F, Brown RD, Bushnell C, Cucchiara B, Cushman M, de Veber G, Ferro JM, Tsai FY. Diagnosis and Management of Cerebral Venous Thrombosis: A Statement for Healthcare Professionals From the American Heart Association/American Stroke Association. *Stroke.* 2011;42:1158-1192.

10. Young G, Shapiro AD. Bleeding disorders. *ASH Self-Assessment Program*, Fourth edition, 2010.

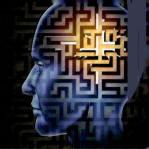

- Guilherme Sciascia do Olival
- Christiano da Cunha Tanuri
- Mario Fernando Prieto Peres

# Enxaqueca e Acidente Vascular Cerebral

**PONTOS-CHAVE**

- Enxaqueca e AVC podem ter diversos tipos de associação entre eles que causam dúvidas e são importantes para a tomada de decisão terapêutica em serviços de emergência. Tanto a doença cerebrovascular pode causar cefaleia na fase aguda, como a aura da enxaqueca pode simular um déficit neurológico típico de AVC. Além disso, pode ocorrer um infarto migranoso, situação na qual ambas coexistem na fase aguda.
- Pacientes que possuem enxaqueca com aura possuem um risco aumentado de apresentarem um AVC, e os fatores de risco para doenças cerebrovasculares devem ser controlados com maior cuidado nesses pacientes, bem como deve ser considerada a utilização de medicação de prevenção de enxaqueca.
- Pacientes com antecedente de AVC que apresentem um evento agudo de enxaqueca não podem utilizar todas as medicações comumente disponíveis para o tratamento, tais como triptanos, entre outras.

## DEFINIÇÕES: QUAL A RELAÇÃO ENTRE ENXAQUECA E AVC?

Enxaqueca e AVC são frequentemente associados como fatores causais na compreensão dos pacientes. Essa associação tem sido investigada extensivamente e a literatura médica sobre o assunto conta com numerosos estudos, coortes e meta-análises. Os avanços na compreensão da fisiopatologia aumentaram o conhecimento a respeito dos mecanismos envolvidos na associação entre enxaqueca e AVC.

Enquanto enxaqueca é uma doença de alta prevalência e aproximadamente 20% da população sofra por pelo menos um período de suas vidas, é esperado que uma grande parcela dos pacientes com AVC tenha queixa prévia de enxaqueca, inclusive enxaqueca crônica. Por outro lado, diversos estudos associam a enxaqueca com aura como um risco independente para desenvolvimento de AVC.

De modo geral, podemos encontrar pacientes que apresentam ambas as condições, com diferentes relações entre si, podendo uma causar a outra, uma simular a outra ou serem eventos coincidentes. As relações entre enxaqueca e AVC podem ser exemplificadas no Figura 22.1, sendo elas.

## DOENÇA CEREBROVASCULAR QUE CAUSA CEFALEIA

a) **Doença cerebrovascular hemorrágica:** a cefaleia é um evento marcante nas hemorragias subaracnoides e ocorre quase invariavelmente no seu início ou próximo dele. Durante uma hemorragia intracraniana ou AVCh, pode ocorrer cefaleia logo no início ou após algumas horas conforme o hematoma intracraniano se expande e comprime regiões sensíveis à dor no cérebro, como artérias calibrosas ou meninges.

b) **Cefaleia sentinela:** é um evento marcante por preceder em dias ou semanas uma hemorragia subaracnoide causada por um pequeno vazamento a partir de um aneurisma cerebral. É uma dor de cabeça aguda, forte, descrita como a pior dor de cabeça da vida da pessoa, caracterizada por um início súbito, explosivo, rapidamente progressiva, diferente das dores de cabeça habituais do indivíduo. A cefaleia é chamada em inglês de *thunder-*

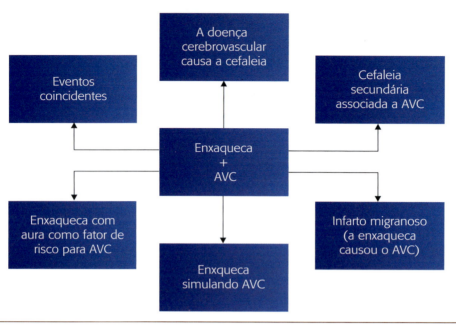

**Figura 22.1** Relações entre enxaqueca e AVC.

*clap headache*, traduzida como cefaleia do trovão ou trovoada, pois a dor de cabeça é tão forte e aguda que lembra uma paulada na cabeça.

c) **AVCI**: apesar de incomum, um evento isquêmico cerebrovascular agudo pode levar à cefaleia. Os principais mecanismos propostos são irritação arterial direta por trombos, embolismos e dissecções, ou uma dilatação vascular resultante de uma resposta homeostática à isquemia.

d) **Síndrome da vasocontrição cerebral reversível (SVCR)**: essa síndrome é caracterizada por cefaleia tipo trovoada e segmentos de vasoespasmo cerebral difusamente, que são transitórios. Podem aparecer déficits neurológicos focais ou até crises convulsivas em alguns casos associados à cefaleia. Na maioria dos casos, a SVCR é benigna e autolimitada, dado que a vasoconstrição é reversível, por definição. Entretanto, em alguns casos, a SVCR está associada a AVC isquêmico ou hemorrágico. Drogas serotoninérgicas, como triptanos, antidepressivos, descongestionantes, anfetaminas e outras de abuso como cocaína e ecstasy, estão associadas ao aparecimento de vasoconstrição cerebral reversível, mas uma grande parcela de casos é de etiologia criptogênica.

## ENXAQUECA SINTOMÁTICA ASSOCIADA A AVC

Algumas condições clínicas com lesões cerebrais estruturais, vasculopatias e malformações vasculares levam a crises enxaquecosas que são conhecidas como enxaquecas sintomáticas. As MAVs estão associadas à enxaqueca inclusive com correlação entre o lado afetado e a cefaleia/aura unilateral. CADASIL também tem forte associação com crises de enxaqueca. Em alguns casos, as dissecções de artéria carótida interna podem apresentar como sintoma clínico cefaleia, mimetizando uma crise enxaquecosa. Além disso, sabemos que metade dos pacientes com dissecções cervicocefálicas tem uma história prévia de enxaqueca.

Entre as principais enxaquecas sintomáticas associadas a AVC podemos citar:

a) Malformação arteriovenosa (MAV);
b) Arteriopatia cerebral autossômica dominante com leucoencefalopatia e infartos subcorticais (CADASIL);
c) Dissecção artéria carótida interna;
d) Encefalopatia mitocondrial, acidose lática e episódios *stroke-like* (MELAS);
e) Anticorpo antifosfolípide.

## ENXAQUECA COM AURA COMO FATOR DE RISCO PARA AVC

Uma série de evidências associa a enxaqueca, em especial, com aura ao aumento do risco de AVC. A maioria dos estudos associa um risco aumentado para AVC isquêmico de pelo menos duas vezes para pacientes com enxaqueca com aura. Apesar de alguns dados controversos, parece haver também um risco aumentado de pacientes com enxaqueca com aura desenvolverem AVC hemorrágico, em uma incidência menor que AVC isquêmico. Enxaqueca sem aura não parece aumentar significativamente o risco de desenvolver AVC.

## INFARTO MIGRANOSO

Um ou mais sintomas de aura associados a isquemia cerebral no território compatível é demonstrado com neuroimagem. Note que o infarto migranoso é uma complicação das alterações vasculares que ocorrem durante a enxaqueca, e não um evento coincidente. Normalmente o infarto enxaquecoso ocorre em pacientes com diagnóstico prévio de enxaqueca com aura, o déficit tem um curso aparentemente típico de aura e mimetiza as auras prévias do paciente.

## ENXAQUECA SIMULANDO AVC

Auras atípicas ou prolongadas podem ser muito difíceis de diferenciar de AVC ou AIT, o que pode levar a erros de conduta durante o atendimento de urgência de um paciente.

Aura prolongada é caracterizada por um déficit neurológico focal que permanece após a resolução da crise enxaquecosa. A aura prolongada pode ser dividida em:

a) **Enxaqueca com aura prolongada:** caso a aura dure mais que uma hora, mas menos que uma semana com imagem cerebral normal.

b) **Aura persistente sem infarto cerebral:** caso a aura dure mais que uma semana sem evidência de infarto cerebral.

Variantes de aura enxaquecosa que mimetizam AVC e AIT são um desafio clínico. As auras com sintomas motores, em especial, tendem a ser mais prolongadas. Além disso, aura sem enxaqueca também pode simular AVC e AIT e levar a erro diagnóstico. Os principais tipos de varientes de enxaqueca são:

a) Enxaqueca hemiplégica e enxaqueca hemiplégica familiar;

b) Enxaqueca basilar com sintomas de tronco cerebral;

c) Enxaqueca oftalmoplégica;

d) Enxaqueca retiniana/ocular;

e) Aura de enxaqueca sem cefaleia.

## EVENTOS COINCIDENTES

Dada a alta frequência de enxaqueca na população, é plausível imaginar que alguns casos de associação entre AVC e enxaqueca sejam coincidentes.

## MECANISMOS PATOFISIOLÓGICOS

Os mecanismos patofisiológicos que envolvem enxaqueca como possível causa de AVC ou fator de risco para AVC não são claros. As principais hipóteses são:

- Vasoespasmo e mudanças no fluxo cerebral;
- Depressão cortical alastrante de Leão prolongada e aura;
- Hiperexcitabilidade neuronal glutamatérgica, levando a aumento da susceptibilidade à despolarização isquêmica;
- Liberação de fatores pró-trombóticos, peptídeos vasoativos e aumento da agregação plaquetária;
- Anormalidades endoteliais;
- Atividade anormal de células serotoninérgicas dos núcleos da rafe, levando à excitotoxicidade;
- Polimorfismos genéticos, levando à associação de fatores de risco entre ambas as condições.

## TRATAMENTOS

Prevenção primária e secundária de AVC em pacientes com enxaqueca com aura e tratamento de enxaqueca em pacientes após AVC devem ser realizados.

Pacientes com enxaqueca com aura devem ser orientados quanto ao controle de fatores de risco modificáveis para AVC e, se necessário, introduzir terapia profilática para enxaqueca. Os pacientes devem ser orientados quanto aos sinais precoces para reconhecer AVC e como diferenciar entre aura de enxaqueca e AVC.

Algumas medicações devem ser evitadas em pacientes com enxaqueca com antecedente de AVC, AIT ou doença cardiovascular tais como: medicações vasoconstritoras como triptanos (naratriptano, sumatriptano, rizatriptano etc.), antagonistas serotoninérgicos (pizotifeno, metisergida, ondasentrona) e alcaloides derivados do ergot (ergotamina, diidroergotamina).

Além disso, pacientes com antecedente de AVC hemorrágico ou hemorragia subaracnóidea devem evitar aspirina para tratamento de enxaqueca.

## REFERÊNCIAS CONSULTADAS

1. Agostoni E, Fumagalli L, Santoro P, et al. Migraine and stroke. *Neurological Sciences* 2004; 25.3:123-s125.

2. Classification and diagnostic criteria for headache disorders, cranial neuralgias and facial pain. Hea-

dache Classification Committee of the International Headache Society. *Cephalalgia* 1988; 8 Suppl 7:1.

3. Diener HC, Kurth T. Is migraine a risk factor for stroke?. *Neurology* 2005:64; 1496-1497.

4. Headache Classification Subcommittee of the International Headache Society. The International Classification of Headache Disorders: 2nd edition. *Cephalalgia* 2004; 24 Suppl 1:9.

5. Kurth T. Migraine is a marker for risk of both ischaemic and haemorrhagic stroke. *Evid Based Med.* 2014; 19(4):156.

6. Mitsias P, Ramadan NM. Headache in ischemic cerebrovascular disease. Part II: Mechanisms and predictive value. *Cephalalgia* 1992; 12:341.

7. Sacco S, Ornello R, Ripa P, et al. Migraine and hemorrhagic stroke: a meta-analysis. *Stroke* 2013; 44:3032.

8. Schürks M, Rist PM, Bigal ME, et al. Migraine and cardiovascular disease: systematic review and meta-analysis. *BMJ* 2009; 339:b3914.

9. Welch KMA. Stroke and migraine-the spectrum of cause and effect. *Functional neurology* 2003:18; 121-126.

10. Wolf ME, Szabo K, Griebe M, et al. Clinical and MRI characteristics of acute migrainous infarction. *Neurology* 2011; 76:1911.

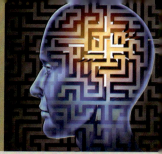

■ Fabrício Oliveira Lima

# Dissecções Arteriais

### PONTOS-CHAVE

- As dissecções arteriais ocorrem em sua maioria por uma ruptura na camada íntima de uma artéria, levando a entrada de sangue no interior da parede vascular com a separação de suas camadas.
- Provavelmente ainda subdiagnosticadas, elas são a segunda causa mais comum de AVC em indivíduos jovens e de meia-idade.
- Apesar de compartilharem um mecanismo semelhante, diferenças importantes em termos de apresentação clínica, diagnóstico, prognóstico e tratamento entre as dissecções intracranianas e extracranianas precisam ser reconhecidas.
- A tríade clássica da dissecção da artéria carótida interna (ACI) consiste em cefaleia, síndrome de Horner e sintomas isquêmicos, porém ela está presente em sua forma completa somente em 30% dos casos.
- Dada o pleomorfismo de sinais e sintomas apresentados, muitos dos quais são sutis, a imagem assume um papel fundamental no diagnóstico das dissecções craniocervicais, porém os critérios de imagem também possibilitam erros diagnósticos na prática clínica.
- A angiografia convencional ainda é considerada o padrão-ouro para o diagnóstico das dissecções intracranianas. Entretanto, devido a seu caráter invasivo e à menor disponibilidade, ela tem sido substituída pela ressonância magnética (RM) como método de escolha em muitas ocasiões.
- A anticoagulação com heparina seguida de varfarina (mantendo-se INR entre 2-3) por um período de 3 a 6 meses tem sido a terapêutica mais comumente recomendada, apesar de questionada pelo resultado recente do estudo CADISS.
- Procedimento endovasculares são reservados para os pacientes que persistem com sintomas a despeito de tratamento, nos que possuem contraindicação à anticoagulação e naqueles com reserva diminuída devido ao acometimento de outros vasos.

## INTRODUÇÃO

As dissecções arteriais são condições potencialmente graves e provavelmente ainda subdiagnosticadas que afetam mais comumente indivíduos jovens e de meia-idade. Elas ocorrem em sua maioria por uma ruptura na camada íntima de uma artéria, levando a entrada de sangue no interior da parede vascular com a separação de suas camadas. Acometem mais comumente os vasos cervicais, podendo estender-se para os vasos intracranianos ou acometê-los primariamente. Apesar de compartilhar um mecanismo semelhante, diferenças importantes em termos de apresentação clínica, diagnóstico, prognóstico e tratamento entre as dissecções intracranianas e extracranianas precisam ser reconhecidas. Levando-se em consideração que boa parte dos eventos é precedida por sintomas transitórios ou quadros leves, o reconhecimento e a terapêutica precoce são fundamentais para alcançar melhores resultados e evitar sequelas de longo prazo.

## EPIDEMIOLOGIA

Anteriormente à década de 1970, dissecções arteriais como causa de acidente vascular cerebral (AVC) isquêmico eram consideradas raras e geralmente diagnosticadas em estudos *post mortem*. No final da década de 1970, Fisher *et al.* descreveram 16 casos de dissecções arteriais, dos quais seis foram confirmados inclusive já reconhecendo casos suspeitos de dissecções que acometeram a artéria carótida interna (ACI) intracraniana, artéria cerebral média (ACM), artéria cerebral posterior (ACP) e artéria vertebral (AV). No ano seguinte, Mokri e colaboradores descreveram seis casos de dissecção carotídea diagnosticados com angiografia também relatando as principais manifestações clínicas da doença. A partir de então, ficou reconhecido que as dissecções em vasos cervicais e intracranianos eram mais comuns que anteriormente pressuposto, passando seu diagnóstico a ser cada vez mais reconhecido.

Poucos são os estudos a respeito da epidemiologia das dissecções arteriais nas doenças cerebrovasculares, sendo a maioria baseada em séries de casos de natureza hospitalar. Estudos de base populacional descrevem uma incidência de dissecções carotídeas entre 2,6 e 2,9 casos/100 mil pessoas/ano. As dissecções vertebrais são usualmente consideradas menos comuns, com uma incidência estimada a partir de estudos hospitalares em torno de 1,5 caso/100 mil pessoas/ano. Entretanto, um estudo de base populacional mais recente observou uma incidência equivalente a das dissecções carotídeas das dissecções vertebrais possivelmente devido ao aprimoramento dos métodos diagnósticos e seu maior reconhecimento. É provável que a real incidência de dissecções cervicais e intracranianas seja subestimada, visto que casos assintomáticos ou aqueles sem sintomas neurológicos não são usualmente diagnosticados.

Com base em um grande estudo prospectivo, as dissecções craniocervicais espontâneas acometem mais comumente a ACI em 68% dos casos, a AV em 27% e ambas em 5% dos casos. As dissecções de múltiplos vasos ocorrem em até 28% dos casos.

Apesar de uma causa incomum de AVC isquêmico, representando somente 2% dos casos, as disseções arteriais são a segunda causa mais comum de AVC em pessoas jovens e de meia-idade, correspondendo até 25% dos casos em pessoas abaixo de 45 anos de idade. A maioria dos casos ocorre entre os 30 e os 50 anos de idade, com uma média em torno de 40 anos. Estudos mais antigos não evidenciaram nenhuma preponderância quanto ao sexo, embora estudos mais recentes têm demonstrado uma leve predominância no sexo masculino. Dissecções intracranianas também parecem exibir uma predominância no sexo masculino e são mais comuns em crianças e adolescentes.

## FISIOPATOLOGIA

### Estrutura das artérias cervicais e das artérias intracranianas

A parede arterial é composta por três camadas (Figura 23.1).

- **Túnica íntima**: formada pelo endotélio e uma camada fina subendotelial composta por tecido co-

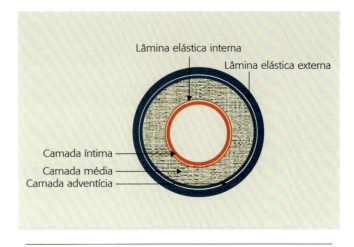

**Figura 23.1** Camadas da parede arterial.

nectivo. É separada da túnica média por uma densa camada de fibras elásticas (lâmina elástica interna)

- **Túnica média**: formada por fibras musculares lisas arranjadas concentricamente, contendo quantidades variáveis de fibras colágenas, fibras elásticas e proteoglicanos.
- **Túnica externa (adventícia)**: separada da túnica média pela lâmina elástica externa, é composta por fibroblastos e fibras colágenas arranjadas longitudinalmente.

As artérias intracranianas possuem a estrutura de sua parede levemente diferente das artérias extracranianas mais calibrosas. Na medida em que os vasos se tornam mais finos, a lâmina elástica externa diminui rapidamente até quase desaparecer, assim como há uma diminuição da espessura das camadas média e da adventícia (aproximadamente 2/3 da espessura das artérias extracranianas), o que provavelmente explicaria a maior incidência de ruptura e consequente hemorragia subaracnóidea nos casos de dissecções intracranianas.

### Patologia

As dissecções arteriais usualmente surgem de ruptura na camada íntima, levando ao desenvolvimento de um hematoma intramural (lúmen falso). Em alguns casos, nenhuma comunicação entre o lúmen verdadeiro e o lúmen falso pode ser evidenciada, levando a crer que, em algumas dissecções, o hematoma intramural é o evento primário.

O AVC pode resultar de vários mecanismos (Figura 23.2). Trombos estão geralmente presentes no interior vascular na medida em que o sangue em contato com elementos da parede leva à ativação da cascata de coagulação. Esses trombos são geralmente pouco aderidos à parede vascular, podendo facilmente sofrer embolização distal.

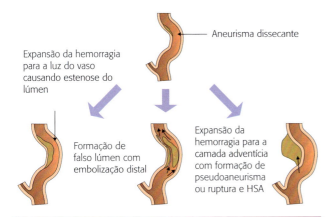

**Figura 23.2** Mecanismos de AVC nas dissecções craniocervicais.

Acredita-se que esse seja o principal mecanismo de AVC nas dissecções extracranianas dada a maior frequência de acometimento do território da ACM e de infartos territoriais em oposição a infartos de zonas de transição.

O hematoma intramural, localizado na camada média, pode assumir localização excêntrica no sentido da camada íntima, levando comumente a quadro de estenoses com hipofluxo sanguíneo ou oclusão vascular. Acredita-se que esse seja o principal mecanismos de isquemia nas dissecções intracranianas. O hematoma também pode assumir localização excêntrica no sentido da camada adventícia, podendo levar à formação de dilatações arteriais (aneurismas dissecantes) ou, no caso de vasos intracranianos, a quadros de hemorragia subaracnóidea que é reportada em aproximadamente em 20% das dissecções acometendo a ACI intracraniana e mais de 50% dos casos de dissecção da AV intracraniana.

## Patogênese

A patogênese da maioria dos casos de dissecções ainda permanece desconhecida. Pode estar relacionada a traumas leves, algumas dissecções se correlacionam com traumas graves e também podem ter relação com causas traumáticas iatrogênicas. Entretanto, a maioria das dissecções ocorre de forma espontânea ou está associada a eventos precipitantes triviais. Entre os eventos reportados, podem-se citar: tosse, espirro, yoga, vômitos, atividade sexual, manipulação quiroprática do pescoço, além de vários tipos de esportes.

Em um estudo prospectivo, 81% das dissecções foram associadas a algum tipo de movimento brusco do pescoço. Dissecções da porção extracraniana da artéria carótida interna (ACI) e da artéria vertebral (AV) representam 80% a 90% dos casos envolvendo as dissecções cervicocefálicas. Essa preponderância deve-se provavelmente à maior mobilidade de alguns segmentos e ao possível contato com proeminências ósseas, como o processo estiloide do osso temporal e os processos transversos das vértebras.

Dissecções da ACI comumente ocorrem cerca de 2 cm distal da bifurcação, no nível dos segmentos cervicais C2-C3, podendo estender-se superiormente a uma distância variável, geralmente terminando na porção petrosa da artéria carótida, onde a aderência ao periósteo parece oferecer suporte mecânico. As dissecções vertebrais ocorrem mais no segmento V3 desse vaso, onde a artéria sai do forame transverso de C1 e curva-se para adentrar o forame magno. Outro local frequente de dissecção da AV, porém menos comum, é o segmento V1 desse vaso, no qual a artéria nasce da subclávia e segue para penetrar no forame intervertebral (Figura 23.3).

As dissecções intracranianas ocorrem mais comumente na infância e na adolescência e usualmente acometem a porção supraclinoide da ACI ou a artéria cerebral média (ACM). O local mais comum de dissecção intracraniana da AV localiza-se em seu segmento V4 próximo à origem da artéria cerebelar posterior inferior. Ao contrário da ACI, o menor suporte ósseo ao redor da entrada da AV no forame magno predispõe a extensão intracraniana das dissecções vertebrais, que ocorre em até 20% das dissecções vertebrais extracranianas.

Arteriopatias subjacentes têm sido postuladas como fatores associados às dissecções arteriais na medida em que levaria a uma instabilidade da estrutura da parede arterial, favorecendo a ruptura. Diversas patologias estão positivamente associadas às dissecções. Achados compa-

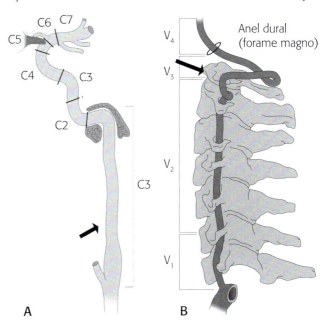

**Figura 23.3** (**A**) Segmentos da artéria carótida interna (baseado em A. Bouthilier et al.,1996). As dissecções ocorrem mais distalmente da bifurcação carotídea (seta), ao contrário das lesões ateroscleróticas, que tendem a ocorrer na bifurcação. (**B**) Segmentos da artéria vertebral. As dissecções tendem a ocorrer mais comumente nos segmentos V2 e V3, quando a artéria vertebral deixa o forame transverso e curva-se para entrar no forame magno (seta cheia). Outro local possível é o segmento V1 (seta vazia).

Acidente Vascular Cerebral | Etiologia da Doença Cerebrovascular

tíveis com displasia fibromuscular são encontrados em aproximadamente 15% dos pacientes com dissecções craniocervicais e em mais de 50% daqueles com quadros bilaterais. Entre 1% e 5% dos pacientes apresentam uma desordem genética do tecido conectivo como síndrome de Ehlers-Danlos tipo IV, síndrome de Marfan, doença policística renal autossômica dominante, osteogênese imperfeita, entre outras (Tabela 23.1).

Mesmo naqueles pacientes sem um diagnóstico de uma arteriopatia, evidências indiretas apontam para tal ocorrência na maioria dos casos. A associação com redundâncias arteriais (dobras e alças vasculares), diâmetro aumentado da raiz da aorta e aneurismas intracranianos suportam essa teoria. Cerca de 5% dos pacientes possuem pelo menos um familiar com dissecção espontânea da aorta ou de seus ramos.

Outras anormalidades presentes em algumas famílias incluem válvula aórtica bicúspide e lentigos cutâneos, sugerindo também uma possível natureza genética da arteriopatia subjacente. Anormalidades ultraestruturais do tecido colágeno da derme são reportadas em até dois terços dos pacientes com dissecções cervicais espontâneas sem evidência de uma desordem do tecido conectivo, sugerindo um distúrbio na síntese da matriz extracelular.

Outros fatores associados são: enxaqueca, gravidez, hiperomocisteinemia, hipertensão, infecções recentes e uso de contraceptivos.

**Tabela 23.1** Fatores associados à dissecção cervical e intracraniana.

| **Trauma** |
| --- |
| Leve |
| Grave |
| Iatrogênico |
| **Arteriopatias** |
| Displasia fibromuscular |
| Necrose cística da camada média |
| Síndrome de Ehlers-Danlos tipo IV |
| Síndrome de Marfan |
| Mutação do colágeno tipo I |
| Deficiência de alfa-1 antitripsina |
| Osteogênese imperfeita tipo I |
| Pseuxantoma elasticum |
| Doença policística renal tipo autossômica dominante |
| Doença de Moyamoya |
| Redundâncias |
| Aneurismas intracranianos |
| **História familiar** |
| **Migrânea** |
| **Hiperomocisteinemia** |
| **Infecção recente** |
| **Hipertensão** |
| **Gravidez** |
| **Tabagismo** |
| **Contraceptivos orais** |

## MANIFESTAÇÕES CLÍNICAS

Com o desenvolvimento de técnicas de imagem menos invasivas e mais sensíveis, o diagnóstico de dissecções arteriais passou a ser feito em pacientes com quadros clínicos leves ou mesmo nos assintomáticos. De uma forma geral, os sintomas estão presentes, sendo os mais comuns a presença de cefaleia e cervicalgia. As manifestações clínicas dependerão do vaso acometido e do local de acometimento, mas o quadro clínico é dividido didaticamente em manifestações locais e isquêmicas.

### Dissecções da artéria carótida

Os sintomas mais comuns na dissecção da ACI extracraniana são dor ipsilateral associados a sintomas isquêmicos focais (cerebrais ou retinianos). A tríade clássica da dissecção da ACI consiste em cefaleia, síndrome de Horner e sintomas isquêmicos, porém ela está presente em sua forma completa somente em 30% dos casos.

A dor localizada na cabeça, face ou pescoço é o mais comum dos sintomas, estando presente em 80% dos casos e é o sintoma de apresentação em cerca de metade dos pacientes. A cefaleia está presente em 60% a 75% dos casos e é tipicamente ipsilateral, na região anterior da cabeça, podendo alcançar forte intensidade e também ser bilateral ou difusa. Seu início é usualmente gradual, porém também pode manifestar-se como "cefaleia em trovoada". Dor cervical na região anterior do pescoço está presente em 20% a 30% dos casos, podendo irradiar-se para orelha, mandíbula, couro cabeludo, faringe ou faces ipsilaterais. A dor facial ou orbitária está presente em cerca de 50% dos casos.

Sinais oculares relacionados ao sistema nervoso simpático ocorrem pelo acometimento do plexo simpático que percorre a parede da ACI. Sintomas como ptose, miose e anidrose ipsilaterais acometem geralmente a fronte, já que as fibras simpáticas responsáveis pelas glândulas sudoríparas da porção inferior da face caminham em grande parte na parede da carótida externa. Os sintomas simpáticos oculares são relatados em até 30% dos casos. Paresia de nervos cranianos tem sido reportada em 12% dos pacientes. Os nervos mais comumente acometidos são XII, IX, X, XI e V. Nervos da motilidade ocular extrínseca também podem ser acometidos. *Tinnitus* pulsátil é reportado em até 25% dos casos.

É provável que a frequência de manifestações isquêmicas seja menor que anteriormente reportada (em até 95% dos casos), dada a maior frequência de casos assintomáticos e oligossintomáticos agora diagnosticados. A maioria dos eventos isquêmicos ocorre dentro de uma semana da dissecção, podendo ser precedidos por ataques isquêmicos transitórios (AIT) em até 75% dos casos.

## Dissecções da artéria vertebral

Cefaleia tipicamente ipsilateral e occipital está presente em 50% a 75% dos casos. Dor na região cervical posterior está presente em cerca de metade dos pacientes. A grande maioria dos casos reportados apresentou sintomas isquêmicos. Em aproximadamente 13% dos casos, AIT precede o quadro de isquemia.

Sintomas medulares laterais (Síndrome de Wallenberg) podem ocorrer isoladamente ou em associação com isquemia de outras regiões do tronco cerebral, território da artéria cerebral posterior (ACP) ou da medula cervical superior. Sintomas de acometimento radicular envolvendo C5-C6 também são relatados.

## Dissecções intracranianas

Dissecções da circulação anterior acometem mais comumente a porção supraclinoide da ACI ou a ACM. Cefaleia de forte intensidade está quase sempre presente e a ocorrência de sintomas isquêmicos ocorre de forma muito mais precoce. Convulsões e síncope podem ocorrer como sintomas de apresentação. HSA por ruptura subadventicial do hematoma pode ocorrer em até 20% dos casos.

A extensão intracraniana das dissecções de artéria vertebral pode ocorrer em até 20% dos casos. A ocorrência de HSA nas dissecções vertebrais intracranianas pode chegar a 2/3 dos casos. Extensão da dissecção para a artéria basilar pode ocorrer ao passo que o acometimento primário dessa artéria é bem menos comum.

## DIAGNÓSTICO

Dada o pleomorfismo de sinais e sintomas apresentados, muitos dos quais são sutis, a imagem assume um papel fundamental no diagnóstico das dissecções craniocervicais. Entre os métodos utilizados nos diagnósticos das dissecções arteriais temos: angiografia convencional, angiotomografia computadorizada (angio-TC), ressonância magnética (RM) e ultrassonografia com dupplex associada ao Doppler transcraniano (TCD). Experiência e cautela devem ser exercitadas na avaliação desses métodos complementares, já que muitas vezes os achados são inespecíficos e resultados falso-positivos e falso-negativos não são incomuns.

### Angiografia convencional

A angiografia convencional ainda é considerada o padrão-ouro para o diagnóstico das dissecções intracranianas. Entretanto, devido a seu caráter invasivo e à menor disponibilidade, aliado ao desenvolvimento de outros métodos diagnósticos, sua importância tem diminuído ao longo do tempo.

Apesar de invasiva, ela consegue um ótimo delineamento de anormalidades associadas com a dissecção, incluindo trombos intravasculares, oclusão em "chama de vela", afilamento arterial extenso (*string sign*), *flap* intimal, extensão da dissecção e formação de aneurismas dissecantes. Os achados mais específicos são a presença de um *flap* intimal e duplo lúmen, porém eles só são vistos em cerca de 10% dos casos. Na maioria das vezes, os achados são inespecíficos, como estenoses irregulares, padrão em "colar de contas" ou oclusões vasculares.

O aspecto angiográfico das dissecções vertebrais e a angiografia são menos específicos que os achados nas dissecções carotídeas. A angiografia assume maior importância nos diagnósticos das dissecções intracranianas devido à menor sensibilidade dos outros métodos.

### Ultrassonografia com dupplex

Ultrassonografia com dupplex é útil na abordagem inicial dos casos suspeitos de dissecção. A sensibilidade do US é de 95%-96% para os casos em que há alterações isquêmicas no território carotídeo, sendo menor na medida em que o grau de estenose diminui. De uma forma geral, somente alterações inespecíficas, como as consequências hemodinâmicas da estenose ou oclusão vascular, são evidenciadas. A combinação de US com dupplex colorido associado ao uso do DTC é a melhor estratégia para a detecção de anormalidades.

A parede da ACI proximal pode ser evidenciada com o uso da imagem de ultrassom (US) em modo B e uso de transdutores lineares de alta frequência. A presença de um hematoma intramural pode ser evidenciada como uma imagem hipoecoica na parede vascular espessada. Devido à localização mais alta da maioria das dissecções, anormalidades da parede vascular são difíceis de ser evidenciadas. A presença de uma *flap* intimal, como uma imagem flutuante no interior do lúmen vascular ou separando os dois lumens vasculares com diferentes sinais ao Doppler, é dificilmente vista na imagem com US. Alterações específicas das dissecções carotídeas são vistas em menos de 30% dos casos. O uso de imagem de fluxo em modo B pode aumentar a sensibilidade e a especificidade do US para a detecção de alterações específicas.

A sensibilidade para a detecção de anormalidade nas dissecções de artéria vertebral é de quase 75%. Entretanto, como somente as consequências hemodinâmicas da dissecção podem ser evidenciadas, o uso de exames confirmatórios é quase sempre recomendado.

## Tomografia computadorizada

Tomografia computadorizada sem contraste pode revelar a presença de alterações isquêmicas ou hemorrágicas do parênquima cerebral associadas às dissecções. Em algumas ocasiões, uma imagem hiperdensa em formato crescente pode ser notada na porção superior da ACI na fase aguda das dissecções.

O uso de angio-TC fornece imagens de alta resolução do lúmen arterial, a qual, com a melhoria da tecnologia dos equipamentos associados e do processamento das imagens, tem conseguido resultados comparáveis ao da angiografia convencional e à RM. Sua alta resolução e a rapidez de realização associada à disponibilidade crescente fazem da TC especialmente útil na fase aguda do AVC.

O achado típico de um lúmen vascular excêntrico rodeado por um espessamento mural em formato crescente e captação anular de contraste é muito específico, mas pouco sensível. Acredita-se que a captação anular de contraste se deva à captação do meio de contraste pelo *vasa vasorum* da camada adventícia. Outros achados típicos são: presença de *flap* intimal, oclusão em "chama de vela", aneurisma dissecante e espessamento mural em formato crescente. Cautela deve ser tomada na avaliação desses achados na medida em que artefatos de estruturas ósseas da base do crânio e dentários podem simulá-los.

## Ressonância magnética

A combinação de diferentes sequências de ressonância magnética acoplada a angio-RM oferece a melhor estratégia para o diagnóstico das dissecções craniocervicais. Dada a melhoria das técnicas de angio-RM, a seu caráter não invasivo e ao fato de que a visualização direta do trombo é possível com a RM, ela tem substituído a angiografia convencional como método de escolha para o diagnóstico das dissecções.

O hematoma em formato crescente na parede do vaso tipicamente demonstra uma evolução da intensidade relacionada aos efeitos paramagnéticos do metabolismo da hemoglobina. Na fase precoce, ele é geralmente isointenso às estruturas vizinhas, enquanto após 7 dias (até 2 meses após) ele é hiperintenso nas imagens ponderadas em T1 com saturação de gordura (para evitar confusão com os tecidos vizinhos). Mesmo nos casos em que há oclusão do vaso, esse aspecto ainda pode ser visto. Em um estudo prospetivo, a sensibilidade e a especificidade (84% e 99%, respectivamente) da RM para o diagnóstico de dissecções de ACI foram excelente quando comparadas à angiografia convencional.

A sensibilidade e a especificidade da RM para o diagnóstico das dissecções da AV parecem ser menores (60% e 58%, respectivamente, em um estudo). O diagnóstico das dissecções envolvendo o segmento V2 pode ser difícil dada a existência do plexo venoso cervical que circunda a AV ao passar pelo forame transverso (simulando o sinal em crescente na parede do vaso). Embora menos comuns, dissecções no segmento V1 da AV podem ser perdidas se essa localização não for incluída nos segmentos examinados.

Estenoses, oclusões vasculares e pseudoaneurismas podem ser diagnosticados com o uso de técnicas de angiografia (angio-RM), complementando o diagnóstico das dissecções. *Time-of-flight* (TOF) tridimensional e angio-RM com uso de contraste fornecem melhores resultados que o uso de TOF bidimensional.

## TRATAMENTO

Recentemente, em fevereiro de 2015, foi publicado o resultado do ensaio clínico *Cervical Artery Dissection in Stroke Study* (CADISS). Devido a alguns estudos observacionais prévios mostrarem altas taxas de recorrência de AVC nas dissecções de vasos cervicais, carótidas e vertebrais, o estudo CADISS buscou responder qual a melhor estratégia de prevenção de recorrência de eventos isquêmicos: o uso de anticoagulação ou a antiagregação plaquetária. O resultado do estudo mostrou que não há diferença estatística do uso de anticoagulantes comparado ao uso de antiagregantes plaquetários na prevenção de recorrência de eventos isquêmicos e também na mortalidade entre os dois grupos. A recorrência de eventos isquêmicos foi rara em ambos os grupos e bem menos frequente que em estudos observacionais prévios.

A terapia endovascular também pode ser utilizada como terapia para alguns casos de dissecção de vasos cervicais. Apesar do resultado do estudo CADISS, as opções terapêuticas ainda vêm sendo baseadas em experiência dos serviços especializados em doenças vasculares cerebrais, levando em consideração variáveis como: a extensão da isquemia, o tempo de apresentação das manifestações clínicas e o local da dissecção.

Estudos de imagem sugerem que o mecanismo mais comum de AVC nas dissecções extracranianas deve-se a embolizações distais de trombos intraluminais e estudos com DTC têm mostrado uma alta incidência de microêmbolos. Devido a essas observações, a anticoagulação com heparina seguida de varfarina (mantendo-se

INR entre 2-3), por um período de 3 a 6 meses, tem sido a terapêutica mais recomendada até a publicação recente do CADISS.

A recomendação de anticoagulação baseava-se em pequenos ensaios clínicos e em estudos de metanálise que também não demonstraram superioridade estatística da anticoagulação em comparação à antiagregação plaquetária, apesar de reduções relativas na ordem de 50% na incidência de eventos isquêmicos.

Na prática clínica, a anticoagulação tem sido preferida para os pacientes com dissecções extracranianas, área isquêmica pequena, múltiplos eventos envolvendo o mesmo território, alta frequência de microêmbolos detectados ao TCD e trombos intraluminais presentes aos estudos de imagem. De forma oposta, a anticoagulação seria relativamente contraindicada para pacientes com infartos extensos ou com transformação hemorrágica e a presença de aneurismas intracranianos.

A terapia trombolítica endovenosa parece ser segura nas dissecções na medida em que não existem relatos de exacerbações do quadro de dissecção seguido da administração de trombolítico. Entretanto, cautela deve ser tomada, dado que somente uma pequena quantidade de casos tem sido relatada na literatura.

Tradicionalmente, a anticoagulação tem sido evitada nas dissecções intracranianas, em razão de uma teórica incidência aumentada de HSA associada. Entretanto, uma série de 81 casos sugeriu que é segura a anticoagulação em dissecção intracraniana em que não há formação de aneurisma.

Procedimentos endovasculares têm sido cada vez mais utilizados naqueles pacientes que persistem com sintomas a despeito de tratamento, nos que possuem contraindicação à anticoagulação e naqueles com reserva diminuída devido ao acometimento de outros vasos. Dado que o risco de embolizações recorrentes com o tratamento medicamentoso é pequeno e que aneurismas dissecantes não costumam romper, o tratamento endovascular é reservado para os casos que persistem com sintomas ou com sintomas recorrentes a despeito do tratamento e naqueles em que há expansão do aneurisma. Através do uso de angioplastia com balão ou do uso de *stents*, vasos gravemente estenosados podem ter seu fluxo reestabelecido.

Aqueles pacientes que se apresentam com quadro de HSA devido à ruptura de aneurisma dissecante são abordados da mesma forma que os aneurismas saculares rotos não associados a dissecções arteriais. Por meio do uso de *coils* ou com uso combinado com *stents*, a cavidade dos aneurismas dissecantes pode ser obliterada em boa parte dos casos. Embora ocorrendo em uma pequena proporção dos casos, o procedimento endovascular não é isento de complicações como: ruptura vascular, hemorragia retroperitoneal, vasoespasmo, oclusão vascular ou embolização distal.

Com o desenvolvimento das técnicas de cirurgia endovascular, procedimentos cirúrgicos convencionais têm sido cada vez menos utilizados. Eles são reservados para os raros casos em que há persistência de sintomas, aneurismas em expansão e para os quais a terapia endovascular não se aplica.

## PROGNÓSTICO

Prognóstico clínico depende da gravidade das manifestações iniciais. A maioria dos pacientes apresenta uma boa ou excelente recuperação. A mortalidade tem sido reportada como menos de 5%. O fato de as dissecções mais comumente ocorrerem em indivíduos jovens pode ser um fator de confusão e explicar parcialmente esses resultados. Fatores de pior prognóstico incluem: gravidade do déficit inicial, oclusão arterial, dissecções traumáticas e dissecções intracranianas especialmente quando associadas a HSA. Dissecções envolvendo a artéria basilar são particularmente graves.

A ocorrência dos eventos isquêmicos é maior nos primeiros dias a que seguem a dissecção, sendo incomuns após duas semanas. Em uma análise de vários estudos, a recorrência de eventos isquêmicos variou de zero a 3,4% ao ano, sendo maior no primeiro ano. A recorrência da dissecção acometendo o mesmo vaso é rara. Arteriopatias subjacentes favorecem a recorrência de eventos.

O prognóstico vascular é geralmente favorável. Estenoses tendem a melhorar em 80% a 90% dos casos com resolução completa em 50% a 60% deles. Oclusões arteriais tendem a recanalizar em mais de 50% dos casos. Resolução completa de aneurismas dissecantes tende a ocorrer em 20%, enquanto resolução ou melhora tendem a ocorrer em 50% dos casos. A ruptura de aneurismas dissecantes extracranianos não é comumente descrita. A melhora angiográfica ocorre mais frequentemente nos três primeiros meses após a dissecção, podendo estender-se até os seis meses, sendo rara após esse período. Aneurismas persistentes são fontes de embolização distal, merecendo vigilância, assim como aneurismas que mostram expansão ou que comprimem estruturas adjacentes.

## REFERÊNCIAS CONSULTADAS

1. Arnold M, Bousser MG, Fahrni G, Fischer U, Georgiadis D, Gandjour J, Benninger D, Sturzenegger M, Mattle HP, Baumgartner RW. Vertebral artery dissection: Presenting findings and predictors of outcome. Stroke. 2006;37:2499-2503.

2. Beletsky V, Nadareishvili Z, Lynch J, Shuaib A, Woolfenden A, Norris JW. Cervical arterial dissection: Time for a therapeutic trial? Stroke. 2003;34:2856-2860.

3. Bogousslavsky J, Pierre P. Ischemic stroke in patients under age 45. Neurol Clin. 1992;10:113-124.

4. Caplan LR, Baquis GD, Pessin MS, D'Alton J, Adelman LS, DeWitt LD, Ho K, Izukawa D, Kwan ES. Dissection of the intracranial vertebral artery. Neurology. 1988;38:868-877.

5. Chen M, Caplan L. Intracranial dissections. In: Baumgartner RW, Bogousslavsky J, Caso V, Paciaroni M, eds. Handbook on cerebral artery dissections. Basel: Karger; 2005:160-173.

6. Giroud M, Fayolle H, Andre N, Dumas R, Becker F, Martin D, Baudoin N, Krause D. Incidence of internal carotid artery dissection in the community of dijon. J Neurol Neurosurg Psychiatry. 1994;57:1443.

7. Kennedy F, Lanfranconi S, Hicks C, Reid J, Gompertz P, Price C, Kerry S, Norris J, Markus HS. Antiplatelets vs anticoagulation for dissection: Cadiss nonrandomized arm and meta-analysis. Neurology. 79:686-689.

8. Lancet Neurol 2015; 14: 361-67.

9. Lee VH, Brown RD, Jr., Mandrekar JN, Mokri B. Incidence and outcome of cervical artery dissection: A population-based study. Neurology. 2006;67:1809-1812.

10. Levy C, Laissy JP, Raveau V, Amarenco P, Servois V, Bousser MG, Tubiana JM. Carotid and vertebral artery dissections: Three-dimensional time-of-flight mr angiography and mr imaging versus conventional angiography. Radiology. 1994;190:97-103.

11. Metso TM, Metso AJ, Helenius J, Haapaniemi E, Salonen O, Porras M, Hernesniemi J, Kaste M, Tatlisumak T. Prognosis and safety of anticoagulation in intracranial artery dissections in adults. Stroke. 2007;38:1837-1842.

12. Provenzale JM, Sarikaya B, Hacein-Bey L, Wintermark M. Causes of misinterpretation of cross-sectional imaging studies for dissection of the craniocervical arteries. AJR Am J Roentgenol. 2010;196:45-52.

13. Rodallec MH, Marteau V, Gerber S, Desmottes L, Zins M. Craniocervical arterial dissection: Spectrum of imaging findings and differential diagnosis. Radiographics. 2008;28:1711-1728.

14. Schievink WI, Mokri B, Piepgras DG. Spontaneous dissections of cervicocephalic arteries in childhood and adolescence. Neurology. 1994;44:1607-1612.

15. Schievink WI, Mokri B, Whisnant JP. Internal carotid artery dissection in a community. Rochester, minnesota, 1987-1992. Stroke. 1993;24:1678-1680.

16. Schievink WI. Spontaneous dissection of the carotid and vertebral arteries. N Engl J Med. 2001;344:898-906.

17. Zweifler RM, Silverboard G. Arterial dissections and fibromuscular dysplasia. In: Mohr JP, Wolf PA, Grotta JC, Moskowitz MA, Mayberg M, von Kummer R, eds. Stroke: Pathophysiology diagnosis and management. Philadelphia; 2011:661-686.

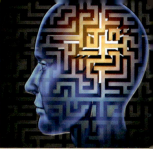

- Aneesh Singhal
- Lívia Almeida Dutra
- Gabriela Grinberg Dias

# Vasculite como Causa de Acidente Vascular Cerebral e Seus Diagnósticos Diferenciais

## PONTOS-CHAVE

- As vasculites do sistema nervoso central (SNC) são doenças raras que apresentam manifestações variadas, envolvendo vasos de diferentes calibres e localizações.
- A maioria das vasculites do SNC é secundária a doenças sistêmicas e o envolvimento neurológico pode ser a primeira manifestação da doença.
- A vasculite primária do sistema nervoso central (VPSNC) é uma doença idiopática e severa, envolvendo vasos de diversos calibres e em diferentes topografias do sistema nervoso e meninges.
- A ressonância magnética (RM) de crânio é anormal na maioria dos casos, com realce após a injeção de gadolínio em um terço dos casos, sendo ainda possível identificar proeminente envolvimento leptomeníngeo em alguns casos.
- As alterações sugestivas de vasculite do SNC são estenoses focais seguidas de segmentos de dilatação pós-estenótica, o achado clássico de contas de rosário, além de oclusões focais, vasos colaterais e fluxo lentificado, estes dois últimos melhor caracterizados na angiografia com subtração digital por cateterismo.
- A biópsia cerebral geralmente é recomendada para a confirmação do diagnóstico de VPSNC e para excluir outros diagnósticos diferenciais antes da instituição da terapia imunossupressora.
- A síndrome de vasocontrição cerebral reversível (SVCR) é causada por um distúrbio no controle do tônus vascular cerebral espontâneo ou por fatores endógenos ou exógenos.
- É importante reconhecer a SVCR, já que não há benefício com agentes imunossupressores e há evidências de que o uso de corticoide pode estar associado a pior prognóstico.
- A maioria das vasculites sistêmicas envolve o SNC, especialmente a Doença de Behçet (DB), Granulomatose de Wegener e Poliarterite nodosa.
- O linfoma intravascular (LIV) é caracterizado pela proliferação clonal de linfócitos dentro da parede vascular sem envolvimento claro do parênquima, que pode afetar o SNC e mimetizar vasculite do SNC.

## INTRODUÇÃO

As vasculites do sistema nervoso central (SNC) são doenças raras que apresentam manifestações variadas, envolvendo vasos de diferentes calibres e localizações. Podem ser classificadas de acordo com o tamanho do vaso envolvido (vasculites de pequenos ou grandes vasos), ou ainda de acordo com os achados neuropatológicos (granulomatosa, necrotizante, linfocítica, associada à proteína β-amiloide).

As vasculites do SNC também podem ser classificadas como sistêmicas (secundárias a doenças autoimunes ou infecciosas) ou primárias. Devemos suspeitar de vasculite do SNC quando encontramos lesões isquêmicas ou hemorrágicas na ressonância magnética de crânio (RM) em diferentes momentos, acometendo territórios vasculares variados.

A maioria das vasculites do SNC é secundária a doenças sistêmicas e o envolvimento neurológico pode ser a primeira manifestação da doença. Dessa forma, diante da suspeita de vasculite do SNC, habitualmente triamos diferentes sistemas na tentativa de identificar envolvimento assintomático. Alguns pacientes apresentam sintomas brandos, como cefaleias, confusão mental, febre ou perda de peso. A presença de lesões cutâneas, artrite, envolvimento renal ou pulmonar sugere o diagnóstico.

As vasculites do SNC são frequentemente confundidas com vasculopatias, condições que alteram a parede do vaso na ausência de inflamação. Podemos citar como exemplos de vasculopatias a síndrome da vasoconstrição reversível, CADASIL, síndrome do anticorpo antifosfolipídio e doença de Fabry. Nos parágrafos seguintes, discutiremos as vasculites primária e secundária e seus diagnósticos diferenciais.

## VASCULITE PRIMÁRIA DO SISTEMA NERVOSO CENTRAL (VPSNC)

A VPSNC é uma doença idiopática e grave, envolvendo vasos de diferentes calibres e em diferentes topografias do sistema nervoso e meninges. Cefaleias, déficits focais e alterações comportamentais são frequentes. Os déficits focais resultam das lesões isquêmicas e frequentemente recorrem. Mielopatia isquêmica, envolvimento de nervos cranianos ou de raízes nervosas, hemorragias medulares ou intracerebrais e lesões com efeito de massa são apresentações raras. Os pacientes com VPSNC podem também apresentar crises epilépticas, febre e sintomas constitucionais e há relatos de vasculite retiniana e uveíte posterior. O diagnóstico de VPSNC requer que a vasculite esteja restrita ao SNC.

Os pacientes devem ser extensamente investigados para afastar alguns diagnósticos diferenciais exemplificados na Tabela 24.1. A RM de crânio é anormal na maioria dos casos, com realce após a injeção de gadolínio em um terço deles, sendo ainda possível identificar proeminente envolvimento leptomeníngeo em alguns casos.

Hipersinal inespecífico nas sequências ponderadas em T2 é prevalente. Lesões isquêmicas de diferentes idades e tamanhos são encontradas em metade dos pacientes. Hemorragias subaracnoide, intracerebral e espinhal, lesões expansivas e lesões medulares contrastantes podem ser encontradas em 5-10% dos pacientes. Há relatos de achados de imagem sugestivos de esclerose múltipla ou encefalite de Rasmussen.

A arteriografia por RM apresenta sensibilidade limitada para o diagnóstico de VPSNC devido à baixa resolução de métodos para vasos de pequeno calibre, embora alterações em grandes troncos arteriais intracranianos e em seus principais ramos sejam passíveis de identificação. As alterações sugestivas de vasculite do SNC são estenoses focais seguidas de segmentos de dilatação pós--estenótica, o achado clássico de contas de rosário, além de oclusões focais, vasos colaterais e fluxo lentificado,

**Tabela 24.1** Diagnóstico diferencial da VPSNC.

| Vasculites secundárias |
| --- |
| Vasculites sistêmicas com envolvimento do SNC |
| Arterite temporal |
| Arterite de Takayasu |
| Poliarterite nodosa |
| Granulomatose de Wegener |
| Síndrome de Churg-Strauss |
| Doença de Kawasaki |
| Síndrome de Cogan |
| Púrpura de Henoch-Schönlein |
| Epiteliopatia pigmentar placoide multifocal posterior aguda |
| Poliangeite microscópica |
| Vasculites associadas a doenças do tecido conjuntivo ou outras doenças sistêmicas |
| Lúpus eritematoso sistêmico (a maioria das vasculopatias lúpicas não é vasculítica) |
| Síndrome de Sjögren |
| Doença de Behçet |
| Doença inflamatória intestinal |
| Doença celíaca |
| Doença enxerto *versus* hospedeiro |
| Doença de Buerger |
| Artrite reumatoide |
| Dermatomiosite |
| Policondrite redicivante |
| Susac |
| Sarcoidose |
| Vasculites associadas ao câncer |
| Doenças linfoproliferativas |
| Leucemia |
| Tumores de pulmão |
| Granulomatose linfomatoide/linfoma angiocêntrico |
| Vasculites infecciosas |
| Neurosífilis |
| HIV |
| Vírus varicela-zóster |
| Hepatite C |
| *Borrelia burgdorferi* |
| *Mycobacterium tuberculosis* |
| Outros |
| Vasculites induzidas por drogas ou outras vasculites |
| Vasculite associada a β-amiloide (com infiltrado inflamatório e vasculite limitada aos vasos com depósitos de amiloide) |

(*Continua*)

**Tabela 24.1** Diagnóstico diferencial da VPSNC.

*(Continuação)*

| Vasculopatias não vasculíticas |
| --- |
| Ateromatose |
| Dissecção arterial |
| Displasia fibromuscular |
| Vasculopatia pós-radiação |
| Arteriopatia pós-varicela |
| CADASIL |
| Doença de Fabry |
| Moyamoya |
| Hipertensão maligna |
| Condições associadas a vasoespasmo:<br>    Síndrome de vasoconstricção cerebral reversível<br>    Migrania<br>    Drogas simpatomiméticas<br>    Feocromocitoma |

| Outras condições |
| --- |
| Cardiopatias emboligênicas (endocardite infecciosa, mixoma atrial) |
| Condições protrombóticas (síndrome do anticorpo antifosfolipídio, anemia falciforme) |
| Mitocondriopatias (MELAS) |
| Trombose venosa cerebral |
| Infecções do SNC<br>    Encefalites doença de (Creutzfeld-Jacob, vírus herpes simples)<br>    Abscesso (toxoplasmosis)<br>    Meningites (tuberculose, Doença de Lyme) |
| Desordens inflamatórias do SNC<br>    Meningites crônicas assépticas<br>    Esclerose múltipla<br>    Mielite transversa<br>    Encefalomielite desmielinizante aguda<br>    Angiopatia amiloide cerebral inflamatória (com infiltração perivascular, possivelmente células gigantes multinucleadas sem vasculite franca) |
| Tumores envolvendo o SNC<br>    Linfoma do SNC<br>    Metastases<br>    Glioblastoma<br>    Meningite carcinomatosa |

estes dois últimos melhor caracterizados na angiografia com subtração digital por cateterismo. A presença de múltiplos aneurismas como ocorre em pacientes com poliarterite nodosa não é típica da VPSNC.

Os exames laboratoriais são habitualmente normais ou podem cursar com leve aumento de proteínas na fase aguda. Sorologias e autoanticorpos são negativos e, quando positivos, podem indicar uma vasculopatia secundária. O liquor está alterado na maioria dos pacientes, com pleocitose, discreta hiperproteinorraquia e glicose normal. As culturas são negativas, assim como PCR para agentes infecciosos. A ausência de células atípicas fala contra quadros neoplásicos. Nenhuma das manifestações clínicas descritas anteriormente ou testes diagnósticos são específicos para o diagnóstico de VPSNC. Por esse motivo, a biópsia cerebral geralmente é recomendada para a confirmação do diagnóstico de VPSNC e para excluir outros diagnósticos diferenciais antes da instituição da terapia imunossupressora.

A sensibilidade da biópsia cerebral é maior quando há envolvimento de pequenos vasos e realizada em região com realce pelo contraste com amostra de córtex, substância branca e meninges. Histopatologicamente, encontramos infiltrado multifocal e segmentar de pequenos vasos do SNC por linfócitos T, associado a granulomas, necrose fibrinoide e depósitos de β-amiloide. A biópsia do SNC é considerada um exame invasivo, e o resultado pode ser falso negativo em 25-50%, especialmente em pacientes com lesões profundas, ou com envolvimento limitado às artérias médias, que podem não ser amostradas pelo procedimento. A biópsia estereotáxica guiada por RM deve ser considerada para pacientes com lesões profundas. Na ausência de confirmação histopatológica, o diagnóstico de VPSNC é presuntivo.

Os avanços de estudos de imagem da parede arterial através de RM de alto campo magnético (3 Tesla) podem ajudar na diferenciação entre vasculites de médio calibre e vasculopatias, de acordo com o padrão de realce pelo gadolínio encontrado na parede do vaso.

O tratamento ainda não é claro para VPSNC e seus subtipos. Atualmente, o tratamento de primeira escolha consiste em corticoide isolado ou combinado com ciclofosfamida. Após o controle de atividade da doença, o tratamento imunossupressor deve ser mantido por pelo menos um ano. Outros agentes citotóxicos, plasmaférese, imunoglobulina, anti-CD20 e anti-TNF foram utilizados em pacientes com vasculite refratária.

Não há preditores de resposta ao tratamento, taxa de recorrência ou ainda prognóstico de longo prazo. Alguns autores, mas não todos, descreveram menor recorrência em pacientes tratados com terapia combinada de longo prazo quando comparados a pacientes que receberam monoterapia com corticoide.

A VPSNC recorre mais frequentemente em pacientes com angiografia normal, envolvimento leptomeníngeo proeminente e padrão de progressão rápida dos déficits

Acidente Vascular Cerebral — Etiologia da Doença Cerebrovascular

e menos naqueles com depósitos de β-amiloide na histopatologia. Em uma série retrospectiva de 101 casos de um único centro americano, a mortalidade em um ano foi de 7%, independentemente da terapia imunossupressora. Dentre os sobreviventes, o *status* neurológico melhorou com o passar do tempo. Ao fim do acompanhamento, 96% dos pacientes apresentaram incapacidade moderada, medida através da escala modificada de Rankin (mRs = 0-3). Os potenciais preditores de pior desfecho (mRs = 4) nessa série foram déficits neurológicos focais, prejuízo cognitivo, presença de infartos cerebrais e envolvimento de grandes vasos na arteriografia. Apesar de o realce pelo contraste indicar elevada taxa de recorrência, o prognóstico final foi melhor nesses casos. No estudo, o agente imunossupressor não foi associado ao prognóstico.

O estudo COVAC está atualmente recrutando retrospectiva e prospectivamente pacientes com VPSNC de centros franceses e recentemente descreveu os achados em 52 pacientes diagnosticados entre 1992 e 2012. Apesar do tratamento de primeira linha combinando ciclofosfamida e corticoide na maioria dos pacientes, 6% dos pacientes morreram e 51% dos sobreviventes apresentaram prognóstico reservado após 35 meses de acompanhamento (13% não apresentaram controle da doença, 25% recorreram e 77% apresentaram sequela neurológica).

Conflitando com os resultados da série americana, a série francesa identificou apenas realce pelo gadolínio no parênquima cerebral e nas leptomeninges no diagnóstico como fatores preditivos independentes de pior prognóstico. A Tabela 24.2 resume as principais variáveis associadas ao prognóstico. A identificação de marcadores de vasculite recorrente e preditores de prognóstico funcional poderá ajudar a distinguir a melhor abordagem da terapia imunossupressora e eventualmente o desenvolvimento de estudos que avaliem a terapêutica em pacientes com VPSNC. Muitos autores reafirmam a necessidade de estudos multicêntricos prospectivos a respeito da doença.

## SÍNDROME DE VASOCONSTRICÇÃO CEREBRAL REVERSÍVEL (SVCR)

O termo SVCR engloba vários diagnósticos prévios na literatura, como o infarto migranoso, a angiopatia benigna do SNC, a síndrome de Call-Fleming e a angiopatia pós-parto, que apresentam em comum a presença de vasoconstricção, eventos cerebrais isquêmicos e cefaleias. A SVCR é causada por um distúrbio no controle do tônus vascular cerebral espontâneo ou por fatores endógenos ou exógenos.

Algumas condições clínicas associadas à SVCR são eclampsia, endarterectomia, cirurgia para tumores neuroendócrinos, uso de antidepressivos e de outros fármacos com propriedades vasoconstrictoras (Tabela 24.3). Em uma recente revisão de 139 casos, a exposição a agentes vasoconstrictores foi descrita em aproximadamente 50% dos pacientes com SVCR.

**Tabela 24.2** Potenciais variáveis preditoras de prognóstico.

### Clínicas

- Idade na apresentação
- Fatores desencadeantes três meses antes do aparecimento dos sintomas
- Intervalo entre o aparecimento do sintoma e o início da terapia imunossupressora
- NIHSS *score* na apresentação
- MoCA na apresentação
- mRS na apresentação

### Investigação

- Investigação diagnóstica (VPSNC confirmada   VPSNC provável)
- Evidência de inflamação através dos exames laboratoriais e LCR
- Subtipo de lesão cerebral ou medular (pseudotumoral)
- Localização das lesões no SNC (leptomeninges, cérebro, medula)
- Tamanho do vaso afetado
- Tipo de alterações vasculares
- Achados histopatológicos

### Tratamento

- Agente imunossupressor
- Duração da terapia imunossupressora
- Tratamento na VPSNC não respondedora e na recorrente

NIHSS: National Institutes of Health Stroke Scale; MocA: Montreal Cognitive Assessment; mRS: escala modificada de Rankin.

A SVCR deve ser considerada em pacientes que apresentem cefaleia severa e aguda, acompanhada ou não por sinais e sintomas neurológicos, sem evidência de hemorragia subaracnoide. A maioria dos pacientes apresenta cefaleias do tipo *thunderclap*. Habitualmente os resultados laboratoriais são normais e o liquor pode mostrar hiperproteinorraquia e celularidade inferior a 10 células. A RM de crânio é frequentemente normal, porém pode demonstrar infarto e hemorragias parenquimatosas e pequenas hemorragias com padrão de distribuição não aneurismático, localizadas nas convexidades cerebrais (Figura 24.1). Os critérios diagnósticos estão descritos na Tabela 24.4.

A SVCR pode ocorrer em conjunto com a síndrome de leucoencefalopatia posterior reversível (PRES) e também na dissecção de vasos cervicais. A Tabela 24.2 mostra os critérios diagnósticos da SVCR.

Os achados de arteriografia e os sintomas clínicos na SVCR podem apresentar superposição com as VPSNC. Portanto, é a reversibilidade dos achados arteriográficos em 12 semanas que indica o diagnóstico de SVCR. Aproximadamente 90% dos pacientes com SVCR apresentam bom prognóstico e a maioria recebe bloqueadores de ca-

**Tabela 24.3** Condições clínicas associadas à SVCR.

| Gravidez e puerpério |
|---|
| Eclampsia, pré-eclampsia e eclampsia pós-parto |
| **Exposição a drogas e produtos derivados do sangue** |
| Inibidores seletivos da recaptação de serotonina, sumatriptano, isometepteno, cocaina, ecstasy, derivados de anfetamina, maconha, ácido lisérgico, tacrolimus, ciclofosfamida, eritropoetina, imunoglobulina humana endovenosa, concentrados de hemácias, pseudoefedrina, ergotamina, metisergida, bromocriptina |
| **Miscelânea** |
| Hipercalcemia, porfiria, feocromocitoma, tumor carcinoide brônquico, aneurisma cerebral sacular não roto, trauma de crânio, hematoma subdural medular, endarterectomia e procedimentos neurocirúrgicos. |
| **Idiopático** |
| Associado a cefaleias como migrânea, cefaleia em trovoada primária, cefaleia benigna do esforço, cefaleia orgástica benigna |

SVCR: Síndrome de Vasoconstricção Reversível

**Tabela 24.4** Critérios diagnósticos para SVCR.

| 1. Angiografia digital, angiografia por RM, ou angiografia por TC documentando vasoconstricção segmentar das artérias cerebrais |
|---|
| 2. Não há evidência de hemorragia subaracnóidea aneurismática |
| 3. LCR normal ou quase normal |
| 4. Cefaleia aguda e grave acompanhada ou não por outros sinais ou sintomas neurológicos. |
| 5. O diagnóstico só poderá ser confirmado após documentação da reversibilidade dos achados angiográficos em até 12 semanas. |

Adaptado de 41.
SVCR: Síndrome de Vasoconstricção Reversível; RM: Ressonância Magnética; TC: Tomografia Computadorizada; LCR: Líquido Cefalorraquidiano

nal de cálcio (verapamil ou nimodipina) como tratamento. Apesar de essas medicações não apresentarem impacto no prognóstico, elas ajudam no manejo da dor. É importante reconhecer a SVCR, já que não há benefício com agentes imunossupressores e há evidências de que o uso de corticoide pode estar associado a pior prognóstico.

## VASCULITES SECUNDÁRIAS A DOENÇAS DO TECIDO CONJUNTIVO

O envolvimento do SNC ocorre mais frequentemente no lúpus eritematoso sistêmico (LES), síndrome de Sjogren (SS), doença mista do tecido conjuntivo e na dermatomiosite. De acordo com o *American College of Rheumatology*, há 19 síndromes neuropsiquiátricas relacionadas ao LES que podem se subclassificadas como difusas ou focais e podem

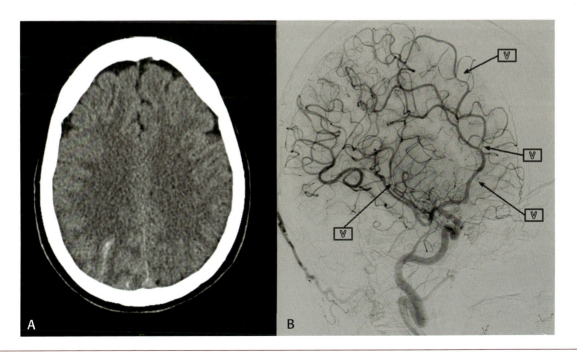

**Figura 24.1** (**A**) CT de crânio mostrando hemorragia subaracnoide cortical. (**B**) Arteriografia digital cerebral mostrando áreas de vasoconstrição focal (seta).

ser encontradas em até 50% dos pacientes. A fisiopatologia é multifatorial e envolve várias citocinas pró-inflamatórias, autoanticorpos e imunocomplexos, resultando em lesão secundária a vasculopatia, lesão citotóxica ou ainda mediada por autoanticorpos. Portanto, a lesão da barreira hematoencefálica é essencial para a neuropatologia do LES. Apenas 7% das manifestações neuropsiquiátricas do LES são secundárias à vasculite. Devido à elevada prevalência da síndrome do anticorpo antifosfolipídio (SAAF) secundária nos pacientes com LES (25-40%), todos os pacientes com manifestações neurológicas devem ser avaliados para a presença de anticorpos antifosfolipídios.

A síndrome de Sjogren pode mimetizar a esclerose múltipla, especialmente com a apresentação remitente--recorrente ou ainda com apresentação sugestiva de déficit neurológico progressivo. O envolvimento neurológico na SS ocorre em 5% dos pacientes, geralmente naqueles portadores da forma primária. As manifestações neurológicas mais comuns são: neurite óptica, crises epilépticas e mielite.

A vasculite reumatoide envolvendo o sistema nervoso central é rara e pode se manifestar como crises epilépticas, demência, hemiparesia, paralisia de nervos cranianos, cegueira, ataxia cerebelar ou ainda alteração de linguagem. Habitualmente, a vasculite reumatoide é uma complicação da artrite reumatoide soropositiva de longa data, erosiva e nodular.

O envolvimento neurológico da SAAF está associado à elevada morbidade e mortalidade. AVC e ataque isquêmico transitório são as manifestações neurológicas mais comuns. Outras manifestações neuropsiquiátricas são disfunção cognitiva, demência, enxaqueca, síndrome desmielinizante, cefaleia crônica, epilepsia, coreia, mielite transversa e síndrome de Guillain-Barré.

O mecanismo da manifestação neurológica na SAAF é considerado primariamente trombótico. No entanto, há evidência de que os anticorpos antifosfolipídios se ligam a células gliais, mielina e neurônios, desregulando suas funções e exercendo efeito patogênico imediato. Alterações angiográficas sugestivas de vasculite foram ocasionalmente descritas em pacientes com SAAF e eventos isquêmicos, apesar de a verdadeira fisiopatologia ser uma vasculopatia trombótica nesses pacientes. O tratamento de escolha é a anticoagulação, e manifestações graves também podem ser manejadas com corticoides, imunoglobulina, plasmaférese ou ainda rituximabe.

## ENVOLVIMENTO DO SISTEMA NERVOSO CENTRAL NAS VASCULITES SISTÊMICAS

A maioria das vasculites sistêmicas envolve o SNC, especialmente a doença de Behçet (DB), granulomatose de Wegener e poliarterite nodosa.

A DB é uma vasculite de etiologia desconhecida e que apresenta variabilidade étnica. Na população brasilei-

ra, o SNC é envolvido em aproximadamente 20% dos pacientes e as manifestações neurológicas comumente envolvem o tronco cerebral. As manifestações atípicas, como epilepsia, meningite asséptica, disfunção cognitiva e neurite óptica, também podem ocorrer. A trombose venosa cerebral é rara na nossa população. Os pacientes geralmente são tratados com ciclofosfamida em um ano seguido por azatioprina por mínimo de dois anos para as manifestações parenquimatosas.

A manifestação mais comum da granulomatose de Wegener é a polineuropatia ou mononeurite múltipla secundária à vasculite do *vasa nervorum*, ocorrendo em mais de 60% dos pacientes na forma generalizada da doença. Os sintomas neurológicos ocorrem em 4-11% dos pacientes e três mecanismos fisiopatológicos podem ser identificados: a vasculite, afetando vasos de médio e pequeno calibre do cérebro e medula (na fase generalizada da doença), massas granulomatosas do trato respiratório que invadem estruturas contíguas no SNC (fase localizada da doença) e lesões granulomatosas dentro do parênquima cerebral ou envolvimento das meninges a distância. Recentemente, as manifestações granulomatosas têm sido muito discutidas, especialmente por serem refratárias à terapia convencional. O tratamento envolve o uso de ciclofosfamida, corticoide e rituximabe.

A poliarterite nodosa é considerada uma vasculite necrotizante de pequeno e médio calibre que comumente envolve os nervos periféricos. O envolvimento do SNC é raro e caracterizado pela formação de microaneurismas e episódios *stroke-like*, que podem cursar com hemorragias intraparenquimatosas ou subaracnóideas.

## VASCULITES DO SNC DE ORIGEM INFECCIOSA

O padrão de vasculite foi reportado em alguns pacientes com meningite bacteriana, associado à infiltração dos vasos localizados nas proximidades de exsudatos e cerebrite. As infecções fúngicas e o vírus varicela-zóster também podem causar vasculite, secundária à resposta imune deflagrada pelo agente invasor (Figura 24.2). Na endocardite bacteriana, os êmbolos podem produzir oclusões vasculares com padrão de vasculite na angiografia cerebral.

Alguns agentes infecciosos como *Treponema pallidum* e *Borrelia burgdoferi* apresentam tropismo vascular e podem causar encefalopatia, doença cerebrovascular e neurite craniana. O vírus HIV também está associado à vasculite do SNC na ausência de outras doenças, sugerindo um efeito direto do HIV. O tratamento é a pulsoterapia com corticoide.

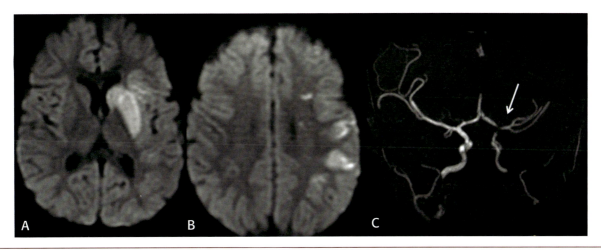

**Figura 24.2** (**A** e **B**) Imagem de RM de crânio na sequência de difusão mostrando área isquêmica compatível com vasculite pelo vírus varicela-zóster. (**C**) Angio-RM mostrando estenose focal da artéria cerebral média esquerda (seta).

## LINFOMA PRIMÁRIO DO SNC

O linfoma intravascular (LIV) é caracterizado pela proliferação clonal de linfócitos dentro da parede vascular sem envolvimento claro do parênquima, que pode afetar o SNC e mimetizar vasculite do SNC. Os achados clínicos e arteriográficos do LIV podem ser similares aos da VPSNC e os achados radiológicos são inespecíficos para ambas as doenças. Alguns pacientes com LIV podem apresentar febre, mal-estar e marcadores de resposta inflamatória elevada. A biópsia geralmente é necessária para o correto diagnóstico.

## REFERÊNCIAS CONSULTADAS

1. Alghamdi I, Contreras G, Harrington T, et al. Catastrophic antiphospholipid syndrome with concurrent thrombotic and hemorrhagic manifestations. *Lupus* 2013; 22(8):855-64.
2. Alrawi A, Trobe, JD, Blaivas M, Musch DC. Brain biopsy in primary angiitis of the central nervous system. *Neurology* 1999;53:858-860.
3. Alhalabi M, Moore PM. Serial angiography in isolated angiitis of the central nervous system. *Neurology* 1994;44:1221-1226.
4. Berman H, Rodríguez-pintó I, Cervera R, et al. Autoimmunity Reviews Rituximab use in the catastrophic antiphospholipid syndrome: Descriptive analysis of the CAPS registry patients receiving rituximab. *Autoimmun Rev.* 2013;12(11):1085-1090.
5. De Boysson H, Zuber M, Naggara O, Neau JP, Gray F, Bousser MG, Crassard I, Touze E, et al. Primary angiitis of the central nervous system: description of the first 52 adult patients enrolled in the French COVAC' cohort. *Arthritis Rheum* 2012;64(suppl. 10):S663-S664.
6. Birnbaum J, Hellmann DB. Primary angiitis of the central nervous system. *Arch Neurol* 2009;66:704-709.
7. Calabrese LH, Dodick DW, Schwedt TJ, Singhal AB. Narrative Review: Reversible Cerebral Vasoconstriction Syndromes. *Ann Intern Med.* 2007;146 (1):34-44.
8. Calabrese LH, Molloy ES, Singhal AB. Primary central nervous system vasculitis: progress and questions. *Ann Neurol.* 2007;62(5):430-2.
9. Chu CT, Gray L, Goldstein LB, Hulette CM. Diagnosis of intracranial vasculitis: a multi-disciplinary approach. *J Neuropathol Exp Neurol* 1998;57:30-38.
10. Calabrese LH, Molloy ES, Singall AB. Primary central nervous system vasculitis: progress and questions. *Ann Neurol* 2007;62:430-432.
11. Carolei A, Sacco S. Central nervous system vasculitis. *Neurol Sci* 2003;24;S8-S10.
12. De Tiege X, van Bogaert P, Aeby A, Salmon I, Parpal H, Poppe AY, Lanthier S. Primary angiitis of the cen-

tral nervous system: neurological deterioration despite treatment. *Pediatrics* 2011;127:e1086-e1090.

13. Derry C, Dale RC, Thom M, Miller DH, Giovannoni G. Unilateral hemispheric vasculitis mimicking Rasmussen's encephalitis. *Neurology* 2002;58:327-328.

14. Duna GF, Calabrese LH Limitations of invasive modalities in the diagnosis of primary angiitis of the central nervous system. *J Rheumatol* 1995;22:662-667.

15. Dutra LA, Souza AWS, Barsottini OGP. Vasculites de Sistema Nervoso Central. In: *Guias de Medicina Ambulatorial e Hospitalar da UNIFESP-EPM Neurologia*. Barueri: Editora Manole, pp. 305-314.

16. Dutra LA, Gonçalves CR, Braga-Neto P, et al. Atypical manifestations in Brazilian patients with neuro-Behçet's disease. *J Neurol.* 2012; 259(6):1159-1165.

17. Ferro JM, Canhão P, Stam J, Bousser MG, Barinagarrementeria F, ISCVT Investigators. Prognosis of cerebral vein and dural sinus thrombosis: results of the International Study on Cerebral Vein and Dural Sinus Thrombosis (ISCVT). *Stroke* 2004;35:664-670.

18. Gioia L, Poppe AY, Lanthier S. Primary angiitis of the central nervous system: clinical approaches, challenges and controversies. *Eur Neurol Rev* 2011;6:181-186.

19. Finelli PF, Onyiuke HC, Uphoff DF. Idiopathic granulomatous angiitis of the CNS manifesting as diffuse white matter disease. *Neurology* 1997;49:1696-1699.

20. Giannini C, Salvarani C, Hunder G, Brown RD. Primary central nervous system vasculitis. *Acta Neuropathol* 2012;123:759-772.

21. Gill D, Hinze S, Palace J. The diagnostic conundrum of primary angiitis of the central nervous system: a case report. *J Neurol* 2011:258;925-928.

22. Hajj-Ali RA, Singhal AB, Benseler S, Molloy E, Calabrese LH. Primary angiitis of the CNS. *Lancet Neurol.* 2011;10(6):561-72.

23. Hunn M, Robinson S, Wakefield L, Mossman S, Abernethy D. Granulomatous angiitis of the CNS causing spontaneous intracerebral hemorrhage: the importance of leptomeningeal biopsy. *J Neurol Neurosurg Psychiatry* 1998;65:956-957.

24. Hajj-Ali RA, Calabrese LH. Primary angiitis of the central nervous system. *Autoimm Rev* 2013;12:463-466

25. Hajj-Ali R a, Calabrese LH. Central nervous system vasculitis. *Curr Opin Rheumatol.* 2009;21(1):10-18.

26. Holle JU, Gross WL. Neurological involvement in Wegener's granulomatosis. *Curr Opin Rheumatol.* 2011;23(1):7-11.

27. Haroon M, Molloy E, Farrell M. The Journal of Rheumatology Central Nervous System Vasculitis: All That Glitters Is Not Gold. *J Rheumatol.* 2012;39(3):662-3.

28. Kidd D, Steuer a, Denman a M, Rudge P. Neurological complications in Behçet's syndrome. *Brain.* 1999;122:2183-2194.

29. Küker W. Cerebral vasculitis: imaging signs revisited. *Neuroradiology.* 2007;49(6):471-9.

30. Lie JT. Primary (granulomatous) angiitis of the central nervous system: a clinicopathologic analysis of 15 new cases and a review of the literature. *Hum Pathol* 1992;23:164-171.

31. Mawet J, Boukobza M, Franc J, et al. Reversible cerebral vasoconstriction syndrome and cervical artery dissection in 20 patients. *Neurology.* 2013;81(9):821-4.

32. Miller DV, Salvarani C, Hunder GG, Brown RD. Biopsy findings in primary angiitis of the central nervous system. *Am J Surg Pathol* 2009;33:35-43.

33. Molloy ES, Singhal AB, Calabrese LH. Tumour-like masse lesion: an under-recognized presentation of primary angiitis of the central nervous system. *Ann Rheum Dis* 2008;67:1732-1735.

34. Molloy ES, Singhal AB, Calabrese LH. Tumour-like mass lesion: an under-recognized presentation of primary angiitis of the central nervous system. *Ann Rheum Dis* 2008;67:1732-1735.

35. Moore PM, Richardson B. Neurology of the vasculitides and connective tissue diseases. *J Neurol Neurosurg Psychiatry* 1998;65:10-22.

36. Oon S, Roberts C, Gorelik A, Wicks I, Brand C. Primary angiitis of the central nervous system: experience of a Victorian tertiary-referral hospital. *Intern Med J* 2013;43:685-692.

37. Popescu A, Kao AH. Neuropsychiatric Systemic Lupus Erythematosus. *Curr Neuropharmacol.* 2011;9(3):449-57.

38. Rodrigues CEM, Carvalho JF, Shoenfeld Y. Neurological manifestations of antiphospholipid syndrome. *Eur J Clin Invest.* 2010;40(4):350-359.

39. Salvarani C, Brown RD, Hunder GG. Adult primary central nervous system vasculitis. *Lancet.* 2012;380(9843):767-77. doi:10.1016/S0140-6736(12)60069-5.

40. Salvarani C, Brown RD Jr, Calamia KT, Christianson TJ, Weigand SD, Miller DV, Giannini C, Meschia JF, Huston J 3rd, Hunder GG. Primary central nervous system vasculitis: analysis of 101 patients. *Ann Neurol* 2007;62:442-451.

41. Salvarani C, Brown RD Jr, Calamia KT, Christianson TJ, Huston J 3rd, Meschia JF, Giannini C, Miller DV,

Hunder GG. Primary CNS vasculitis with spinal cord involvement. *Neurology* 2008;70:2394-2400.

42. Salvarani C, Brown RD Jr, Calamia KT, Christianson TJ, Huston J 3rd, Meschia JF, Giannini C, Miller DV, Hunder GG. Primary central nervous system vasculitis with prominent leptomeningeal enhancement: a subset with a benign outcome, *Arthritis Rheum* 2008;58:595-603.

43. Swartz RH, Bhuta SS, Farb RI, Agid R, Willinsky RA, Terbrugge KG, Butani J, Wasserman BA, Johnstone DM, Silver FL, Mikulis DJ. Intracranial arterial wall imaging using high-resolution 3-tesla contrast--enhanced MRI. *Neurology* 2009;72:627-634.

44. Scolding MJ, Wilson H, Hohlfeld R, Polman C, Leite I, Gilhus N (The EFNS Cerebral Vasculitis Task Force). The recognition, diagnosis and management of cerebral vasculitis: a European survey. *Eur J Neurol* 2002;9:343-347.

45. Salvarani C, Brown RD Jr, Calamia KT, Huston J 3rd, Meschia JF, Giannini C, Miller DV, Hunder GG. Efficacy of tumor necrosis factor α blockade in primary central nervous system vasculitis resistant to immunosuppressive treatment. *Arthritis Rheum* 2008;59;291-296.

46. Salvarani C, Brown RD Jr, Calamia KT, Christianson TJH, Huston J 3rd, Meschia JF, Giannini C, Miller DV, Hunder GG. Angiography-negative primary central nervous system vasculitis: A syndrome involving small cerebral vessels. *Medicine* 2008;87:264-271.

47. Salvarani C, Brown RD Jr, Calamia KT, Christianson TJH, Huston J 3rd, Meschia JF, Giannini C, Miller DV, Hunder GG. Rapidly progressive primary central nervous system vasculitis. *Rheumatology* 2011;50:349-358.

48. Salvarani C, Brown RD Jr, Calamia KT, Christianson TJH, Huston J 3rd, Meschia JF, Giannini C, Miller DV, Hunder GG. Primary central nervous system vasculitis: comparison of patients with and wi-

thout cerebral amyloid angiopathy. *Rheumatology* 2008:47;1671-1677.

49. Schonewille WJ, Wijman CA, Michel P, Rueckert CM, Weimar C, Mattle HP, Engelter ST, Tanne D, Muir KW, Molina CA, Thijs V, Audebert H, Pfefferkorn T, Szabo K, Lindsberg PJ, de Freitas G, Kappelle LJ, Algra A, BASICS study group. Treatment and outcomes of acute basilar artery occlusion in the Basilar Artery International Cooperation Study (BASICS): a prospective registry study. *Lancet Neurol* 2009;8:724-730.

50. Singhal AB, Hajj-Ali R a, Topcuoglu M a, et al. Reversible cerebral vasoconstriction syndromes: analysis of 139 cases. *Arch Neurol.* 2011;68(8):1005-12.

51. Singhal AB. Diagnostic challenges in RCVS, PACNS, and other cerebral arteriopathies. *Cephalalgia.* 2011 Jul;31(10):1067-70.

52. Singhal AB. Postpartum Angiopathy With Reversible Posterior Leukoencephalopathy. *Arch Neurol.* 2004; 61(3):411-416.

53. Shoenfeld Y, Nahum a., Korczyn a. D, et al. Neuronal-binding antibodies from patients with antiphospholipid syndrome induce cognitive deficits following intrathecal passive transfer. *Lupus.* 2003;12(6):436-442.

54. Vollmer TL, Guarnaccia J, Harrington W, Pacia SV, Petroff OAC. Idiopathic granulomatous angiitis of the central nervous system: diagnostic challenges. *Arch Neurol* 1993;50:925-930.

55. Woolfenden AR, Wade NK, Tang P, Chalmers A, Reid G, Teal PA. Uveitis associated with primary angiitis of the central nervous system. *Can J Neurol* Sci 2007;34:81-83.

56. Woolfenden AR, Tong DC, Marks MP, Ali AO, Albers GW. Angiographically defined primary angiitis of the CNS: is it really benign? *Neurology* 1998;51:183-188.

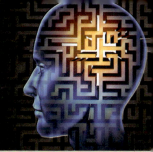

■ Ivan Hideyo Okamoto

# Comprometimento Cognitivo Vascular

**PONTOS-CHAVE**

- Alguns estudos populacionais reportam 20 a 30% de demência pós-acidente vascular cerebral (AVC) dentro de 5 anos nos sobreviventes maiores de 55 anos, sendo a média geral da população de 5,8%.
- O termo comprometimento cognitivo vascular (CCV) é muito utilizado para referir-se a apenas uma única condição, porém existem diversas etiologias que levam a diversas manifestações clínicas e alterações neuropsicológica dentro desta definição, sendo necessária sua identificação mais específica e detalhada, pois a etiologia específica pode se correlacionar com o tratamento.
- A coexistência de CCV com outras causas de demência, especialmente doença de Alzheimer, sabidamente possui alta prevalência.
- Os infartos cerebrais em geral contribuem com a maior parte dos casos de CCV, mas os múltiplos infartos e doença de pequenos vasos representam a maior parte do substrato para CCV.
- O uso da Escala isquêmica de Hachinski pode ser útil para diferenciar um quadro de demência vascular com doença de Alzheimer com sensibilidade e especificidade próxima de 89%. O uso de neuroimagem pode aumentar sua acurácia diagnóstica.
- A avaliação neuropsicológica é um componente significativo para auxiliar no diagnóstico de demência vascular, devendo abranger os principais domínios cognitivos.

## INTRODUÇÃO

Um terço das pessoas adultas apresentará acidente vascular cerebral (AVC), algum tipo de demência ou ambos. Estudos demonstram que até 64% das pessoas que apresentaram AVC manifestarão algum grau de comprometimento cognitivo, com cerca de um terço evoluindo para um grau de demência. Além disso, estudos *post-mortem* têm indicado uma alta porcentagem (mais de 35%) de patologia vascular nos cérebros de pacientes diagnosticados com demência.

O termo comprometimento cognitivo vascular (CCV) tem sido usado para o comprometimento cognitivo causado ou associado a fatores vasculares, podendo ocorrer sozinho ou associado à doença de Alzheimer (DA). Parece haver uma forte associação entre patologia de DA e de doença cerebrovascular, tanto que os pacientes que apresentam ambas frequentemente têm um pior desempenho cognitivo que aqueles com apenas uma característica patológica.

A DA é a mais frequente das demências, e seu critério acabou sendo expandido para quase todas as outras; mas com a possibilidade de tratamento para DA houve a necessidade cada vez maior de diferenciarmos clinicamente os diferentes tipos de demência. A DA foi diferenciada de DV usando características clínicas que pudessem refletir fatores de risco vascular, eventos vasculares ou manifestação sistêmica de doenças vasculares cerebrais. A Escala Isquêmica de Hachinski (EIS) passou a ser muito empregada para quantificar esses fatores (Tabela 25.1).

**Tabela 25.1** Escala isquêmica de Hachinski.

|  | Pontos |
|---|---|
| Início abrupto | 2 |
| Deterioração em degraus | 1 |
| Curso flutuante | 2 |
| Confusão noturna | 1 |
| Preservação da personalidade | 1 |
| Depressão | 1 |
| Sintomas somáticos | 1 |
| Incontinência emocional | 1 |
| Hipertensão arterial sistêmica | 1 |
| História de AVE | 2 |
| Aterosclerose sistêmica | 1 |
| Sintomas neurológicos focais | 2 |
| Sinais neurológicos focais | 2 |

Escores acima de 7 sugerem uma etiologia vascular, enquanto escores menores que 4 não sustentam uma etiologia vascular.

A utilização da nomenclatura de CCV evoluiu para abranger diversas etiologias e os recentes conceitos de que o CCV subcortical é responsável por 40% de todo o CCV, sendo o sucessor natural do conceito anterior de doença de Binswanger, assim como CCV é o sucessor de DV. Além disso, há um reconhecimento cada vez maior de CCV e DA, anteriormente denominada Demência Mista (DM).

## CRITÉRIOS DIAGNÓSTICOS PARA CCV

Os critérios para CCV enfatizam a perda de memória, com progressivo declínio cognitivo, mas com potencial reversibilidade do quadro clínico. Além disso, correlacionam à perda cognitiva com o comprometimento de funcionalidade, o que propicia a identificação de casos mais tardios, subestimando a prevalência de comprometimento cognitivo causado por doença vascular precoce, cerceando esses pacientes de tratamento desde o início.

São dois os critérios mais utilizados, porém nenhum deles tem uma aceitação absoluta ou mesmo uma validação indiscutível: critérios do *National Institute of Neurological Disorders and Stroke-Association Internationale pour*

*la Reserche et Lénseignement en Neurosciences* (NINDS--AIREN) e o critério do *California Alzheimer's Disease Diagnostic and Treatment Centers* (CAD-DTC).

## EPIDEMIOLOGIA

A maioria dos casos de CCV não é diagnosticada precocemente. A prevalência varia com a população e a região estudada, diferentemente da DA, que possui uma distribuição homogênea mundial. A estimativa global de CCV é de 15 a 20% dos casos de demência, chegando a 20-40% acima dos 80 anos.

Estudos populacionais reportam 20 a 30% de demência pós-AVC dentro de 5 anos nos sobreviventes maiores de 55 anos, sendo a média geral da população de 5,8%.

## ETIOLOGIA E FISIOPATOLOGIA

O termo CCV é muito utilizado para referir-se apenas a uma única condição, porém existem diversas etiologias que levam a várias manifestações clínicas e alterações neuropsicológica dentro desse termo, sendo necessária sua identificação mais específica e detalhada, pois a etiologia específica pode se correlacionar com o tratamento. Apresentamos alguns dos conceitos de CCV mais conhecidos e utilizados (Figura 25.1).

## CCV PÓS-AVC

### Infartos cerebrais

Os infartos cerebrais em geral contribuem com a maior parte dos casos de CCV, mas os múltiplos infartos e doença de pequenos vasos representam a maior parte do substrato para CCV que infartos de vasos maiores. Recentemente, são muito valorizados os dados de localização das isquemias que o volume total dos infartos. Por exemplo, localizações como infartos talâmicos pequenos podem causar demência.

Podemos incluir nesta seção um termo muito utilizado na prática clínica, a demência pós-AVC. A demência pós-AVC ocorre em cerca de um terço dos pacientes com AVC, variando de acordo com a idade, com o risco quantificado em 15% na população de 60-69 anos, ou até 52% na população com mais de 80 anos. Nesse grupo de pacientes, existe associação com demência mista em boa porcentagem dos casos (>30%). Embora haja um crescente número de publicações, esta não é uma entidade nosológica bem definida, mas pode ser decorrente da interação de fatores vasculares e degenerativos pré-existentes.

## CCV SUBCORTICAL

A histopatologia é muito bem definida para CCV subcortical, com presença de hidrocefalia *ex-vacum* e

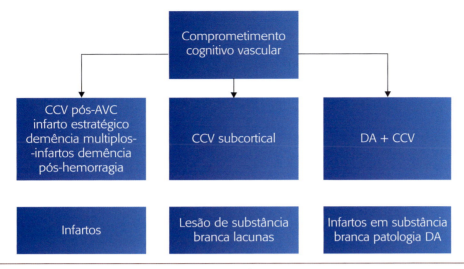

**Figura 25.1** Diferentes tipos de comprometimento cognitivo vascular (CCV).

discretas lacunas sendo observadas em 93% dos casos, acometendo centro semioval, cápsula interna e gânglios da base. Áreas confluentes de leucoaraiose acometem regiões occipitais, periventriculares e frontais, principalmente o centro semioval e os ventrículos.

No CCV ocorrem alterações em vasos cerebrais de pequeno calibre, acometendo a substância branca cerebral. Esta é chamada de leucoaraiose ou microangiopatia de substância branca, descrita inicialmente para tomografia computadorizada (TC), porém com muito mais detalhes na ressonância magnética (RM).

A leucoaraiose está relacionada com hipertensão, porém não com doença carotídea. Repetidos episódios de hipoperfusão, suficientes para ocasionar lesão tecidual, mas não o bastante para causar necrose, estão também correlacionados com o mecanismo de leucoaraiose, com perda axonal com desmielinização, perda neuronal parcial, aumento de espaço perivascular, reação astrocitária, gliose e presença de macrófagos. Este último mecanismo pode ser observado nas arritmias intermitentes, hipotensão noturna ou hipersensibilidade dos seios carotídeos.

Existem evidências cada vez maiores de uma susceptibilidade genética, uma vez que os fatores de risco esclarecem apenas parte da leucoaraiose. A experiência clínica mostra que o grau de leucoaraiose não está relacionado à gravidade da hipertensão, havendo evidências maiores do papel dos fatores genéticos na susceptibilidade dos vasos a lesões e no surgimento de leucoaraiose.

A correlação de leucoaraiose com cognição não é bem estabelecida em parte porque alguns estudos utilizam medidas pouco sensíveis para cognição e outras escalas também pouco sensíveis para quantificar leucoaraiose. Esta dificuldade é confirmada pelo fato de cerca de 90% dos idosos apresentarem algum grau de leucoaraiose, porém sem o mesmo índice de comprometimento cognitivo.

Existem alguns estudos que demonstram que o comprometimento cognitivo ocorre nas áreas de atenção e de velocidade de processamento em funções executivas.

O corpo caloso pode estar afilado, mas sem isquemia. Nas áreas afetadas, a patologia pode variar no início com inchaço das bainhas de mielina e oligodendrócitos, posteriormente ocorrem desmielinização incompleta e perda de desenvolvimento de oligodendrócitos, com perda também de cilindros axonais. Os axônios podem estar relativamente bem preservados, resultando numa frequente dissociação entre estado cognitivo e lesões em neuroimagem.

Seguem-se rarefação e cavitação com áreas dispersas de infartos microcísticos. Gliose, então, é muito recorrente. Fibras de associação subcorticais estão caracteristicamente espaçadas nas áreas de lesões, porém os axônios encontram-se diminuídos na substância branca ao redor, provavelmente decorrente de degeneração waleriana.

Ateromatose em base do crânio ocorre em até 90%, mas não é suficientemente grave para comprometer a hemodinâmica. Doença carotídea também pode coexistir. Infartos corticais ocorrem em até 30%, representando outra manifestação de doença vascular.

### DA E CCV

Estudos de autópsia mostraram que a associação de DA com comprometimento vascular poderia atingir até 44% dos casos analisados. O estudo das freiras foi o primeiro a quantificar essa associação, mostrando que as pacientes com lesões degenerativas e vasculares (DA e CCV) apresentavam escores cognitivos mais baixos que aquelas com lesões degenerativas apenas, permitindo extrapolar que fatores vasculares podem ser um fator de piora clínica em pacientes já com componente degenerativo.

Há ainda muito interesse em definir se DA e CCV são fatores coexistentes ou condições relacionadas entre si. Recentes estudos sugerem que ambos podem apresentar os mesmos fatores de risco. Isso é importante, pois os critérios de DA não excluem os casos com comprometimento vascular coexistente, tornando claro que muitos pacientes com demência vascular serão diagnosticados como DA. Na prática, é importante que o diagnóstico de DA pura não seja feito com tanta liberdade de critérios, devendo ser pensado no diagnóstico de DA e CCV, ou comumente chamado de Demência Mista (DM), para que possamos orientar sobre os fatores de risco, como chance de diminuir a progressão da doença.

## DIAGNÓSTICO DIFERENCIAL

O principal diagnóstico diferencial de CCV é com DA, mas também com depressão associada ou secundária ao AVCI. Na grande parte dos casos onde há múltiplos infartos, existe associação com história de AVCI ou de Ataque Isquêmico Transitório (AIT). Em casos onde apenas a leucoaraiose é a patologia predominante, história de AVCI está ausente em até 40% e os sinais focais são menos comuns. O uso da EIH (Tabela 25.1) pode ser útil para diferenciar um quadro de DV com DA, com sensibilidade e especificidade próxima de 89%, ainda o uso de neuroimagem pode aumentar sua acurácia diagnóstica.

O quadro demencial (parte da tríade clássica) da Hidrocefalia de Pressão Normal (HPN) pode assemelhar-se com o CCV subcortical. Ocorrem na mesma faixa etária e as alterações de substância branca periventricular são semelhantes, porém podem apresentar características próprias para a CCV subcortical.

Depressão associada com AVCI é muito comum, tratável e por vezes negligenciada, mas deve ser sempre pensada como diagnóstico diferencial.

CADASIL é outro diagnóstico diferencial, mas ocorre em faixa etária mais jovem e deve ser pensada quando existe presença de enxaqueca, ausência de hipertensão e forte história familiar, mas com muitas semelhanças com CCV subcortical. Além desses, quadros como vasculite cerebral e degeneração estriatonigral podem ser outros diferenciais com DV subcortical (Tabela 25.2).

## QUADRO CLÍNICO

### Sinais e sintomas

Os sinais e sintomas variam conforme o território vascular afetado e a velocidade de progressão é individual. Alguns sintomas podem ser similares aos de outras demências. Podem apresentar problemas de concentração e fala, depressão acompanhando a demência, sintomas dos AVCs (principalmente motores), problemas de memória (embora não sejam os sintomas iniciais), progressão em degraus (com piora súbita), crises epilépticas e períodos

**Tabela 25.2** Diagnóstico diferencial de CCV subcortical.

| | |
|---|---|
| ● Doença de Alzheimer | ● Intoxicação com CO |
| ● Depressão | ● Doença de Creutzfeldt-Jakob |
| ● CADASIL | |
| ● Vasculite cerebral | ● Gangliosidoses |
| ● Demência fronto-temporal | ● Demência do HIV |
| ● Encefalomielite aguda disseminada | ● Mucopolissacaridose |
| | ● Esclerose múltipla |
| ● Encefalopatia hipertensiva | ● Doença de Parkinson |
| ● Hidrocefalia de pressão normal | ● Encefalopatia actínica |
| ● Insuficiência hepática | |
| ● Distúrbio metabólico | |

de confusão aguda. Há ainda outros sintomas, como alucinações, delírios, alteração de marcha, agressividade física e verbal, impersistência motora e incontinência vesical.

### Avaliação neuropsicológica

As alterações cognitivas e a presença de demência, doença cerebrovascular, relação de causa entre a demência e a doença cerebrovascular devem direcionar o diagnóstico de CCV, embora essa relação seja difícil de determinar clinicamente.

Incontinência emocional, déficits de memória e cognitivos que interferem nas atividades da vida diária são características clínicas que apoiam critérios diagnósticos. Além da Escala Isquêmica de Hachinski, outros critérios sugerem avaliação clínica neurológica, análise de neuroimagem e avaliação neuropsicológica.

A avaliação neuropsicológica deve ser ampla, uma vez que os achados neuropsicológicos vão depender do tipo de lesão e de sua extensão. Prioriza o monitoramento dos déficits encontrados, principalmente se esta for empregada imediatamente após a ocorrência do AVC e intervenções específicas com relação à conduta medicamentosa ou de cuidados específicos.

As demências vasculares apresentam-se predominantemente subcorticais em seu aspecto neuropsicológico, e algumas características cognitivas auxiliam no diagnóstico diferencial, tais como:

- lentidão dos processamentos motores, com alterações na coordenação, risco de quedas frequentes e marcha alterada com passos mais curtos;

- humor geralmente deprimido, levando a pessoa à apatia e abulia;

- memória apresenta déficits para recordação, embora o reconhecimento dos estímulos apresentados permaneça preservado, além da alteração na memória imediata;

- alterações nos processos atencionais, nas funções executivas com lentidão de processamento;
- linguagem comprometida com dificuldade na expressão da fala.

Portanto, temos que a avaliação neuropsicológica é um componente significativo para auxiliar no diagnóstico de demência vascular, mas deve abranger os principais domínios cognitivos ao mesmo tempo em que mantém adequação às características e possibilidades de cada pessoa.

## Investigação diagnóstica

Recentemente foram publicadas recomendações para o diagnóstico de DV (CCV) em consenso da Academia Brasileira de Neurologia. O trabalho baseou-se em levantamento sistemático da literatura.

A avaliação laboratorial deve incluir, além de exames para avaliação de demência, exames específicos para avaliação de fatores de risco vascular (nível A de evidência científica).

A neuroimagem deve ser utilizada na investigação de demências e nos diagnósticos diferenciais da DV (nível A), com possibilidade de utilização de volumetria hipocampal para diagnóstico diferencial de DV pura ou associada com DA (nível B).

SPECT e PET podem ser utilizados na investigação (ponto de boa prática), bem como a espectrocopia na diferenciação de DV e DM (opção prática). O eletroencefalograma pode ser um complemento útil no diagnóstico de síndromes demenciais (opção prática) com componente vascular. O exame de líquido cefalorraquidiano deve ser solicitado em situações específicas no diagnóstico (ponto de boa prática), como doenças inflamatórias, vasculites e demências rapidamente progressivas. Testes genéticos de mutações conhecidas como CADASIL devem ser realizados quando há suspeita clínica (ponto de boa prática).

## TRATAMENTO

### Tratamento de fatores de risco vascular

Na mesma reunião de consenso para diagnóstico, discutiu-se o tratamento para DV utilizando-se os mesmos critérios de recomendação. Com metodologia semelhante, houve extensa pesquisa em base de dados quanto aos tratamentos disponíveis e à prevenção de fatores de risco vascular, e as recomendações organizadas pelo grupo de consenso foram assim determinadas.

### Fatores de risco vascular

- **Atividade física:** deve-se incentivar atividade física regular para pessoas saudáveis, pacientes com doença cerebrovascular e pacientes com declínio cognitivo (nível B);

- **Dieta e suplementos:** definida a importância da adaptação da dieta e modificação de hábitos alimentares, incentivando-se o consumo de alimentos com predomínio de vegetais, ácidos graxos insaturados, grãos e peixes (nível B);
- **Álcool:** consumo de doses elevadas deve ser evitado (nível C);
- **Obesidade:** deve-se incentivar a manutenção do peso adequado (nível C);
- **Hipertensão arterial sistêmica:** o uso de anti-hipertensivos pode reduzir o risco de declínio cognitivo e demência, incluindo demência vascular, não havendo evidências para recomendação de uma classe específica de anti-hipertensivos (nível B);
- **Estatinas:** o uso de estatinas em indivíduos idosos, com fatores de risco vascular, não é recomendado com objetivo exclusivo ou tratamento das demências (nível B);
- **Diabetes:** não se recomenda o controle muito estrito da glicemia (HBA1c < 6%) para a prevenção exclusiva de declínio cognitivo em pacientes diabéticos (nível B);
- **Fibrilação atrial (FA):** pacientes em FA e declínio cognitivo devem receber atenção especial para garantir a manutenção da anticoagulação adequada (nível C);
- **Apneia do sono:** deve ser pesquisada e tratada em pacientes com demência, podendo o tratamento trazer algum benefício cognitivo (nível C);
- **Tabagismo:** a cessação de tabagismo deve ser recomendada em qualquer época da vida (nível C);
- **Antiagregantes plaquetários:** não é recomendado o uso de antiagregantes plaquetários para prevenção primária de declínio cognitivo e demência (nível B); em pacientes com DA não há indicação para administração de ácido acetilsalicílico como tratamento da demência, exceto quando indicado por motivos cardiovasculares (nível B);
- **Revascularização carotídea:** em pacientes com estenose carotídea sintomática não afeta o desempenho cognitivo, portanto não deve ser recomendada com o objetivo de preservar ou melhorar a função cognitiva (nível C).

## Tratamento farmacológico de CCV

Não é definida uma droga que reverta todo o processo patológico cerebral que leva ao CCV, porém muitas substâncias têm sido utilizadas na prática clínica. Na Tabela 25.3, apresentamos as mais frequentemente citadas.

## Evolução

A piora cognitiva é variável e individual, e alguns pacientes com CCV progridem mais lentamente que os com DA. A taxa de mortalidade é mais alta do que os com DA, e aproximadamente 50% dos pacientes não vivem mais que quatro anos. Com a diminuição da mortalidade por AVC pelos novos tratamentos como a trombólise houve aumento na sobrevida. Por outro lado, comparando o período 1984-1990 com 1991-1999, houve um aumento de 50% na DV e para as demências em geral os números foram multiplicados por 10. O novo desafio é diagnosticar e acompanhar esses pacientes que sobrevivem à fase aguda do AVC e encontrar métodos que previnam a evolução para demência.

**Tabela 25.3** Tratamento farmacológico do CCV.

| Gingko biloba; nicergolina Codergocrina; piracetam | Não utilizar | Sem ação |
|---|---|---|
| Vinpocetina, pentoxifilina, citicolina e cerebrolisina | Não recomendado | Dados conflitantes |
| Inibidores de acetilcolinesterase (Donepezil, Rivastigmina, Galantamina) | Não recomendado | Dados insuficientes, porém alguns subtipos devem ser considerados para tratamento (CCV subcortical) |
| Antagonistas de receptores Glutamatérgicos (memantina) | Não recomendado | Dados insuficientes, porém alguns subtipos devem ser considerados para tratamento (CCV subcortical) |
| Bloqueadores de canal de cálcio (nimodipina, nicardipina) | Não recomendado | Dados conflitantes |

## REFERÊNCIAS CONSULTADAS

1. Anstey, Kaarin J & cols. Smoking as a risk factor for dementia and cognitive decline: a meta-analisy of prospective studies. *Am. J. Epidemiology* 2007;166:367-78.

2. Aggarwal, Neelum T and Decarli, Charles. Seminars in Neurology-Vascular Dementia. *Emerging Trends* 2007;27:66-77.

3. American Psychiatric Association. *Diagnostic and Statistical Manual of Mental Disorders*, 3rd Ed, revised. Washington DC: American Psychiatric Association, APA (1987).

4. American Psychiatric Association. *Diagnostic and Statistical Manual of Mental Disorders*, 4rd Ed. Washington DC: American Psychiatric Association APA. (1994).

5. Bowler JV. Vascular cognitive impairment. *J Neurol Neurosurg Psychiatry* 2005;76:35-44.

6. Brucki SMD, Ferraz AC, Freitas GR, Massaro AR, Radanovic M, Schultz RR. Tratamento da demência vascular. *Dement. Neuropsychol.* 2011;5 supl.1:78-90.

7. Engelhardt, E;(2006); Demência Vascular in: *Demência e transtornos cognitivos em idosos.* Bottino, C.M.; Laks, J; Blay, S.L; Guanabara Koogan; Rio de Janeiro.

8. Engelhardt E, Tocquer C, André C, Moreira DM, Okamoto IH, Cavalcanti JLS. Demência vascular. Critérios diagnósticos e exames complementares. *Dement. Neuropsychol.* 2011;5 supl.1:49-77.

9. Gorelick PB; Bowler JV. Advances in vascular dementia. *Stroke* 2008;39:279-82.

10. Green, R.C.: Diagnóstico e tratamento da Doença de Alzheimer e outras demências; 1 ed. Editora Publicações Científicas; Rio de Janeiro, 2001.

11. Hachinski VC; Iadecola C; Petersen RC, et al National Institute of Neurological Disorders and Stroke. *Canadian Stroke Network Vascular Cognitive Impairment Harmonization Standards Stroke.* 2006;37:2220-2241.

12. Hachinski VC, Lassen NA. Multi-infarct dementia: a cause of mental deterioration in the elderly. *Lancet* 1974;2:207-210.

13. Leys D, Hénon H, MacKowiak-Cordoliani Ma & cols. Poststroke dementia. *Lancet Neurol.* 2005;4:752-59.

14. Román, G. Demência Vascular: Controvérsias y Conceptos Actuales; in: *Revista Neuropsicología. Neuropsiquiatria y Neurociencias*; Numero especial: Demencias 1999; ISSN: 0124-1265; vol. 1; No. 1.

15. Romio T; Bertolucci PHF; Okamoto IH. Demencia Vascular in Guias de Medicina Ambulatorial e Hospitalar da UNIFESP-EPM–Neurologia. Eds Nestor Schor. Editora Manole-São Paulo. 2010.

16. Van de Berg & cols. The metabolic syndrome is associated with decelaretd cognitive decline in the oldest old. *Neurology* 2007;69:979-85.

17. Wahlund LO; Barkhof F; Fazekas F et al A New Rating Scale for Age-Related White Matter Changes Applicable to MRI and CT *Stroke.* 2001;32:1318.

18. World Health Organization; WHO. The ICD-10 Classification of Mental and Behavioural Disorders: Diagnostic Criteria for Research. Geneva, Switzerland: World Health Organization. 1993.

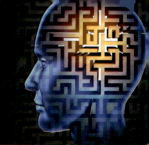

# 26

Leonardo Ierardi Goulart

# Sono e Acidente Vascular Cerebral

## PONTOS-CHAVE

- O impacto sistêmico e a elevada prevalência dos transtornos do sono colocam-nos em posição de potenciais agravantes das condições vasculares cerebrais.
- Além dos transtornos respiratórios do sono, a insônia, os transtornos de ritmo circadiano e a privação de sono são comorbidades frequentes e com impacto significativo em pacientes com doenças cerebrovasculares.
- A abordagem dos transtornos do sono relacionados ao acidente vascular cerebral deve ser feita em três momentos: antes (medidas preventivas), durante (cuidados iniciais após AVC facilitadoras) e a médio e longo prazo (medida de prevenção secundária).

## INTRODUÇÃO

O sono é um estado comportamental diferenciado e ativo em que ocorrem importantes processos de modulação metabólica e vascular. Quaisquer fenômenos que interfiram em sua quantidade, qualidade ou sincronicidade têm potencial patológico. Além disso, estando todo o aparato relacionado ao processo neurofisiológico do sono localizado no encéfalo, as doenças cerebrovasculares com comprometimento anatômico e/ou funcional podem causar ou desencadear transtornos do sono.

Deve-se ter em mente ainda que os fatores indiretamente relacionados ao acidente vascular cerebral (AVC) também podem estar implicados em distúrbios do sono, dentre eles: tempo e condições de hospitalização na fase aguda do AVC, limitações funcionais sequelares com interferência no ciclo sono/vigília, comorbidades clínicas e outros.

Principais transtornos do sono relacionados ao AVC:

- Transtornos respiratórios do sono;
- Insônia;
- Privação crônica de sono;
- Transtornos do movimento relacionados ao sono;
- Transtornos do ritmo circadiano;
- Hipersonias.

Neste capítulo serão abordados aspectos gerais de epidemiologia, fisiopatologia e estratégias de tratamento e prevenção relacionados à comorbidade entre os transtornos do sono e os cerebrovasculares. Devido à alta prevalência e associação multifacetada com doenças cerebrovasculares, os transtornos respiratórios ocupam posição de destaque.

- Transtornos do sono podem favorecer alterações cerebrovasculares.
- Lesões vasculares cerebrais podem causar transtornos do sono.
- Condições indiretamente associadas ao AVC participam da manifestação dos transtornos do sono: comprometimento funcional, tempo de internação, comorbidades, medicações etc.

## TRANSTORNOS RESPIRATÓRIOS DO SONO E AVC

### Fisiologia cardiorrespiratória durante o sono

Considerando-se características neurofisiológicas, o estado de sono pode ser dividido em sono REM e

Acidente Vascular Cerebral | Etiologia da Doença Cerebrovascular

não REM (NREM). O sono **NREM** ocorre predominantemente nas fases iniciais do sono (primeira metade da noite), depois intercala-se com o sono REM ao longo da noite. Caracteriza-se por uma relativa estabilidade autonômica com um predomínio do tônus parassimpático com intensificação do ganho dos barorreceptores.

O sono **REM** ocorre em intervalos de aproximadamente 90 minutos e reflete um estado de hiperexcitabilidade cerebral associado a surtos de atividade simpática e parassimpática, com predomínio do tônus simpático e redução do ganho dos barorreceptores. Tamanha instabilidade, com ativação simpática, pode interferir na homeostase cardiorrespiratória.

A homeostase circulatória cerebral durante o sono depende da coordenação entre o sistema respiratório (trocas gasosas) e cardiovascular (transporte dos gases). No início da noite de sono (predomínio de sono NREM), a modulação da variação da frequência cardíaca é praticamente sinusal e sofre a influência de centros cardiorrespiratórios cerebrais, resultando na arritmia sinusal respiratória fisiológica.

Durante a inspiração ocorre um aumento breve da frequência cardíaca, visando à acomodação do retorno venoso (discretamente aumentado nessa fase). Na expiração, a frequência cardíaca se reduz. Essa variabilidade na frequência cardíaca durante a respiração é fisiológica e, particularmente durante o sono, indicativa de bom funcionamento cardiovascular. A redução dessa variabilidade pode ser sinal de doença cardíaca ou idade avançada.

Assim como o ciclo respiratório interfere nos parâmetros cardiovasculares (variação cíclica da frequência cardíaca), alterações cardiovasculares também têm repercussão no padrão respiratório. Elevações transitórias fisiológicas na pressão arterial acarretam redução, alentecimento ou interrupção do esforço respiratório. Durante o sono, esse efeito é intensificado e mesmo pequenas reduções relacionadas ao descenso fisiológico noturno da pressão arterial resultam num aumento da frequência respiratória.

Tais mecanismos de interferências recíprocas visam à normalização da pressão arterial. A atividade simpática mantém-se relativamente estável durante o sono NREM, com uma redução de cerca de 50% de seu tônus entre a vigília e o sono de ondas lentas (fase mais avançada/profunda do sono NREM).

A bradicardia está associada a surtos de atividade vagal, ao passo em que os episódios de hipotensão estão relacionados à redução do tônus vasomotor simpático. Em geral, a estabilidade autonômica do sono NREM com hipotensão, bradicardia e reduções do débito cardíaco e na resistência vascular sistêmica conferem um ambiente neuro-humoral propício à restauração metabólica do sistema cardiovascular.

Já o predomínio de tônus simpático, característico do sono REM, culmina com flutuações intensas do ritmo cardíaco, aumento da pressão arterial e do fluxo coronariano em resposta ao aumento da demanda.

Durante as transições fisiológicas, entre o sono NREM e REM e entre as fases tônica e fásica do sono REM, surtos de atividade vagal podem causar pausas do ritmo cardíaco que culminam, por vezes, em franca assistolia.

- **Sono NREM (início da noite):** predomínio do tônus parassimpático.
- **Sono REM (segunda metade da noite):** predomínio do tônus simpático.
- **Transições NREM/REM:** surtos de atividade vagal × ativações simpáticas.

## SÍNDROME DA APNEIA E HIPOPNEIA DO SONO, OBSTRUTIVA (SAHSO)

Os transtornos respiratórios do sono, especificamente a SAHSO, afetam até 20% da população, sendo o envelhecimento e a obesidade dois importantes fatores de risco. O fenômeno da apneia do sono do tipo obstrutiva implica um aumento da resistência ao fluxo aéreo nas vias aéreas superiores (notadamente na hipofaringe), acarretando um esforço respiratório para vencer essa resistência.

O principal marcador de gravidade da síndrome da apneia do sono é o índice de apneias e hipopneias (IAH), sendo necessário para o diagnóstico um IAH $\geq$ 5.0/hora, com sintomas como sonolência excessiva, sono não reparador, fadiga, insônia, ronco ou respiração ruidosa ou um IAH $\geq$ 15.0/hora independentemente da presença de sintomas. Observa-se uma elevada prevalência de apneia do sono após AVC (50-70%), principalmente SAHSO. A apneia pode anteceder, surgir na fase aguda ou ser agravada pelo AVC.

## FATORES DE RISCO COMPARTILHADOS × ASSOCIAÇÃO INDEPENDENTE

A relação entre SAHSO e AVC é complexa, uma vez que, além de essas condições compartilharem fatores de risco, aparentemente, também existe entre elas uma associação independente. Classicamente, a SAHSO está associada a um maior risco para hipertensão arterial sistêmica, um dos principais fatores de risco para AVC. Além disso, há evidências suficientes correlacionando SAHSO a outros importantes fatores de risco cerebrovasculares, como resistência à insulina, doença arterial coronariana, insuficiência cardíaca, dislipidemia e arritmias.

Os transtornos respiratórios do sono (mais especificamente o ronco primário e a SAHSO) têm sido sugeridos como fatores de risco isolados para AVC. As evidências apontam para um efeito de risco de AVC maior para SAHSO de moderado a grave (IAH ≥ 15/hora).

Aproximadamente 72% dos pacientes com AVC isquêmico e 62% daqueles com AVC hemorrágico apresentam IAH ≥ 5/hora. Além disso, os pacientes com AVC isquêmico criptogênico apresentavam os piores índices de apneia. Dentre os pacientes com AVC hemorrágico, observa-se uma prevalência maior de apneia do sono naqueles cuja etiologia é hipertensiva.

## MECANISMOS ENVOLVIDOS NA ASSOCIAÇÃO ENTRE APNEIA DO SONO E AVC

### Apneia ➔ AVC

Os mecanismos que favorecem o aumento do risco cerebrovascular associado à apneia originam-se inicialmente de três principais cenários relacionados à SAHSO (Figura 26.1): fragmentação do sono, hipóxia intermitente e oscilação da pressão intratorácica relacionada ao esforço respiratório. A fragmentação do sono, bem como a hipóxia intermitente cursam com aumento do estresse oxidativo e da atividade inflamatória sistêmica.

O estresse hipoxêmico recorrente leva à liberação de peptídeos vasoativos, entre outras substâncias que, como a endotelina, podem estar relacionadas à origem ou ao agravo de hipertensão arterial. O aumento da resposta inflamatória sistêmica se reflete no crescimento da concentração de marcadores de atividade inflamatória, como IL-6, TNF-α e proteína C reativa, moléculas de adesão e amiloide A sérico, com maior ativação leucocitária.

Destaca-se ainda a associação da SAHSO ao aumento da ativação plaquetária e do fibrinogênio, além de outros marcadores de coagulação. Os episódios de hipoxemia e reoxigenação característicos da SAHSO também estão implicados na geração de mecanismos de estresse oxidativo que reforçam a disfunção endotelial.

Além disso, acredita-se que o aumento de catecolaminas e a privação de sono relacionados à SAHSO con-tribuem para o desenvolvimento de resistência à insulina e intolerância à glicose, de forma independente da obesidade. O risco para síndrome metabólica na população com transtornos respiratórios do sono é de nove vezes o da população geral.

Adicionalmente, as alterações bruscas da pressão intratorácica durante os episódios de apneia obstrutiva têm sido associadas à disfunção ventricular cardíaca, instabilidade autonômica e hemodinâmica, além de aumentar o fluxo de *shunts* intracardíacos, facilitando uma embolia paradoxal. A disautonomia associada à SAHSO pode causar ou exacerbar arritmias.

Ainda no que diz respeito às alterações hemodinâmicas, há evidências que o aumento da pressão intracraniana durante as pausas obstrutivas, associado à instabilidade da pressão arterial, resulta em redução transitória da perfusão cerebral.

### AVC ➔ Apneia

Por outro lado, lesões vasculares cerebrais podem precipitar, agravar ou ocasionar um quadro permanente ou transitório de apneias obstrutivas e/ou centrais. Lesões supra ou infratentoriais podem comprometer, direta ou indiretamente (edema perilesional/reação sistêmica), a atividade da musculatura relacionada aos movimentos respiratórios das vias aéreas superiores, musculatura intercostal e até diafragmática, favorecendo pausas respiratórias que, na ausência do controle voluntário da vigília, resultam em apneias durante o sono.

Outro mecanismo é o prejuízo da sensibilidade de quimiorreceptores por lesões bulbares. Além disso, a maior prevalência da posição supina durante o sono após o AVC, a presença de comorbidades como insuficiência cardíaca e uma predisposição anatômica para SAHOS podem estar relacionadas ao surgimento de transtorno respiratório do sono após uma lesão vascular cerebral.

### Apneias centrais e padrão respiratório periódico

Em geral, nos transtornos respiratórios do sono detectados após AVC, observa-se o predomínio de um pa-

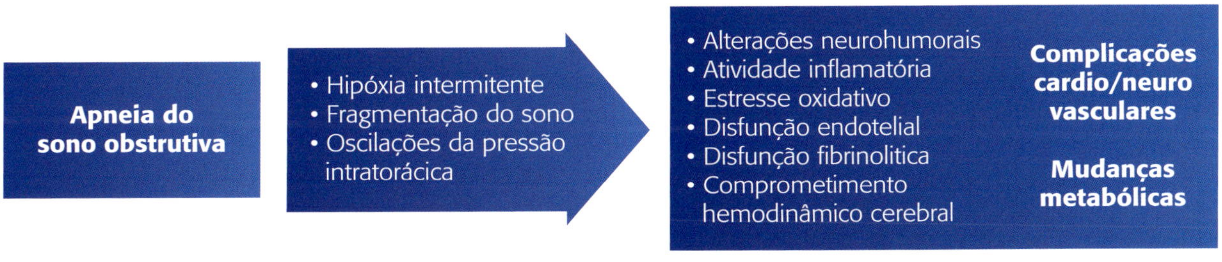

**Figura 26.1** Mecanismos relacionados à apneia do sono e doença cerebrovascular.

Acidente Vascular Cerebral · Etiologia da Doença Cerebrovascular

drão obstrutivo. No entanto, não é rara a ocorrência de apneias centrais e respiração de Cheyne-Stokes restrita ao sono nesses pacientes, independentemente da topografia das lesões, nível de consciência e da presença de cardiopatia.

As apneias centrais do sono caracterizam-se por pausas respiratórias recorrentes em consequência da perda do *drive* respiratório. O padrão respiratório periódico de Cheyne-Stokes (CS) são oscilações respiratórias cíclicas em que esse padrão de apneias centrais intercala-se com hiperpneias, fazendo com que o volume corrente, gradualmente, aumente e se reduza seguindo um padrão *crescendo-decrescendo*.

O CS é comum em doenças cardíacas, notadamente insuficiência cardíaca. Quando associado à doença cerebrovascular, é mais frequente como uma consequência do que causa; durante um AVC agudo existe um aumento na frequência de apneias centrais seguida de redução gradual, geralmente com resolução completa dentro de meses após o AVC. No entanto, as apneias centrais podem também estar associadas à doença vascular cerebral prévia, subclínica revelada por regiões com hiperintensidade de substância branca na ressonância magnética de encéfalo.

## SAHSO: fator de mau prognóstico após AVC

Em uma revisão sistemática sobre apneia do sono e prognóstico relacionado a doenças crônicas, tendo como principal marcador o índice de apneias e hipopneias (IAH), a SAHSO foi relacionada a um aumento da mortalidade (por todas as causas) e pior prognóstico cárdio e cerebrovascular. Esse efeito na mortalidade foi mais importante no sexo masculino, idade avançada e nos casos mais sintomáticos (p. ex., sonolência diurna). No que diz respeito às hemorragias intracranianas, há evidências correlacionando o edema perilesional ao IAH.

## Tratamento da apneia do sono

A primeira linha de tratamento para SAHSO de moderada a grave são os dispositivos de pressão positiva nas vias aéreas (PAP). Estes funcionam como *stents* pneumáticos, neutralizando, com sua pressão positiva, a pressão negativa intratorácica relacionada ao esforço respiratório simultâneo ao colabamento das vias aéreas superiores.

Essa pressão positiva pode ser administrada por interfaces (máscaras) diversas, nasais ou oronasais. O modo de administração da pressão pode ser contínuo (CPAP) ou em dois níveis (BiPAP), sendo que a maioria dos pacientes responde bem ao CPAP.

Preconiza-se, como boa adesão terapêutica, uma média de uso diária (durante o sono) mínima de 4 horas. Recomenda-se, como tratamento da apneia central e CS, o uso de CPAP com pressão fixa com ou sem oxigênio suplementar e, como segunda opção, um dispositivo

com servomecanismo que promove suporte ventilatório de acordo com a fase do ciclo respiratório, provendo suporte máximo na fase de apneia e mínimo durante a hiperpneia (considerando-se um padrão CS).

Recentemente, surgiram evidências de deterioração da função cardíaca em pacientes com insuficiência cardíaca congestiva (fração de ejeção < 45%) submetidos a servoventilação para CS. Portanto, o uso dessa opção terapêutica está contraindicado nesses pacientes desde maio de 2015. Outra opção terapêutica pode envolver o uso de acetazolamida. Deve-se lembrar ainda de que os modos de PAP automáticos podem agravar padrões de respiração central.

Com base em sólidas evidências da apneia do sono como fator preditivo para mortalidade e outras complicações relacionadas ao AVC, recomenda-se que a abordagem terapêutica específica do transtorno respiratório do sono deva ser iniciada precocemente.

No entanto, deve-se ressaltar que, nos pacientes com doenças vasculares em que o uso do PAP (CPAP ou Bi-PAP) é corretamente iniciado na fase aguda da doença, observa-se uma baixa adesão terapêutica a médio (um mês) e longo prazo (um ano). Tal fato pode ser atribuído ao excesso de intervenções, reação aguda ao estresse, reação de ajustamento ou até depressão. Por esse motivo, recomenda-se concomitantemente ao início do PAP uma abordagem com técnicas cognitivo-comportamentais de adesão ao PAP tanto com o paciente quanto com cuidadores/familiares.

Apneia do sono:

- Fator de risco isolado para doença cerebrovascular isquêmica.
- Fator preditivo de complicações relacionadas ao AVC.
- Reconhecimento e tratamento precoce reduzem risco de doenças cerebrovasculares em geral (AVC, AIT, demência vascular, outras).
- Sua detecção na fase aguda de AVC não significa, necessariamente, a presença de SAHSO antes do evento vascular ou sua persistência a longo prazo, mas seu tratamento adequado pode favorecer a recuperação.
- Tratar apneia do sono se IAH ≥ 5.0/hora na presença de sintomas ou se IAH ≥ 15.0/hora, independentemente da presença de sintomas.

## Insônia

A insônia é uma síndrome caracterizada por sintomas noturnos (dificuldade para iniciar e/ou manter o sono, despertar precoce, sono não reparador ou combinações) seguidos por sintomas diurnos (fadiga, sonolência diurna, alterações cognitivas, irritabilidade, entre outros).

Em sua forma crônica, acomete até 20% da população (considerando-se adultos e idosos). Dentre os pacientes na fase aguda/subaguda do AVC, estima-se uma incidência de insônia de até 57% e, após 3 meses do AVC, de cerca de 13%.

Na fase aguda do AVC, a atividade elétrica cerebral durante o sono, assim como geralmente a da vigília, sofre alterações que se refletem num aumento do tempo de vigília após o início do sono, redução da eficiência do sono e, frequentemente, dos grafoelementos do sono (principalmente fusos). Tais alterações têm uma melhora gradativa entre a fase aguda e crônica do AVC.

Em geral, os sintomas de insônia nos pacientes após AVC têm uma etiologia multifatorial (Tabela 26.1). Raramente a insônia crônica está diretamente relacionada às lesões encefálicas e, na maioria desses casos, o acometimento é subcortical ou em outra topografia relacionada ao controle sono-vigília como o prosencéfalo basal.

**Tabela 26.1** Principais fatores desencadeantes de insônia após AVC.

- **Condição clínica:** dor, cardio ou pneumopatia, medicações, infecção, febre

- **Ambiente:** UTI, hospitalização

- **Capacidade funcional:** mobilidade prejudicada, autonomia para sair do leito/cama

- **Saúde mental:** depressão, estresse, ansiedade

- **Má higiene do sono:** ruídos, luminosidade, intervenções em horários inapropriados (coleta de sangue, medicação, dieta etc.)

- **Lesão estrutural propriamente dita:** reação inflamatória independente da topografia, tronco cerebral, prosencéfalo basal

Não são conhecidas evidências diretas quanto ao papel da insônia no risco ou prognóstico inerente às doenças cerebrovasculares, mas sabe-se que a insônia tem impacto direto na qualidade de vida, além de poder estar associada, na população geral, à menor expectativa de vida e ao risco aumentado para hipertensão arterial sistêmica.

O diagnóstico da insônia deve-se basear na observação e nos relatos do paciente. Os diagnósticos diferenciais mais importantes nesse contexto são: transtornos do ritmo circadiano, má higiene do sono, privação de sono e mudanças na duração do período de sono noturno fisiológico após AVC.

A abordagem terapêutica da insônia após AVC deve envolver, assim como na insônia em outras populações, tanto técnicas não farmacológicas quanto medicação.

As medidas não farmacológicas (terapia cognitivo comportamental para insônia) devem envolver adaptação do ambiente, técnicas de controle de estímulos e de restrição de tempo no leito. No que diz respeito ao tratamento farmacológico, recomendam-se evitar drogas com potencial para prejuízo cognitivo ou relaxamento muscular pelo risco de quedas, depressão respiratória ou redução do nível de consciência.

Em nosso meio podem-se utilizar antidepressivos sedativos (trazodona, mirtazapina, doxepina, fluvoxamina), antipsicóticos atípicos ou melatonina, sempre com a menor dose suficiente para o controle dos sintomas. Indutores do sono não benzodiazepínicos como o zolpidem devem ser usados com cautela se estritamente necessários, tendo como principais complicações estado confusional, alterações cognitivas e do ritmo circadiano.

## Privação crônica de sono

A quantidade de sono nas 24 horas (com um período de sono noturno) necessária para um adulto saudável está entre 7,5 e 8,5 horas de sono. Em estudo sobre duração de sono e mortalidade envolvendo 1.200.000 voluntários, cerca de 20% da população relatou dormir menos que 6,5 horas.

Estudos epidemiológicos têm mostrado que um tempo total de sono menor que seis horas ou maior que nove horas está relacionado a maiores índices de mortalidade e mau prognóstico associado a doenças vasculares cerebrais e doença arterial coronariana.

A privação parcial crônica de sono está associada também a diabetes e obesidade. Alguns potenciais mecanismos associando a privação crônica de sono ao aumento do risco vascular e piora do prognóstico são a ativação do eixo hipotálamo-pituitário-adrenal, aumento da atividade inflamatória sistêmica e do tônus simpático e o aumento da resistência à insulina.

Há controvérsias sobre os mecanismos associados ao aumento do risco vascular diante de um tempo total de sono aumentado. Nesses casos, o tempo de sono aumentado talvez seja um marcador de problemas de saúde crônicos subjacentes que estariam diretamente relacionados à condição vascular.

Recomenda-se, para a população geral, manter um tempo total de sono noturno, constante e regular suficiente para que não ocorra prejuízo funcional diurno (cognitivo, físico, emocional). No contexto após a lesão vascular cerebral, evitar a privação de sono é uma questão de prevenção secundária e também de favorecimento de reabilitação. No entanto, muitas vezes as sequelas do AVC dificultam a distinção entre insônia, privação de sono e alteração do ritmo circadiano.

## Transtornos do ritmo circadiano

Existem evidências de um padrão circadiano no horário do AVC. Cerca de 50% dos AVCs (AVCI, AVCh e AIT) ocorrem entre 6 e 12 horas. Possíveis explicações são as alterações na pressão arterial, frequência cardíaca, níveis de catecolaminas e agregação plaquetária que ocorrem após o despertar e/ou associadas ao sono REM no final da noite.

O modelo de anormalidade de ritmo circadiano com maior taxa de morbidade, documentada em adultos, é o transtorno do sono relacionado ao trabalho em turnos, com uma prevalência na população de trabalhadores em turnos de até 38%. Trabalhadores noturnos que tentam dormir regularmente durante o dia têm mais sono encurtado ou fragmentado por fatores ambientais, desalinhamento circadiano ou associação a outro transtorno do sono.

O trabalho noturno está associado a uma redução no descenso noturno da pressão arterial, resultando em pressão elevada durante o turno do trabalho e que persiste ao longo do dia seguinte. Além disso, o trabalho noturno por períodos prolongados aumenta o risco para hipertensão, diabetes, obesidade, doença cárdio e cerebrovascular e está associado a menor expectativa de vida. Com base nesses mecanismos, especula-se a validade das evidências anteriores para outras alterações do ritmo circadiano, como o transtorno de atraso de fase do ciclo sono-vigília, que conta com uma prevalência na população geral de 10%.

Além de participar do contexto etiológico das lesões cerebrovasculares, o ritmo circadiano pode ser influenciado pelo AVC. Dependendo da topografia, lesões cerebrais podem interferir em padrões circadianos autonômicos, imunológicos e hormonais. As alterações circadianas no paciente com AVC devem ser consideradas na abordagem diagnóstica e terapêutica de queixas, como a sonolência excessiva e a insônia. O contexto hospitalar e as limitações funcionais também podem afetar a fase do ciclo sono-vigília. A manipulação do ritmo circadiano envolve melatonina exógena, fototerapia e, por vezes, sedativos e estimulantes.

---

### Alterações do ritmo circadiano

- Inversão de fase sono-vigília: potencial risco cerebrovascular.
- Considerar diante de situações de sonolência, hipersonia ou insônia.

---

## Sonolência excessiva

A sonolência excessiva (aumento da tendência homeostática para o sono) e quadros de hipersonia (aumento do período principal de sono nas 24 horas) podem ocorrer em decorrência de alterações estruturais, em geral diencefálicas ou como consequência de alterações do ciclo sono-vigília, sejam essas relacionadas à lesão vascular ou seus efeitos indiretos (comprometimento funcional e hospitalização).

Existem relatos de AVCs talâmicos paramedianos cursando com rebaixamento agudo do nível de consciência, seguido de quadro crônico de hipersonia por meses após a recuperação do coma inicial. Em geral, quando supratentoriais, as topografias mais implicadas na origem da sonolência são hemisféricas extensas (esquerdo mais que direito e regiões anteriores mais que posteriores).

Semelhante aos demais sintomas relacionados a lesões vasculares do SNC, a sonolência pode estar relacionada diretamente à área lesada ou ao processo inflamatório mais difuso. Além disso, existem ainda quadros de narcolepsia ou síndrome de Kleine-Levin sintomáticos secundários, respectivamente, à lesão vascular hipotalâmica posterior ou múltiplos infartos cerebrais.

Recomendam-se, diante de casos com sonolência excessiva ou hipersonia, a investigação e o tratamento apropriado para etiologias, além da doença cerebrovascular (p. ex., transtornos do ritmo circadiano, má higiene do sono, depressão). Como tratamento sintomático, existem relatos de eficácia da modafinila, metilfenidato e antidepressivos estimulantes.

## Transtorno comportamental do sono REM

Lesões vasculares no tegmento pontino e/ou tratos tegmento-reticulares, uni ou bilaterais, foram descritas em pacientes com diagnóstico clínico e polissonográfico de transtorno comportamental do sono REM. O tratamento é o mesmo preconizado na ausência de comorbidade cerebrovascular.

## Síndrome das pernas inquietas (SPI)/ movimentos periódicos dos membros (MPM)

A síndrome das pernas inquietas, conforme descrita na Tabela 26.2, é uma doença neurológica sensório-motora e, em mais de 80% dos casos, ocorre associada à movimentação periódica dos membros inferiores durante o sono, que, por sua vez, na maioria dos casos é assintomática, sendo detectada apenas na polissonografia.

Essa associação SPI/MPM está relacionada a um aumento do risco para hipertensão, doenças cardiovasculares e cerebrovasculares. Os principais mecanismos dessa comorbidade são uma ativação simpática, com aumento da pressão arterial e redução do descenso noturno, além de comorbidades associadas a SPI/MPM, como doença renal e diabetes. Possivelmente, a fragmentação e a privação parcial crônica de sono têm um papel com impacto na desregulação autonômica e promoção de atividade inflamatória. O tratamento farmacológico da SPI/PLM pode reduzir a incidência de complicações vasculares.

A incidência de SPI/MPM após AVC é semelhante a da população geral. Em um pequeno estudo prospectivo, esse diagnóstico foi constatado em 12,4% dos pacientes até um mês após AVC. Dentre o grupo com SPI, 30% apresentava lesões nos núcleos da base e coroa radiada,

22% na ponte, 14% no tálamo e 12% na cápsula interna, ou seja, regiões relacionadas ao controle motor e circuitos do sono.

**Tabela 26.2** Critérios diagnósticos da síndrome das pernas inquietas.

- Necessidade/vontade de mover as pernas, geralmente acompanhada por sensação desagradável nas pernas. Características, necessariamente, associadas:

  1. Inicia-se ou é agravada durante períodos de inatividade (por exemplo deitado ou sentado);
  2. É aliviada, total ou parcialmente, pelo movimento;
  3. Ocorre, exclusiva ou predominantemente, no final da tarde ou à noite.

## CONSIDERAÇÕES FINAIS

Os transtornos do sono participam frequentemente do contexto das doenças cerebrovasculares, seja como importantes fatores de risco, comorbidades ou consequências. Além disso, possuem elevada prevalência dentre a população em risco para doenças cerebrovasculares.

A abordagem dos transtornos do sono relacionados ao AVC deve ser feita em três momentos: antes (medidas preventivas), durante (cuidados iniciais após AVC facilitadoras) e a médio e longo prazo (medida de prevenção secundária).

O correto reconhecimento e tratamento dessas doenças é fundamental na redução do risco para doenças cerebrovasculares, na melhora do prognóstico e qualidade de vida do paciente com AVC.

## REFERÊNCIAS CONSULTADAS

1. Aurora RN, Chowdhuri S, Ramar K, Bista SR, Casey KR, Lamm CI, et al. The treatment of central sleep apnea syndromes in adults: practice parameters with an evidence-based literature review and meta-analyses. *Sleep*. 2012 Jan;35(1):17-40.

2. Autret A, Lucas B, Mondon K, Hommet C, Corcia P, Saudeau D, et al. Sleep and brain lesions: a critical review of the literature and additional new cases. *Neurophysiologie Clinique/Clinical Neurophysiology*. 2001 Dec;31(6):356-75.

3. Bassetti CL, Valko P. Poststroke Hypersomnia. *Sleep Medicine Clinics*. 2006 Mar;1(1):139-55.

4. Beloosesky Y, Grinblat J, Laudon M, Grosman B, Streifler JY, Zisapel N. Melatonin rhythms in stroke patients. *Neurosci. Lett*. 2002 Feb 15;319(2):103-6.

5. Birkbak J, Clark AJ, Rod NH. The effect of sleep disordered breathing on the outcome of stroke and transient ischemic attack: a systematic review. *JCSM*. 2014 Jan 15;10(1):103-8.

6. Chen Y-K, Lu J-Y, Mok VCT, Ungvari GS, Chu WCW, Wong KS, et al. Clinical and radiologic correlates of insomnia symptoms in ischemic stroke patients. *Int J Geriatr Psychiatry*. 2011 May;26(5):451-7.

7. Elliott WJ. Circadian variation in the timing of stroke onset: a meta-analysis. *Stroke*. 1998 May;29(5):992-6.

8. Epstein LJ, Kristo D, Strollo PJ, Friedman N, Malhotra A, Patil SP, et al. Clinical guideline for the evaluation, management and long-term care of obstructive sleep apnea in adults. *J Clin Sleep Med*. 2009. pp. 263-76.

9. Ferini-Strambi L, Walters AS, Sica D. The relationship among restless legs syndrome (Willis-Ekbom Disease), hypertension, cardiovascular disease, and cerebrovascular disease. *J Neurol*. 2014 Jun;261(6):1051-68.

10. Gallicchio L, Kalesan B. Sleep duration and mortality: a systematic review and meta-analysis. *J Sleep Res*. 2009 Jun;18(2):148-58.

11. Hermida RC, Ayala DE, Mojón A, Fernández JR. Influence of circadian time of hypertension treatment on cardiovascular risk: results of the MAPEC study. *Chronobiol. Int*. 2010 Sep;27(8):1629-51.

12. Johnson KG, Johnson DC. Frequency of sleep apnea in stroke and TIA patients: a meta-analysis. *J Clin Sleep Med*. 2010 Apr 15;6(2):131-7.

13. Kendzerska T, Gershon AS, Hawker G, Leung RS, Tomlinson G. Obstructive Sleep Apnea and Risk of Cardiovascular Events and All-Cause Mortality: A Decade-Long Historical Cohort Study. Patel A, editor. *PLoS Med*. 2014 Feb 4;11(2):e1001599.

14. Kepplinger J, Barlinn K, Kolieskova S, Shahripour RB, Pallesen L-P, Schrempf W, et al. Reversal of the neurological deficit in acute stroke with the signal of efficacy trial of auto-BPAP to limit damage from suspected sleep apnea (Reverse-STEAL): study protocol for a randomized controlled trial. Trials. Trials; 2013 Aug 13;14(1):1-1.

15. Leppävuori A, Pohjasvaara T, Vataja R, Kaste M, Erkinjuntti T. Insomnia in ischemic stroke patients. *Cerebrovasc. Dis*. 2002;14(2):90-7.

16. Lee S-J, Kim J-S, Song I-U, An J-Y, Kim Y-I, Lee K-S. Poststroke restless legs syndrome and lesion location: anatomical considerations. *Mov Disord.* 2009 Jan 15;24(1):77-84.

17. van Leeuwen WMA, Lehto M, Karisola P, Lindholm H, Luukkonen R, Sallinen M, et al. Sleep restriction increases the risk of developing cardiovascular diseases by augmenting proinflammatory responses through IL-17 and CRP. PLoS ONE. 2009;4(2):e4589.

18. Li M, Hou W-S, Zhang X-W, Tang Z-Y. Obstructive sleep apnea and risk of stroke: a meta-analysis of prospective studies. *Int. J. Cardiol.* 2014 Mar 15;172(2):466-9.

19. Marshall NS, Wong KKH, Cullen SRJ, Knuiman MW, Grunstein RR. Sleep apnea and 20-year follow-up for all-cause mortality, stroke, and cancer incidence and mortality in the busselton health study cohort. *JCSM.* 2014 Apr 15;10(4):355-62.

20. Pan A, Schernhammer ES, Sun Q, Hu FB. Rotating Night Shift Work and Risk of Type 2 Diabetes: Two Prospective Cohort Studies in Women. Groop L, editor. *PLoS Med.* 2011 Dec 6;8(12):e1001141.

21. Pontes-Neto OM, Fernandes RMF, Sander HH, da Silva LAT, Mariano DC, Nobre F, et al. Obstructive sleep apnea is frequent in patients with hypertensive intracerebral hemorrhage and is related to perihematoma edema. *Cerebrovasc. Dis.* 2010;29(1):36-42.

22. Redline S, Yenokyan G, Gottlieb DJ, Shahar E, O'Connor GT, Resnick HE, et al. Obstructive sleep apnea-hypopnea and incident stroke: the sleep heart health study. *American Journal of Respiratory and Critical Care Medicine.* 2010 Jul 15;182(2):269-77.

23. Urbano F, Roux F, Schindler J, Mohsenin V. Impaired cerebral autoregulation in obstructive sleep apnea. *J. Appl. Physiol.* 2008 Dec;105(6):1852-7.

24. Vock J, Achermann P, Bischof M, Milanova M, Müller C, Nirkko A, et al. Evolution of sleep and sleep EEG after hemispheric stroke. *J Sleep Res.* 2002 Dec;11(4):331-8.

25. Vgontzas AN, Liao D, Bixler EO, Chrousos GP, Vela-Bueno A. Insomnia with objective short sleep duration is associated with a high risk for hypertension. *Sleep.* 2009 Apr 1;32(4):491-7.

26. Vyas MV, Garg AX, Iansavichus AV, Costella J, Donner A, Laugsand LE, et al. Shift work and vascular events: systematic review and meta-analysis. *BMJ.* 2012;345:e4800.

27. Xi Z, Luning W. REM sleep behavior disorder in a patient with pontine stroke. *Sleep Medicine.* 2009 Jan;10(1):143-6.

28. Wattanakit K, Boland L, Punjabi NM, Shahar E. Relation of sleep-disordered breathing to carotid plaque and intima-media thickness. *Atherosclerosis.* 2008 Mar;197(1):125-31.

# Seção 5

## Atuação Multiprofissional em Acidente Vascular Cerebral

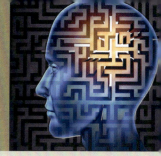

- Andreia Heins Vacari
- Monique Bueno Alves
- Renata Carolina Acri Nunes Miranda

# Enfermagem no Manejo do Paciente com Acidente Vascular Cerebral

## PONTOS-CHAVE

- O uso de escalas específicas para o reconhecimento do AVC aumenta a probabilidade do diagnóstico precoce.
- Os enfermeiros responsáveis pela triagem devem ser treinados e utilizarem protocolos específicos para emergências, que podem incluir essas escalas.
- A avaliação neurológica deve ser realizada a partir da escala de coma de Glasgow (ECG) e da escala de AVC do National Institute of Health (NIHSS).
- É recomendado que o exame de imagem seja realizado em até 25 minutos da admissão do paciente (tempo porta-imagem) e seja interpretado em até 20 minutos após sua finalização (tempo porta-laudo) para pacientes elegíveis à terapia trombolítica.
- Os pacientes submetidos à terapia trombolítica endovenosa ou intra-arterial devem ser internados em unidade de terapia intensiva por pelo menos 24 horas após o término do procedimento.
- A assistência de enfermagem para o paciente com AVC é abrangente, pois é realizada em todos os níveis de cuidado, desde a prevenção primária até a reabilitação.

## INTRODUÇÃO

O acidente vascular cerebral (AVC) é uma doença complexa, que deve incluir a assistência de enfermagem em todas as fases do cuidado e, principalmente, como a parte de uma equipe multidisciplinar não só com o objetivo de oferecer o tratamento agudo, mas também de prevenir complicações e iniciar a reabilitação precoce.

Este capítulo tem o objetivo de descrever a assistência de enfermagem em duas fases do acidente vascular cerebral: emergência ou hiperaguda, que inclui a assistência no pré-hospitalar e departamento de emergência e aguda que compreende o período de internação nas unidades de terapia intensiva, semi-intensiva, unidade de AVC e clínica médica.

## IDENTIFICAÇÃO DOS SINTOMAS

O uso de escalas específicas para o reconhecimento do AVC aumenta a probabilidade do diagnóstico precoce. Elas devem ser utilizadas rotineiramente pelos serviços pré-hospitalares, podendo ser expandidas para serviços de triagem.

Muitas dessas escalas foram idealizadas para o uso pré-hospitalar com o objetivo de auxiliar o rápido reconhecimento dos pacientes com AVC. As mais utilizadas são as escalas *Los Angeles Prehospital Stroke Screen* (LAPSS) e *Cincinatti Prehospital Stroke Scale (CPSS) ou Escala de Cincinatti* (Tabela 27.1).

Outras escalas, mais novas, avaliam aspectos similares às mais utilizadas e podem incluir itens que não são de uso mais amplo como a SNIHSS. Estas escalas podem ser incluídas em programas educacionais na população para aumento da sensibilização acerca dos sinais e sintomas para leigos (Tabela 27.1).

A Tabela 27.2, a seguir, demonstra a escala de LAPSS:

- A escala LAPSS possui uma sensibilidade de 91% (95% intervalo de confiança (IC), 76%-98%), especificidade de 97% (95%, 93%-99%), valor pre-

Acidente Vascular Cerebral | Atuação Multiprofissional em Acidente Vascular Cerebral

**Tabela 27.1** Itens avaliados nas escalas de identificação do AVC.

| Escala de Cincinatti | Los Angeles Prehospital Stroke Screen (LAPSS) | Los Angeles Motor Scale | Face Arm Speech Test | SNIHSS-5 |
|---|---|---|---|---|
| • Desvio de rima<br>• Força nos membros superiores<br>• Linguagem | • Desvio de rima<br>• Força nos membros superiores (incluindo aperto de mão)<br>• Glicemia capilar | • Desvio de rima<br>• Força nos membros superiores | • Desvio de rima<br>• Força nos membros superiores<br>• Linguagem | • Força na perna esquerda e direita<br>• Olhar conjugado<br>• Campos visuais<br>• Linguagem |

**Tabela 27.2** Escala Los Angeles Prehospital Stroke Screen (LAPSS).

| Critérios de seleção | | | |
|---|---|---|---|
| Idade > 45 anos | ☐ Sim | ☐ Desconhecido | ☐ Não |
| Ausência de história de crises convulsiva | ☐ Sim | ☐ Desconhecido | ☐ Não |
| Sintomas neurológicos iniciaram nas últimas 24 horas | ☐ Sim | ☐ Desconhecido | ☐ Não |
| Paciente deambulava antes do evento | ☐ Sim | ☐ Desconhecido | ☐ Não |

| Glicemia capilar entre 60 e 400 mg/dL | ☐ Sim | ☐ Não |
|---|---|---|

| Exame (procurar assimetrias) | | Direita | Esquerda |
|---|---|---|---|
| Facial: sorriso e careteamento | ☐ Normal | ☐ Queda | ☐ Queda |
| Aperto de mão | ☐ Normal | ☐ Fraco<br>☐ Ausente | ☐ Fraco<br>☐ Ausente |
| Fraqueza no braço | ☐ Normal | ☐ Fraco<br>☐ Ausente | ☐ Fraco<br>☐ Ausente |

ditivo positivo de 86% (95% IC, 70%-95%) e valor preditivo negativo de 98% (95% IC, 95%-99%), o que a confere alta acurácia para identificação de pacientes com AVC isquêmico ou hemorrágico agudo.

Os enfermeiros responsáveis pela triagem devem ser treinados e utilizarem protocolos específicos para emergências, que podem incluir essas escalas. Um sistema de classificação de gravidade e prioridade de atendimento com cinco níveis é recomendado pelo Colégio Americano de Emergência e pela Associação Americana de Enfermeiras em Emergência. Caso uma classificação de cinco níveis seja adotada, o AVC classifica-se como nível 2 – necessita de atendimento imediato, mesma categoria de infarto ou trauma.

Embora, os sinais e sintomas de AVC sejam clássicos, eles são de acordo com o território acometido. A Tabela 27.3, a seguir, ilustra as principais síndromes e os respectivos territórios.

Várias condições podem mimetizar o AVC. A Tabela 27.4, a seguir, ilustra as principais situações e achados clínicos.

**Tabela 27.3** Sintomas clássicos relacionados às diferentes topografias cerebrais.

| Esquerda (hemisfério dominante) |
|---|
| Desvio conjugado do olhar para esquerda |
| Déficit campo visual direito (hemianopsia) |
| Hemiparesia à direita |
| Perda sensitiva à direita |

| Direita (hemisfério não dominante) |
|---|
| Desvio conjugado do olhar para direita |
| Déficit campo visual esquerdo |
| Hemiparesia à esquerda |
| Perda sensitiva à esquerda |
| Negligência |

*(Continua)*

**Tabela 27.3** Sintomas clássicos relacionados às diferentes topografias cerebrais.

*(Continuação)*

| Tronco cerebral |
| --- |
| Náuseas e/ou vômito |
| Diplopia, desvio do olhar conjugado, paresia de olhar |
| Disartria/disfagia |
| Vertigem |
| Hemiparesia ou quadriparesia |
| Perda sensitiva em hemicorpo ou nos quatro membros |
| Rebaixamento do nível de consciência |
| Respiração anormal |
| **Cerebelo** |
| Ataxia de marcha |
| Ataxia apendicular |
| **Hemorrágico** |
| Déficit focal semelhante ao AVCI |
| Cefaleia súbita e intensa (HSA) |
| Náusea, vômitos |
| Rebaixamento do nível de consciência |

Uma vez a confirmação da suspeita diagnóstica de AVC realizada, o enfermeiro deve garantir que os tempos a seguir (Tabela 27.5) sejam alcançados, tratando-se de metas estabelecidas pelo *National Institute of Neurological Disorders* (NINDS):

## ASSISTÊNCIA NA SALA DE EMERGÊNCIA

A maioria dos pacientes com AVCI apresenta-se com condições hemodinâmicas estáveis na admissão, porém pacientes com AVCI em circulação posterior podem necessitar de suporte ventilatório, especialmente quando há rebaixamento do nível de consciência.

Parada cardíaca e arritmias com repercussão hemodinâmica também são eventos raros, mas podem ocorrer nas primeiras horas após os sintomas; muitas vezes elas estão combinadas com outras condições agudas, como infarto agudo do miocárdio, fibrilação atrial, insuficiência cardíaca ou dissecção de aorta. A monitorização cardíaca deve ser mantida diante da suspeita diagnóstica de AVC e auxilia na identificação dessas condições.

A avaliação neurológica deve ser realizada a partir da escala de coma de Glasgow (ECG) e da escala de AVC do *National Institute of Health* (NIHSS).

A escala de AVC do *National Institutes of Health* (NIHSS) é uma escala com 11 itens do exame neurológico: nível de consciência, comandos, motricidade ocular, campos visuais, paresia facial, força muscular em membros superiores e inferiores, ataxia, sensibilidade, linguagem, comunicação e negligência.

É considerado um método utilizado para avaliação da gravidade do AVC, por isso sua aplicação deve ser realizada diante da suspeita clínica pelo médico e/ou enfermeiro e posteriormente a reaplicação tem o objetivo de identificar mudanças clínicas e respostas ao tratamento.

A escala é simples, válida, confiável e replicável, sendo aplicada com tempo médio de 6 minutos. A pontuação varia de 0 a 42 pontos, de acordo com déficit neurológico que o paciente apresenta no momento da avaliação. Cada item recebe o valor de acordo com a pontuação estabelecida.

Requer certificação específica, e a *American Stroke Association* (ASA) e o *National Institute of Health* (NIH) dispõem de validações da escala em português gratuitamente pela internet (http://nihss-portuguese.training-campus.net/) (Tabela 27.6; Figura 27.1; Quadro 27.1).

**Tabela 27.4** Condições clínicas que mimetizam AVC.

| | |
| --- | --- |
| Psicogênicas | Não há achados objetivos na avaliação de nervos, déficits em locais não vasculares, exame físico inconsistente |
| Crises convulsivas | História de crises convulsivas, crise convulsiva testemunhada, período pós-ictal |
| Hipoglicemia | História de diabetes, glicemia capilar baixa, rebaixamento do nível de consciência |
| Enxaqueca com aura | História prévia de enxaqueca com aura, cefaleia intensa |
| Encefalopatia hipertensiva | Cefaleia, delírio, hipertensão significativa, cegueira cortical, edema cerebral, convulsões |
| Encefalopatia de Wernicke | História de uso de álcool, ataxia, oftalmoplegia, confusão mental |
| Abscesso em sistema nervoso central | História de uso crônico de álcool, endocardite, dispositivo implantável e febre. |
| Tumor em sistema nervoso central | Progressão gradual dos sintomas, presença de outro foco de malignidade, crise convulsiva na apresentação clínica |
| Intoxicação por drogas | Lítio, fenitoina, carbamazepina |

Acidente Vascular Cerebral | Atuação Multiprofissional em Acidente Vascular Cerebral

**Tabela 27.5** Metas para atendimento de AVC de acordo com o NINDS.

| Recomendação | Tempo máximo |
|---|---|
| Admissão – Primeiro atendimento médico | 10 minutos |
| Admissão – Realizar a tomografia de crânio | 25 minutos |
| Admissão – Obter o laudo da tomografia de crânio | 45 minutos |
| Admissão – Administração da terapia trombolítica | 60 minutos |
| Admissão – Avaliação médica neurológica | 15 minutos |
| Admissão – Avaliação neurocirurgião* | 2 horas |
| Admissão – Admissão em leito de UTI | 3 horas |

*Caso haja necessidade, pode ser necessária transferência de hospital.

**Tabela 27.6** Escala de AVC do National Institute of Health (NIHSS).

| Orientação | Definição escala |
|---|---|
| **1a. Nível de consciência**<br>• Escolher uma alternativa mesmo se avaliação prejudicada por tubo endotraqueal, linguagem ou trauma<br>• Dar **3** somente se não for obtida resposta aos estímulos dolorosos | **0** = alerta<br>**1** = desperta com estímulo verbal<br>**2** = desperta somente com estímulo doloroso<br>**3** = respostas reflexas ou sem resposta aos estímulos dolorosos |
| **1b. Orientação: idade e mês**<br>• Resposta deve ser correta, não há nota parcial<br>• Paciente com afasia ou com alteração do nível de consciência que não compreende as perguntas receberá 2<br>• Intubação endotraqueal, trauma, disartria grave ou qualquer problema não secundário à afasia 1 | **0** = ambas corretas<br>**1** = uma questão correta<br>**2** = ambas incorretas |
| **1c. Comandos: abrir e fechar olhos, apertar e soltar a mão**<br>• Realizar com a mão não parética<br>• Substitua por outro comando se as mãos não puderem ser utilizadas. Crédito se a tentativa for realizada, mas não realizada devido ao déficit neurológico<br>• Se não responder ao comando, devem ser utilizados gestos | **0** = ambas corretas<br>**1** = uma tarefa correta<br>**2** = ambas incorretas |
| **2. Motricidade ocular (voluntária ou olhos de boneca)**<br>• Somente olhar horizontal testado.<br>• Se o paciente tem paresia do III, IV ou VI isolada marque **1**. Testar em pacientes afásicos. Paciente com trauma ocular ou alteração dos campos visuais deve ser testado com movimentos reflexos<br>• Todos pacientes são testados. | **0** = normal<br>**1** = paresia do olhar conjugado<br>**2** = desvio conjugado do olhar |
| **3. Campos visuais**<br>• Se houver cegueira monocular, os campos visuais do outro olho devem ser considerados<br>• Se o paciente for cego por qualquer outra causa marque **3**<br>• Extinção, o paciente recebe **1** e os resultados são utilizados para responder à questão 11 | **0** = normal<br>**1** = hemianopsia parcial, quadrantanopsia, extinção<br>**2** = hemianopsia completa<br>**3** = cegueira cortical |

*(Continua)*

Enfermagem no Manejo do Paciente com Acidente Vascular Cerebral

**Tabela 27.6** Escala de AVC do National Institute of Health (NIHSS).

*(Continuação)*

| Orientação | Definição escala |
|---|---|
| **4. Paresia facial:**<br>Considere simetria da contração facial em resposta aos estímulos dolorosos nos pacientes com alteração do nível de consciência | **0** = normal<br>**1** = paresia mínima (aspecto normal em repouso, sorriso assimétrico)<br>**2** = paresia/segmento inferior da face<br>**3** = paresia/segmentos superior e inferior da face |
| **5. Motor membro superiores braços entendidos 90° (sentado) ou 45° (deitado) por 10 s**<br>● Iniciar com o lado não parético<br>● Paciente afásico utilizar gestos e não utilizar estímulos dolorosos | **0** = sem queda<br>**1** = queda, mas não atinge o leito<br>**2** = força contra gravidade, mas não sustenta<br>**3** = sem força contra gravidade, mas qualquer movimento mínimo conta<br>**4** = sem movimento |
| **6. Motor membro inferior**<br>● Elevar perna a 30° deitado por 5 s | **0** = sem queda<br>**1** = queda, mas não atinge o leito<br>**2** = força contra gravidade, mas não sustenta<br>**3** = sem força contra gravidade, mas qualquer movimento mínimo conta<br>**4** = sem movimento |
| **7. Ataxia apendicular**<br>● Faça os testes com os olhos abertos.<br>● Index-nariz e calcanhar-joelho em ambos os lados<br>● Ataxia considerada somente se for presente<br>● Se o paciente estiver afásico ou plégico não considerar | **0** = sem ataxia (ou afásico hemiplégico)<br>**1** = ataxia em membro superior ou inferior<br>**2** = ataxia em membro superior e inferior |
| **8. Sensibilidade dolorosa**<br>● Afásico ou com rebaixamento do nível de consciência **0 ou 1**<br>● AVC de tronco com déficit bilateral = **2**<br>● Se o paciente não responder e estiver tetraplégico marque **2**<br>● Paciente em coma recebe **2** | **0** — normal<br>**1** = déficit unilateral, mas reconhece o estímulo (ou afásico confuso)<br>**2** = paciente não reconhece o estímulo ou coma ou déficit bilateral |
| **9. Linguagem**<br>● Descrever o que está acontecendo na figura, nomear os objetos em anexo e ler frases<br>● O paciente intubado deve ser solicitado para escrever uma frase. O paciente em coma recebe **3**<br>● Mutismo que não consegue realizar nenhum comando = **3** | **0** = normal<br>**1** = afasia leve-moderada (compreensível)<br>**2** = afasia severa (quase sem troca de informações)<br>**3** = mudo, afasia global, coma |
| **10. Disartria**<br>● Ler as palavras em anexo | **0** = normal<br>**1** = leve a moderada<br>**2** = severa, ininteligível ou mudo<br>**X** = intubado |

*(Continua)*

**Tabela 27.6** Escala de AVC do National Institute of Health (NIHSS).

*(Continuação)*

| Orientação | Definição escala |
|---|---|
| **11. Extinção/negligência**<br>• Se houver grave déficit visual e os estímulos sensitivos normais, deve ser considerado normal<br>• Se paciente afásico, mas percebe ambos os lados, é considerado normal<br>• A negligencia somente é considerada quando presente | **0** = normal<br>**1** = negligência ou extinção em uma modalidade sensorial<br>**2** = negligência em mais de uma modalidade sensorial |
| **Total** | |
| **Assinatura e CRM/COREN** | |

**Quadro 27.1** Frases e palavras para avaliação da linguagem e disartria.

| |
|---|
| Eles o ouviram falar no rádio na noite passada. |
| Eu cheguei em casa do trabalho. |
| Você sabe como. |
| Com os pés no chão. |
| Perto da mesa na sala de jantar. |
| Mamãe |
| Tic-tac |
| Paralelo |
| Obrigado |
| Estrada-de-ferro |
| Jogador de futebol |
| Problema |

## EXAMES LABORATORIAIS E DE IMAGEM

Diversos exames devem ser realizados e um sistema de coleta e liberação de resultados urgentes deve ser implementado. O objetivo primário desses testes é excluir diagnósticos diferenciais diante da suspeita de AVC. Os exames recomendados diante da suspeita de AVC são (Tabela 27.7):

O exame de imagem na emergência deve ser realizado com o objetivo de diferenciar lesões isquêmicas de hemorrágicas e também para afastar causas não vasculares de déficit neurológico. Outros objetivos são para determinar localização e extensão das lesões.

Tomografia de crânio e ressonância magnética são métodos seguros e aceitos. Fatores como baixo custo, disponibilidade e rapidez fazem com que a tomografia

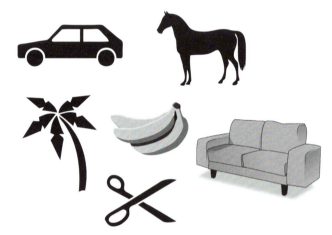

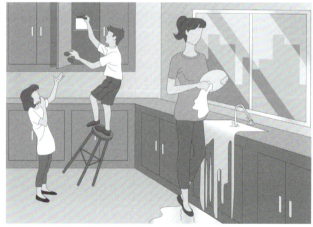

**Figura 27.1** Ilustrações para avaliação de linguagem e disartria.

seja amplamente utilizada nos serviços de emergência. É recomendado que o exame de imagem seja realizado em até 25 minutos da admissão do paciente (tempo porta-imagem) e seja interpretado em até 20 minutos após sua finalização (tempo porta-laudo) para pacientes elegíveis à terapia trombolítica.

Enfermagem no Manejo do Paciente com Acidente Vascular Cerebral

**Tabela 27.7** Exames recomendados para pacientes com suspeita de AVC.

| | |
|---|---|
| **Todos os pacientes** | Tomografia de crânio sem contraste recomenda-se fortemente a utilização de um método para demonstração da oclusão arterial; atualmente utilizamos a angiotomografia de crânio e dos vasos cervicais, a ressonância magnética também pode ser utilizada, Glicemia, saturação de oxigênio, eletrólitos e função renal*, hemograma com plaquetas e coagulograma com TP, TTPA e RNI*, Marcadores cardíacos*, eletrocardiograma.* |
| **Pacientes selecionados** Quando existe dúvida diagnóstica | TT, anti fator Xa ou ECT (tempo de ecarina) caso haja suspeita de uso de inibidor direto da trombina ou inibidores diretos do fator Xa, função hepática, perfil toxicológico, etanol sérico, BHCG sérico, Gasometria arterial (quando existir suspeita de hipóxia), punção lombar (se suspeita de HSA e CT normal), Rx de tórax (se suspeita de doença pulmonar associada), eletroencefalograma (se suspeita de crise convulsiva). |

\* Embora seja desejável que os resultados fiquem prontos antes do tratamento trombolítico, a terapia não deve ser atrasada em detrimento dos resultados, exceto (1) se houver suspeita de anormalidades no coagulograma, (2) se o paciente recebeu heparina ou varfarina, ou (3) se o paciente utilizou outros anticoagulantes como inibidor direto da trombina ou inibidor do fator Xa.
ECT ( tempo de ecarina) e anti fator Xa não são exames atualmente disponíveis de rotina em emergências.

## TRATAMENTO

Os pacientes com diagnóstico de AVCI devem ser sempre avaliados para a elegibilidade de receber tratamento de reperfusão. O tratamento de reperfusão pode ser feito com terapia trombolítica endovenosa ou tratamento intra-arterial com trombólise química ou trombectomia mecânica.

A seleção de pacientes para o tratamento de reperfusão envolve algumas variáveis como: tempo decorrido desde o início dos sintomas, gravidade dos sintomas de AVC (pontuação na escala de NIHSS), extensão da área central de infarto, presença de tecido cerebral viável, risco de hemorragia, respeitando os critérios de inclusão e exclusão.

Os pacientes com HIP e HSA deverão ser avaliados criteriosamente pela equipe de neurocirurgia e o tratamento instituído dependerá da condição clínica do paciente, tamanho e localização da hemorragia intracraniana.

## Terapia trombolítica endovenosa

A terapia trombolítica endovenosa consiste na administração de rt-pa (alteplase) intravenosa para pacientes selecionados avaliados pelos critérios de inclusão e exclusão.

Os critérios de elegibilidade para terapia endovenosa até três horas do início dos sintomas são:

- Diagnóstico de AVCI causando déficit neurológico mensurável;
- Tratamento até 4,5 horas do início dos sintomas;
- Idade ≥ 18 anos.

Os critérios de exclusão são:

- Trauma craniano ou AVCI nos últimos três meses;
- Sintomas que sugiram hemorragia subaracnóidea;
- Alterações na coagulação sanguínea: plaquetas <100.000/mm³;

- Hemorragia intracraniana prévia, malformação arteriovenosa ou aneurisma cerebral;
- Neoplasia intracraniana maligna;
- Cirurgia intracraniana ou na coluna;
- Pressão arterial (sistólica > 185 ou diastólica >110 mmHg);
- Sangramento ativo (exceto menstruação);
- Uso de heparina nas últimas 48 horas, resultando em anormalidade no TTPa maior que o limite superior normal;
- Uso de varfarina com RNI > 1.7 ou TP > 15 segundos;
- Uso de inibidor direto da trombina ou inibidor direto do fator Xa (dabigatrana, rivaroxabana, apixabana) nas últimas 48 horas;
- Tomografia com infarto definido acometendo mais de 1/3 do território da artéria cerebral média.

Critérios de exclusão relativos:

- Cirurgia recente (avaliar risco e benefício da terapia);
- Déficit mínimo ou melhora espontânea dos sintomas;
- Gravidez;
- Crise convulsiva com déficits neurológicos pós--ictal;
- Cirurgia de grande porte ou trauma nos últimos 14 dias;
- Sangramento gastrointestinal ou geniturinário nos últimos 21 dias;
- Infarto agudo do miocárdio nos últimos três meses.

Desde 2008, com a publicação do estudo ECASS-3, foram estabelecidas a eficácia e a segurança do tratamen-

**CAPÍTULO 27**     **281**

to trombolítico no período de 3 horas a 4,5 horas do início dos sintomas. A efetividade nessa janela terapêutica foi estabelecida respeitando alguns critérios de exclusão diferentes da janela de 3 horas. Os pacientes que devem ser avaliados com cautela na janela até 4,5 horas são: os maiores de 80 anos, pacientes em uso de anticoagulantes independente do RNI aqueles com, NIHSS > 25 e os diabéticos com história prévia de AVC.

A administração da terapia trombolítica é de responsabilidade do enfermeiro após a prescrição pelo médico. A dose recomendada para pacientes com AVC é 0,9 mg/kg de peso do paciente. Caso não seja possível pesar o paciente e ele desconheça seu peso, duas pessoas da equipe, preferencialmente um médico e um enfermeiro, devem estimar o peso e utilizar-se a média para prescrição da dose.

O medicamento deve ser reconstituído imediatamente antes da infusão, e cada frasco contém 50 mL de água e 50 mg de pó liofilizado, sendo que a concentração final será 1 mg/mL após o preparo. A infusão deve ser realizada em acesso venoso exclusivo, 10% da dose em *bolus* de 1 minuto em seringa e o restante infundido em 60 minutos com dispositivo de controle de fluxo (bomba de infusão). Antes da infusão, o enfermeiro deve certificar-se da permeabilidade dos acessos venosos e da dose a ser administrada.

## Tratamento endovascular

O tratamento endovascular consiste na injeção de drogas fibrinolíticas (rt-PA) administradas intra-arterial, através da cateterização do vaso ocluído, com doses menores de fibrinolítico e com maior taxa de recanalização, quando comparado à trombólise endovenosa.

As evidências para trombólise intrarterial surgiram a partir do ensaio clínico PROACT II. O estudo PROACT II randomizou 180 pacientes de forma prospectiva e utilizou pró-uroquinase, administrada até 6 horas do início dos sintomas, para pacientes com oclusões proximais da artéria cerebral média nos seguimentos (M1 e M2).

Os resultados positivos do PROACT II e do MELT foram extrapolados para outros fibrinolíticos, incluindo o (rt-PA). O uso de (rt-PA) intra-arterial para os casos de AVC de circulação posterior também foi extrapolado baseado no consenso de especialistas ou série de casos. Algumas séries, com oclusão da artéria basilar, mostraram eficácia da terapia trombolítica intra-arterial até 12 horas do início dos sintomas.

Desde 2004, com o uso do dispositivo MERCI e posteriormente com outros dispositivos, o tratamento endovascular com trombectomia mecânica ou a associação entre trombólise endovenosa e trombectomia mecânica vem sendo estudados. Os estudos mais importantes dessa fase inicial foram: MERCI trial, PENUMBRA trial, SWIFT trial, TREVO 2 study, IMS III trial. Esses estudos demonstraram características semelhantes, como as maiores taxas de recanalização dos vasos ocluídos, porém falharam em demonstrar desfechos clínicos favoráveis.

A partir de 2014, finalmente surgiram estudos positivos para o tratamento endovascular. Alguns fatores ajudaram a demonstrar melhores desfechos clínicos como a evolução dos dispositivos, com o aparecimento dos *stent retrievers* e a seleção de pacientes com NIHSS alto e oclusão documentada de vasos proximais como o T carotídeo e a artéria cerebral media nos seus seguimentos proximais (M1 e M2).

A seleção desses pacientes através da utilização de exames de imagem avançados como angiotomografia de vasos cervicais e de vasos cranianos, perfusão por tomografia computadorizada, alguns casos selecionados com a utilização de ressonância magnética foi certamente outro fator que contribuiu para o sucesso dos estudos. Além disso, o tempo do início dos sintomas até a abertura da artéria na hemodinâmica foi menor. Os principais estudos que demonstraram a eficácia do tratamento endovascular foram MR CLEAN trial, ESCAPE trial, EXTEND IA trial, SWIFT PRIME trial, REVASCAT trial.

## CUIDADOS DE ENFERMAGEM

Os pacientes submetidos à terapia trombolítica endovenosa ou intra-arterial devem ser internados em unidade de terapia intensiva por pelo menos 24 horas após o término do procedimento. A estada na UTI deve ser estendida enquanto a condição clínica do paciente exija monitorização neurológica e cardiológica intensiva.

Os pacientes com HIP e HSA com risco ou comprometimento do nível de consciência e/ou instabilidade hemodinâmica também devem ser internados nas primeiras horas em unidades de terapia intensiva.

Pacientes com quadro clínico leve a moderado podem ser internados em unidades semi-intensivas. A necessidade de monitorização neurológica e a instabilidade hemodinâmica são os elementos que devem ser levados em conta para alocação nas primeiras horas após a injúria na unidade correta.

A assistência de enfermagem deve ser baseada no reconhecimento precoce dos sinais e sintomas de piora clínica, monitorização e controle dos riscos específicos de complicações potenciais, como disfagia, hiperglicemia, infecções, sangramentos, queda e úlcera por pressão, de acordo com os tópicos a seguir.

As Tabelas 27.8 e 27.9, a seguir, ilustram os principais cuidados a serem designados aos pacientes de acordo com o tratamento proposto.

### Acesso venoso

Idealmente, dois ou três acessos venosos devem ser estabelecidos quando o paciente é submetido a tratamento trombolítico. Um dos acessos deve ser exclusivo para

Enfermagem no Manejo do Paciente com Acidente Vascular Cerebral

**Tabela 27.8** Cuidados de enfermagem nas primeiras 24 horas após o tratamento trombolítico.

| | |
|---|---|
| **Avaliação neurológica e sinais vitais (exceto temperatura)** | • 15/15 minutos nas primeiras 2 horas após início da infusão de rtPA<br>• 30/30 minutos nas próximas 6 horas<br>• 1/1 hora nas próximas 16 horas (somam-se 24 horas)<br>• A frequência da monitorização da pressão arterial deve ser aumentada quando a pressão sistólica ≥ 180 mmHg ou diastólica ≥ 105 mmHg |
| **Temperatura** | • Avaliar a cada 4 horas |
| **Comunicar equipe médica** | • Pressão arterial sistólica > 185 mmHg ou < 110 mmHg<br>• Pressão arterial diastólica > 105 mmHg ou < 60 mmHg<br>• Frequência cardíaca < 50bmp ou > 110 bpm<br>• Frequência respiratória > 24 ipm<br>• Temperatura > 37.8 ºC<br>• Piora dos sintomas ou rebaixamento do nível de consciência |
| **Padrão respiratório** | • Oferecer oxigênio se saturação $O_2$ ≤ 92% (2 a 3L/min) |
| **Monitorização cardíaca** | • Manter por no mínimo 72 horas |
| **Balanço hídrico** | • Controlar perdas e ingestas |
| **Nível de atividade** | • Manter repouso absoluto no leito por 24 horas |
| **Medicamentos** | • Não administrar AAS, clopidogrel, heparinas ou outros anticoagulantes por 24 horas<br>• Infusão de soro fisiológico: 75 a 100 mL/hora, não administrar soro glicosado |
| **Exames** | • Tomografia de crânio ou ressonância magnética após infusão do rtPA |
| **Alimentação** | • Jejum até avaliação fonoaudiológica (disfagia) |

**Tabela 27.9** Cuidados de enfermagem no caso de tratamento clínico de suporte.

| | |
|---|---|
| **Avaliação neurológica e sinais vitais** | • Na terapia intensiva: 1/1h<br>• A frequência mínima de verificação dos sinais vitais deve ser de 4/4 horas |
| **Comunicar equipe médica** | • Pressão arterial sistólica > 220 mmHeg ou < 110 mmHg<br>• Pressão arterial diastólica > 120 mmHg ou < 60 mmHg<br>• Frequência cardíaca < 50bmp ou > 110 bpm<br>• Frequência respiratória > 24 ipm<br>• Temperatura > 37.8 ºC<br>• Piora dos sintomas ou rebaixamento do nível de consciência |
| **Padrão respiratório** | • Oferecer oxigênio se saturação $O_2$ ≤ 92% (2 a 3L/min) |
| **Monitorização cardíaca** | • Manter por 24 a 48 horas |
| **Balanço hídrico** | • Controlar perdas e ingestas |
| **Nível de atividade** | • Manter repouso absoluto no leito por 24 horas |
| **Medicamentos** | • Administrar AAS, clopidogrel, heparinas ou outros anticoagulantes nas primeiras 24 horas de acordo com a prescrição médica<br>• Infusão de soro fisiológico: 75 a 100 mL/hora, não administrar soro glicosado |
| **Exames** | • Tomografia de crânio ou ressonância magnética após 24 ou 48 horas |
| **Alimentação** | • Jejum até avaliação fonoaudiológica (disfagia) |

CAPÍTULO 27

Acidente Vascular Cerebral — Atuação Multiprofissional em Acidente Vascular Cerebral

o rtPA, outro para administração de fluido caso seja necessário e o terceiro caso, medicamentos para o controle da pressão arterial, por exemplo. Os exames laboratoriais devem ser coletados antes da infusão de qualquer fluido.

## Controle dos sinais vitais

A monitorização do ritmo cardíaco deve ser mantida por no mínimo 24 a 48 horas. Algumas lesões cerebrais podem cursar com arritmias e choque cardiogênico. Infartos insulares principalmente do hemisfério direito estão associados com o aumento da incidência de arritmias, possivelmente por disfunção simpática e parassimpática. Também pacientes com problemas cardíacos pré-existentes podem cursar com infarto agudo do miocárdio.

A pressão arterial (PA) está elevada em 80% de todos os casos de AVCI, especialmente nos primeiros dois dias. A elevação da PA atua como mecanismo compensatório para manter a pressão de perfusão cerebral (PPC) e diminuir a hipóxia na área afetada.

A elevação dos níveis pressóricos aumenta o risco de transformação hemorrágica. É recomendado para pacientes trombolisados manter a pressão arterial sistólica (PAS) < 185 mmHg e pressão arterial diastólica (PAD) < 110 mmHg. Em pacientes não trombolisados o tratamento agressivo da pressão deve ser considerado caso os níveis sejam superiores a 220 mmHg da PAS e 120 mmHg da PAD.

A verificação da PA deve ser no mínimo a cada duas horas no primeiro dia e enquanto persistir a instabilidade hemodinâmica e o risco de hipertensão (PAS > 220 mmHg e PAD > 120 mmHg) ou hipotensão (PAM < 90 mmHg). Caso o paciente esteja recebendo droga vasoativa, o intervalo deve ser reduzido ao máximo de hora em hora. Em alguns casos o monitor de pressão invasiva pode ser necessário.

A monitorização da oximetria de pulso também deve ser mantida, e somente se a saturação de oxigênio atingir níveis inferiores a 92% deve-se prover oxigênio através de um cateter nasal entre 2 e 4 l/min.

O controle da temperatura deve ser realizado no mínimo a cada quatro horas, e a hipertermia está associada a um pior prognóstico.

A glicemia capilar deve ser monitorada e a hipoglicemia e a hiperglicemia devem ser tratadas agressivamente. A hiperglicemia está relacionada ao aumento da zona isquêmica e das chances de transformação hemorrágica, redução dos benefícios da recanalização (pós-trombólise) por fornecer substrato adicional para o metabolismo anaeróbio, promovendo acidose lática e liberando radicais livres. A glicemia deve ser mantida entre 80 e 140 mg/dL.

## Exame neurológico

A avaliação neurológica deve-se manter com a utilização das escalas de coma de Glasgow (ECG) e de NIHSS.

Existem sinais e sintomas de hipertensão intracraniana (HIC), que devem ser monitorizados. Os primeiros sinais clínicos que devem ser observados são: diminuição do nível de consciência, cefaleia, náuseas e vômitos, distúrbios visuais e alterações respiratórias (por exemplo, Cheyne Stokes). Os sinais tardios são alterações pupilares, alterações persistentes de sinais vitais e alterações do padrão respiratório com repercussão na gasometria.

A monitorização intensiva do padrão neurológico, além dos sinais vitais, é crucial para identificação precoce de complicações, e uma delas é a transformação hemorrágica da área isquêmica. O NIHSS pode contribuir para a avaliação do prognóstico e está relacionado ao volume do infarto.

Pacientes com NIHSS ≤ 10 têm prognóstico melhor que aqueles com NIHSS ≥ 20 pontos. O enfermeiro deve identificar o paciente que possui alto risco de transformação hemorrágica.

No estudo NINDS, pacientes com NIHSS ≥ 22 tiveram 17% de taxa de transformação hemorrágica pós-trombólise, enquanto os com NIHSS ≤10 tiveram 3%. Um estudo com pacientes portadores de AVC isquêmico e hemorrágico demonstrou que uma queda de 5 pontos na escala do NIHSS nas primeiras 24 horas se correlaciona com um risco cinco vezes menor de alta com assistência de enfermagem.

A Tabela 27.10, a seguir, demonstra as principais ações que o enfermeiro deve iniciar diante da suspeita de transformação hemorrágica ou sangramento em local crítico após administração de rtPA.

## Decúbito e nível de atividade

Os cuidados iniciais devem ser manutenção do decúbito elevado a 30°, alinhamento cervical e alívio da dor.

## Prevenção de complicações

Após a fase hiperaguda, a assistência do paciente com AVC deve focar na prevenção de complicações para redução da morbimortalidade e promover a reabilitação para melhorar a qualidade de vida.

A disfagia é uma complicação frequente para os pacientes com AVC, por isso uma avaliação a partir de um protocolo validado deve ser realizada com o paciente em jejum de líquidos, alimentos e medicamentos. Após a liberação da dieta ainda se devem observar sinais de tosse, voz molhada, dificuldade e/ou demora em deglutir, além de dificuldade para se concentrar enquanto come. Caso seja diagnosticado disfagia, a sonda pós-pilórica deve ser instituída o mais precoce possível.

As infecções estão associadas ao aumento da mortalidade, e os primeiros sinais são febre e alteração do nível de consciência. As infecções mais comuns são: pneumonia e do trato urinário (ITU). A pneumonia pode ser pre-

Enfermagem no Manejo do Paciente com Acidente Vascular Cerebral

**Tabela 27.10** Ações críticas diante da suspeita de sangramento intracraniano ou em local crítico após rtPA.

| Assistência | Suspeita de sangramento intracraniano ou sistêmico | 2-24 horas após sangramento intracraniano | 24-36 horas após sangramento intracraniano |
|---|---|---|---|
| **Outras especialidades** | Neurocirurgia (intracraniano) Hematologia (intracraniano) Cirurgia geral (sistêmico) | | |
| **Controles de enfermagem** | 1. Sinais vitais 15/15 min 2. Avaliação neurológica 15/15 min – atenção para HIC 3. Monitorização contínua ECG 4. Observar outros locais de sangramento | 1. Sinais vitais 1/1hora 2. Avaliação neurológica – atenção para HIC, utilizar ECGl e avaliação pupilar 3. Monitorização contínua ECG, PIC e SVO$_2$ | 1. Diminuir a frequência de avaliação de acordo com a estabilidade clínica 2. Considerar suspensão da monitorização com ECG |
| **Diagnóstico** | 1. TC ou RM de crânio 2. Coagulograma completo 3. Considerar: monitorização de SVO$_2$ PIC e hemodinâmica | 1. Laboratório: Sódio, osmolaridade (se manitol), 2. Glucose (mínimo 6/6 horas), 3. Considerar monitor de PIC | 1. Considerar descontinuação da monitorização de O$_2$ |
| **Tratamento** | 1. Parar infusão do rtPA 2. Considerar hiperventilação, administração de manitol, administração de hemoderivados (PCC, crioprecipitado, PFC, Fator VIIa) 3. Considerar cirurgia 4. Realizar compressão mecânica se possível | 1. Manter a PO2 > 90 mmHg 2. Considerar hiperventilação 3. Considerar manitol 4. Considerar cirurgia 5. Atenção para coma hiperosmolar e cetoacidose diabética | 1. Manter a PO2 > 90 mmHg 2. Reduzir hiperventilação 3. Reduzir manitol 4. Reduzir drogas vasoativas |
| **Atividade** | Repouso absoluto no leito Mudança de decúbito a cada 1-2 horas caso tolerada | | Avance conforme tolerado |
| **Nutrição** | Jejum Considerar SNE | | Após avaliação de disfagia considerar alimentação VO ou via SNE |

HIC – hipertensão intracraniana; ECG – eletrocardiograma; TC – tomografia; RNM – ressonância magnética; PIC – pressão intracraniana; PFC – plasma fresco congelado; PCC – concentrado de complexo protrombínico; SNE – sonda nasoenteral; ECGl – escala de coma de Glasgow; SVO$_2$ – saturação venosa de oxigênio Vo- via oral.

venida com medidas simples como: avaliação da disfagia e mobilização precoce do paciente.

A ITU pode ser causada por bexiga neurogênica ou hiperreflexiva e ainda pode estar presente nos pacientes com sonda vesical de demora. A bexiga neurogênica causa retenção urinária e o cateterismo vesical intermitente se torna necessário quando o volume residual é maior que 100 mL. A bexiga hiperreflexiva causa incontinência urinária; neste caso, para prevenir infecção é necessária a higiene íntima e troca de fraldas mais frequentes.

Os fatores de risco para o desenvolvimento do tromboembolismo venoso (TEV) são a diminuição da mobilidade, da circulação venosa, paresias e ou plegias. Os pacientes com AVC possuem ao menos um fator de risco para TEV, por isso medidas profiláticas devem ser instituídas. Para pacientes com maior risco de sangramento ou que possuam contraindicação para uso de anticoagulantes, as medidas físicas são indicadas: uso

de meias elásticas com compressão pneumática intermitente e fisioterapia motora. Para os pacientes que não possuam contraindicação para anticoagulantes, o uso de doses profiláticas de heparina de baixo peso molecular ou não fracionada está indicado nas primeiras horas de internação.

Os pacientes após o AVC apresentam déficits motores que comprometem a marcha e o equilíbrio, aumentando o risco de queda. Medidas preventivas, como orientação dos pacientes e acompanhantes quanto ao risco, uso de métodos que identifiquem o risco no quarto, campainha próxima ao paciente, cama baixa com grades elevadas e orientação para que sempre que levantar deva estar acompanhado por um profissional da enfermagem, minimizam o risco para queda.

A diminuição da sensibilidade e mobilidade, a idade avançada, a diminuição do nível de consciência e as plegias são os principais fatores de risco das úlceras por

**CAPÍTULO 27**

pressão (UP). As principais regiões acometidas são: occipital, sacral, calcanhares e maléolos laterais. As medidas preventivas mais importantes são: mudança de decúbito a cada duas horas, uso de colchão piramidal, manter pele limpa, seca e hidratada, uso de protetor de calcâneo e curativos preventivos em locais de maior pressão. A utilização de escalas de avaliação de risco como a escala de Braden deve ser considerada.

A obstipação é a complicação gastrointestinal mais comum. Médicos e nutricionistas devem ser comunicados para iniciar tratamento precocemente. Medidas como alteração da dieta, uso de laxantes e aumento da ingesta hídrica podem melhorar a frequência das eliminações.

## EDUCAÇÃO DO PACIENTE E FAMILIAR

Pacientes e/ou familiares devem receber orientações sobre: o que é o AVC, quais são sinais e sintomas de alerta, seus fatores de risco pessoais, qual é o plano de tratamento proposto, quais são as modificações no estilo de vida que devem ser realizadas após a alta, se há necessidade de reabilitação, qual é o acompanhamento necessário após a alta e quais são e como usar os medicamentos prescritos após a alta.

Essas orientações auxiliam a equipe interdisciplinar a envolver o paciente e a família no plano terapêutico, facilitando o processo de recuperação e principalmente minimizando a chance de o paciente receber alta hospitalar com dúvidas.

## CONSIDERAÇÕES FINAIS

A assistência de enfermagem para o paciente com AVC é abrangente, pois é realizada em todos os níveis de cuidado, desde a prevenção primária até a reabilitação.

As fases hiperaguda e aguda são as que envolvem o diagnóstico, tratamento, identificação das possíveis complicações e início do plano de reabilitação, baseadas nas melhores evidências científicas.

## REFERÊNCIAS CONSULTADOS

1. Adams, HP, Jr., et al., Guidelines for the early management of adults with ischemic stroke: a guideline from the American Heart Association/American Stroke Association Stroke Council, Clinical Cardiology Council, Cardiovascular Radiology and Intervention Council, and the Atherosclerotic Peripheral Vascular Disease and Quality of Care Outcomes in Research Interdisciplinary Working Groups: the American Academy of Neurology affirms the value of this guideline as an educational tool for neurologists. Stroke, 2007. 38(5):1655-711.

2. Berkhermer OA, Fransen PS, Beumer D, van den Berg LA, Lingsma HF, Yoo AJ, et al; MR CLEAN Investigators. A randomized trial of intraarterial treatment for acute ischemic stroke. N Engl J Med. 2015;372:11-20.doi: 10,1056 NEJMMoa 141587.Palavras chave: AVC, Enfermagem, manejo.

3. Brott, T. and R.L. Reed, Intensive care for acute stroke in the community hospital setting. The first 24 hours. Stroke, 1989. 20(5):694-7.

4. Campbell BC, Mitchell PJ, Kleinig TJ, Dewey HM, Churilov L, Yassi N, et al; EXTEND-IA Investigators. Endovascular therapy for ischemic stroke with pefusion-imaging selection.N Engl J Med. 2015;372:1009-1018.doi: 10.1056 NEJMoa 1414792.

5. Del Zoppo, GJ, et al., Expansion of the time window for treatment of acute ischemic stroke with intravenous tissue plasminogen activator: a science advisory from the American Heart Association/American Stroke Association. Stroke, 2009. 40(8):2945-8.

6. Demchuk AM, GoyalM, Yeatts SD, Carrozzella J, FosterLD, QaziE, et al; IMS III Investigators, Recanalization and clinical outcome of occlusion sites at baseline CT angiography in the Interventional Management of stroke III trial. Radiology. 2014;273:202-210. doi: 10.1148 radiol.14132649.

7. Goyal M, DemchukAM, Menon BK, Eesa M,Rempel JL,ThorntonJ,et al; ESCAPE Trial Investigators, Randomized assessment of rapid endovascular treatment of ischemic stroke. N Engl J Med. 2015;372:1019-1030. doi:10.1056 NEJMoa 1414905.

8. Guimarães, R.B.G., Rangel Batista., Brazilian versions of stroke scales and clinical assessment tools: a standardization attempt plus improvement of the quality of life. Rev. bras. neurol, 2004. 40(3):5-13.

9. Hacke, W., et al., Thrombolysis with alteplase 3 to 4.5 hours after acute ischemic stroke. N Engl J Med, 2008. 359(13):1317-29.

10. Harbison, J, et al., Diagnostic accuracy of stroke referrals from primary care, emergency room physicians, and ambulance staff using the face arm speech test. Stroke, 2003. 34(1):71-6.
11. Hill MD, Rowley HA, Adler F, Eliasziw M, Furlan A, Higashida RT, et al; PROACT- II Investigators. Selection of acute ischemic stroke patients for intra-arterial thrombolysis with pro-urokinase by using ASPECTS. Stroke. 2003;34:1925-1931.doi: 10.116 01.STR.0000082483.37127.D0
12. Jauch, EC, et al., Guidelines for the early management of patients with acute ischemic stroke: a guideline for healthcare professionals from the American Heart Association/American Stroke Association. Stroke, 2013. 44(3):870-947.
13. Kaneko, I, [Advanced cardiovascular life support in AHA Guidelines 2010: Key changes from Guidelines 2005]. Nihon Rinsho, 2011. 69(4):623-9.
14. Kidwell, CS, et al., Identifying stroke in the field. Prospective validation of the Los Angeles prehospital stroke screen (LAPSS). Stroke, 2000. 31(1):71-6.
15. Kothari, R, et al., Early stroke recognition: developing an out-of-hospital NIH Stroke Scale. Acad Emerg Med, 1997. 4(10):986-90.
16. Llanes, JN, et al., The Los Angeles Motor Scale (LAMS): a new measure to characterize stroke severity in the field. Prehosp Emerg Care, 2004. 8(1):46-50.
17. Summers, D, et al., Comprehensive overview of nursing and interdisciplinary care of the acute ischemic stroke patient: a scientific statement from the American Heart Association. Stroke, 2009. 40(8):2911-44.
18. Teasdale, G and B. Jennett, Assessment of coma and impaired consciousness. A practical scale. Lancet, 1974. 2(7872):81-4.
19. Tirschwell, D.L., et al., Shortening the NIH Stroke scale for use in the prehospital setting. Stroke, 2002. 33(12):2801-6.
20. Tissue plasminogen activator for acute ischemic stroke. The National Institute of Neurological Disorders and Stroke rt-PA Stroke Study Group. N Engl J Med, 1995. 333(24):1581-7.

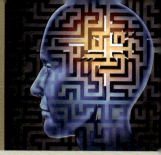

- Suzete N. F. da Guarda
- André G. Machado
- Adriana B. Conforto

# Recuperação do Paciente Pós-acidente Vascular Cerebral

**PONTOS-CHAVE**

- Mecanismos de plasticidade e compensação entram em ação após um acidente vascular cerebral isquêmico ou hemorrágico. Esses mecanismos podem ser benéficos, quando estão associados à melhora funcional, ou prejudiciais, em caso contrário.
- Há evidências científicas de que a terapia por contensão (ou contenção) induzida e a terapia robótica podem ser benéficas para a reabilitação do membro superior de pacientes selecionados, após acidente vascular cerebral.
- São necessárias evidências científicas, antes que as seguintes intervenções possam ser consideradas eficazes para a reabilitação de pacientes com acidente vascular cerebral: neuromodulação (invasiva ou não invasiva), realidade virtual e modulação farmacológica.

## INTRODUÇÃO

O acidente vascular cerebral (AVC) é a principal causa de incapacidade permanente em adultos. A maior parte dos pacientes sobrevive a um AVC, mas não é capaz de retornar às suas atividades de trabalho, e mais de um terço necessita de auxílio para realizar atividades da vida diária seis meses após o evento. As consequências do AVC para o indivíduo, a família e a sociedade são devastadoras.

A melhora dos déficits neurológicos costuma ocorrer de forma mais evidente nos primeiros três meses após o evento, tendendo a tornar-se estável a partir do sexto mês. Mesmo posteriormente, é possível que haja melhora do comprometimento neurológico, assim como de atividade e participação. O grau de recuperação vai depender da localização e da extensão da lesão, de processos de plasticidade no tecido preservado e do desenvolvimento de compensação comportamental. Uma das estratégias na busca da melhora dos *déficits* é potencializar mecanismos adaptativos de plasticidade, que, por definição, é a habilidade de reorganização de funções e conexões ao nível molecular, celular ou funcional.

Este capítulo abordará mecanismos de lesão neuronal decorrente do AVC, evidências disponíveis sobre as intervenções para melhora da função motora desses pacientes e estudos em andamento sobre novas estratégias de reabilitação.

## LESÃO NEURONAL E MECANISMOS DE PLASTICIDADE

Os déficits decorrentes do AVC são resultado de uma somatória de eventos. Além da morte neuronal, o edema, a diminuição do metabolismo e a inibição do crescimento axonal contribuem para aumentar a disfunção celular nos primeiros dias após o AVC. As perdas das funções ocorrem por lesão neuronal no local afetado e pelo comprometimento da conectividade entre a área lesada e outras regiões encefálicas.

Após um AVC, é descrita perda da função também em áreas distantes do local da lesão por hipometabolismo, fenômeno denominado diásquise. Em um AVC acometendo um hemisfério cerebral, por exemplo, é observada redução do fluxo sanguíneo e do metabolismo da glicose tanto no local acometido quanto no hemisfério cerebelar contralateral à lesão.

No caso do AVC isquêmico (AVCI), a região adjacente ao infarto, na qual há diminuição da perfusão sem lesão irreversível, é denominada área de penumbra. Esta área pode recuperar-se ou evoluir para infarto. Pode haver anormalidades de neurotransmissão na área de penumbra.

Pacientes com AVC hemorrágico (AVCh) têm pior prognóstico e maior taxa de mortalidade quando comparados a pacientes com AVCI, na fase aguda. Os mecanismos de lesão neuronal no AVCh dividem-se em primária e secundária. A lesão primária consiste no comprometimento da arquitetura celular causada pelo hematoma e pelo efeito de massa que ele proporciona, podendo resultar em diminuição do fluxo sanguíneo na área acometida. As lesões secundárias parecem resultar da cascata de eventos decorrentes da lesão primária, seja pela ativação de mecanismos homeostáticos para conter o sangramento, seja pela resposta tecidual ao hematoma.

Mecanismos de plasticidade e compensação entram em ação após um AVCI ou AVCh. Estes mecanismos podem ser benéficos quando estão associados à melhora funcional, ou prejudiciais, em caso contrário. Compensação e plasticidade adaptativa não são sinônimas. Os mecanismos de compensação estão relacionados ao acionamento de circuitos neurais não operantes fisiologicamente, na tentativa de suprir a função de áreas lesadas. Processos de compensação e plasticidade são observados não só no hemisfério acometido, mas também em áreas do hemisfério contralateral.

Estudos relacionados à recuperação pós-AVC têm abordado diversos sistemas, mas, considerando sua frequência e impacto na incapacidade, sistemas motores e de linguagem têm sido mais estudados. A velocidade da recuperação de algumas funções motoras levanta a hipótese de que existam sinapses e vias silenciosas que são ativadas em casos de lesões.

Após lesões no córtex motor primário, ocorre aumento do recrutamento de áreas motoras secundárias, como o córtex pré-motor dorsolateral e a área motora suplementar, em ambos os hemisférios cerebrais. Essa ativação bilateral pode ser adaptativa, mas nem sempre o é. É possível que diferentes mecanismos operem em pacientes diversos. Todo o sistema motor, cortical e subcortical, em áreas não acometidas pelo AVC, parece estar envolvido na recuperação da área lesada. Diversas evidências indicam que padrões de reorganização mais próximos de padrões fisiológicos são associados a uma melhor recuperação.

Na afasia, diferentes padrões de funcionamento cerebral podem ser observados após lesões: aumento da atividade em áreas de linguagem no hemisfério contralateral (que pode ser benéfico ou prejudicial), ou em áreas não lesadas no hemisfério ipsilateral (eficazes ou não, para a recuperação funcional).

A plasticidade está envolvida também no aprendizado normal e pode ocorrer espontaneamente ou ser induzida por treino motor repetitivo. As intervenções a seguir tentam maximizar processos de plasticidade adaptativa, levando à recuperação funcional.

## TERAPIAS BASEADAS EM EVIDÊNCIAS CIENTÍFICAS

### Terapia por contensão (ou contenção) induzida

Pacientes com *déficits* motores utilizam menos o membro parético para realizar suas atividades, o que pode levar à hipofunção ainda maior das áreas cerebrais acometidas. A não utilização de um membro, mesmo na presença de habilidade motora necessária para tal, configura o "desuso aprendido". Parte do *déficit* motor decorrente de um AVC é atribuída a esse fenômeno. Macacos voltam a usar o membro superior acometido quando há restrição do uso do membro intacto. Essa observação deu origem ao modelo precursor da terapia de contensão (ou contenção) induzida (TCI), técnica utilizada para estimular o uso do membro parético pós-AVC. O treino intensivo (contensão) e a restrição do membro superior (contenção) são aspectos centrais desse tipo de intervenção. Por isso, em português, qualquer um dos termos tem sido usado para designar este tipo de terapia.

Na TCI, o membro não parético é contido de forma a limitar seu uso enquanto diversas tarefas são realizadas com o membro parético. O protocolo tradicional consiste em: 1) treino repetitivo de tarefa orientada utilizando o membro mais acometido, classicamente seis horas por dia por duas semanas consecutivas; 2) aplicação dos ganhos obtidos durante o treinamento executando tarefas que o paciente realiza na vida real, para reforçar a adesão ao tratamento; 3) restrição do membro não acometido com luva ou tipoia por 90% do tempo em que o paciente estiver acordado. Vários protocolos foram publicados, com modificações do protocolo original. Além das intervenções ligadas à motricidade, o pacote comportamental e o contrato são componentes importantes dos protocolos de tratamento.

Dois treinos são aplicados enquanto o paciente desempenha suas atividades, o *shaping* e a prática de tarefas. O *shaping* é baseado nos princípios do treino comportamental. Uma tarefa é executada a cada vez com um grau maior de dificuldade ou com uma velocidade maior na sua execução. As atividades podem ser feitas em blocos de 30 segundos seguidas de retroalimentação quanto ao desempenho do paciente. Um exemplo é o deslocamento de caixas em cima de uma mesa, tarefa que pode ser modificada de modo a mover a caixa a distâncias maiores e utilizando caixas progressivamente mais pesadas, criando desafios progressivamente maiores.

A prática de tarefas envolve uma atividade executada de forma contínua por um período de 15 a 20 minutos.

Os parâmetros, como o tempo e o tipo da tarefa, podem mudar de modo a exigir um controle maior do membro acometido para a execução da atividade. Um exemplo é pedir para o paciente separar as roupas coloridas de uma cesta para que sejam lavadas. A retroalimentação é fornecida ao final de cada tarefa, e no exemplo dado é possível verificar a quantidade de roupa separada no tempo determinado, assim como a qualidade da tarefa executada.

O examinador pode então dizer ao paciente o número de repetições que ele conseguiu executar, dar sugestões de como o paciente pode melhorar os movimentos, pode demonstrar como executar esses movimentos e pode motivá-lo a obter um melhor resultado. É feito um contrato formal e por escrito entre o participante e o terapeuta, no qual o paciente compromete-se a utilizar o membro parético em situações específicas do seu dia a dia.

Devido à imobilização do lado não parético, o paciente é obrigado a utilizar o lado parético, o que o leva a uma melhora do *déficit* funcional e a modificações no córtex cerebral, demonstradas através de exames de neuroimagem funcional em pacientes com AVC. Diversos trabalhos demonstraram os benefícios da TCI, com melhora significante na função do membro parético. A melhora clínica é atribuída a mecanismos benéficos de neuroplasticidade, como sugerido por exames de neuroimagem estrutural, funcional e de estimulação magnética transcraniana.

Após a publicação de resultados benéficos da TCI em pacientes na fase crônica pós-AVC, foi realizado o estudo EXCITE (*Extremity Constraint-Induced Therapy Evaluation*). No EXCITE, comparou-se o uso da TCI em pacientes com AVC em fases distintas da evolução. Entre 3 e 9 meses do evento, um grupo (106 pacientes) foi submetido à TCI por 10 dias consecutivos e, um grupo controle (116 pacientes), a tratamento convencional. Com 15 a 21 meses do AVC, o grupo controle inicial foi submetido à TCI. Foi observada melhora significante e clinicamente relevante na função motora da mão em ambos os grupos, de acordo com o teste de função motora de Wolf e o MAL (*Motor Activity Log*). Até um ano após a intervenção, o benefício foi maior nos pacientes incluídos de forma mais precoce. Dois anos após a TCI, o benefício tornou-se semelhante nos dois grupos.

A TCI é utilizada principalmente para melhorar os déficits decorrentes de AVC, mas é indicada também em portadores de paralisia cerebral e vítimas de traumatismo craniencefálico. Nem todos os pacientes podem submeter-se a esta terapia, porém. Para ser elegível para TCI, o paciente em geral deve ser capaz de realizar a extensão do punho, a abdução do polegar e a extensão de dois outros dígitos da mão parética com uma amplitude mínima que varia entre os estudos, mas é em torno de 10 graus. Além disso, exige dedicação do paciente por um período relativamente longo de tempo.

O estudo VECTORS (*Very Early Constraint-Induced Treatment Recovery of Stroke*) aleatorizou 52 pacientes para tratamento nos primeiros 28 dias após AVCI ou AVCh, com TCI de alta intensidade, TCI convencional ou terapia ocupacional convencional, sem TCI. Nessa fase precoce pós-AVC, os resultados benéficos da TCI em pacientes crônicos não foram replicados. Portanto, não está estabelecida a eficácia dessa intervenção nas primeiras semanas pós-AVC.

## Terapia robótica

Robôs são dispositivos construídos para mover materiais e cumprir tarefas de acordo com a programação realizada e têm sido utilizados para auxiliar ou facilitar o treino motor em pacientes vítimas de AVC de modo a potencializar mecanismos benéficos de plasticidade.

Os robôs utilizados na recuperação do membro superior de pacientes com AVC são dispositivos que dão suporte às atividades realizadas. Diversos modelos estão disponíveis para esse uso: robôs com suporte para o ombro e cotovelo para movimentos horizontais; unidades antigravitacionais para movimentos verticais; dispositivos para o punho para realizar flexão e extensão, abdução e adução, pronação e supinação, preensão palmar para abrir e fechar as mãos.

Um estudo multicêntrico e aleatorizado foi publicado em 2010. Esse estudo incluiu 127 pacientes na fase crônica do AVC (a partir de 6 meses do evento) e os dividiu em três grupos. Um grupo recebeu terapia robótica, um foi submetido à terapia intensiva com um terapeuta e outro foi submetido a tratamento convencional. Foram realizadas 36 sessões com duração de uma hora por 12 semanas. Não houve diferenças entre os grupos quanto ao desfecho primário (escala motora de Fugl-Meyer do membro superior, que avalia comprometimento neurológico), porém a mudança em pontuação na escala de impacto de AVC foi significativamente maior no grupo que recebeu terapia robótica em relação ao grupo que recebeu terapia convencional. Os pacientes foram avaliados após 36 semanas. Nesse momento, a melhora na escala de Fugl-Meyer, assim como no teste de função motora de Wolf, foi significativamente maior no grupo de terapia robótica que no grupo que recebeu tratamento convencional.

Não houve diferenças significativas entre o grupo de terapia robótica e o grupo de terapia intensiva aplicada por um terapeuta, sugerindo que o benefício da terapia robótica esteja relacionado à repetição intensiva de movimentos. A possibilidade de repetir um movimento muito mais vezes que na terapia convencional, além da capacidade de tratar vários pacientes simultaneamente com muitos robôs e um só terapeuta que supervisione os robôs, sem fadiga do terapeuta, é uma grande vantagem dessa modalidade de terapia.

## INTERVENÇÕES EXPERIMENTAIS

No momento, não há base científica sólida para a indicação das intervenções a seguir. Contudo, estudos preliminares sugerem que essas técnicas possam vir a ser úteis clinicamente, em um futuro próximo.

### Estimulação magnética transcraniana repetitiva (EMTr)

A estimulação magnética transcraniana (EMT) baseia-se em um princípio de indução eletromagnética. Uma corrente elétrica de alta intensidade passa rapidamente por uma bobina, induzindo um campo magnético perpendicularmente à bobina, de forma transitória. A mudança rápida na intensidade do campo magnético promove a indução de um campo elétrico próximo à bobina. Quando a bobina é apoiada sobre a cabeça, podem ser geradas correntes elétricas no córtex cerebral, levando à despolarização neuronal. Os efeitos da estimulação vão depender da região estimulada e do estado basal de excitabilidade neuronal (Figura 28.1).

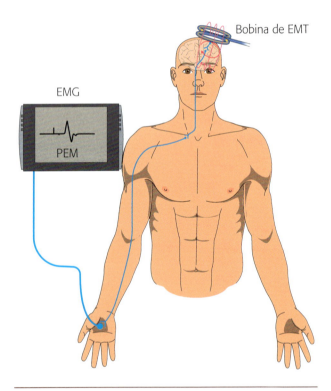

**Figura 28.1** Paciente recendo estimulação magnética transcraniana em hemisfério cerebral esquerdo.

A EMT pode ser utilizada para estudar a excitabilidade cortical ou para modificá-la. A modificação dessa excitabilidade é feita através da técnica de EMT repetitiva (EMTr), modalidade em que são aplicados envelopes de estímulos consecutivos, com intervalos de tempo fixos e determinados pelo examinador. A EMTr é um método de estimulação cerebral não invasiva.

Na EMTr, estímulos podem ser administrados em diferentes níveis de intensidade e de frequência. Estímulos de baixa frequência (≤1 Hz) em geral diminuem a excitabilidade cortical, enquanto os de alta frequência (>1 Hz) aumentam a excitabilidade. Contudo, essa não é uma regra absoluta. Os efeitos da EMTr convencional e de uma outra modalidade, a estimulação *theta-burst* (TBS), dependem do nível basal de excitabilidade cerebral e da área estimulada.

A TBS é uma variação da EMTr, na qual frequências mais altas são administradas por períodos mais curtos. Envelopes de três pulsos são administrados a uma frequência de 50 Hz, a cada 200 m. Esses envelopes podem ser repetidos, por exemplo, de forma intermitente por 190 s (TBS intermitente, iTBS) ou administrados de forma contínua por 40 s (cTBS).

Em geral, a TBS intermitente (iTBS) aumenta a excitabilidade cortical e a TBS contínua (cTBS) diminui essa excitabilidade. Assim como para a EMTr, esses efeitos não são uma regra absoluta.

Em indivíduos saudáveis, a excitabilidade do córtex motor é relativamente simétrica, quando comparados os dois hemisférios cerebrais. Após a ocorrência de AVC, em indivíduos hemiparéticos, pode haver perda dessa simetria. O hemisfério afetado pelo AVC pode sofrer o efeito do desequilíbrio da inibição inter-hemisférica.

De acordo com esta teoria, cada hemisfério cerebral envia projeções inibitórias para o hemisfério oposto, de forma que essas projeções ficam em equilíbrio em situações fisiológicas. Em casos de AVC, o hemisfério afetado deixa de enviar projeções inibitórias para o lado oposto, e continua recebendo as projeções do hemisfério contralateral causando inibição adicional na área acometida.

Existem duas estratégias básicas para o uso da EMTr a fim de recuperar os *déficits* pós-AVC: estimular a área lesada através da alta frequência ou inibir a área contralateral, a não acometida, com baixa frequência. Desse modo, busca-se reestabelecer o equilíbrio da excitabilidade cortical perdido após o AVC. Ainda é necessário determinar para que pacientes e quando após o AVC essa estratégia é útil, uma vez que há casos nos quais o hemisfério não acometido pelo AVC tem um papel benéfico para a recuperação motora. É preciso avançar no sentido de individualizar intervenções, de acordo com processos de plasticidade que variam de paciente para paciente.

Diversos estudos publicados sugeriram de forma preliminar benefícios da EMTr na recuperação motora de pacientes com AVC. Frequências de 1 a 50 Hz vêm sendo testadas. Os parâmetros exatos, o tempo ideal de estimulação e a duração dos efeitos benéficos ainda estão em estudo e devem ser estipulados no futuro.

Uma metanálise Cochrane publicada em 2013 avaliou resultados de 19 ensaios clínicos (total de 588 pacientes) que utilizaram EMTr em pacientes com paresia do membro superior pós-AVC. Em alguns dos estudos, os pacientes foram incluídos na fase subaguda e em outros na fase crônica. A metanálise incluiu tanto ensaios que utilizassem EMTr de baixa frequência no hemisfério não afetado (efeito "inibitório") quanto EMTr de alta frequência no afetado (efeito excitatório). Seis desses estudos, com um total de 256 pacientes, não mostraram melhora significante na função motora da mão. Os estudos foram heterogêneos, com parâmetros de estimulação diferentes, tamanhos pequenos de amostras e avaliação de desfechos em curto prazo.

Foram avaliados efeitos da EMTr também sobre outros tipos de comprometimento neurológico pós-AVC, como afasia e heminegligência. Embora existam resultados promissores, a metanálise concluiu que não há evidências suficientes para apoiar o uso clínico rotineiro da EMTr para o tratamento de pacientes com AVC.

Adicionalmente, a segurança desse procedimento não é considerada bem estabelecida em pacientes com lesões encefálicas. Embora crises epilépticas (evento adverso mais temido da EMTr) não tenham sido relatadas nas dezenas de pacientes incluídos até o momento, quando foram seguidas recomendações de segurança, considera-se que mais estudos sejam necessários. Atualmente, o Conselho Federal de Medicina (CFM) considera a EMTr no AVC como um procedimento experimental. Por outro lado, o CFM aprova o uso da EMTr de alta frequência em pacientes com depressão, sem lesões encefálicas. Nestes pacientes, o alvo é em geral o córtex dorsolateral pré-frontal esquerdo. Diversos ensaios clínicos em centenas de pacientes indicaram que, na depressão, o tratamento com EMTr pode ser eficaz.

Finalmente, é pouco provável que uma só técnica de neuromodulação, quando usada isoladamente ou como terapêutica adjuvante à fisioterapia, fonoterapia ou terapia ocupacional, seja benéfica para pacientes com AVC. As lesões e os mecanismos de plasticidade são bastante heterogêneos nesta condição. É essencial que seja possível identificar, através de características clínicas, de neuroimagem ou neurofisiológicas, quais os melhores candidatos para esse tipo de tratamento.

## Estimulação transcraniana por corrente contínua ou direta (*transcranial direct current stimulation*, tDCS)

A estimulação transcraniana por corrente contínua, ou direta (tDCS), é outro método de neuroestimulação não invasiva. É aplicada através de dois eletrodos de superfície colocados sobre a cabeça, um ânodo e um cátodo. Em geral, o ânodo tem efeito excitatório (através da despolarização de neurônios) e o cátodo, inibitório (hiperpolarização). Porém, esses efeitos, da mesma forma que no caso da EMTr e da TBS, não são absolutos.

A tDCS é considerada experimental pela *Food and Drug Administration* (FDA). Até o momento, não foi emitido um parecer do CFM quanto a seu uso. Diversos estudos e metanálises concluíram que não há evidências suficientes de eficácia da tDCS para sua aplicação clínica rotineira em pacientes com AVC ou em outras condições.

## Estimulação elétrica repetitiva de nervos

Outra técnica ainda pouco divulgada de neuromodulação é a estimulação elétrica repetitiva de nervos, com o objetivo de aumentar a informação aferente de um membro parético após AVC. Essa técnica é de baixo custo, e em alguns estudos preliminares seus efeitos foram comparáveis aos da EMTr e aos da tDCS em pacientes com AVC. Não foram relatados eventos adversos graves. A ideia é que a estimulação aferente module a função do córtex sensitivo-motor e assim contribua para melhorar a função motora do membro superior parético ou para aumentar efeitos de estratégias de reabilitação. Até o momento, essa intervenção também é considerada experimental.

## Neuromodulação invasiva

A neuromodulação invasiva consiste de neuroestimuladores implantados cirurgicamente. O sistema típico de neuromodulação cerebral invasiva tem um eletrodo intracraniano e um gerador de pulso (marca-passo) implantado na região infraclavicular, embora outros modelos estejam em desenvolvimento. O exemplo mais comum é a estimulação cerebral profunda para tratamento dos sintomas da doença de Parkinson. Diversos grupos estudam a possibilidade de utilizar neuroestimuladores implantados para facilitar o processo de reabilitação motora na fase crônica após AVC. A expectativa comum entre os grupos é que a estimulação elétrica crônica aplicada ao cérebro possa incrementar a reorganização perilesional durante o tratamento com fisioterapia, levando a um melhor resultado funcional. A pesquisa nessa área não visa substituir o treinamento físico como padrão de reabilitação pós-AVC, e sim desenvolver métodos que tenham efeito sinérgico com a medicina de reabilitação.

Embora várias estratégias neuromodulatórias possam ser consideradas, desde implantes em nervos periféricos até implantes intracerebrais, a pesquisa nos últimos anos concentrou-se no uso de eletrodos intracranianos epidurais para estimulação elétrica sobre a região perilesional. Modelos experimentais de AVC em ratos e em primatas não humanos foram inicialmente utilizados para testar a viabilidade do método e estabelecer prova de conceito.

A estimulação da região peri-infarto no rato durante o treinamento motor pós-AVC proporcionou melhoras estatisticamente significativas comparadas ao treinamento motor sem estimulação concomitante, embora os resultados finais tenham sido semelhantes. O modelo em primata não humano proporcionou melhor compreensão dos mecanismos de neuromodulação.

Estimulação crônica após um pequeno infarto induzido por eletrocoagulação da área motora foi associada a uma melhora da função motora e resultou em reorganização da representação motora perilesional. Estimulação da região perilesional mostrou que áreas corticais que antes representavam função somatossensitiva passaram a representar função motora do membro superior afetado. Os resultados promissores em modelo animal levaram a tradução do método para ensaios clínicos em humanos. Os primeiros ensaios clínicos foram promissores. O ensaio fase I demonstrou que estimulação epidural perilesional crônica é segura em pacientes durante tratamento fisioterápico. O ensaio fase II sugeriu que a estimulação facilitava a recuperação motora após o AVC. Contudo, os dados de um grande estudo multicêntrico, controlado e aleatorizado não corroboraram a hipótese inicial, não demonstrando qualquer diferença entre o tratamento fisioterápico com ou sem estimulação epidural concomitante.

Existem várias possibilidades para a falha de translação terapêutica, já revistos por Plow e colaboradores. Uma possibilidade é que a metodologia para implante dos sistemas neuromodulatórios não foi consistente durante o ensaio clínico, o que pode certamente influenciar os resultados da pesquisa. Contudo, não é possível desconsiderar a possibilidade de que o método epidural não tenha eficácia em humanos.

Nosso grupo na Cleveland Clinic propôs uma nova alternativa para neuromodulação invasiva. Em vez de posicionar o eletrodo na dura-máter sobre a região perilesional, propomos que a neuromodulação invasiva deve ser mediada por tratos aferentes à região perilesional, estimulados por eletrodos intracerebrais.

O objetivo dessa estratégia é utilizar substratos anatômicos poupados pelo AVC para levar os efeitos da neuroestimulação a áreas perilesionais em reorganização. Essa estratégia pode ter várias vantagens, dentre as quais a não dependência no grau de atrofia cerebral que pode aumentar a distância entre o córtex e o eletrodo epidural. Essa abordagem é também independente da orientação dos neurônios corticais em relação à dura-máter, o que pode ser importante tendo em vista que os efeitos da estimulação anódica ou catódica podem variar substancialmente com mudanças na orientação espacial dos neurônios subjacentes.

Nossa estratégia está em fase de experimentação pré--clínica. Até o momento, verificamos que a estimulação do sistema dentato-talamocortical proporciona melhores resultados de reabilitação motora do que apenas o treinamento motor em modelos animais de AVC de grande ou pequeno volume.

Um estudo recente avaliou os mecanismos associados à melhora motora demonstrando que a estimulação crônica do sistema dentato-talamocortical acoplada ao trei-namento motor duplica o número de sinapses na região perilesional e amplia a expressão de marcadores de potenciação a longo prazo comparado a treinamento motor sem estimulação concomitante. Foi também interessante notar que a estimulação crônica em salvas resultou em substancial reorganização da representação cortical motora ipsilateral à lesão.

Enquanto animais tratados sem estimulação cerebral perderam quase toda representação motora ipsilateral à lesão, animais tratados com estimulação crônica a 30 Hz e em salvas recuperaram tanto a representação motora da região proximal do membro afetado como também a representação distal. Uma revisão recente discute as possíveis diferenças entre a neuromodulação invasiva via eletrodos epidurais ou via eletrodos intracerebrais para reabilitação motora pós-AVC.

## Modulação farmacológica

A melhora de déficits motores e a redução da área de infarto em modelo experimental de AVC em ratos com o uso de fluoxetina forneceram base para o FLAME (*Fluoxetine for motor recovery after acute ischaemic stroke*), um estudo duplo cego, aleatorizado, placebo controlado, feito em nove centros na França que incluiu pacientes com déficits motores decorrentes de AVC.

Os pacientes incluídos deveriam ter entre 18 e 85 anos e uma pontuação máxima de 55 na escala de Fugl--Meyer, que foi o desfecho primário escolhido. Foram 113 pacientes que receberam 20 mg de fluoxetina ou placebo durante três meses, associados à fisioterapia (não especificada modalidade de terapia), de 5 a 10 dias após o AVC. Foi documentada melhora significativa na média da escala de Fugl-Meyer ao final do tratamento no grupo que fez uso da fluoxetina comparando com o grupo que recebeu placebo, independentemente da ação antidepressiva do medicamento. Uma maior porcentagem dos pacientes tratados com fluoxetina (34%) apresentou também menor pontuação na escala de Rankin modificada (0-2) comparando com o grupo placebo (11%) ao final dos 90 dias do tratamento.

O mecanismo exato da ação dos antidepressivos na melhora dos *déficits* motores ainda não está estabelecido, nem por quanto tempo eles devam ser utilizados, nem em que pacientes. Não sabemos ainda se os benefícios do uso dessas drogas são somente acelerar a recuperação ou se realmente aumentam a magnitude de recuperação.

Uma revisão Cochrane publicada em 2012 analisou 52 ensaios clínicos que incluíram um total de 4.060 participantes com diagnóstico de AVC até 12 meses antes de entrar no estudo. Esta revisão descreveu que os inibidores de recaptação da serotonina parecem exercer efeito benéfico nos déficits motores decorrentes de AVC, porém houve dados conflitantes e falha metodológica em alguns dos estudos analisados. São necessários estudos com um maior número de pacientes por um período de uso mais prolongado antes de estabelecer a dose e o tempo de tratamento como rotina com o objetivo de potencializar a melhora motora dos pacientes vítimas de AVC.

## Realidade virtual

A realidade virtual é uma modalidade de reabilitação que pode ser utilizada de forma motivadora e prazerosa nos pacientes vítimas de AVC. O paciente é submetido a um ambiente virtual que pode ser um supermercado ou a simulação de algum esporte, por exemplo. Durante as sessões, os pacientes realizam atividades que fariam nesses ambientes reais, como pegar frutas em uma prateleira e colocar no carro do supermercado.

Um ensaio clínico envolvendo 59 pacientes foi publicado recentemente. Foram incluídos pacientes com AVCI e AVCh, com localização tanto cortical quanto subcortical. Trinta pacientes foram submetidos a exercícios de realidade virtual (chute a gol, *snowboarding*) associados à reabilitação padrão, e os demais foram expostos ao ambiente da realidade virtual, entretanto realizando exercícios sentados. Foram realizadas de 10 a 12 sessões de exercícios de realidade virtual com duração de 30 minutos cada, em um período de três semanas. Os pacientes submetidos aos exercícios com realidade virtual apresentaram tendência à melhora da função de membros inferiores na marcha.

Os ensaios clínicos publicados até a presente data são pequenos e sem resultados significantes que justifiquem a implantação de realidade virtual como rotina na reabilitação de pacientes vítimas de AVC.

## CONSIDERAÇÕES FINAIS

No momento, dispomos de poucas, mas importantes intervenções baseadas em evidências para maximizar processos adaptativos de plasticidade e, assim, ter significado clínico para a reabilitação de pacientes com AVC. Novas estratégias de tratamento estão sendo avaliadas continuamente em linhas de pesquisa que floresceram nos últimos anos. Considerando a sobrecarga individual e social do AVC, esperamos que o progresso nesta área continue a dar-se de forma acelerada nos próximos anos.

## REFERÊNCIAS CONSULTADAS

1. Chollet F, Cramer SC, Stinear C, Kappelle LJ, Baron JC, Weiller C, et al. Pharmacological therapies in post stroke recovery: recommendations for future clinical trials. *J Neurol* 2014;261(8):1461-8.

2. Conforto AB, Ferreiro KN, Tomasi C, dos Santos RL, Moreira VL, Marie SKN, et al. Effects of somatosensory stimulation on motor function after subacute stroke. *Neurorehabil Neural Repair* 2010;24(3):263-72.

3. Cramer SC, Sur M, Dobkin BH, O'Brien C, Sanger TD, Trojanowski JQ, et al. Harnessing neuroplasticity for clinical applications. *Brain* 2011;134(6):1591-609.

4. Dromerick AW, Lang CE, Birkenmeier RL, Wagner JM, Miller JP, Videen TO, et al. Very early constraint-induced movement during stroke rehabilitation (VECTORS): A single-center RCT. *Neurology* 2009;73(3):195-201.

5. Edwardson MA, Lucas TH, Carey JR, Fetz EE. New modalities of brain stimulation for stroke rehabilitation. Exp Brain Res 2013;224(3):335-58.

6. Keep RF, Hua Y, Xi G. Intracerebral haemorrhage: mechanisms of injury and therapeutic targets. *Lancet Neurol* 2012;11(8):720-31.

7. Lo AC, Guarino PD, Richards LG, Haselkorn JK, Wittenberg GF, Federman DG, et al. Robot-assisted therapy for long-term upper-limb impairment after stroke. *N Engl J Med* 2010;362(19):1772-83.

8. Plow EB, Machado A. Invasive neurostimulation in stroke rehabilitation. Neurotherapeutics 2013; *[Epub ahead of print]* PubMed PMID: 24353109.

9. Wieloch T, Nikolich K. Mechanisms of neural plasticity following brain injury. *Curr Opin Neurobiol* 2006;16(3):258-64.

10. Wolf SL, Thompson PA, Winstein CJ, Miller JP, Blanton SR, Nichols-Larsen DS, et al. The EXCITE stroke trial: comparing early and delayed constraint-induced movement therapy. *Stroke* 2010;41:2309-15.

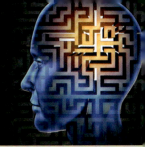

# 29

■ Cicero Vaz

# Reabilitação do Paciente com Acidente Vascular Cerebral

## PONTOS-CHAVE

- A reabilitação médica visa restabelecer as habilidades funcionais e psicológicas do indivíduo.
- A equipe multidisciplinar engloba diversas especialidades, incluindo uma infraestrutura adequada que ainda se constitui como um dos maiores desafios das políticas de saúde em nosso país.
- Existem algumas ferramentas de avaliação funcional à disposição da equipe multidisciplinar.
- É possível demonstrar a evolução da neuroplasticidade no tecido nervoso.
- A reabilitação na fase aguda deve se iniciar tão logo as condições clínico-neurológicas permitam. O máximo benefício da reabilitação pode ser adquirido quando as intervenções (de reabilitação) se iniciam o mais precocemente possível.
- A prevenção de complicações é de extrema importância para a reabilitação do paciente.

## INTRODUÇÃO

Segundo a Organização Mundial da Saúde (OMS), os acidentes vasculares cerebrais (AVCs) ainda representam uma das maiores causas de morte e incapacidade em longo prazo no mundo. Além da óbvia importância global em saúde pública, esse cenário também aponta para a complexidade das alterações funcionais resultantes dos AVCs, tornando necessária uma infraestrutura humana e tecnológica igualmente complexa para que o tratamento de reabilitação seja o mais abrangente possível. Os próprios conceitos internacionais da OMS acerca de deficiência, incapacidade, desvantagem e reabilitação reforçam essa questão:

### Deficiência (*impairment*, em inglês)

"Qualquer perda ou anormalidade de estrutura ou função psicológica, fisiológica ou anatômica."

### Incapacidade (*disability*, em inglês)

"Qualquer restrição ou perda resultante de uma deficiência de habilidade para desenvolver uma atividade, da forma ou dentro dos parâmetros considerados normais para um ser humano."

### Desvantagem (*handicap*, em inglês)

"Uma dificuldade imposta a um indivíduo resultante de uma deficiência ou incapacidade, que limita ou impede o desempenho de um papel que é normal (dependendo de fatores culturais e sociais, idade e sexo) para aquele indivíduo."

### Reabilitação

"Aplicada à incapacidade, entende-se por reabilitação o uso combinado e coordenado de medidas médicas, sociais, educacionais e vocacionais para treinar ou retreinar o indivíduo ao maior nível possível de habilidade funcional."

### *Reabilitação médica*

"É a parte da assistência médica que objetiva o desenvolvimento das habilidades funcionais e psicológicas do indivíduo e, se necessário, seus mecanismos compensatórios, a fim de permitir-lhe atingir autonomia e levar uma vida ativa.

A visão atual é que a reabilitação médica deve ser considerada precocemente no processo de tratamento médico, e deve iniciar-se tão logo as condições gerais do paciente permitam. Terapias como fisioterapia, terapia ocupacional e fonoaudiologia são prescritas com o intuito de acelerar os processos de regeneração natural e prevenir ou reduzir sequelas.

Para pessoas incapacitadas, com destruição morfológica ou funcional, a reabilitação médica deve concentrar-se na promoção de todos os processos fisiológicos essenciais ao desenvolvimento de mecanismos compensatórios."

Nota-se que deficiências e incapacidades não são apenas uma consequência das condições de saúde/doença, mas são determinadas também pelo contexto do meio ambiente físico e social, pelas diferentes percepções culturais e atitudes em relação à deficiência, pela disponibilidade de serviços e, certamente, de legislação apropriada.

Para que haja reabilitação em sua forma mais plena, necessita-se do esforço conectado de uma equipe multidisciplinar, cujos membros consigam se comunicar eficaz e periodicamente, e possam desenhar um plano de reabilitação individualizado para um determinado paciente. Tais planos de reabilitação deverão:

- conter objetivos mensuráveis por meio de escalas específicas;
- ser abrangentes (suprindo as diversas necessidades funcionais do paciente);
- ser realísticos (contextualizados na pessoa e no prognóstico);
- ser escalonados (ou seja, assinalando os objetivos a serem alcançados em curto, médio e longo prazos).

## A EQUIPE DE REABILITAÇÃO

Habitualmente, a equipe multidisciplinar na área de medicina física e de reabilitação é composta pelas especialidades a seguir:

- **Fisiatria:** é a especialidade médica dedicada à reabilitação e relacionada com o tratamento das deficiências físicas, mentais e/ou sensoriais.
- **Psicologia de reabilitação:** constitui um aprimoramento da psicologia nos processos psíquicos e emocionais da pessoa com deficiência.
- **Neuropsicologia:** outra especialização da psicologia, atuando principalmente na avaliação e reabilitação dos déficits cognitivos.

- **Fisioterapia:** mantém estratégias terapêuticas funcionais em diversas áreas de especialização, como fisioterapia neurológica, respiratória, uroginecológica, cardiovascular, dentre outras.
- **Terapia ocupacional:** utiliza-se de atividades ocupacionais para desenvolvimento funcional e nas participações, podendo ser identificadas atuações, como neurorreabilitação, terapia da mão, cadeira de rodas (*seating*, em inglês), entre outras.
- **Fonoaudiologia:** atua no tratamento dos distúrbios associados à voz, linguagem/comunicação, deglutição e nas técnicas e estratégias de comunicação suplementar e alternativa (CSA).
- **Enfermagem de reabilitação:** área de especialização da enfermagem que trabalha a educação e treinamentos em autocuidados, compreendendo reeducação intestinal e vesical, integridade cutânea e mucosa, cuidados com cateteres e ostomas, higiene geral, treinamento de cateterismo vesical intermite limpo etc.
- **Nutrição de reabilitação:** promove a adequação da nutrição do paciente ao plano de reabilitação em execução.
- **Serviço social:** em reabilitação auxilia a administrar o impacto da incapacidade nas dinâmicas familiares e profissionais, fornece subsídios legais e orientações dos direitos do paciente, apoio às necessidades para o adequado cumprimento do tratamento de reabilitação (p. ex., transporte, relacionamento com as fontes pagadoras, RH das empresas) etc.

Médico psiquiatra, musicoterapeuta, psicopedagogo, técnico em órteses e próteses, arte-terapeuta, dentista especializado em reabilitação, educador físico, dentre outros, também podem fazer parte da equipe, conforme as especificidades de cada serviço.

Enfim, vale salientar que o acesso à reabilitação por meio de infraestrutura, equipes multidisciplinares e plano de reabilitação adequados constitui um dos maiores desafios das políticas de saúde em nosso país.

Nesse sentido, Halstead concluiu que, para os pacientes com condições crônicas, a abordagem de reabilitação empreendida por uma equipe coordenada parece ser mais efetiva que os cuidados terapêuticos fragmentados.

Admite-se o modelo interdisciplinar como o modelo desejável de relacionamento ou interação entre os membros da equipe multidisciplinar. Tem como principais características: comunicação fácil e eficiente, bem como grande sinergia entre os profissionais envolvidos. Nesse modelo, o senso de autoridade e responsabilidade são mútuos, uma vez que decisões, responsabilidades, planejamento e resultados são esperados do grupo como um todo e não de membros específicos da equipe.

Destaca-se que o próprio paciente está inserido como integrante da equipe interdisciplinar e a dinâmica de funcionamento desse time (também durante as reuniões periódicas de equipe) deverá ser sempre orientada para a solução de problemas.

A fim de que funcione adequadamente, esse modelo exige maturidade e treinamento no trabalho em conjunto, o qual, usualmente, não foi realizado nos anos de educação acadêmica de cada disciplina individualmente.

## FERRAMENTAS DE AVALIAÇÃO FUNCIONAL

Os instrumentos de avaliação funcional à disposição da equipe de reabilitação devem incluir:

- Escala de coma de Glasgow, na avaliação do nível de consciência.
- *National Institutes of Health Stroke Scale* (NIHSS), usada para classificação da gravidade do AVC na fase aguda.
- Medida de Independência Funcional (MIF) e o índice de Barthel, os quais medem o grau de independência nas atividades da vida diária (AVDs), como vestuário, higiene, resolução de problemas, transferências etc.
- O *Mini-Mental* é um teste rápido e de fácil aplicação para se analisar o estado mental e a cognição.
- A escala Fugl-Meyer é utilizada para avaliação dos aspectos sensitivo-motores (quantitativa e qualitativa).
- SF-36 ou *Medical Outcomes Study 36 – item short-form health survey* é uma das mais utilizadas escalas para aferição da qualidade de vida.
- *Functional Assesment Measure* (FAM) determina o grau de independência em AVDs com relação a funções cognitivas e comportamentais, como atenção e memória.
- A Classificação Internacional de Funcionalidade (CIF) pertence à família de classificações da OMS, e é muito mais abrangente que o CID-10 em relação à funcionalidade.

## NEUROPLASTICIDADE

Nos dias atuais, tornou-se possível demonstrar objetivamente a ocorrência e a evolução da neuroplasticidade no tecido nervoso, por meio de exames e procedimen-

tos, como a ressonância magnética funcional (fMRI), o eletroencefalograma de alta resolução (hrEEG), a tomografia por emissão de pósitrons (PET), a tractografia ou ressonância magnética por tensor de difusão (DTI) e a estimulação magnética transcraniana do córtex cerebral (TMS).

Os eventos da plasticidade neural constituem a essência que explica as melhoras observadas após AVC, e a modulação dessa neuroplasticidade forma o fundamento para a reabilitação baseada em evidências.

Portanto, a recuperação funcional dos pacientes conta, basicamente, com os fenômenos listados a seguir, os quais configuram três fases sobrepostas:

### Fase 1

- Reversão da diásquise, como é designada a redução de funções em regiões remotas no cérebro (em relação à área lesada), causada por hipometabolismo, desacoplamento neurovascular e neurotransmissão aberrante.
- Gênese celular e reparo. No cérebro adulto, células-tronco neurais conservam a produção de novos neurônios, astrócitos e oligodendrócitos em duas regiões definidas: o giro denteado do hipocampo e a zona subventricular (embora a uma taxa muito inferior do que durante os estágios ontogenéticos anteriores). Originando-se da divisão das células-tronco neurais, células em diferenciação migram em sentido rostral para o bulbo olfatório. Em modelos animais, algumas dessas células se desviam desse fluxo e atingem a zona de penumbra, onde algumas persistem temporariamente e outras se transformam em neurônios e astrócitos. Além dos efeitos tróficos sobre a plasticidade dessas células neuroectodérmicas recém-nascidas e parcialmente diferenciadas, elas igualmente podem proteger o território de penumbra isquêmica por uma transferência direta (célula a célula) de sinalizações e moléculas.

### Fase 2

- Mudança das propriedades das vias neuronais existentes (p. ex., modulação sináptica, desmascaramento, substituição).

### Fase 3

- Plasticidade neuroanatômica ou microestrutural, levando à formação de novas conexões neuronais (p. ex., brotamento neural).

Esses eventos neurobiológicos são envolvidos:

- em graus variados de recuperação espontânea
- durante treino motor atividade-dependente
- no maior envolvimento do hemisfério contralateral
- durante remodelamento axonal do sistema corticoespinhal.

## A REABILITAÇÃO DURANTE A FASE AGUDA

O tratamento de reabilitação é um dos componentes do cuidado global que o paciente com AVC necessita receber desde a sua admissão no hospital, e deve se iniciar tão logo as condições clínico-neurológicas permitam. O máximo benefício da reabilitação pode ser adquirido quando as intervenções (de reabilitação) se iniciam o mais precocemente possível. Além disso, a reabilitação precoce tem caráter tanto terapêutico quanto preventivo, e suas prioridades são: prevenir recorrência do AVC, manejar as comorbidades e prevenir complicações. Portanto, é muito importante garantir a gestão adequada das funções de saúde geral, promover a mobilização do paciente e incentivar a retomada das atividades de autocuidado, bem como prestar apoio emocional para o paciente e a família.

## AVALIAÇÃO INICIAL

A avaliação inicial na área de medicina física e de reabilitação deve ter ênfase especial em:

- **Nível de consciência e estado cognitivo.**
- **Fatores de risco para recorrência de AVC.**
- **História prévia de uso de anticoagulantes ou antiagregantes, sobretudo na ocasião do AVC.**
- **Comorbidades.**
- **Triagem para risco de aspiração:** é fortemente recomendado que todos os pacientes recém-diagnosticados com AVC sejam triados quanto ao risco de aspiração por profissional treinado e dentro das primeiras 24 horas de admissão hospitalar. Isso deve ser feito antes da ingestão oral de quaisquer medicamentos, alimentos ou fluidos, e os pacientes com alto risco para aspiração não devem receber nada por via oral. Aspirações são frequentes nos pacientes com redução do nível de consciência e também naqueles com disfagias.
- **Desnutrição e desidratação:** a adequada nutrição e hidratação do paciente são críticas para sua recuperação. Sobreviventes pós-AVC podem ter questões nutricionais únicas, como a alteração da consciência, da mastigação e da deglutição (disfagia).

- **Avaliação da integridade cutânea e do risco para úlceras por pressão:** os prejuízos físicos em decorrência dos AVCs colocam os pacientes em alto risco para úlceras por pressão que, uma vez desenvolvidas, podem ser difíceis de tratar, com alto custo e, muitas vezes, resultam em dor, desfiguração, fonte de infecção e hospitalização prolongada.
- **Risco para trombose venosa profunda (TVP):** a prevenção de TVP e do risco inerente de tromboembolismo venoso e embolia pulmonar em pacientes com AVC é de extrema importância e uma decisão fundamental a ser tomada no início do tratamento.
- **Disfunção do intestino e da bexiga:** incontinência urinária e fecal são ambas comuns nos primeiros estágios pós-acidente vascular cerebral. Quarenta a 60% das pessoas internadas podem apresentar incontinência urinária. Idade, gravidade do AVC, diabetes, hipertrofia da próstata em homens, comprometimento da função urinária preexistente e a ocorrência de outras doenças debilitantes aumentam o risco de incontinência urinária. A incontinência fecal ocorre em uma proporção substancial dos pacientes, mas desaparece, na maioria dos pacientes, dentro de duas semanas. Constipação e impactação fecais são mais comuns após um AVC do que a incontinência fecal. Podem contribuir para esse problema: imobilismo e inatividade, ingestão inadequada de líquidos ou alimentos, depressão ou ansiedade, intestino neurogênico, efeitos colaterais constipantes de medicamentos, incapacidade na percepção dos sinais intestinais, incapacidade para transferências e os déficits cognitivos.
- **Sensibilidade e dor:** a dor pode se desenvolver devido à exacerbação de alguma condição preexistente (p. ex., aumento da dor musculoesquelética devido à fraqueza), em decorrência direta do acidente vascular cerebral (como dor associada à hemorragia intracraniana), causada pelas consequências de um AVC (p. ex., dor central "talâmica", espasticidade, imobilismo, subluxação do ombro levando a dor ou surgimento de síndrome de dor regional complexa – ou SDRC – também conhecida como distrofia simpático-reflexa). A prevenção, avaliação e tratamento das dores devem continuar durante todo o processo de reabi-

litação, pois constituem um dos principais fatores que podem dificultar a aquisição dos objetivos planejados.

- **Função motora e tônus muscular:** deficiências advindas do AVC (fraqueza, incoordenação, baixa resistência muscular, espasticidade, alterações sensoriais e do equilíbrio) limitam a habilidade de um indivíduo usar o membro superior parético. A hemiparesia é uma das dificuldades mais comuns experimentadas após o AVC, interferindo bastante com a capacidade de realizar tarefas da vida diária e contribuindo para a diminuição da qualidade de vida. O comprometimento das vias motoras do cérebro pode afetar o tônus muscular, expressando-se como hipertonia ou hipotonia. Ambas as circunstâncias poderão resultar em padrões de movimentos alterados, mudanças na funcionalidade e problemas de segurança (p. ex., incapacidade para suportar o peso do próprio corpo em um membro hipotônico) ou questões de higiene (como hipertonia de flexão dos membros inferiores atrapalhando o banho e a higiene íntima).
- **Mobilidade:** no que diz respeito às necessidades do paciente para assistência em movimento, prejuízos nesta área podem levar à redução da velocidade da marcha, aumento do gasto energético e diminuição na segurança com a mobilidade (por meio da locomoção ou do uso de cadeira de rodas). Uma mobilidade debilitada, muitas vezes, reduz significativamente o nível de independência funcional e aumenta a carga de cuidados.
- **Apoio emocional à família e ao cuidador:** para que pacientes possam sustentar os ganhos obtidos durante todas as fases da reabilitação e fazer novos progressos durante o retorno à comunidade, é essencial que a equipe de reabilitação veja o paciente e sua família/cuidador como uma unidade de cuidados, ou seja, deve entender o histórico do paciente e da família/cuidador, expectativas, estilos de enfrentamento, recursos, sistema de suporte emocional e dinâmica familiar.

## PREVENÇÃO DE COMPLICAÇÕES
## Problemas da deglutição/risco de aspiração

- Todos os pacientes devem receber avaliação do estado nutricional e de hidratação (tão logo seja possível após a admissão), a ingestão de alimentos e fluidos devem ser monitorados diariamente e o peso corporal determinado regularmente.

- Se houver risco para disfagia, o paciente não deverá receber nada pela boca e uma avaliação abrangente do fonoaudiólogo especializado em deglutição precisará ser empreendida dentro das primeiras 24 horas.
- Nos pacientes com diagnóstico de disfagia, deve-se considerar, em conjunto com a equipe clínica, a indicação de uma avaliação instrumental dinâmica (videodeglutograma ou fibroscopia da deglutição).

## Desnutrição e desidratação

- Pacientes com alto risco para distúrbios nutricionais ou que já os tenham devem ser avaliados e orientados por nutricionista clínico.
- Assim que possível, após a admissão hospitalar, todos os pacientes devem ser avaliados quanto ao estado nutricional e hidratação, a ingestão de alimentos e fluidos devem ser monitorados diariamente, e o peso corporal determinado de modo regular.
- Recomenda-se a utilização de uma variedade de métodos com o objetivo de manter e melhorar a ingestão de alimentos e de fluidos. Isso exigirá tratar problemas específicos que interfiram na ingestão e, se necessário, prestar assistência durante a alimentação, bem como observar as preferências alimentares individuais. Se a deglutição não estiver preservada, pode ser necessária uma via alimentar alternativa, e a gastrostomia pode ser necessária.

## Prevenção de lesões na pele

A prevenção de úlceras de pressão depende da identificação precoce de pacientes em situação de risco e implementação confiável de estratégias de prevenção para pacientes identificados como estando em risco. Os pacientes com maior risco de ruptura da pele são aqueles com: 1) dependência em mobilidade, 2) sensibilidade alterada, 3) incontinência fecal e urinária, 4) índice de massa corpórea excessivamente baixa ou alta, e 5) doenças associadas com caquexia.

- Por ocasião da entrada do paciente com AVC, recomenda-se uma avaliação minuciosa da integridade da pele, monitorada, posteriormente, de modo diário.
- Indica-se o posicionamento adequado do paciente, mudanças de posição frequentes, técnicas de transferência e uso (criterioso) de *sprays* de barreira, lubrificantes, colchões especiais, curativos de proteção e acolchoamentos, a fim de se evitar le-

sões na pele devido à maceração, fricção ou pressão excessiva.

## Risco de trombose venosa profunda (TVP)

- Os fatores de risco simultâneos para TVP devem ser avaliados em todos os pacientes pós-AVC para que se determine a escolha terapêutica. Os fatores de risco incluem condição de mobilidade, insuficiência cardíaca congestiva (ICC), obesidade, TVP ou embolia pulmonar prévias, traumatismo ou fratura em osso longo num membro.
- Todos os pacientes devem ser mobilizados tão precocemente quanto possível.
- Considera-se a utilização de meias de compressão graduada ou de dispositivo de compressão pneumática intermitente como adjuvantes da heparina para doentes não deambuladores, ou mesmo como uma alternativa ao uso da heparina naqueles pacientes nos quais a anticoagulação é contraindicada.

## Intestino e bexiga

- Recomenda-se uma avaliação estruturada da função vesical nos pacientes após acidente vascular cerebral, a qual deve incluir:
  - Avaliação de retenção urinária por meio do uso de escâner vesical ou sondagem vesical do resíduo
  - Mensuração da frequência, volume e controle urinários
  - Avaliação da presença de disúria.
- Não há evidência suficiente para recomendar contra ou a favor do uso de urodinâmica em lugar de outros métodos de avaliação funcional da bexiga.
- Considera-se a remoção de sonda vesical de demora dentro de 48 horas para se evitar aumento no risco de infecção do trato urinário. Entretanto, se a sonda for necessária por um período maior, deve ser removida assim que possível.
- Sugere-se o uso de cateteres urinários revestidos de liga de prata, se um catéter é necessário.
- Considera-se um programa de treinamento vesical individualizado (como treinamento muscular do assoalho pélvico em mulheres) a ser desenvolvido e implementado para pacientes incontinentes.
- Indica-se o uso de micção sob demanda em pacientes com AVC e incontinência urinária.

- Indica-se igualmente um programa de manejo e reeducação intestinal a ser implementado nos pacientes com constipação persistente ou incontinência fecal.

## Dor

- Deve-se utilizar a escala de avaliação de dor de 0 a 10.
- O plano de tratamento da dor deve avaliar: provável etiologia (p. ex., musculoesquelética ou neuropática), localização da dor, qualidade, duração, intensidade, fatores agravantes e atenuantes.
- Faz-se necessário equilibrar os benefícios do controle farmacológico da dor com os possíveis efeitos colaterais dos medicamentos, sobre a capacidade de um indivíduo de participar e se beneficiar com um programa de reabilitação.
- Quando adequado, associar a abordagem de um profissional em saúde comportamental para lidar com os aspectos psicológicos da dor e melhorar a adesão ao plano de tratamento da dor.
- Quando apropriado, usar modalidades não farmacológicas para controle álgico como *biofeedback*, massagem, terapia por imagética, fisioterapia, acupuntura, neuroestimulação elétrica transcutânea (TENS), dentre outras.
- Recomenda-se alinhar o tipo da dor com o tratamento indicado.
- Dores musculoesqueléticas podem responder à correção das condições subjacentes, como redução da espasticidade, prevenir ou corrigir a subluxação articular.
- Dores neuropáticas podem responder a drogas que reduzem a atividade de neurônios centrais e/ou periféricos anormalmente excitados.
- Opioides e outras medicações que podem afetar a cognição devem ser utilizados com cautela.
- Sugere-se que analgésicos de ação central sejam empregados em baixas doses, pelo fato de que podem ocasionar deterioração do desempenho cognitivo e interferir com o processo de reabilitação.
- A amplitude de movimento articular (ADMs) do ombro deve ser monitoradas e mantida durante a reabilitação. A subluxação e a dor podem ser reduzidas com o emprego de estimulação elétrica funcional (FES) aplicada na cintura escapular.

## Prevenção de quedas

- Todos os pacientes devem ser analisados sob a ótica da prevenção de quedas.

Reabilitação do Paciente com Acidente Vascular Cerebral

- Precauções de queda devem ser implementadas para todos os pacientes com risco de queda identificado na fase aguda.

- Utilizar intervenções específicas de protocolo de prevenção de quedas reconhecido.

- Reavaliar regularmente os pacientes com relação ao risco de quedas e, idealmente, no próprio ambiente para o qual o paciente irá após a alta.

- Paciente e família/cuidador devem ser educados em relação à prevenção de quedas, tanto no cenário hospitalar quanto no domiciliar.

## Osteoporose

- Mobilização precoce e movimentação dos membros paréticos reduzirão o risco de fratura pós-AVC.

- Devem-se considerar medicações para reduzir a perda óssea que freiam o desenvolvimento da osteoporose.

- Considera-se a avaliação da densidade óssea (densitometria óssea) para pacientes já sabidamente com osteoporose e que foram mobilizados por quatro semanas antes de iniciarem descargas de peso.

- Avaliar o nível de vitamina D e considerar a suplementação em pacientes com níveis séricos insuficientes.

## NÍVEIS DE REABILITAÇÃO APÓS FASE AGUDA

As diversas configurações possíveis na reabilitação necessitam seguir um *continuum* de cuidados ao paciente, ou seja, o paciente precisa ser conduzido de um nível ao outro de maneira integrada e coordenada, objetivando o atendimento de suas necessidades clinicofuncionais nos diversos momentos em que se encontra após o AVC. Essas necessidades variam entre cada paciente e através do tempo para um mesmo paciente.

O médico fisiatra tem as melhores condições para dirigir o plano de reabilitação, encaminhando pacientes individualmente aos diversos níveis de reabilitação disponíveis para atender às necessidades funcionais específicas em um dado momento.

Nesse sentido, não se deve confundir reabilitação na fase aguda pós-AVC (nível de assistência reabilitativo considerado anteriormente neste texto), com "reabilitação aguda" ou "reabilitação subaguda".

A **reabilitação aguda** é um outro nível de reabilitação (pós-fase aguda) em que o paciente desenvolve seu tratamento de reabilitação internado e de maneira intensiva, quando tem necessidade e pode tolerar três ou mais horas de terapias por dia.

A **reabilitação subaguda** é apropriada àqueles pacientes que necessitam de serviços terapêuticos abrangentes e coordenados para treinamento funcional em um nível institucional (internado), mas cumprindo uma programação menos intensiva do que a usual na reabilitação aguda. Pacientes nesse nível de cuidado recebem entre 1 e 3 horas de terapia por dia. Por exemplo, alguns pacientes realizam reabilitação subaguda porque tiveram AVCs que foram extremamente graves, limitando seu potencial para participação numa reabilitação intensiva.

Na **reabilitação ambulatorial,** os pacientes desenvolvem seus tratamentos como externos, em uma infraestrutura ambulatorial, para alcançar seus objetivos funcionais. Os pacientes nesse cenário frequentam o centro de reabilitação para concretização de diversas terapias em sucessão.

## INTERVENÇÕES TERAPÊUTICAS PARA REABILITAÇÃO DO AVC

A análise topográfico-funcional do cérebro pode ajudar a predizer os déficits neurológicos decorrentes de lesões específicas, mas essa relação entre anatomia e função tem sido vista com cada vez menos rigidez em neurociência. As deficiências mais frequentes na prática clínica pertencem (mas não se restringem) aos seguintes domínios de funções:

- **Disfagia:** os objetivos do tratamento da disfagia são a prevenção da aspiração, desnutrição e desidratação, além do restabelecimento da deglutição normal. O tratamento pode ter natureza compensatória ou reabilitativa. Estratégias compensatórias envolvem várias mudanças posturais para facilitar a deglutição segura ou modificação do volume e da viscosidade dos alimentos e fluidos, o que altera a biomecânica e a fisiologia do ato de deglutir. Estratégias reabilitativas podem ser diretas (realizadas durante o engolir) ou indiretas (executadas sem um bolo alimentar) e incluem manobras projetadas para exercer controle voluntário sobre componentes específicos da deglutição, exercícios ou utilização de aplicação termotátil para melhorar o funcionamento sensoriomotor. Estratégias compensatórias podem ser combinadas com manobras de deglutição para facilitar o retorno à ingestão oral.

- Um protocolo de cuidados orais deve ser implementado para pacientes com disfagia e próteses dentárias a fim de promover a saúde oral e o conforto.

- Pacientes com disfagia persistente devem ser submetidos a tratamento individualizado e guiado por avaliação instrumental dinâmica da deglutição, devendo incluir:

**CAPÍTULO 29**

303

- Modificação individualizada na textura da comida e dos fluidos durante a deglutição.

- Educação individual de cada paciente em relação às posturas e manobras, seguida de avaliação instrumental para verificar o efeito do tratamento.

- Considerar o método apropriado para administração de medicamentos nos pacientes com evidência de disfagia com comprimidos/cápsulas, baseado em uma avaliação clínica ou instrumental.

- Treinar pacientes e cuidadores nas técnicas de alimentação e no uso de agentes espessantes.

- Doentes com disfagia orofaríngea crônica devem ser reavaliados regularmente para garantir a eficácia e a adequação de dietas de longa-vida, necessidade continuada de compensações e/ou modificação das técnicas de reabilitação.

- **Nutrição:** o maior efeito no trato gastrointestinal após um AVC é o prejuízo nas funções oral, faríngea e esofágica, manifestadas como disfagia. O estado nutricional dos pacientes pode exercer um impacto na recuperação funcional e na mortalidade. Uma nutrição ruim tem sido considerada como preditora de baixa condição funcional pós-AVC.

  - O estado nutricional e de hidratação dos pacientes pós-AVC devem ser avaliados dentro das primeiras 48 horas de admissão.

  - Pacientes com suspeita de déficits nutricionais e/ou de hidratação, incluindo disfagia, devem ser referidos a um nutricionista clínico.

  - Considerar o uso de sondas de alimentação para prevenir ou reverter os efeitos da desnutrição nos pacientes incapazes de comer com segurança, ou naqueles com recusa alimentar.

  - A suplementação oral pode ser considerada para pacientes com ingesta oral segura, mas que não recebem quantidades suficientes para atingirem suas exigências nutricionais.

## Cognição (terapias não farmacológicas)

Deficiências no funcionamento cognitivo são comuns após um acidente vascular cerebral e podem ser melhor detalhadas por uma avaliação neuropsicológica. Em particular, as deficiências na atenção, memória e nas funções executivas (ou seja, integrando múltiplos e complexos processos) podem ser especialmente incapacitantes.

- Deve-se indicar reabilitação cognitiva (reabilitação neuropsicológica) àqueles pacientes que apresentem quaisquer das seguintes condições:
  - Déficits de atenção
  - Negligência visual
  - Déficits de memória
  - Dificuldades em função executiva ou resolução de problemas.

- Pacientes com múltiplas áreas de prejuízo cognitivo podem se beneficiar de uma variedade de abordagens para retreinamento envolvendo múltiplas disciplinas (p. ex., neuropsicologia, terapia ocupacional, fonoaudiologia, psicologia de reabilitação, musicoterapia, arte-terapia etc.).

- Recomenda-se terapia cognitiva para desenvolvimento de estratégias compensatórias nos comprometimentos leves da memória de curto prazo.

## Cognição (abordagem farmacológica)

Os prejuízos cognitivos vasculares afetam até 60% dos sobreviventes pós-AVC e estão associados à diminuição funcional, aumento na dependência e maior mortalidade. Estima-se que demência pós-AVC ocorra em 26% dos pacientes. As evidências não mais suportam o uso de estimulantes do sistema nervoso central (SNC) para aprimorar a participação na reabilitação ou para aumentar a recuperação motora.

Enquanto submetendo-se à reabilitação do AVC, os pacientes fazem uso de uma diversidade de medicamentos no tratamento de complicações do próprio AVC ou de outras afecções não relacionadas. Drogas que atravessam a barreira hematoencefálica e têm efeitos no SNC podem ter tanto consequências potencialmente deletérias quanto benéficas na recuperação desses doentes e devem ser usadas com cuidado.

- Considera-se o uso de inibidores da acetilcolinesterase (sobretudo galantamina, donepezil e rivastigmina) nos pacientes com demência vascular ou deficiência cognitiva vascular nas doses e frequência usadas para doença de Alzheimer.

- Considerar a utilização do inibidor do receptor NMDA memantina para pacientes com demência vascular ou deficiência cognitiva vascular.

- O uso de antipsicóticos convencionais ou atípicos para psicose relacionada com demência ou distúrbios comportamentais deve ser usado com cuidado por curto período e em alterações agudas.

- Há recomendação contra o emprego de agonistas dos receptores $\alpha$2-adrenérgicos centrais (como clonidina e outros) e antagonistas dos receptores α1 (p. ex., prazosin e outros) como medicação anti-hipertensiva para pacientes com AVC por causa do potencial em prejudicar a recuperação.

- Há recomendação contra o emprego de anfetaminas para aumentar a recuperação motora pós-AVC.

## Cognição (apraxia)

Apraxia é um déficit neurológico que ocorre, na maioria das vezes, após um AVC, no qual o paciente demonstra dificuldade em realizar um movimento aprendido voluntário, independentemente da intenção e da capacidade física para desempenhar a tarefa específica. Essa dificuldade no planejamento motor traz impactos significativos para o desempenho das atividades diárias e para o retorno da independência pós-AVC.

- Existem evidências insuficientes para dar suporte a intervenções terapêuticas específicas para apraxia nos pacientes com AVC, mas a utilização de um treino funcional tarefa-específico para lidar com a apraxia é, possivelmente, importante.

## Cognição (negligência hemiespacial/ hemidesatenção)

Acidente vascular cerebral, especialmente dentro do hemisfério não dominante, pode interferir na consciência de uma pessoa do espaço à sua volta (de modo contralateral à lesão) e do espaço ocupado pelo seu corpo. Por exemplo, os pacientes podem não estar plenamente conscientes (ou "negligentes") do seu braço esquerdo, não movimentam-se no hemiespaço negligenciado ou não se atentam às coisas que estão posicionadas no campo negligenciado (p. ex., um garfo). Tais pacientes, muitas vezes, ficam facilmente cansados. A presença de uma negligência espacial unilateral tem efeitos deletérios sobre todos os aspectos das atividades diárias e impacto negativo sobre a recuperação funcional, tempo de permanência na reabilitação e necessidade de assistência após a alta.

- A reabilitação cognitiva é recomendada para pacientes com negligência espacial unilateral, como pistas, escaneamento, ativação do membro, assistência e adaptações ambientais.
- Enfermagem e sessões de terapia (p. ex., para ombro doloroso, controle postural, alimentação) necessitam ser modificadas no sentido de dar pistas de atenção para o lado afetado do paciente.

## Comunicação

As taxas de melhora espontânea das deficiências na fala, linguagem e cognição secundárias ao AVC de-

crescem com o tempo, fazendo com que o tratamento precoce das desordens da comunicação seja um passo importante em direção à aquisição de independência e melhora na qualidade de vida. Os objetivos do tratamento são: 1) facilitar a recuperação das dificuldades na comunicação; 2) assistir aos pacientes para que desenvolvam estratégias compensatórias para incapacidades residuais; 3) aconselhar e educar as pessoas que fazem parte do ambiente do paciente para facilitar a comunicação, diminuir o isolamento do paciente e realizar seus desejos e necessidades.

- Se a avaliação da comunicação apontar para prejuízos na fala, linguagem e/ou cognição, o tratamento deve ser considerado para os componentes afetados. O tratamento pode ser proporcionado individualmente, em grupos, computador ou por meio de voluntário treinado sob supervisão clínica.
- A restauração máxima da habilidade prejudicada deve, a princípio, ser considerada:
  - Para disartria (e outras deficiências de fala): o tratamento pode incluir técnicas para melhorar a articulação, fonação, fluência, ressonância e/ou respiração.
  - Para afasia (e outras deficiências da linguagem): o tratamento pode incluir modelos concebidos para melhorar a compreensão (p. ex., a estimulação/facilitação) e/ou expressão (como estratégias de recuperação de palavras) da linguagem. Recomenda-se que o grau de tratamento ("intensidade", "dosagem") seja maior em vez de menor.
  - Para a demência (e outras deficiências de aspectos cognitivos da comunicação): o tratamento pode incluir técnicas para maximizar a atenção, memória, resolução de problemas e funções executivas.
- Uma vez que a restauração máxima seja alcançada, a compensação da deficiência remanescente deve ser considerada:
  - Para disartria, abordagens compensatórias incluem próteses (p. ex., elevação palatal para hipernasalidade), modalidades alternativas (p. ex., escrever ou gesticular), dispositivos de comunicação suplementar e alternativa – CSA (p. ex., um dispositivo portátil de digitação que produz fala sintetizada).
  - Para afasia, a abordagem inclui modalidades alternativas (como gesticulação) e dispositivos de CSA (p. ex., uma prancha de apontar eletrônica portátil).

Acidente Vascular Cerebral | Atuação Multiprofissional em Acidente Vascular Cerebral

- Para a demência, as abordagens compensatórias incluem livros de memória, alarmes portáteis, assistentes digitais pessoais (PDAs, sigla em inglês) e dispositivos semelhantes, para fornecer lembretes e outras informações quando necessário.

- Uma vez tendo sido alcançados o máximo de restauração e o máximo dos benefícios compensatórios, deve-se aconselhar e educar as pessoas mais próximas ao paciente para modificarem o ambiente do paciente com o objetivo de minimizar e eliminar os obstáculos à comunicação, auxiliando-os em atividades, como pagar suas contas ou gravar uma mensagem na secretária eletrônica.

## Comprometimento motor e recuperação

O dano ao córtex motor pode se refletir numa hemiplegia contralateral ou bilateral (dupla hemiplegia, quando ambos os hemicorpos apresentam alteração motora, porém em graus distintos). A hemiplegia é denominada completa quando afeta a motricidade facial; proporcionada, quando afeta de modo semelhante membro superior e inferior de um mesmo lado (como nas lesões que afetam a cápsula interna, por exemplo); e desproporcionada, quando são afetados de modo diferente.

- **Abordagem terapêutica:** existem vários modelos teóricos de comportamento motor, os quais servem como base para as abordagens de tratamento das disfunções do SNC. As abordagens tradicionais são baseadas em modelos de reflexo ou hierárquicos de controle motor. Modelos contemporâneos de controle motor e aprendizagem focam na interação dos centros superiores e inferiores de controle e veem o sistema nervoso como um sistema integrado com muitos outros importantes sistemas e que influenciam o comportamento motor. Abordagens atuais tarefa-orientadas focam na interação e assumem que o controle e o comportamento motor são organizados em torno de atividades funcionais e com metas direcionadas, em vez de apenas músculos ou padrões de movimento.

A disfunção muscular unilateral pós-AVC é bem definida. A recuperação de grupos musculares afetados é essencial para readquirir a função. Muitas abordagens para a recuperação motora, como Terapia Neuroevolutiva/Bobath, Brunnstrom, Facilitação Neuromuscular Proprioceptiva, estratégias de fortalecimento convencionais (exercícios passivos, resistidos, isométricos, isocinéticos), dentre outras, têm demonstrado sua eficácia como adjuvantes para a reabilitação, porém nenhuma abordagem provou ser mais útil do que a outra. A melhor abordagem para a reabilitação irá incorporar uma combinação dessas técnicas ao longo do processo de recuperação.

- É fortemente recomendável um programa abrangente de recuperação motora precoce na reabilitação motora.

- Há insuficiente evidência para recomendar a favor ou contra o emprego de Terapia Neuroevolutiva (Bobath) em comparação a outras abordagens terapêuticas para retreinamento pós-AVC.

- Recomenda-se que o programa de recuperação motora deve incorporar múltiplas intervenções, enfatizando-se graus progressivos de dificuldade, repetição e práticas de tarefas funcionais.

- Intervenções para recuperação motora (como para melhorar a deambulação) devem incluir exercícios de condicionamento cardiovascular e fortalecimento.

- Considerar o uso de treinamento da força como um componente da abordagem terapêutica nos pacientes paréticos.

## Amplitude de movimento (ADM)

A hemiparesia após acidente vascular cerebral na maioria das vezes contribui para a diminuição da ADM ativa e passiva das articulações envolvidas. Pode levar a contraturas articulares que predispõem a problemas como úlceras de pressão e mobilidade prejudicada. Exercícios passivos e ativos são frequentemente empregados para ajudar a reduzir o risco de comprometimento musculoesquelético secundário à diminuição da ADM articular.

O AVC pode agravar uma osteoartrite preexistente ou levar à formação de osteoartrite pela produção de desequilíbrios musculares que resultam em forças/torques inadequados por meio das articulações. Padrões mal-adaptativos de atividade ou de postura podem se desenvolver nas extremidades superiores ou inferiores após o AVC como tentativa individual para se readquirir função. Por exemplo, a hiperextensão do joelho em um membro inferior parético é um padrão de mal-adaptativo para descarga de peso. A osteoartrite pode ser dolorosa e limitar a amplitude de movimento articular.

- Deve-se realizar um programa de alongamento ativo ou passivo para diminuir o risco de desenvolvimento de contraturas (órteses noturnas, prancha ortostática) no período inicial após o AVC.

- A movimentação e posicionamento articular precisam ser cuidadosamente monitorados durante a reabilitação, a fim de se evitar o desenvolvimento de padrões de atividade mal-adaptativos.

## Espasticidade

Muitas vezes os doentes hemiplégicos pós-AVC desenvolvem padrões anormais de aumento do tônus muscular que são normalmente associados a um reflexo de estiramento hiperativo. A combinação de aumento do tônus motor e hiperatividade do reflexo é a espasticidade. Ela pode levar ao encurtamento muscular, posturas anormais, dor e contratura muscular. As contraturas restringem, o movimento da articulação envolvida ou são dolorosas, impedem a reabilitação e limitam o potencial de recuperação de um paciente. O tratamento precoce é a chave para manejar essa complicação incapacitante. Na maioria das vezes, é aceitável que se combine intervenções para redução da espasticidade com fisioterapia agressiva, a fim de aumentar as ADMs ativas e passivas. Sem fisioterapia, uma intervenção pode reduzir temporariamente a espasticidade, mas não vai resultar em ganhos funcionais.

- Deve-se deter a espasticidade com um adequado posicionamento antiespástico, exercícios para ADMs, alongamentos e uso de órteses. As contraturas instaladas podem precisar ser tratadas com a utilização de órteses, moldes seriados ou correção cirúrgica.
- Considera-se o uso de agentes farmacológicos orais, como a tizanidina e o baclofeno, para a espasticidade, sobretudo se a espasticidade está associada a dor, má higiene da pele ou diminuição da função. A tizanidina deve ser utilizada especificamente para pacientes crônicos com AVC.
- O diazepam e outros benzodiazepínicos devem ser evitados durante o período de recuperação do AVC, porque essa classe de medicamentos pode interferir nas funções cerebrais associadas com a recuperação funcional pós-AVC e, além disso, esses agentes são susceptíveis de produzir sedação, que irá comprometer a capacidade do indivíduo de participar efetivamente do tratamento de reabilitação.
- Recomenda-se considerar o uso da toxina botulínica de forma isolada ou em conjunto com medicação oral para pacientes com espasticidade que é dolorosa, prejudica a função, reduz a capacidade de participação na reabilitação, compromete o posicionamento adequado ou os cuidados com a pele.
- O tratamento com baclofeno intratecal (por meio da implantação de bomba de infusão intratecal) pode ser considerado para pacientes com AVC que tenham espasticidade crônica de extremidade inferior e que não consigam ser eficazmente controlados pela medicação oral ou pela toxina botulínica.

- Procedimentos neurocirúrgicos são considerados, como a rizotomia dorsal seletiva ou a lesão da zona de entrada da raiz dorsal (DREZ), para a espasticidade que não pode ser controlada por modalidades não cirúrgicas.

## Equilíbrio e postura

O controle do equilíbrio, o qual requer a integração das aferências visuais, somatossensitivas e vestibulares, encontra-se frequentemente prejudicado após o AVC. Os déficits no equilíbrio também têm sido implicados na pobre recuperação das atividades da vida diária e da mobilidade funcional bem como num aumento no risco de quedas.

Os estudos têm demonstrado resultados conflitantes quanto ao benefício do treino de equilíbrio por meio de uma variedade de abordagens, como *feedback* visual, métodos tarefa-específicos, treinos em plataformas, treino adicional de força e treinamento em circuito, hidroterapia ou Tai Chi Chuan. Recomenda-se que a melhor abordagem para a reabilitação seja incorporar uma combinação dessas técnicas em todo o processo de recuperação.

- Os pacientes que demonstram dificuldades no equilíbrio após AVC devem ser submetidos a um programa de treino de equilíbrio.

## Extremidades inferiores

Após um AVC, os pacientes podem se apresentar com o controle motor reduzido, fraqueza, incoordenação, resistência limitada, espasticidade, falta de equilíbrio e déficits sensoriais. Esses prejuízos muitas vezes se traduzem em uma marcha prejudicada e num declínio da independência para deambulação. Deficiências na marcha levam a aumento no risco de quedas e fraturas, perda do condicionamento cardiovascular e isolamento social.

O treino de fortalecimento, fisioterapia de alta intensidade e treino de repetição de tarefas resultaram em um padrão consistente de melhoria na velocidade de caminhada.

Modalidades como treino de marcha em esteira, treino de ritmo e uso de equipamentos eletromecânicos para treino de marcha assistida (robótica) mostram tendência estatística em direção a um efeito positivo, mas estão comprometidos em decorrência de um número pequeno de estudos.

- Considera-se o emprego de treino de marcha na esteira em conjunto com outras práticas tarefa-específicas e exercícios terapêuticos em indivíduos com deficiência de marcha pós-AVC e que não tenham riscos cardíacos conhecidos para exercício em esteira.

- Considera-se o uso de suporte de peso corporal parcial para o treino em esteira (SPCTE parcial) até 40% do peso dos pacientes, em conjunto com técnicas tarefa-específicas e exercícios terapêuticos para pessoas com deficiências da marcha pós-AVC e sem riscos cardíacos conhecidos para exercício em esteira.
- Recomenda-se órteses suropodálicas (AFO, em inglês) para os pacientes com pé caído, com os objetivos de elevar o antepé e melhorar a estabilidade do joelho durante a marcha (minimizando-se a hiperextensão). Se necessário, deve-se prescrever ângulo negativo de flexão plantar.
- Recomenda-se a estimulação elétrica funcional ou da sigla, em inglês, FES (*Functional electrical stimulation*) como tratamento adjuvante para pacientes com fraqueza muscular, especialmente para pacientes com marcha prejudicada devido ao comprometimento motor tornozelo/joelho. A FES pode ser utilizada para indivíduos com déficits agudos ou crônicos após acidente vascular cerebral.
- Considera-se a TENS, do inglês *Transcutaneous electrical nerve stimulation*, ou neuroestimulação elétrica transcutânea como tratamento adjuvante para aumentar a recuperação funcional da marcha após acidente vascular cerebral.
- Considera-se a sinalização auditiva rítmica como uma das modalidades a ser incluída no leque de intervenções multimodais a fim de melhorar a velocidade da caminhada.
- Não há evidência científica suficiente até o momento que justifique a utilização de dispositivos robóticos durante o treino de marcha em pacientes pós-AVC.
- Deve-se considerar o uso de realidade virtual (RV) para melhorar a recuperação da marcha após acidente vascular cerebral.

## Extremidades superiores

Prejuízos decorrentes de um AVC (fraqueza, perda de amplitude de movimento, espasticidade, déficits sensoriais, incoordenação e não uso aprendido) limitam a capacidade de uma pessoa de usar o membro superior parético. A hemiparesia é um dos problemas mais comuns experimentados após o AVC, interferindo com a capacidade de completar tarefas da vida diária e contribuindo para a diminuição da qualidade de vida.

- Recomenda-se que a recuperação funcional das extremidades superiores seja baseada na prática de tarefas funcionais, enfatizando dificuldade progressiva e repetição.

- Recomenda-se que o tratamento individualizado para cada paciente, considerando-se a intervenção que seja mais apropriada, acessível e disponível envolvendo o paciente.
- Recomenda-se terapia por contenção induzida (TCI) para indivíduos com pelo menos 10 graus de extensão em dois dedos, o polegar e o pulso.
- Recomenda-se a terapia robótica como adjuvante à terapia convencional em pacientes com déficits funcionais no membro superior, a fim de melhorar as habilidades motoras nas ADMs trabalhadas.
- Recomendam-se abordagens terapêuticas bilaterais, no intuito de melhorar a função do membro superior.
- Recomendar tratamento com FES para os pacientes que têm deficiências na contração muscular da extremidade superior, de modo específico em pacientes com comprometimento motor cotovelo/pulso.
- Recomenda-se FES para pacientes com subluxação do ombro.
- Considera-se FES e prática mental (atividades para estímulo à imagem motora) combinados com tarefas motoras funcionais intensas e repetitivas.
- Consideram-se exercícios de fortalecimento, além da prática de tarefas funcionais.
- Considera-se o uso de RV como contexto da prática reabilitativa.
- Ainda não há evidências suficientes para recomendar a terapia-espelho para membros superiores.
- Além disso, ainda não há evidências estatísticas suficientes para se recomendar terapia por *biofeedback*-EMG para membros superiores. Entretanto, na opinião deste autor, quando bem indicado, o *biofeedback*-EMG apresenta eficácia palpável na recuperação motora do membro superior.

## Condicionamento cardiovascular e físico

A intolerância à atividade física é comum pós-AVC e pode contribuir para uma diminuição da capacidade aeróbica. O exercício aeróbico tem sido considerado como benéfico para pacientes com uma variedade de diagnósticos. Recentes estudos e revisões sistemáticas indicam que um programa de condicionamento cardiovascular pós-AVC leva a uma melhor capacidade aeróbica e desempenho na deambulação.

- É altamente recomendável que se avalie e se prescreva adequadamente um programa de exercícios aeróbicos regulares no ambiente mais recomendado ao quadro clínico-funcional do momento (centro de reabilitação, casa ou comunidade). Tal prescrição deve ser concebida considerando-se as comorbidades do paciente e as suas limitações funcionais.

## Equipamentos adaptativos, dispositivos médicos duráveis, órteses e cadeira de rodas

Muitos pacientes necessitam de dispositivos assistivos, equipamentos adaptativos, meios auxiliares de locomoção, cadeiras de rodas e órteses para maximizar o funcionamento independente pós-AVC. Muitos tipos de dispositivos adaptativos e dispositivos médicos duráveis estão disponíveis. O tipo e o grau do déficit funcional, o grau de adaptação conseguida e as características estruturais do ambiente em que o paciente vive determinarão a necessidade de um item em particular.

Auxiliares de marcha são úteis para os pacientes com deficiência leve de marcha. Esses dispositivos aumentam a base de apoio em torno do centro de gravidade do paciente e reduzem o equilíbrio e o esforço necessários para andar. Auxiliares de marcha incluem (mas não estão limitados) os seguintes:

1. **Bengalas de 1 ponto:** precisam ser reguladas para o paciente e têm ponteiras de borracha para melhorar a tração.
2. **Bengalas de 3 ou 4 pontos:** têm 3 ou 4 pontos de contato e oferecem mais estabilidade do que a bengala de 1 ponto. No entanto, elas são mais pesadas, volumosas e mais desajeitadas de usar.
3. **Andadores:** suportam mais peso do que as bengalas. Devem ser leves e dobráveis para que sejam utilizados também fora de casa.
4. **Andadores rolantes:** possibilitam deambulação com gasto energético mais eficiente. O andador de 2 rodas é o mais comumente utilizado, pois o andador de 4 rodas é menos estável e exige maior coordenação.

As cadeiras de rodas devem ser prescritas para pacientes com fraqueza motora severa ou que facilmente se fadigam. Os modelos das cadeiras de rodas variam muito e uma prescrição para seu uso deve ser específica para as necessidades do paciente e do ambiente, bem como para as preferências do paciente e da família/cuidadores.

- Recomenda-se que dispositivos adaptativos sejam utilizados para prover segurança e função, caso outros métodos de se realizar a tarefa não estejam disponíveis, não possam ser aprendidos ou se houver preocupações com a segurança do paciente.
- Recomenda-se considerar o uso de órteses de membros inferiores quando o objetivo for estabilizar o tornozelo ou o joelho a fim de melhorar a marcha e evitar quedas.
- Recomenda-se que as prescrições de cadeira de rodas sejam baseadas numa avaliação cuidadosa do paciente e do ambiente em que a cadeira de rodas será utilizada.
- Recomenda-se que os auxiliares de marcha sejam usados, quando necessário, para ajudar na eficiência da mobilidade e na segurança do paciente.

## Deficiências sensoriais

### Tato

O AVC pode causar deficiência sensorial e interferir com as atividades funcionais. Há alguma evidência de que a sensação tátil e cinestésica possa ser melhorada pela estimulação sensorial específica, e que essa melhora (na sensação) possa também melhorar as atividades motoras. Existe evidência científica conflitante quanto ao efeito de estímulos cutâneos não específicos quando utilizados conjuntamente com a terapia convencional.

- Deve-se indicar estimulação sensorial específica para todos os pacientes com problemas sensoriais.
- Considera-se, quando apropriado, que pacientes com problemas sensoriais sejam submetidos a um teste de estimulação elétrica cutânea em conjunto com terapia convencional.

### Visão

A capacidade de captar com precisão e perceber a informação visual é fundamental para a conclusão bem-sucedida das tarefas da vida diária. Depois de um acidente vascular cerebral, muitos desses processos podem ser prejudicados. Duas das deficiências visuais mais comuns são perdas de campo visual e deficiências na motricidade ocular (p. ex., diplopia). O tipo de deficiência visual experimentado depende da localização da lesão. Muitas dessas deficiências visuais estão associadas ao aumento da incapacidade.

- Os pacientes com perdas no campo visual/hemianopsias ou na motricidade pós-AVC devem ser tratados com um programa de intervenção para deficiência visual ou com estratégias compensatórias.
- Considera-se indicar treino de varredura (escaneamento), estimulação de campo visual, prismas e exercícios para a musculatura ocular (ortópticos) como estratégias de intervenção restaurativa.
- Além disso, considera-se o emprego de prismas e/ou aplicação de tampões como estratégias de intervenção compensatória.

## Audição

A audição não é normalmente afetada no AVC, mas os pacientes idosos podem sofrer de perda auditiva, interferindo com a sua habilidade em participar do tratamento de reabilitação.

- Recomenda-se que aparelhos auditivos adequados sejam adquiridos e usados naqueles pacientes com perda auditiva conhecida.

## CONSIDERAÇÕES FINAIS

Os acidentes vasculares encefálicos são condições muito complexas e representam grande desafio à medicina física e de reabilitação. Por fazer parte do cuidado integral oferecido ao paciente pós-AVC desde a fase mais aguda, a área de reabilitação também deve se revelar complexa e abrangente, incluindo diversas disciplinas médicas e não médicas, instrumental físico tradicional, como calor, eletricidade, órteses, exercícios terapêuticos com múltiplos objetivos, mas também tecnologias de última geração, que parecem originadas da ficção científica, como *lasers*, realidade virtual, robótica e interfaces cérebro-computador.

Existem dificuldades de acesso aos centros e às equipes de reabilitação completos e integrados em nosso país, bem como um desconhecimento difuso da população e dos agentes de saúde acerca do tratamento de reabilitação apropriado aos pacientes que sofreram AVC. Desse modo, com frequência, ainda são observados pacientes que iniciam o tratamento adequado de reabilitação tardiamente (às vezes anos após o episódio de AVC). Felizmente, tais pacientes podem ainda apresentar graus variáveis de melhora funcional, mas vale ressaltar que a reabilitação deve se iniciar o mais precocemente possível, tão logo as condições clínicas do paciente permitam, a fim de que os melhores resultados sejam alcançados.

## REFERÊNCIAS CONSULTADAS

1. Acidente Vascular Cerebral: protocolos gerenciados do Hospital Israelita Albert Einstein. Manole, 2010; cap 13.
2. Braddom RL. Physical Medicine & Rehabilitation. 2ª ed. W.B. Saunders Company, 2000; cap 50.
3. DeLisa JA. Rehabilitation Medicine: Principles and Practice. 3ª ed. Lippincott-Raven, 1998; cap 48.
4. Farias N, Buchalla CM. A classificação internacional de funcionalidade, incapacidade e saúde da Organização Mundial de Saúde: conceitos, usos e perspectivas. Rev Bras Epidemiol 2005; 8(2): 187-93.
5. Halstead LS. Team care in chronic illness: a critical review of literature of past 26 years. Arch Phys Med Rehabil 1976; 57:507-11.
6. VA/DOD Clinical practice guideline for the management of stroke rehabilitation. Management of Stroke Rehabilitation Working Group. J Rehabil Res Dev. 2010; 47(9):1-43.
7. WHO - World Health Organization. The WHO Family of International Classifications. Disponível em: http://www.who.int/classifications/en 2005, may 27.
8. World Health Organization Technical Report Series, 1969, No 419.
9. World Health Organization: THE GLOBAL BURDEN OF DISEASE. Disponível em: http://www.who.int/healthinfo/global_burden_disease/GBD_report_2004update_full.pdf?ua=1.

# Índice Remissivo

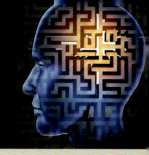

## A

Acidente vascular cerebral hemorrágico, 129
   diagnóstico, 131
   fisiopatologia, 129
      angiopatia amiloide cerebral, 130
      edema peri-hematoma, 131
      expansão do hematoma, 130
      hipertensão arterial crônica, 129
   prognóstico, 131
      ICH (Intracerebral Hemorrhage Score), 131
   tratamento cirúrgico, 133
   tratamento, 132
Acidente vascular cerebral maligno da artéria cerebral média, 123
   abordagens, 125
      clínica, 125
      neurocirúrgica, 125
   achados clínicos, 124
      preditores clínicos, 124
   etiologia e fisiopatogenia, 123
   exames complementares e diagnóstico, 124
   prognóstico, 126
Acidentes vasculares cerebrais da circulação vertebrobasilar, 211
   anatomia da circulação posterior, 211
      apresentação clínica dos AVCIs de CP, 212
      ataxia, 213
      cefaleia, 214
      tontura ou vertigem, 213
      variações anatômicas frequentes, 212
   AVC aterotrombótico, 214
      AVC cardioembólico, 216
      dissecção das artérias vertebrais (DAV), 217
      dolicoectasia vertebrobasilar (DVB), 216, 218
      neuroimagem nos AVCIs de circulação posterior, 217
      outras etiologias de AVC na CP, 217
      tratamento com trombólise endovenosa dos AVCs da circulação posterior, 218
      tratamentos, 218
         da fase aguda dos AVCs da circulação posterior, 218
         dos AVCs cardioembólicos da circulação posterior, 218
         e prognóstico, 218
         tratamento da doença aterosclerótica vertebrobasilar, 218
      tratamento com trombólise intrarterial dos AVCS da circulação posterior, 219
         outros cuidados nos AVCs de fossa posterior, 219
         tratamento com trombectomia mecânica dos AVCs da circulação posterior, 219
Ações críticas diante da suspeita de sangramento intracraniano ou em local crítico após rtPA, 285
Alterações da coagulação e acidente vascular cerebral, 223
   AVC em crianças, 229
   distúrbios, 230, 233
      de hemostasia secundária – hemofilias, 233
      hemorrágicos, 230
      uso de anticoagulantes e AVC hemorrágico (AVCh), 230
   distúrbios protrombóticos e AVC, 224
   estados hipercoaguláveis, 225, 227
      adquiridos, 227
      hereditários, 225
   fisiopatologia da coagulação, 223
   isquemias arteriais, 228
   manejo e prevenção secundária, 229
      eventos, 229
      arteriais, 229
         venosos, 229
      *screening* de trombofilias em eventos venosos, *230*
   plaquetas e AVC hemorrágico, 232
   trombose de seio venoso, 228
Aneurisma do septo atrial, 74
Angiografia cerebral digital de dois casos de aterosclerose intracraniana, 185
AngioTC cervical com reformatação sagital orientada, 52
Angiotomografia de crânio, 109
Área de provável infarto no corpo do núcleo caudado esquerdo e substância branca adjacente, 110
Ataque isquêmico transitório, 147
   local para avaliação: internação hospitalar versus unidades de AIT, 148
   manejo inicial, 150
   quadro clínico/avaliação inicial, 148
Aterosclerose intracraniana, 183
   diagnóstico e neuroimagem na DAIC, 184
   epidemiologia, 184
   fisiopatologia, 184
   tratamento, 186

Acidente Vascular Cerebral  Prevenção, Tratamento Agudo e Reabilitação

antitrombóticos, 186
controle dos fatores de riscos cardiovasculares, 187
tratamento endovascular, 187
Ativação plaquetária, 225
Atuação multiprofissional em acidente vascular cerebral, 273

## C

Camadas da parede arterial, 240
Características do forame oval patente e do paciente que podem influenciar a conduta terapêutica, 181
Cascatas, 17
despolarizadora e HIC, 17
vasodilatadora, 17
Casos, 130-134
com expansão precoce do volume do hematoma, 132
com *spot sign*, 130
de hemorragia lobar secundário, 133
*off label* de hemoventrículo, 134
Cena, 84
Componentes do ICH Score e pontuação recebida, 132
Comprometimento cognitivo vascular, 257
CCV PÓS-AVC, 258
infartos cerebrais, 258
CCV subcortical, 258
critérios diagnósticos para CCV, 258
DA E CCV, 259
diagnóstico diferencial, 260
epidemiologia, 258
etiologia e fisiopatologia, 258
quadro clínico, 260
avaliação neuropsicológica, 260
investigação diagnóstica, 261
sinais e sintomas, 260
tratamento, 261
evolução, 262
fatores de risco vascular, 261
tratamento de fatores de risco vascular, 261
tratamento farmacológico de CCV, 261
Condições clínicas, 251, 277
associadas à SVCR, 251
que mimetizam AVC, 277
Considerações para terapia anti-hipertensiva na profilaxia secundária de AVC, 169
Critérios diagnósticos, 251, 271
da síndrome das pernas inquietas, 271
para SVCR, 251
CT de crânio mostrando hemorragia subaracnoide cortical, 251
Cuidados de enfermagem
nas primeiras 24 horas após o tratamento trombolítico, 283
no caso de tratamento clínico de suporte, 283
Curva de Langfitt, 21

## D

Descrição e ilustração da classificação do fluxo sanguíneo ao Doppler transcraniano (TIBI), 40
Diagnóstico etiológico das hemorragias parenquimatosas lobares, 60
Diagnóstico
de AVC, 58
diferencial, 248
da VPSNC, 248
de CCV subcortical, 260
Diagnóstico do acidente vascular cerebral isquêmico (AVCI), 46
Diferentes aspectos das causas periféricas e centrais de vertigem, nistagmo, ataxia e cefaleia, 214
Diferentes tipos de CCV, 259
Diretrizes para teste de trombofilia hereditária, 231
Dissecções arteriais, 239
diagnóstico, 243
angiografia convencional, 243
ressonância magnética, 244
tomografia computadorizada, 244
ultrassonografia com dupplex, 243
epidemiologia, 239
fisiopatologia, 240
estrutura das artérias cervicais e das artérias intracranianas, 240
patogênese, 241
patologia, 240
manifestações clínicas, 242
dissecções da artéria, 243
carótida, 242
vertebral, 243
dissecções intracranianas, 243
prognóstico, 245
tratamento, 244
Doença aterosclerótica de carótidas, 193
assintomáticos, 202
ataques isquêmicos transitórios, 197
declínio cognitivo e doença carotídea, 197
diagnóstico e exames complementares, 198
ensaios clínicos relevantes em pacientes com estenose carotídea sintomática, 201
análise combinada NASCET e ECST, 201
assintomatic carotid atherosclerosis study (ACAS trial), 201
assintomatic carotid surgery trial (ACST), 202
endarterectomia em pacientes assintomáticos, 201
fatores que podem influenciar o risco e o benefício das endarterectomias em pacientes
perspectivas futuras, 207
recomendações da para tratamento de revascularização de pacientes com doença carotídea assintomática, 205

312

Índice Remissivo

recomendações para tratamento de revascularização de pacientes com doença carotídea sintomática, 206

tratamento clínico, 204
atividade física, 205
circunferência abdominal, 205
consumo de álcool, 205
diabetes, 204
dislipidemia, 204
hipertensão arterial, 204
obesidade, 205
tabagismo, 204

tratamento endovascular por angioplastia com *stent*, 203
ensaios clínicos randomizados comparando endarterectomia × angioplastia, 203
metanálise angioplastia *versus* endarterectomia, 203
registros/banco de dados, 203

veterans affair cooperative study group (VA trial), 202

escolha do método, 199
fisiopatologia e etiologia do acidente vascular cerebral isquêmico, 195
fisiopatologia, 194
alterações na autorregulação do fluxo sanguíneo cerebral, 194
embolia arterioarterial, 194
oclusão carotídea, 194

manifestações clínicas, 195
métodos utilizados para o cálculo do grau de estenose carotídea, 198
angiografia por ressonância magnética (angio-RM), 198
angiografia por tomografia (angio-TC), 198
ultrassom doppler, 198
de carótidas, 198
transcraniano, 198

morfologia da placa aterosclerótica, 194
aspectos, 195
bioquímicos, 195
mecânicos/hemodinâmicos, 195
morfológicos, 195

prevalência da doença carotídea assintomática, 197
principais síndromes vasculares, 196
artéria oftálmica, 196

sopros carotídeos, 197
tratamento, 199
tratamento cirúrgico (endarterectomia), 199

Doença de pequenas artérias intracranianas, 189
anatomia vascular, 189
características clínicas, 190
diagnóstico, 190
epidemiologia, 190
etiologia, 189
fatores de risco e associações, 190

prognóstico, 191
tratamento e prevenção secundária, 191

Doenças cardíacas e acidente vascular cerebral, 177
fibrilação atrial, 178
forame oval patente e AVC, 180
diagnóstico do FOP, 180
papel do FOP no AVC, 180
pós-operatório de cirurgias cardíacas, 182
trombo mural em ventrículo esquerdo, 179

Doppler transcraniano na avaliação do paciente com doença cerebrovascular, 37
DTC na fase aguda da doença vascular encefálica isquêmica, 38
DTC no auxílio diagnóstico do AVCI, 40
detecção e monitoração embólica, 41
DTC na doença falciforme, 42
doença carotídea extracraniana, 41
estenose intracraniana, 40
síndrome do roubo de fluxo sanguíneo pela artéria subclávia, 42
avaliação do vasoespasmo, 42

técnica, 38

## E

Ecocardiografia no paciente com acidente vascular cerebral, 69
ecocardiograma, 70
aneurisma do septo atrial, 73
aterosclerose aórtica, 75
contraste espontâneo, 74
forame oval patente, 73
próteses valvares, 73
trombos, 71, 72
nas cavidades direitas, 72
no AE, 72
no VE, 71
tumores cardíacos, 72
fonte cardíaca de êmbolos, 70
indicações do ecocardiograma em pacientes com fenômenos embólicos sistêmicos, 70

Ecodopplercardiograma transtorácico evidenciando trombo, 177

Enfermagem no manejo do paciente com AVC, 275
assistência na sala de emergência, 277
cuidados de enfermagem, 282
acesso venoso, 282
controle dos sinais vitais, 284
decúbito e nível de atividade, 284
exame neurológico, 284
prevenção de complicações, 284
educação do paciente e familiar, 286
exames laboratoriais e de imagem, 280
identificação dos sintomas, 275
tratamento, 281

313

Acidente Vascular Cerebral | Prevenção, Tratamento Agudo e Reabilitação

terapia trombolítica endovenosa, 281
tratamento endovascular, 282
Enxaqueca e AVC, 235
definições: qual a relação entre enxaqueca e AVC, 235
doença cerebrovascular que causa cefaleia, 235
enxaquecas, 236, 237
com aura como fator de risco para AVC, 236
simulando AVC, 237
sintomática associada a AVC, 236
eventos coincidentes, 237
infarto migranoso, 237
mecanismos patofisiológicos, 237
tratamentos, 237
Epidemiologia do acidente vascular cerebral, 3
epidemiologia do acidente vascular cerebral no Brasil, 5
fatores de risco para doença cerebrovascular, 4
incidência e prevalência, 4
Epidemiologia, fisiopatologia e prevenção primária do acidente vascular cerebral, 1
Escalas
de ASPECTS na tomografia computadorizada de crânio sem contraste, 108
de avaliação funcional pós-AVC – escala de Rankin modificada, 100
de AVC do National Institute of Health (NIHSS), 278
de Rankin modificada, 85
isquêmica de Hachinski, 258
LAPSS, 149
Los Angeles Prehospital Stroke Screen (LAPSS), 276
Mori de classificação de recanalização após trombólise intra-arterial na AVCI, 119
para avaliação do déficit no AVC do *National Institute of Health* (NIH), 93
TICI, 119
Escalas clínicas na avaliação do paciente com AVC, 79
escala de RANKIN modificada: avaliando os déficits do paciente e capacidade de realização das atividades de vida diária, 85
aplicabilidade, 85
limitações, 85
escalas clínicas no AVC, 79
aplicabilidade, 80
escalas pré-hospitalares: reconhecendo um paciente com AVC, 79
limitações, 80
índice de BARTHEL modificado, 85
aplicabilidade, 85
limitações, 85
NIH stroke scale: quantificando a gravidade do AVC e a resposta ao tratamento trombolítico, 80
aplicabilidade, 84
gravidade e prognóstico, 84
resposta ao tratamento trombolítico com rtPA endovenoso, 84
limitações, 84

Escalas clínicas na avaliação do paciente com AVC, 89
Escores
ABCD2, 149
CHA2DS2-VASc, 179
$CHA_2DS_2VASc$, 29
$CHADS_2$, 29
Estados hipercoaguláveis, 226
Estrutura filiforme de 3 mm aderida à face ventricular, 71
Estudo perfusional do mesmo paciente, 55
Etiologia da doença cerebrovascular, 165
Exames recomendados para pacientes com suspeita de AVC, 281

## F

Fatores
associados à dissecção cervical e intracraniana, 242
de risco no AVC, 167
Fisiopatologia: fluxo sanguíneo cerebral e metabolismo na doença cerebrovascular, 7
acoplamento e desacoplamento, 8
conceito: isquemia, limiares de fluxo e penumbra, 7
condições que modificam a autorregulação, 10
concentração de $CO_2$, 10
concentração de $O_2$, 10
condições patológicas e fluxo e volume sanguíneos encefálicos, 11
convulsões, 12
hemorragia intracraniana aguda, 12
hemorragia subaracnóidea por aneurismas (HSA), 11
isquemia, 11
traumatismo craniencefálico (TCE), 11
drogas vasoconstritoras e vasodilatadoras encefálicas, 11
hipertensão arterial crônica, 10
viscosidade sanguínea ou reologia, 10
controle fisiológico da contratilidade arteriolar do sistema nervoso central, 8
evolução da isquemia para hipertensão intracraniana sem e com reperfusão, 19
fatores determinantes da intensidade da lesão e classificação das lesões isquêmicas, 8
fisiologia da autorregulação, 9
hemodinâmica da curva, 12, 21
de autorregulação da circulação encefálica, 12
de Langfitt e das ondas patológicas interpretadas como fenômenos isquêmicos, 21
fases da curva, 21
ondas patológicas, 22
hemometabolismo em lesões focais isquêmicas, expansivas e fistulosas, 14
implicações terapêuticas, 24
inchaço e edema do cérebro, 13
integração dos fenômenos, 19

## Índice Remissivo

lesões fistulosas e isquemia circunjacente, 16
  extração de oxigênio em lesões fistulosas: estudo fisiopatológico, 16
lesões, 14, 15
  focais sólidas expansivas e isquemia circunjacente, 15
  isquêmicas focais e penumbra, 14
limites ou limiares da autorregulação, 9
mecanismo de autorregulação da circulação cerebral na isquemia, 13
síndrome da reperfusão encefálica e as hipóteses fisiopatológicas bioquímica e hemodinâmica do fenômeno da hipoperfusão pós-hiperemia, 19
  bases fisiopatológicas, 20
  hipoperfusão pós-hiperemia sob o ponto de vista, 20
    bioquímico: 2ª hipótese, 20
    hemodinâmico: 1ª hipótese, 20
  relação da reperfusão pós-isquêmica com as isquemias de moderada intensidade, 20
sistematização fisiopatológica das três cascatas isquêmicas encefálicas, 16
  primeira cascata: a cascata despolarizadora, 16
  segunda cascata: a cascata vasodilatadora, 17
  subcascata, 18
    dos radicais livres, 18
    inflamatória, 18
  terceira cascata: a cascata bioquímica, 18
Fluxograma da avaliação e manejo dos AITs, 151
Forame oval patente amplo, 74
Frases e palavras para avaliação da linguagem e disartria, 280

## G

Grande trombo mural no VE, 71

## H

Hemorragia subaracnóidea, 137
  apresentação clínica e diagnóstico, 138
  avaliação e tratamento inicial, 139
  diagnóstico e tratamento do vasoespasmo e isquemia cerebral tardia, 141
  epidemiologia, 137
  fatores de risco, 137
  manejo endovascular do vasoespasmo, 142
  tratamento definitivo do aneurisma, 139
  tratamento do vasoespasmo, 142

## I

Ilustrações, 212, 280
  mostrando a subdivisão do sistema vertebrobasilar, 212
  para avaliação de linguagem e disartria, 280
Imagem de RM de crânio na sequência de difusão mostrando área isquêmica, 253
Imagens axiais da angiotomografia de crânio, 113

Imangens-fonte da angiotomografia de crânio, 112
Indicações de DTC em doenças cerebrovasculares, 39
Índice de Barthel modificado, 86, 87
Infartos de circulação posterior – população indiana, 212, 213
Interpretação do resultado, 88
Itens avaliados nas escalas de identificação do AVC, 276

## L

Laudo estruturado, 48, 52
  do Protocolo AVC – HIAE, 48
  para angioTC no Protocolo AVC – HIAE, 52
Lista para leitura, 84
Los Angeles Prehospital Stroke Screen (LAPSS) modificada, 80

## M

Malformação arteriovenosa temporoparietal esquerda com nidus central, 62
Manejo da fase aguda do acidente vascular cerebral isquêmico, 91
  manejo da fase aguda, 92
    avaliação na fase aguda, 92
    exames complementares na fase aguda, 92
    imagem na fase aguda, 94
    medidas de suporte, 95
    medidas para restaurar o fluxo sanguíneo cerebral, 95
      tratamento endovascular, 96
      trombólise endovenosa, 95
    reconhecimento, diagnóstico e diagnóstico diferencial, 92
  seguimento do paciente e qualidade assistencial, 99
  trombectomia mecânica, 97
    recomendações, 98, 99
      o tratamento com rt-PA Endovenoso, 98
      reperfusão endovascular, 99
      regime de tratamento do AVCI agudo com rtPA endovenoso, 98
    trombólises, 96
      combinada (endovenosa + intra-arterial), 96
      intra-arterial, 96
Manejo da fase aguda do acidente vascular cerebral, 77
Massa, 72, 73
  aderida à parede atrial direita, 72
  arredondada hiperecogênica, 73
Mecanismos, 241, 267
  de AVC nas dissecções craniocervicais, 241
  relacionados à apneia do sono e doença cerebrovascular, 267
Metas para atendimento de AVC de acordo com o NINDS, 278
Métodos diagnósticos na doença cerebrovascular, 35
Modelo de limiar de risco de trombose, 226

315

# N

Neuroimagem no acidente vascular cerebral, 45
   acidente vascular cerebral hemorrágico, 45
   angiotomografia de artérias cervicais e intracranianas, 47
   diagnóstico do acidente vascular cerebral hemorrágico (AVCh), 58
      hemorragias intraparenquimatosas, 59
         angiopatia amiloide, 60
         malformações cerebrovasculares (MCV), 61
      hemorragia subaracnoide (HSA), 61
      trombose venosa cerebral
   perfusão por tomografia computadorizada, 53
   ressonância magnética, 53
      ressonância magnética – protocolo rápido para AVC, 53
      ressonância magnética: exame completo, 57
*NIH stroke scale*, 81, 82, 83

# O

Oclusão da carótida interna esquerda, 117, 118
   cervical em sua origem, 117
   logo após a sua origem da bifurcação carotídea, 118
Oclusão do topo da artéria basilar, 118
Onda patológica, 23

# P

Pacientes
   com dificuldade de fala há 2 dias, 57
   com início do déficit neurológico e NIH, 112
   com oclusão aguda da ACM direita, 51
   feminina, 40 anos, 63
   hipertenso, 59
   recendo estimulação magnétca transcraniana em hemisfério cerebral esquerdo, 292
Panorama geral e alvos do tratamento, 140
Parâmetros analisados para a indicação do tratamento endovascular mecânico do acidente vascular isquêmico agudo, 114
Placa aterosclerótica aórtica com superfície, 75
Pontuação, 30, 88
   do índice de Barthel modificado, 88
   nos escores $CHA_2DS_2VASc$ e $CHADS_2$, 30
Potenciais variáveis preditoras de prognóstico, 250
Prevenção primária do acidente vascular cerebral, 27
   hipertensão arterial, 28
      anemia falciforme, 31
      controle da glicemia, 28
      controle pressórico, 28
      diabetes *mellitus*, 28
      dieta, 29
      dislipidemia, 28
      escores de avaliação de risco para fenômenos tromboembólicos, 29

estenose carotídea, 31
      fibrilação atrial, 29
      inatividade física, 29
      obesidade, 28
      tabagismo, 29
      terapia antitrombótica para FA *Antiagregantes*, 30
         anticoagulantes, 30
         novos anticoagulantes, 30
         risco de fenômenos hemorrágicos, 31
   principais fatores de risco modificáveis, 27
Prevenção secundária pós-acidente vascular cerebral, 167
   mudança dos hábitos de vida, 168
      apneia do sono, 170
      atividade física, alimentação e redução do índice de massa corpórea (IMC), 168
      cessação do tabagismo, 168
      controle da dislipidemia, 170
      controle dos níveis pressóricos, 169
      controle glicêmico, 169
      redução da ingestão de bebidas alcoólicas, 168
   tratamentos específicos, 171
      antiagregantes plaquetários, 171
      anticoagulantes, 172
Principais causas não ateroscleróticas de estenoses, 186
Principais fatores desencadeantes de insônia após AVC, 269
Principais síndromes lacunares, 191
Procedimento endovascular para tratamento do AVC agudo, 116

# Q

Questionário de segurança, 53

# R

Radiografia para planejamento de TC (*scout*) evidencia marcapasso no hemitórax direito, contraindicando a RM, 47
Reabilitação do paciente com acidente vascular cerebral, 297
   avaliação inicial, 300
   deficiência, 297
   desvantagem, 297
   equipe de reabilitação, 298
   ferramentas de avaliação funcional, 299
   incapacidade, 297
   intervenções terapêuticas para reabilitação do AVC, 303
      amplitude de movimento (ADM), 306
      cognição (abordagem farmacológica), 304
      cognição (apraxia), 305
      cognição (negligência hemiespacial/hemidesatenção), 305
      cognição (terapias não farmacológicas), 304
      comprometimento motor e recuperação, 306
      comunicação, 305

## Índice Remissivo

condicionamento cardiovascular e físico, 308
deficiências sensoriais, 309
audição, 310
tato, 309
visão, 309
equilíbrio e postura, 307
equipamentos adaptativos, dispositivos médicos
duráveis, órteses e cadeira de rodas, 309
espasticidade, 307
extremidades inferiores, 307
extremidades superiores, 308
neuroplasticidade, 299
níveis de reabilitação após fase aguda, 303
prevenção de complicações, 301
desnutrição e desidratação, 301
dor, 302
intestino e bexiga, 302
osteoporose, 303
prevenção de lesões na pele, 301
prevenção de quedas, 302
problemas da deglutição/risco de aspiração, 301
risco de trombose venosa profunda (TVP), 302
reabilitação durante a fase aguda, 300
reabilitação, 297
reabilitação médica, 297
Recomendações da AHA
quanto à realização de atividades físicas e alimentação,
169
quanto ao controle glicêmico após AVC, 170
quanto ao controle pressórico após AVC, 170
quanto ao nível de lípides após AVC, 171
quanto ao tabagismo, 168
quanto ao uso de antiagregantes plaquetários, 173
quanto ao uso de anticoagulantes orais na prevenção
secundária do AVC, 174
quanto ao uso de bebidas alcoólicas, 168
Reconstruções em 3D da carótida comum esquerda em
*maximal intensity projection*, 113
Recuperação do paciente pós-acidente vascular cerebral,
289
intervenções experimentais, 292
estimulação magnética transcraniana repetitiva
(EMTr), 292
estimulação transcraniana por corrente contínua ou
direta (*transcranial direct current stimulation*, tDCS),
293
estimulação elétrica repetitiva de nervos, 293
modulação farmacológica, 294
neuromodulação invasiva, 293
realidade virtual, 295
lesão neuronal e mecanismos de plasticidade, 289
terapias baseadas em evidências científicas, 290
terapia por contensão (ou contenção) induzida, 290
terapia robótica, 291

Reformatação segundo intensidade máxima de angioTC, 51,
52
Registro de AVC da circulação posterior, 213
Relações entre enxaqueca e AVC, 236
Representação do modelo da coagulação, 224
Ressonância do crânio, sequências de difusão, 185
Ressonância magnética, 180, 184
cardíaca evidenciando trombo mural apical em
ventrículo esquerdo, 180
do crânio de uma paciente de 59 anos, 184
Risco AVCI nas primeiras 48 horas de acordo com escore
ABCD2, 150
RM
(T2) mostra hematoma intraparenquimatoso
frontoinsular, 59
com sequência gradiente evidenciando conteúdo
hemático (hipossinal), 62
de crânio, 57
de crânio, sequência FLAIR, 55
demonstrando a sequência FLAIR, 60
sequência 3D-TOF axiais, 57

## S

Segmentos da artéria carótida interna, 241
Sequências
de ressonância magnética realizadas, 55
ponderadas em T2, 63
Siderose superficial, 61
Sintomas clássicos relacionados às diferentes topografias
cerebrais, 276
Sono e acidente vascular cerebral, 265
fatores de risco compartilhados × associação
independente, 266
mecanismos envolvidos na associação entre apneia do
sono e AVC, 267
apneia AVC, 267
apneias centrais e padrão respiratório periódico, 267
AVC apneia, 267
insônia, 268
privação crônica de sono, 269
SAHSO: fator de mau prognóstico após AVC, 268
síndrome das pernas inquietas (SPI)/movimentos
periódicos dos membros (MPM), 270
sonolência excessiva, 270
transtorno comportamental do sono REM, 270
transtornos do ritmo circadiano, 269
tratamento da apneia do sono, 268
síndrome da apneia e hipopneia do sono, obstrutiva
(SAHSO), 266
transtornos respiratórios do sono e AVC, 265
fisiologia cardiorrespiratória durante o sono, 265

## T

TC de crânio

com perda da diferenciação entre as substâncias branca e cinzenta na ínsula, 49

com sutil apagamento insular à direita, 49

demonstra estrutura linear, 50

demonstra hemorragia nucleocapsular, 58

no nível da fossa posterior evidenciando hemorragia perimesencefálica isolada, 64

sem contraste com hiperdensidade espontânea no seio transverso direito, 65

sem contraste com hipodensidade envolvendo a cabeça, 49

TC sem contraste, 64

Tempos – alvo para avaliação do AVC agudo na emergência, 100

Terapia intensiva neurológica no paciente com AVC, 155
atendimento inicial, 156
complicações cardiovasculares, 162
alterações isquêmicas do miocárdio, 163
arritmias cardíacas, 162
edema pulmonar neurogênico, 163
controle glicêmico e da temperatura, 159
cuidados respiratórios, 156
edema encefálico e hipertensão intracraniana, 159
edema cerebral no infarto em território da circulação anterior, 159
*craniectomia descompressiva*, 159
edema nos infartos cerebelares, 160
hipertensão intracraniana na hemorragia intracraniana espontânea, 160
hipotermia terapêutica, 162
manuseio da pressão arterial na fase aguda do AVC, 157
manuseio da pressão arterial na hemorragia intracerebral espontânea, 158
manuseio da pressão arterial no AVC isquêmico, 157

Territórios vasculares da circulação posterior e achados clínicos correspondentes, 215

Tomografia
computadorizada de crânio mostrando isquemia, 125
de crânio normal demonstrando em esquema os territórios pontuados no ASPECTS, 48
de crânio sem contraste demonstra apagamento de sulcos no hemisfério cerebral direito compatível com ASPECTS, 119
de crânio sem contraste demonstra sinal da artéria cerebral média esquerda hiperdensa, 107, 117

de crânio sem contraste demonstrando o sinal da artéria basilar hiperdensa, 108

de crânio sem contraste demonstrando tênue hipoatenuação núcleo lentiforme direito e ínsula, 110

de crânio sem contraste não demonstra sinais de isquemia, 111

de crânio sem contraste, 50

de crânio sem contraste, 50

de crânio sem contrate sete horas após o procedimento endovascular, 116

Tomografia sem contraste demonstra placa de ateroma calcificada na artéria vertebral esquerda, 109

Tratamento
com estatinas de acordo com a necessidade de redução do LDL, 170
da hipertensão intracraniana (HIC), 161
farmacológico do CCV, 262

Tratamento intra-arterial do acidente vascular cerebral isquêmico, 105
critérios clínicos, 106
critérios de imagem, 106
dispositivos mecânicos e medicações, 115
escalas de recanalização, 118
parâmetros clínico-radiológicos e prognóstico, 115
ressonância magnética do crânio, 110
resultados, 119
seleção de pacientes com tempo indeterminado do íctus e AVCI ao acordar (wake up stroke), 114
seleção dos pacientes para trombólise intra-arterial, 110
tomografia de crânio, 106

Trombo com textura homogênea, 72

## V

Vantagens e desvantagens dos métodos de avaliação neurovascular, 152

Vasculite como causa de acidente vascular cerebral e seus diagnósticos diferenciais, 247
envolvimento do sistema nervoso central nas vasculites sistêmicas, 252
síndrome de vasoconstricção cerebral reversível (SVCR), 250
vasculite, 248, 251, 252
primária do sistema nervoso central (VPSNC), 248
do SNC de origem infecciosa, 252
secundárias a doenças do tecido conjuntivo, 251